高职高专"十二五"规划教材

# 临床合理用药技术

杨文豪　主　编

廖庆文　副主编

化学工业出版社

·北京·

本书在内容的选择和编排上，立足医药职业教育"需用为准，够用为度，实用为先"的原则，围绕药物的合理、安全和有效使用目的。主要内容包括药理学总论、传出神经系统药理、中枢神经系统药理、内脏系统药理、内分泌系统药理、抗病原微生物与寄生虫药物药理、抗恶性肿瘤和影响免疫功能药物药理、药物治疗的基本常识、常见疾病的药物治疗与合理用药技术、常见药物过量及毒物急性中毒的药物治疗与合理用药技术。本教材注重药理学的基本理论和知识的学习，让读者熟悉药品分类管理和特殊人群用药基本知识，并从病人出发，分析如何合理选择和使用药品。

本书可供高职、高专的药学、护理及康复治疗技术等相关专业学生使用，也可作为医药行业从业人员的参考书及培训教材。

**图书在版编目（CIP）数据**

临床合理用药技术/杨文豪主编. —北京：化学工业出版社，2013.3（2020.9重印）
高职高专"十二五"规划教材
ISBN 978-7-122-16558-9

Ⅰ.①临⋯ Ⅱ.①杨⋯ Ⅲ.①临床药学-高等职业教育-教材 Ⅳ.①R97

中国版本图书馆 CIP 数据核字（2013）第 030103 号

责任编辑：旷英姿 文字编辑：王新辉
责任校对：徐贞珍 装帧设计：史利平

出版发行：化学工业出版社（北京市东城区青年湖南街 13 号 邮政编码 100011）
印　　刷：北京京华铭诚工贸有限公司
装　　订：三河市振勇印装有限公司
787mm×1092mm 1/16 印张 21¼ 字数 524 千字 2020 年 9 月北京第 1 版第 6 次印刷

购书咨询：010-64518888 售后服务：010-64518899
网　　址：http：//www.cip.com.cn
凡购买本书，如有缺损质量问题，本社销售中心负责调换。

定　　价：40.00 元

# 前言

## Preface

　　《临床合理用药技术》为国家"十二五"规划教材（高职高专药学类专业系列），为国家骨干院校建设工程重点组织开展的"药学专业人才培养模式与课程体系改革"合作研究的成果，体现了培养高素质高技能型医药人才的目标。

　　本书可供高职高专药学、护理、康复治疗技术、医疗美容等医药及相关专业学生使用，也可作为医药行业从业人员的参考书及培训教材。

　　本书对应了药房（药店）处方调配、药品咨询与用药指导岗位所需的全部知识与技能。在内容的选择和编排上，立足职业教育"需用为准，够用为度，实用为先"的原则，完全按照药房（药店）调剂员岗位要求来安排教学内容，既介绍药物有什么药理作用、作用机制、临床用途和不良反应，又告诉学生在临床上该常见疾病应如何选择药物、怎样使用，确保安全、有效、合理的治疗疾病。

　　其内容包括四部分。为了易教易学，使学生对所有药物有一个系统完整的概念，我们将临床合理用药技术按系统进行了整合，共分为 10 章。第一至第七章为药理基础部分，注重药理的基本理论和知识的学习；第八章为药物治疗基本常识部分，目的在于熟悉影响药效的因素和药品分类管理，了解老年人、妊娠期、新生儿等特殊人群的用药常识；第九章为常见疾病的药物治疗和合理用药技术部分，则是以疾病为纲，从病人出发，分析如何合理选择和使用药物；第十章为常见药物过量及毒物急性中毒的药物治疗与合理用药技术部分，主要介绍镇静催眠药、麻醉性镇痛药、强心苷类药物三类药物过量中毒、农药、亚硝酸盐、CO、酒精、甲醇等五类毒物急性中毒，以及毒蛇咬伤、蜂类蜇伤的药物治疗与合理用药。

　　本书的药物主要遴选自国家食品药品监督管理局编写的《国家基本药物》及临床疗效确切的新特药物。药名统一采用 2010 年版《中华人民共和国药典》。医学术语采用自然科学名词审定委员会公布的科技名词，并参考了多部高等医药院校本、专科教材，详见本书参考文献。

　　本书由杨文豪主编并负责全书统稿，廖庆文副主编。具体编写分工如下：第一至第七章及第九章由杨文豪编写，第八章由黎彪编写，第十章由廖庆文编写。本书在编写过程中，参考、借鉴了许多同行的研究成果和文献资料，得到了顺德职业技术学院、广东一信药业有限公司等单位以及众多专家、学者和朋友们的大力支持与关注，在此一一表示感谢。

　　由于我们水平有限，加之时间紧张，书中难免有疏漏，在此，恳请广大师生和专家提出宝贵意见，以便我们今后进行修订，使之不断提高和完善。

杨文豪

2013 年 1 月

# 目录

Contents

◎ **第一章　药理学总论** 1

第一节　药理学绪论 …………………………………………………………………… 1
一、药理学的任务 ……………………………………………………………………… 1
二、药理学的研究内容 ………………………………………………………………… 2
三、如何学好药理学 …………………………………………………………………… 2
四、新药的研究过程 …………………………………………………………………… 3
第二节　药物效应动力学 ……………………………………………………………… 3
一、药物作用 …………………………………………………………………………… 3
二、药物的量效关系 …………………………………………………………………… 5
三、药物作用机制 ……………………………………………………………………… 6
第三节　药物代谢动力学 ……………………………………………………………… 8
一、药物体内过程 ……………………………………………………………………… 8
二、体内药量变化的时间过程 ………………………………………………………… 12
三、药物代谢动力学基本参数 ………………………………………………………… 13
第四节　影响药物效应的因素 ………………………………………………………… 17
一、药物方面的因素 …………………………………………………………………… 17
二、机体方面的因素 …………………………………………………………………… 18

◎ **第二章　传出神经系统药理** 21

第一节　传出神经系统药理概论 ……………………………………………………… 21
一、传出神经系统分类 ………………………………………………………………… 21
二、传出神经系统递质的合成、储存、释放和消除 ………………………………… 22
三、传出神经系统受体的命名、分型、分布及效应 ………………………………… 22
四、传出神经系统药物的基本作用及其分类 ………………………………………… 23
第二节　拟胆碱药 ……………………………………………………………………… 24
一、胆碱受体激动药 …………………………………………………………………… 24
二、抗胆碱酯酶药 ……………………………………………………………………… 26
第三节　抗胆碱药 ……………………………………………………………………… 29
一、M 受体阻断药 ……………………………………………………………………… 29
二、N 受体阻断药 ……………………………………………………………………… 32
第四节　拟肾上腺素药 ………………………………………………………………… 33
一、α，β受体激动药 …………………………………………………………………… 34
二、主要激动 α 受体的药物 …………………………………………………………… 35
三、主要激动 β 受体的药物 …………………………………………………………… 36
四、多巴胺（dopamine，DA） ……………………………………………………… 37
第五节　抗肾上腺素药 ………………………………………………………………… 38

一、α受体阻断药 ……………………………………………… 38

二、β受体阻断药 ……………………………………………… 40

## ◎ 第三章 中枢神经系统药理   43

第一节 麻醉药 …………………………………………………… 43

一、局部麻醉药 ………………………………………………… 44

二、全身麻醉药 ………………………………………………… 46

第二节 镇静催眠药 ……………………………………………… 47

一、苯二氮䓬类 ………………………………………………… 47

二、巴比妥类 …………………………………………………… 49

三、其他镇静催眠药 …………………………………………… 51

第三节 抗癫痫和抗惊厥药 ……………………………………… 52

一、抗癫痫药 …………………………………………………… 52

二、抗惊厥药 …………………………………………………… 54

第四节 抗帕金森病及阿尔茨海默病药 ………………………… 54

一、抗帕金森病药 ……………………………………………… 54

二、抗阿尔茨海默病药 ………………………………………… 56

第五节 抗精神失常药 …………………………………………… 57

一、抗精神病药 ………………………………………………… 57

二、抗躁狂症及抑郁症药 ……………………………………… 60

第六节 镇痛药 …………………………………………………… 61

一、阿片生物碱类镇痛药 ……………………………………… 61

二、人工合成镇痛药 …………………………………………… 63

三、其他镇痛药 ………………………………………………… 64

第七节 解热镇痛抗炎药 ………………………………………… 65

一、解热镇痛抗炎药共性 ……………………………………… 65

二、非选择性前列腺素合成酶抑制剂 ………………………… 65

三、选择性前列腺素合成酶-2抑制剂 ………………………… 68

四、抗痛风药 …………………………………………………… 68

第八节 中枢兴奋药 ……………………………………………… 69

一、主要兴奋大脑皮质的药物 ………………………………… 69

二、主要兴奋延脑呼吸中枢的药物 …………………………… 70

三、促进大脑功能恢复的药物 ………………………………… 71

## ◎ 第四章 内脏系统药理   72

第一节 利尿药与脱水药 ………………………………………… 73

一、利尿药 ……………………………………………………… 73

二、脱水药 ……………………………………………………… 76

第二节 抗高血压药 ……………………………………………… 77

一、抗高血压药物的分类 ……………………………………… 77

二、常用抗高血压药 …………………………………………… 78

第三节 抗心绞痛及抗动脉粥样硬化药 ………………………… 84

一、抗心绞痛药 ………………………………………………… 84

二、抗动脉粥样硬化药 ………………………………………… 86

第四节　抗心力衰竭药 …………………………………………………………………… 89
　一、治疗药物分类 ………………………………………………………………………… 89
　二、强心苷类正性肌力药 ………………………………………………………………… 90
　三、非强心苷类正性肌力药 ……………………………………………………………… 91
　四、血管扩张药 …………………………………………………………………………… 92
　五、肾素-血管紧张素-醛固酮系统抑制药 ……………………………………………… 92
　六、其他抗慢性心功能不全药 …………………………………………………………… 93
第五节　抗心律失常药 …………………………………………………………………… 93
　一、心律失常的电生理学基础 …………………………………………………………… 93
　二、抗心律失常的基本电生理作用及药物分类 ………………………………………… 94
　三、常用抗心律失常药物介绍 …………………………………………………………… 95
第六节　血液系统药物 …………………………………………………………………… 99
　一、影响凝血功能的药物 ………………………………………………………………… 99
　二、抗贫血药 ……………………………………………………………………………… 102
　三、血容量扩充药 ………………………………………………………………………… 103
第七节　呼吸系统用药 …………………………………………………………………… 104
　一、平喘药 ………………………………………………………………………………… 104
　二、镇咳药 ………………………………………………………………………………… 106
　三、祛痰药 ………………………………………………………………………………… 107
第八节　抗组胺药 ………………………………………………………………………… 108
　一、$H_1$ 受体阻断药 …………………………………………………………………… 108
　二、$H_2$ 受体阻断药 …………………………………………………………………… 109
第九节　消化系统药物 …………………………………………………………………… 109
　一、助消化药 ……………………………………………………………………………… 109
　二、抗消化性溃疡药 ……………………………………………………………………… 110
　三、止吐药 ………………………………………………………………………………… 112
　四、泻药 …………………………………………………………………………………… 113
　五、止泻药 ………………………………………………………………………………… 114
第十节　影响子宫活动药 ………………………………………………………………… 114
　一、子宫平滑肌兴奋药 …………………………………………………………………… 115
　二、子宫平滑肌抑制药 …………………………………………………………………… 116

◎ **第五章　内分泌系统药理** 118

第一节　肾上腺皮质激素类药 …………………………………………………………… 118
　一、糖皮质激素 …………………………………………………………………………… 118
　二、促皮质素及皮质激素抑制药 ………………………………………………………… 121
　三、盐皮质激素类药 ……………………………………………………………………… 122
第二节　抗甲状腺功能异常药 …………………………………………………………… 122
　一、甲状腺激素类药 ……………………………………………………………………… 122
　二、抗甲状腺药 …………………………………………………………………………… 123
第三节　抗糖尿病药 ……………………………………………………………………… 124
　一、胰岛素 ………………………………………………………………………………… 124
　二、口服降血糖药 ………………………………………………………………………… 125
第四节　性激素类药及避孕药 …………………………………………………………… 127

一、雌激素类药及抗雌激素类药 ……………………………… 127

二、孕激素类药及抗孕激素类药 ……………………………… 128

三、雄激素类药和同化激素类药 ……………………………… 129

四、避孕药 ……………………………………………………… 129

◎ **第六章　抗病原微生物与寄生虫药物药理** 133

第一节　抗菌药物概论 ………………………………………… 133

一、基本概念 …………………………………………………… 134

二、抗菌药物作用机制 ………………………………………… 134

三、抗菌药物的合理应用 ……………………………………… 135

第二节　抗生素 ………………………………………………… 136

一、$\beta$-内酰胺类抗生素 ………………………………………… 136

二、大环内酯类、林可霉素类及万古霉素类抗生素 ………… 141

三、氨基糖苷类抗生素 ………………………………………… 144

四、多黏菌素类 ………………………………………………… 146

五、四环素类及氯霉素 ………………………………………… 146

第三节　人工合成抗菌药 ……………………………………… 148

一、喹诺酮类药物 ……………………………………………… 148

二、磺胺类药 …………………………………………………… 151

三、其他合成抗菌药 …………………………………………… 152

第四节　抗结核病药 …………………………………………… 153

一、各类抗结核药 ……………………………………………… 154

二、抗结核病药的应用原则 …………………………………… 155

第五节　抗真菌药和抗病毒药 ………………………………… 156

一、抗真菌药 …………………………………………………… 156

二、抗病毒药 …………………………………………………… 157

第六节　抗寄生虫药 …………………………………………… 159

一、抗疟药 ……………………………………………………… 159

二、抗阿米巴病药 ……………………………………………… 161

三、抗血吸虫病药和抗丝虫病药 ……………………………… 163

四、抗肠蠕虫病药 ……………………………………………… 164

◎ **第七章　抗恶性肿瘤和影响免疫功能药物药理** 166

第一节　抗恶性肿瘤药 ………………………………………… 166

一、抗恶性肿瘤药的作用及分类 ……………………………… 166

二、常用的抗肿瘤药物 ………………………………………… 168

第二节　免疫功能调节药 ……………………………………… 171

一、免疫功能抑制药 …………………………………………… 171

二、免疫功能调节药 …………………………………………… 173

◎ **第八章　药物治疗的基本常识** 175

第一节　非处方药的遴选、分类与管理 ……………………… 175

一、非处方药的概念 …………………………………………… 175

二、非处方药的特点 …………………………………………… 176

  三、药品分类管理与遴选·····················································176

  四、用药的一般知识·························································177

 第二节 老年人用药······················································178

  一、概述···································································178

  二、衰老的特征与学说·······················································178

  三、老年人机体各系统组织结构与生理、生化功能的变化·······················179

  四、老年人药动学与药效学的特点·············································180

  五、老年患者用药的基本原则·················································182

  六、老年患者常用治疗药物注意事项···········································183

 第三节 妊娠期用药······················································184

  一、妊娠期药代动力学特点···················································184

  二、药物在胎盘的转运·······················································184

  三、胎儿的药代动力学特点···················································185

  四、妊娠期合理用药问题·····················································185

  五、妊娠期常用药物·························································186

  六、分娩期临床用药·························································187

  七、哺乳期临床合理用药·····················································188

 第四节 新生儿用药······················································189

  一、新生儿对药物反应的特点·················································189

  二、新生儿药代动力学的特点·················································189

  三、新生儿药物监测的重要性及常用药物·······································190

  四、母乳哺养的新生儿用药···················································190

  五、新生儿用药的特有反应···················································190

  六、新生儿常见疾病的合理用药···············································192

◎ 第九章 常见疾病的药物治疗与合理用药技术    194

 第一节 高血压·························································194

  一、疾病概述·······························································194

  二、药物治疗原则与方法·····················································195

  三、治疗药物的合理选用·····················································196

  四、常见药物不良反应及处理·················································197

 第二节 心绞痛·························································198

  一、疾病概述·······························································198

  二、稳定型心绞痛···························································199

  三、不稳定型心绞痛·························································201

 第三节 心力衰竭························································203

  一、疾病概述·······························································203

  二、慢性心力衰竭···························································205

  三、药物治疗原则与方法·····················································206

  四、治疗药物的合理选用·····················································207

  五、常见药物不良反应及处理·················································208

 第四节 心律失常························································210

  一、疾病概述·······························································210

  二、抗心律失常药物分类·····················································211

　三、治疗药物的合理选用及常见不良反应……………………………………………… 212

　第五节　精神分裂症…………………………………………………………………………… 215
　　一、疾病概述……………………………………………………………………………… 215
　　二、临床治疗基本原则…………………………………………………………………… 217
　　三、药物治疗原则与方法………………………………………………………………… 217
　　四、治疗药物的合理选用………………………………………………………………… 218
　　五、常见药物不良反应及处理…………………………………………………………… 222
　　六、常见药物相互作用…………………………………………………………………… 224

　第六节　癫痫………………………………………………………………………………… 225
　　一、疾病概述……………………………………………………………………………… 225
　　二、临床治疗基本原则…………………………………………………………………… 226
　　三、药物治疗原则与方法………………………………………………………………… 226
　　四、治疗药物的合理选用………………………………………………………………… 227
　　五、常见药物不良反应及处理…………………………………………………………… 230
　　六、常见药物相互作用…………………………………………………………………… 231

　第七节　帕金森病…………………………………………………………………………… 231
　　一、疾病概述……………………………………………………………………………… 231
　　二、临床治疗基本原则…………………………………………………………………… 232
　　三、药物治疗原则与方法………………………………………………………………… 232
　　四、治疗药物的合理选用………………………………………………………………… 234
　　五、常见药物不良反应及处理…………………………………………………………… 235
　　六、常见药物相互作用…………………………………………………………………… 235

　第八节　甲状腺功能亢进症………………………………………………………………… 235
　　一、疾病概述……………………………………………………………………………… 235
　　二、临床治疗基本原则…………………………………………………………………… 236
　　三、药物治疗原则与方法………………………………………………………………… 236
　　四、治疗药物的合理选用………………………………………………………………… 237
　　五、常见药物不良反应及处理…………………………………………………………… 238
　　六、常见药物相互作用…………………………………………………………………… 238

　第九节　糖尿病……………………………………………………………………………… 239
　　一、疾病概述……………………………………………………………………………… 239
　　二、临床治疗基本原则…………………………………………………………………… 243
　　三、药物治疗原则与方法………………………………………………………………… 243
　　四、治疗药物的合理选用………………………………………………………………… 245
　　五、常见药物不良反应及处理…………………………………………………………… 248
　　六、常见药物相互作用…………………………………………………………………… 248
　　七、药物治疗研究进展…………………………………………………………………… 249

　第十节　脂质异常血症……………………………………………………………………… 250
　　一、疾病概述……………………………………………………………………………… 250
　　二、临床治疗基本原则…………………………………………………………………… 251
　　三、药物治疗原则与方法………………………………………………………………… 251
　　四、治疗药物的合理选用及常见不良反应……………………………………………… 252
　　五、常见药物相互作用…………………………………………………………………… 253

　第十一节　急性上呼吸道感染（感冒）…………………………………………………… 254

一、疾病概述…………………………………………………… 254

二、临床治疗基本原则………………………………………… 255

三、药物治疗原则与方法……………………………………… 255

四、治疗药物的合理选用……………………………………… 255

五、常见药物不良反应及处理………………………………… 256

六、常见药物相互作用………………………………………… 256

第十二节　肺结核……………………………………………… 256

一、疾病概述…………………………………………………… 256

二、临床治疗基本原则………………………………………… 258

三、药物治疗原则与方法……………………………………… 258

四、治疗药物的合理选用……………………………………… 259

五、常见药物不良反应及处理………………………………… 261

六、常见药物相互作用………………………………………… 261

第十三节　病毒性肝炎………………………………………… 262

一、疾病概述…………………………………………………… 262

二、临床治疗基本原则………………………………………… 264

三、药物治疗原则与方法……………………………………… 264

四、治疗药物的合理选用……………………………………… 265

五、常见药物不良反应及处理………………………………… 267

六、常见药物相互作用………………………………………… 268

第十四节　获得性免疫缺陷综合征（艾滋病）……………… 268

一、疾病概述…………………………………………………… 268

二、临床治疗基本原则………………………………………… 269

三、药物治疗原则与方法……………………………………… 269

四、治疗药物的合理选用……………………………………… 270

五、常见药物不良反应及处理………………………………… 271

六、常见药物相互作用………………………………………… 271

第十五节　缺铁性贫血………………………………………… 271

一、疾病概述…………………………………………………… 271

二、临床治疗基本原则………………………………………… 272

三、药物治疗原则与方法……………………………………… 272

四、治疗药物的合理选用……………………………………… 272

五、常见药物不良反应及处理………………………………… 273

六、常见药物相互作用………………………………………… 273

第十六节　白血病……………………………………………… 273

一、疾病概述…………………………………………………… 273

二、临床治疗基本原则………………………………………… 275

三、药物治疗原则与方法……………………………………… 276

四、治疗药物的合理选用……………………………………… 277

五、常见药物不良反应及处理………………………………… 279

第十七节　肺癌………………………………………………… 279

一、疾病概述…………………………………………………… 279

二、临床治疗基本原则………………………………………… 280

三、药物治疗原则与方法……………………………………… 280

　　四、治疗药物的合理选用 …………………………………………… 281

　　五、常见药物不良反应及处理 …………………………………… 284

　　六、常见药物相互作用 …………………………………………… 285

第十八节　消化性溃疡 …………………………………………………… 286

　　一、疾病概述 ……………………………………………………… 286

　　二、临床治疗基本原则 …………………………………………… 286

　　三、药物治疗原则与方法 ………………………………………… 287

　　四、治疗药物的合理选用 ………………………………………… 288

　　五、常见药物不良反应及处理 …………………………………… 290

　　六、常见药物相互作用 …………………………………………… 290

第十九节　支气管哮喘 …………………………………………………… 290

　　一、疾病概述 ……………………………………………………… 290

　　二、临床治疗基本原则 …………………………………………… 292

　　三、药物治疗原则与方法 ………………………………………… 292

　　四、治疗药物的合理选用 ………………………………………… 293

　　五、常见药物不良反应及处理 …………………………………… 295

　　六、常见药物相互作用 …………………………………………… 295

◎ **第十章　常见药物过量及毒物急性中毒** ㉙⑦

第一节　镇静催眠药过量中毒 ………………………………………… 297

　　一、巴比妥类药物中毒 …………………………………………… 297

　　二、苯二氮䓬类药物中毒 ………………………………………… 300

第二节　麻醉性镇痛药中毒 …………………………………………… 302

　　一、概述 …………………………………………………………… 302

　　二、临床治疗基本原则 …………………………………………… 302

　　三、药物治疗原则与方法 ………………………………………… 303

　　四、治疗药物的合理选用 ………………………………………… 303

　　五、常见处方分析 ………………………………………………… 304

第三节　强心苷类药物中毒 …………………………………………… 304

　　一、概述 …………………………………………………………… 304

　　二、临床治疗基本原则 …………………………………………… 305

　　三、药物治疗原则与方法 ………………………………………… 305

　　四、治疗药物的合理选用 ………………………………………… 305

　　五、常见处方分析 ………………………………………………… 306

第四节　有机磷酸酯类农药急性中毒 ………………………………… 306

　　一、概述 …………………………………………………………… 306

　　二、临床治疗基本原则 …………………………………………… 307

　　三、药物治疗原则与方法 ………………………………………… 307

　　四、治疗药物的合理选用 ………………………………………… 308

　　五、常见处方分析 ………………………………………………… 310

第五节　氨基甲酸酯类农药急性中毒 ………………………………… 312

　　一、概述 …………………………………………………………… 312

　　二、临床治疗基本原则 …………………………………………… 313

　　三、药物治疗原则与方法 ………………………………………… 313

　　四、治疗药物的合理选用 …………………………………………………… 313
　　五、常见处方分析 …………………………………………………………… 314
　第六节　拟除虫菊酯类农药急性中毒 …………………………………………… 315
　　一、概述 ……………………………………………………………………… 315
　　二、临床治疗基本原则 ……………………………………………………… 316
　　三、药物治疗原则与方法 …………………………………………………… 316
　　四、常见处方分析 …………………………………………………………… 316
　第七节　亚硝酸盐急性中毒 ……………………………………………………… 317
　　一、概述 ……………………………………………………………………… 317
　　二、临床治疗基本原则 ……………………………………………………… 317
　　三、药物治疗原则与方法 …………………………………………………… 317
　　四、治疗药物的合理选用 …………………………………………………… 317
　　五、用药注意事项 …………………………………………………………… 318
　　六、常见处方分析 …………………………………………………………… 318
　第八节　CO 急性中毒 …………………………………………………………… 318
　　一、概述 ……………………………………………………………………… 318
　　二、临床治疗基本原则 ……………………………………………………… 319
　　三、药物治疗原则与方法 …………………………………………………… 319
　　四、常见处方分析 …………………………………………………………… 319
　第九节　酒精急性中毒 …………………………………………………………… 320
　　一、概述 ……………………………………………………………………… 320
　　二、临床治疗基本原则 ……………………………………………………… 321
　　三、药物治疗原则与方法 …………………………………………………… 321
　　四、治疗药物的合理选用 …………………………………………………… 321
　　五、常见处方分析 …………………………………………………………… 321
　第十节　甲醇急性中毒 …………………………………………………………… 322
　　一、概述 ……………………………………………………………………… 322
　　二、临床治疗基本原则 ……………………………………………………… 322
　　三、药物治疗原则与方法 …………………………………………………… 322
　　四、治疗药物的合理选用 …………………………………………………… 323
　　五、常见处方分析 …………………………………………………………… 323
　第十一节　毒蛇咬伤 ……………………………………………………………… 323
　　一、概述 ……………………………………………………………………… 323
　　二、临床治疗基本原则 ……………………………………………………… 324
　　三、药物治疗原则与方法 …………………………………………………… 324
　　四、治疗药物的合理选用 …………………………………………………… 325
　　五、常见处方分析 …………………………………………………………… 325
　第十二节　蜂类蜇伤 ……………………………………………………………… 326
　　一、概述 ……………………………………………………………………… 326
　　二、临床治疗基本原则 ……………………………………………………… 326
　　三、药物治疗原则与方法 …………………………………………………… 327
　　四、常见处方分析 …………………………………………………………… 327
◎ 参考文献

# 第一章

# 药理学总论

**教学要求** ▶▶

1. 掌握药理学、药物、药动学、药效学概念。
2. 掌握药物不良反应概念及分类。
3. 理解药物作用机理及药物体内过程。
4. 了解新药研究的一般过程。

**教学重点** ▶▶

1. 药理学、药物、药动学、药效学概念。
2. 药物不良反应概念及分类。

# 第一节　药理学绪论

## 一、药理学的任务

药物（drug）是指用以预防、治疗及诊断疾病及计划生育等特殊用途，能影响机体器官生理功能和细胞代谢活动的化学物质。药物是人类与疾病作斗争的重要武器。在古代，药物一般都是以植物来源为主，从中外文字"药"的结构与来源可见其渊源：汉字的"药"，属于"草"字头；英语的"drug"则源自希腊文字"drogen"，其本是干草之意。从药物的定义看，其本质是化学物质，故现代无论一种药物是来源于自然界的天然产物，还是用化学方法人工合成的，还是生物工程制备的生物制品，都必须首先经过大量极其严格的药理学研究，才能成为安全、有效地用于临床的药品。

药理学是研究药物和机体（包括病原体）相互作用的规律及其原理的学科。它的任务主要是研究下述两个主要问题。

### 1. 药物效应动力学

简称药效学，主要研究药物对机体的作用规律和作用机制，目的是阐明药物防治疾病的机制，包括药物的作用、效应、作用机制及临床应用。

**2. 药物代谢动力学**

简称药动学，主要研究机体对进入体内的药物的处置过程和血药浓度随时间消长的规律。其体内过程包括药物在机体内的吸收、分布、代谢和排泄等四个连续的过程。

药效学和药动学是同时进行的过程，并且相互联系。药理学研究它们的目的在于：阐明药物的作用与作用机制，为指导临床合理用药提供理论基础（最佳疗效、不良反应防治）；为研究中草药、开发新药提供线索，发现药物的新用途；为阐明生命活动的本质提供科学依据和研究方法。

## 二、药理学的研究内容

药理学是基础医学与临床医学之间的桥梁学科，也是药学与医学之间的桥梁学科。药理学研究内容则是通过运用生理学、生物化学、微生物学、免疫学等医学基础理论和知识，运用药剂学、药物分析、合成药物化学、天然药物化学等药学基础理论和知识，阐明药物对机体（包括病原体）的作用和作用机制、临床用途、不良反应和禁忌证、药物的体内过程和用法等。

药理学是一门实验性的学科，常利用生物体包括清醒动物、麻醉动物、离体器官、组织、细胞或在分子水平、乃至微生物培养等实验方法，在严格控制实验条件下，通过与阴性对照（溶剂或赋形剂）、阳性对照（通常用某种公认的参比药物）或经过自身前后对照作定性与定量比较，观察药物的作用、毒副作用及研究其药动学等。

药物、食物与毒物之间并无绝对的界限，如食盐、葡萄糖及维生素等均为食物。但在人体缺乏需补充时，生理盐水、葡萄糖和维生素等就成了药物。另外，药物用量过多会引起毒性反应，如缺铁性贫血的患者，服用过多的铁剂，会引起坏死性胃肠炎等严重的不良反应。因此，药物与毒物之间仅存在着剂量的差别。对于研究药物对机体的毒性反应、中毒机制及其防治方法，尽管已形成一门独立的学科毒理学，但它也是药理学研究不可缺少的内容之一。

关于新药研究，必须进行临床前的基础药理实验研究（以人之外的动物为研究对象），充分了解其药效学、药动学作用规律，以及进行安全性评价，符合规定后才能申请临床试验。20 世纪 70 年代以后，以人（包括病人和志愿受试者）为研究对象的药理学部分——临床药理学迅速发展起来，它将药理学的基本理论和知识推向临床，并与临床应用技术结合起来，将药理效应转化为临床疗效，大大丰富了药理学研究内容，也大大提高了临床用药的安全性和有效性。因此，可把临床药理学看作基础药理学的后续部分。

## 三、如何学好药理学

在谈如何学好药理学之前，应先知道药理学需学习的主要内容：药物的药理作用、作用机制、临床用途、不良反应、禁忌证与相互作用等。而目前，临床使用的药物种类繁多，品种数量庞大，而且还在日益增加。若掌握如此多的药物，内容太多，难度太大。

故在药理学的学习方法上，一定要注意理论联系实际，一般以类为学习单位，在分析每类药物共性的基础上，全面掌握重点（典型）药物的药理作用、作用机制、临床用途、不良反应、禁忌证与相互作用。再通过比较，辨别出同类的其他药物的特点，并掌握它。这样才能将知识编成有机的网状系统结构，增加学习的实效性，在临床用药时才知道该选哪个药物和为什么这样用药，也能降低学习难度。

药理学习中，还应注意复习和联系相关基础学科（如生理或生化）知识；并通过作用机制理解药物的药理作用（如青霉素类）。要从药理作用入手，推及用途和不良反应（如胰岛素）；要注意同类药之间的"纵向比较"（如抗结核药的合理用药），注意有类似作用药物的"横向比较"（如癌症病人镇痛的阶梯疗法）等。

在实验方面，要掌握常用的整体动物实验、离体实验方法及基本操作；仔细观察实验结果，对实验数据进行正确的统计学分析，逐步提高分析问题和解决问题的能力。

也要学会查阅药理学文献和参考书的方法，以便今后掌握更多的药学知识，及时进行知识更新，以适应药理学和新药研究、老药新用、临床合理用药及药物制剂改革等迅速发展的需要。

### 四、新药的研究过程

随着时代的发展，科技的进步，新药的要求也越来越高，以提高新药的安全、有效性。目前，新药的研究过程一般包括以下几步。

**1. 进行文献调研**

从市场、法规、专利等方面，看看新药研究项目的的可行性及上市价值等；仔细研究新药注册管理办法，清楚所要研究的新药属于哪一类，知道需要做哪些工作。

**2. 临床前研究**

（1）药学研究　如工艺路线、理化性质、质量控制标准、稳定性、放大等。这时有一些动物试验也在同步进行，如体内外相关性等。

（2）在完成制剂工作后，根据药物的分类进行药理学研究　用动物进行的系统药理研究及急、慢性毒性观察，根据需要完成相关的工作。

**3. 提交注册资料，申请新药的临床试验或生产**

类别不同，申请也不一样，总之，依法规进行。

**4. 新药的临床试验**

新药临床试验一般分为四期：Ⅰ期临床试验、Ⅱ期临床试验、Ⅲ期临床试验和Ⅳ期临床试验（也叫售后调研）。通常新药通过Ⅲ期临床试验后，方能被批准生产、上市试销售，故一般将Ⅰ～Ⅲ期临床试验简称新药的临床研究阶段。

（1）Ⅰ期临床试验　Ⅰ期临床试验是进行初步的临床药理学及人体安全性评价试验。一般在20～30例正常成年志愿受试者身上进行。其目的是观察人体对新药的耐受程度和药动学，为制定给药方案提供依据。

（2）Ⅱ期临床试验　Ⅱ期临床试验是随机双盲法对照临床试验。一般观察病例不少于100对。其目的主要是对新药的有效性及安全性作出初步评价，并推荐临床给药剂量。

（3）Ⅲ期临床试验　Ⅲ期临床试验是扩大的多中心临床试验，应按随机对照原则，进一步评价新药的有效性、安全性，一般病例不应少于300例。

# 第二节　药物效应动力学

## 一、药物作用

### 1. 药物作用与药理效应

药物作用是指药物对机体细胞的初始作用，是产生药理效应的原因。药理效应是指继发于药物作用之后所引起机体器官原有功能的变化，机体细胞对药物作用的反应，基本表现为细胞功能的改变：兴奋（亢进），抑制（麻痹）和衰竭；亦可表现为物质代谢水平或对环境适应性的改变。例如，肾上腺素所引起的血管收缩、血压上升，称为效应。药理效应实际上是机体器官原有功能水平的改变，功能的提高称为兴奋。如肾上腺素升高血压、呋塞米增加尿量、尼可刹米使呼吸频率加快等。功能的降低称为抑制。如地西泮降低中枢神经兴奋性、阿司匹林退热以及雷尼替丁减少胃酸分泌等。过度兴奋转入衰竭，是另外一种性质的抑制。

**2. 药物作用的选择性**

药物作用的选择性是指机体不同器官、组织对药物的敏感性表现出明显的差异，对某一器官、组织作用特别强，而对其他组织的作用很弱，甚至对相邻的细胞也不产生影响的现象。如地高辛等强心苷类药物的选择性较高，只对心肌细胞有亲和力。而阿托品选择性较低，对腺体、内脏平滑肌、心脏、眼、血管、中枢神经等都有影响。

药物作用的选择性产生的主要原因有：药物分布的差异（组织亲和力）；组织细胞在生化代谢上的差异（酶抑制）；细胞结构的差异（细胞壁，胞膜通透性）。

药物作用选择性的不同既是药物分类基础，又是临床选药依据。一般药物选择性高，其副作用少，应用范围窄；选择性低，副作用多，应用范围广。

**3. 药物作用的双重性**

尽管用药的目的是防治疾病，但药物作用具有双重性。凡是用药物可以影响机体生理生化机能或病变的自然过程，有利于患病的机体，达到治疗某种疾病的良性效果，这叫做治疗作用；另一方面，药物也可引起生理生化的机能紊乱或形态学的变化等，凡出现不符合用药目的，并给病人带来不适或痛苦反应，叫做不良反应。用药过程中要充分发挥药物的治疗作用，避免或减少药物的不良反应。

（1）治疗作用

① 对因治疗　对因治疗是通过消除原发致病因子，彻底治愈疾病，也称治本。如青霉素通过对敏感细菌的杀灭，治疗感染性疾病。

② 对症治疗　对症治疗的目的在于改善症状，减轻病人痛苦，也称治标。如感冒患者，应用解热镇痛药扑热息痛能解除发热给病人带来的痛苦。

一般情况下，对因治疗比对症治疗重要，故称"急则治其标，缓则治其本"。但对一些严重危及病人生命的症状如休克、哮喘、惊厥、高热及剧痛时，对症治疗能挽救患者的生命，故更为迫切需要。另外，对病因未明暂时无法根治的疾病也是必不可少的。

（2）不良反应

① 副作用　治疗剂量下发生的与治疗目的无关、与选择性低有关的作用称为副作用。产生副作用的原因是药物选择性低，作用的范围广。副作用是药物本身固有的作用，一般是可以预知并能通过预先采取措施或合并用药得以减轻的。如阿托品治疗内脏绞痛时，出现的口干、便秘和面红等症状属于副作用。

随着用药目的的不同，治疗作用与副作用可以相互转化。如阿托品可同时出现松弛胃肠平滑肌和抑制腺体分泌两种效应，当缓解胃肠痉挛作为治疗作用时，抑制腺体分泌引起的口干就成为副作用；相反，麻醉前给药则需减少呼吸道分泌物时，抑制腺体分泌就成为治疗作用，而松弛平滑肌引起的肠蠕动减慢、腹胀则变成副作用。

② 毒性反应　毒性反应是指在剂量过大或蓄积过多时发生的危害性反应，一般比较严重，但是可以预知也是能够避免发生的不良反应。急性毒性是指用药后立即发生的毒性反

应，其多损害循环系统、呼吸系统及神经系统功能，如阿司匹林口服引起的胃肠道反应。长期使用由于药物在体内蓄积而缓慢发生者称为慢性毒性，其多损害肝、肾、骨髓、内分泌等功能，如长期使用氯霉素导致的骨髓抑制。某些药物可能有特殊毒性反应，如致突变、致畸及致癌作用，即所谓"三致"反应。

③ 变态反应　指机体受药物刺激后发生的异常免疫反应，主要是过敏反应。常见于过敏体质者，致敏物质可以是药物本身、代谢产物或制剂中的杂质，其反应性质与药物原有效应无关，其严重程度差异大，与剂量无关，用原药的药理拮抗剂解救无效。结构相似的药物可能有交叉过敏反应。常见表现有皮疹、发热、血管神经性水肿、哮喘及血清病样反应等，最严重的是过敏性休克。对于易过敏的药物或过敏体质的病人，用药前应做皮试，阳性反应者禁用。但仍有少数假阴性或假阳性反应，故应在用药前备好抢救药品与器材。

④ 后遗效应　指停药后血药浓度已降至阈浓度以下时残存的药理效应。如口服安定治疗失眠后，次日清晨仍有嗜睡、乏力和精神不振等宿醉现象。

⑤ 停药反应　指患者长期服用某种药物，突然停药后原有疾病加剧，又称回跃反应。其发生的原因，主要是与受体的调节有关。如长期服用普萘洛尔降压，突然停药后血压可能急剧升高。因此，对有停药反应的药物，如长期应用时不可突然停药；如需停约，只能逐渐减量，以避免发生严重的停药反应。

⑥ 特异质反应　又称特应性反应，是少数特异体质病人对某些药物特别敏感的反应，引起特异质反应的原因可能为药理遗传异常。其反应的性质与药物固有的药理作用基本一致，反应严重程度与剂量成正比，药理性拮抗剂抢救可能有效。例如，葡萄糖-6-磷酸脱氢酶（G-6-PD）缺乏的患者，在服用伯氨喹、磺胺、呋喃妥因等后，容易发生急性溶血性贫血和高铁血红蛋白血症。

## 二、药物的量效关系

### 1. 剂量-效应曲线

药物的量效关系是指药物的药理效应与剂量在一定范围内成正相关关系。通过量效关系的研究，可定量分析和阐明药物剂量与效应之间的规律。量效曲线是量效关系最简明的表示方法，是指以效应（$E$）为纵坐标、药物浓度（$C$）为横坐标所作的曲线，图形为直方双曲线；如将浓度取对数值，曲线为典型的对称"S"形（见图1-1）。

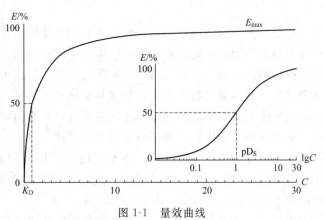

图 1-1　量效曲线

按药理效应指标不同，可将量效关系分为两种类型。①量反应：是指药理效应的强度可用数字或量的分级表示的反应：如血压的升降、平滑肌收缩或松弛的程度等。②质反应：是指在药理效应只能用有或无、阳性或阴性表示，结果以反应的阳性率或阴性率来表示，如麻醉与不麻醉、惊厥与不惊厥。

**2. 药物剂量**

按剂量大小和药效的关系，可以将剂量分为以下几种。

（1）最小有效量 是指能引起药理效应的最小剂量。

（2）极量 又称最大治疗量，是指出现药理效应的最大剂量。随药物剂量增加，效应强度相应增大，直至出现最大效应（$E_{max}$）。极量虽然比治疗量大，但比最小中毒量要小。因此，极量对于大多数人并不引起毒性反应，但由于个体差异或对药物的敏感性不同，个别病人也有引起毒性反应的可能。因此，除在必要的情况下，一般不采用极量，更不应该超过极量。

（3）最小中毒量 引起机体产生中毒症状的最小剂量。

（4）治疗指数（TI） 是一个常用的估计药物安全性的数值，一般 TI 大于 1，且数值越大，药物越安全。

$$TI = LD_{50}/ED_{50}$$

其中，$LD_{50}$是半数致死量，是指药物能引起一群实验动物 50％ 死亡所需的剂量或浓度。$ED_{50}$是半数有效量，是指在量反应中能引起 50％ 最大反应强度（在质反应中引起 50％ 实验对象出现阳性反应）的药量。

（5）安全范围 是指药物的最小有效量和最小中毒量之间的距离，它表示药物的安全性，其距离愈大愈安全。实际工作中，一般将 $ED_{95} \sim TD_5$ 之间的距离（$TD_5$ 为 5％ 中毒剂量）称为安全范围。

## 三、药物作用机制

**1. 药物作用机制的分类**

药物作用机制是研究药物为什么和如何产生药理作用。药物品种繁多，化学结构和理化性质各异，因此其作用机制多种多样，大致可归纳为以下几种方式。

（1）激活或阻断受体 大多数药物是通过与细胞膜上受体相结合，进而激活或阻断受体而产生药理作用。如阿托品是阻断 M 受体而使胆碱能神经抑制，产生抑制腺体分泌、松弛内脏平滑肌等作用。

（2）影响酶活性 酶是一种特殊的蛋白质，其种类很多，在体内分布极广，参与众多生命活动，而且极易受各种因素的影响。通过影响酶活性而产生药理作用，是较多药物的作用机制。如新斯的明通过抑制胆碱酯酶，增强骨骼肌收缩能力，用于治疗重症肌无力。阿司匹林抑制体内前列腺素合成酶，减少前列腺素生成，从而具有解热、镇痛、抗炎和抗风湿等作用。解磷定能使被有机磷酸酯类农药抑制的胆碱酯酶恢复活性，从而治疗该类农药中毒。

（3）影响细胞膜上离子通道 细胞膜上离子通道能控制 $Ca^{2+}$、$Na^+$、$K^+$ 等离子跨膜转运。某些药物可直接影响不同部位的离子通道，产生不同的药理作用。如局部麻醉药通过抑制 $Na^+$ 内流而阻滞神经冲动的传导，产生局麻作用；抗心律失常药奎尼丁通过适度阻滞 $Na^+$ 通道，抑制动作电位产生，降低自律性，对抗心动过速。

（4）参与或干扰细胞代谢 各种补充疗法，补充生命代谢物质以治疗相应缺乏症的药例很多。如铁剂治疗缺铁性贫血、维生素 D 治疗佝偻病、胰岛素治疗糖尿病等。有些药物化学结构与正常代谢物质相似，在体内干扰机体正常生化代谢过程而起作用，如氟尿嘧啶与尿嘧啶结构相似而无尿嘧啶的生理作用，掺入恶性肿瘤细胞的 DNA 及 RNA 中干扰蛋白质合成而发挥抗癌作用。

（5）理化反应 药物主要是通过简单的化学反应及物理作用，改变细胞周围环境的理化性质而产生药理效应。抗酸剂通过中和胃酸治疗胃、十二指肠溃疡。快速静滴甘露醇造成高渗环境，可消除脑水肿，降低颅内压。

（6）影响生理物质转运 利尿药通过抑制肾小管对钠、钾、氯等离子的重吸收而产生利尿作用。大剂量碘剂可抑制甲状腺素分泌，起到抗甲状腺作用。麻黄碱通过促进体内交感神经末梢释放递质去甲肾上腺素而引起升压作用。

（7）影响免疫功能 免疫增强药（如左旋咪唑）及免疫抑制药（如环孢素）通过影响免疫机制发挥疗效。

**2. 药物与受体的相互作用**

（1）受体 是存在于细胞膜上、细胞浆或细胞核中的大分子物质，能识别并首先与药物结合，并通过信息转导与放大系统，触发相应的效应。

（2）配体 是与受体特异性结合的物质。受体均有其相应的内源性配体，包括神经递质、激素、自体活性物质等；药物为外源性配体。

（3）受体的特性

① 高度敏感性（生物放大系统） 极低浓度的配体与之结合就能产生显著的效应。

② 高度特异性（结构互补） 一种特定受体只与它的特定配体结合，产生效应。

③ 饱和性 受体数目有限，配体与受体结合表现出最大效应和竞争性抑制现象，具有饱和性。

④ 可逆性（结合与解离） 配体与受体的结合是可逆的，配体可从配体-受体复合物中解离出来，也可被其他特异性配体置换。

⑤ 多样性 同一类型的受体可分布在不同的组织细胞产生不同的效应。如肾上腺素受体可分为 $\alpha_1$、$\alpha_2$、$\beta_1$ 和 $\beta_2$ 等亚型，各有其特定的分布部位和功能。

（4）激动药、阻断药和部分激动药的概念 根据药物是否具有内在活性及其大小，将与受体结合的药物分成三类。

① 激动药 指与受体有较强的亲和力，又有较强内在活性的药物。如肾上腺素可激动 $\beta_1$ 受体，使心脏兴奋。

② 阻断药 指与受体有较强的亲和力，但无内在活性的药物。如普萘洛尔可与 $\beta$ 受体结合，能阻断肾上腺素与 $\beta$ 受体的结合，呈现拮抗肾上腺素的作用，使心脏抑制。

③ 部分激动药 指与受体有一定亲和力，但内在活性较弱的药物。单独应用时，其与受体结合后只能产生较弱的效应，即使浓度增加，也不能达到完全激动药那样的最大效应。相反，当与同一受体激动药合用时，却因占据受体而拮抗激动药的部分效应。如喷他佐辛，当它单独应用时呈现以激动阿片受体为主的较弱镇痛效应；当与阿片受体激动药吗啡合用时，它可以表现出拮抗吗啡与受体结合所产生的镇痛效应。

（5）受体的调节与药物作用的关系 受体虽然是遗传获得的固有蛋白，但并不是固定不变的，而是经常代谢转换，处于一种动态平衡状态。在生理、病理或药理等因素的影响下，受体在数目、亲和力和效应力方面的变化称为受体调节。具体包括以下内容。

① 向上调节 受体的数目增加、亲和力增加或效应力增强称为向上调节。受体向上调

节后对配体非常敏感，效应增强，此现象称为受体超敏性。例如，长期应用 β 受体阻断药，可使 β 受体向上调节，突然停药时会出现停药反应。因 β 受体数目增多而对体内的递质去甲肾上腺素产生强烈反应，可引起心动过速、血压升高或心肌梗死等。

② 向下调节　受体的数目减少、亲和力减低或效应力减弱称为向下调节。受体向下调节后对配体反应迟钝，药物效应减弱，此现象称为受体脱敏。受体脱敏可因多次使用受体激动药引起，是产生耐受性的原因之一。例如，长期服用三环类抗抑郁药的患者，提高中枢去甲肾上腺素及 5-羟色胺浓度，易导致 β 受体和 5-HT 受体数目减少，一旦突然停药，会产生抑郁及自杀倾向。

# 第三节　药物代谢动力学

## 一、药物体内过程

药物代谢动力学，简称为药动学，研究药物体内过程及体内药物浓度随时间变化的规律。药物在体内主要包括吸收、分布、代谢、排泄过程。

### 1. 药物的跨膜转运及影响因素

药物转运是药物在体内通过各种生物膜的运动，即药物的跨膜转运。其方式有被动转运、主动转运和入（出）胞。以被动转运更为重要，因为绝大多数药物的转运属于被动转运。

（1）被动转运　是药物依赖于膜两侧的浓度差从浓度高的一侧向浓度低的一侧扩散渗透，当细胞膜两侧药物浓度达到平衡时，转运即停止。简单扩散是被动转运的主要形式，其特点是在转运过程中不消耗能量；不需载体，无饱和性；没有竞争性抑制。药物分子量大小、脂溶性高低、解离度的大小可以影响被动转运。分子量小、脂溶性高、未解离型的药物易于通过细胞膜。如地西泮、乙醇等的跨膜转运主要是简单扩散方式。还有一种被动转运形式是易化扩散，其特点是在转运过程中不消耗能量；需要载体，有饱和性；有竞争性抑制。例如，葡萄糖就是以易化扩散为主。

（2）主动转运　即逆浓度或电位梯度的转运，药物由低浓度一侧向高浓度一侧转运。其特点是在转运过程中消耗能量；需要载体转运，载体对药物有特异的选择性。因此，如果两个药物均由相同的载体转运，则它们之间存在竞争性抑制现象，且转运能力有饱和性。如丙磺舒自肾小管的分泌排泄过程属于主动转运。

（3）入（出）胞　入胞与出胞是细胞膜对某些大分子物质或团块的耗能性转运过程。

① 入胞　又称内吞，是指物质进入细胞的过程。如进入的物质是固体，称为吞噬；进入的是液体，则称吞饮。入胞进行时，首先是细胞膜伸出伪足，将物质包围，然后发生膜的融合和断裂，异物进入细胞内。如血浆低密度脂蛋白、胰岛素、病毒、抗体等都是以"入胞"方式扩膜转运的。

② 出胞　又称胞吐，是指物质由细胞排出的过程。如激素的分泌，大都在内质网形成，经高尔基复合体加工，形成分泌颗粒或分泌囊泡，渐渐向胞膜移动，贴靠以后膜融合并出现裂孔，于是将内容物一次性全部排空。

### 2. 药物的吸收及影响因素

药物自体外或给药部位经细胞组成的屏蔽膜进入血液循环的过程称为吸收。吸收速率受诸多因素影响，包括药物转运的类型、药物的理化性质（如脂溶性、解离度）、药物剂型、吸收部位的血流及药物浓度等。

（1）体液 pH 值与药物吸收 药物按其化学性质分为两类：弱酸性药物和弱碱性药物。两类药物在体液中均以解离型和非解离型两种形式存在于体液中。其离子化程度受其 pKa 及其所在溶液的 pH 值而定，这是影响药物跨膜被动转运、吸收、分布、排泄的一个可变因素。

改变体液的 pH 值可以影响药物的吸收。例如，弱酸性药物在胃液中非离子型多，在胃中即可被吸收，在酸化尿液中也容易被吸收。弱碱性药物在酸性胃液中离子型多，主要在小肠吸收，碱化尿液可以增加其在肾小管的再吸收。

（2）给药方式与药物吸收 临床常用的给药方式有经消化道（口服、舌下、直肠）给药、注射（静脉注射、肌内注射、皮下注射）给药、吸入给药和经皮给药。除静脉给药外其他给药方式均存在吸收过程。各种给药方式均具有不同的特点。

① 消化道给药 口服给药是最常用的给药途径。小肠内 pH 为 4.8～8.2，黏膜吸收面广，缓慢蠕动可增加药物与黏膜接触机会，是主要吸收部位。有些药物在胃肠黏膜吸收后，首先经门静脉进入肝脏，部分药物被肝脏肝药酶代谢失活，从而使进入体循环的药量减少，这种现象称首关消除。多数药物口服虽然方便有效，但其缺点是吸收较慢，欠完全，而且不适用于易在胃肠破坏的、对胃肠道刺激大的、首关消除多的药物，也不适用于昏迷及吞咽困难的病人。

舌下及直肠给药分别通过口腔、直肠和结肠黏膜吸收。虽然吸收面积小，但血流供应丰富，吸收也较迅速，并可避免首关消除。如硝酸甘油可舌下给药控制心绞痛急性发作。对少数刺激性的药物或不能口服药物的病人，可直肠给药，尤其适合小儿、老人。

② 注射给药 静脉注射可使药物迅速而准确地进入体循环，没有吸收过程。肌内注射及皮下注射药物一般较口服给药吸收快。动脉注射可将药物输送至该动脉分布部位发挥局部疗效且减少全身反应。例如，将溶纤药直接用导管注入冠状动脉以治疗心肌梗死。注射给药还可将药物注射至身体任何部位发挥作用，如局部麻醉。药物的吸收速率与注射部位的血流量和药物的剂型有关。肌肉组织的血流量明显多于皮下组织，故肌内注射比皮下注射吸收快。水溶液吸收迅速，油剂、混悬剂或植入片可在注射局部形成小型储库，吸收慢，作用持久。注射给药不方便，且费用较高，适用于危急、昏迷而不能口服的病人。

③ 吸入给药 药物直接由肺部吸收进入体循环。肺部具有肺泡表面积大、血流量大的特点，药物只要能到达肺泡，吸收极其迅速，气体及挥发性药物，如全身麻醉药可直接进入肺泡。有些固体和液体药物的气雾颗粒较小（直径 $5\mu m$ 左右），可以通过吸入方式达到肺泡迅速吸收，从而产生全身作用，$2～5\mu m$ 直径以下的微粒可再被呼出。$10\mu m$ 直径微粒可在小支气管沉积。后者可用于异丙肾上腺素治疗支气管哮喘。较大雾粒的喷雾剂只能用于鼻咽部的局部治疗，如抗菌、消炎、祛痰、治疗鼻塞等。目前，临床应用的气雾剂应严格控制所含液体或固体药物颗粒直径的大小，防止分散度过大或过细，造成滞留在咽喉或随气体排出，不能奏效。

④ 经皮给药 除汗腺外，皮肤不透水，但有些脂溶性药物可以缓慢通透。利用这一原理可以经皮给药以达到局部或全身药效，如果在制剂中加入促皮吸收剂如氮酮制成透皮剂，可使吸收能力加强。如硝苯地平透皮剂以达到持久的全身疗效，对于容易经皮吸收的硝酸甘油也可制成缓释透皮剂预防心绞痛发作，每日只贴一次。经皮给药的特点是吸收缓慢且不规

则，因而不易控制剂量。

一般情况下，不同途径给药其吸收速度按快慢排序依次为：吸入、舌下、直肠、肌内注射、皮下注射、口服、经皮给药；吸收程度为舌下、肌内注射、吸入、皮下注射和直肠吸收较完全，口服给药次之。

**3. 药物的分布及影响因素**

药物吸收后，通过血液循环向全身各组织器官输送的过程称为分布。多数药物在体内的分布是不均匀的，存在明显的选择性，其影响因素主要有以下几点。

(1) 药物与血浆蛋白的结合 吸收入血的药物能可逆性地与血浆蛋白结合。与血浆蛋白结合的药物称为结合型药物，未结合的药物称为游离型药物。结合型药物与游离型药物处于动态平衡之中。结合型药物分子量大，不易跨膜转运，暂时失去药理活性，又不被代谢或排泄，储存在血浆中，故消除速度较慢，作用维持时间较长。游离型药物分子量小，易转运到作用部位产生药理效应，通常游离型药物与药理作用强度密切相关。

药物与血浆蛋白结合率可受许多因素的影响而发生变化。由于血浆中蛋白质有一定含量，且与药物结合的部位有限，因此，药物与血浆蛋白的结合具有饱和性，当药物浓度大于血浆蛋白结合能力时，会导致血浆中游离型药物急剧增加，进而引起效应增加甚至毒性反应；此外，药物与血浆蛋白可发生置换现象。当同时应用两种血浆蛋白结合率高的药物时就会出现一种药物可将另一种药物从血浆蛋白结合部位置换出来，游离型药物比例加大，效应增强或毒性增大。如抗凝血药华法林与解热镇痛药保泰松的血浆蛋白结合率分别为 99% 与 98%，两药合用时，如果前者被后者置换 1%，则游离型的华法林增加到 2%，导致抗凝作用增强，甚至引起出血。但一般药物在被置换过程中，游离型药物会被加速消除，血浆中游离型药物浓度难以持续增高。药物也可能与内源性代谢物竞争与血浆蛋白结合，如磺胺药置换胆红素与血浆蛋白结合，在新生儿可能导致核黄疸症。另外，在某些病理状态下，如慢性肾炎、肝硬化等可以导致血浆蛋白含量降低或变性，使药物的血浆蛋白结合率降低，游离型药物浓度增加。有些药物在老年人呈现出较强的药理效应，部分与老年人的血浆蛋白减少有关。

(2) 体液的 pH 值 在生理情况下，细胞外液 pH 值为 7.4，细胞内液 pH 值为 7.0。弱酸性药物在细胞外液的解离增多，不易从细胞外液转运到细胞内液；弱碱性药物则相反。通过改变血液 pH 值，可改变药物的分布方向。如抢救弱酸性巴比妥类药物中毒，可用碳酸氢钠碱化血液和尿液，不但可促使巴比妥类由脑细胞向血液转移，也可使肾小管重吸收减少，加速药物自尿液排出。

(3) 器官血流量 人体组织脏器的血流量以肝最多，肾、脑、心次之，而肌肉、皮肤、脂肪和大多数内脏血液灌注量较低。吸收的药物通过循环迅速向全身组织输送，首先向血流量大的器官分布，然后再向血流量小的组织转移，这种现象称为再分布。如静脉注射脂溶性很高的硫喷妥钠，虽然脂肪组织的数量远多于脑组织，摄取硫喷妥钠的能力很强，但药物首先分布于血管丰富血流充足的脑组织，呈现麻醉作用。随时间推移药物可自脑向脂肪组织转移，麻醉作用很快消失。

(4) 组织的亲和力 药物对某些组织有特殊的亲和力，使药物在该组织浓度明显高于其他组织。如碘主要集中于甲状腺；钙沉积于骨骼中；汞、砷、锑等重金属和类金属在肝、肾中分布较多；氯喹在肝组织中的浓度高于血浆 700 倍。

(5) 生理屏障对药物分布和转运的影响 药物在血液与器官组织之间转运时所受到的阻

碍称为屏障，其中较为重要的是血脑屏障和胎盘屏障。

**4. 药物的代谢及影响因素**

药物的代谢也称为生物转化。药物的生物转化与排泄统称为消除。大多数药物的生物转化在肝脏，部分药物也可在其他组织进行。

生物转化分两步进行，第一步为氧化、还原或水解，第二步为结合。第一步反应使多数药物灭活，但有少数药物反而活化。第二步为结合反应，与体内葡萄糖醛酸、硫酸、乙酰基、甲基、甘氨酸等极性基团或分子结合，结合后使代谢中间产物极性增加，易于经肾排泄。各药在体内转化过程不同，有的只经一步转化，有的完全不变自肾排出，有的经多步转化生成多个代谢产物。

药物经生物转化其生物活性有三种变化：①多数药物作用减弱或消失，称为灭活。②有些药物经代谢转化后，其代谢产物的药理活性与母药相当；还有些药物本身无活性或活性较低，经代谢转化后变成有活性或活性强的产物，称为活化。如可的松转化后变为具有药理作用的氢化可的松。③有些由无毒或毒性小的药物变成毒性代谢物，如异烟肼的乙酰化代谢产物对肝脏有较大的毒性，故生物转化不能称为解毒过程。

生物转化主要是靠肝微粒体中的细胞色素 $P_{450}$ 氧化酶系（也称肝药酶）催化。此酶系由多种酶组成。其特点是专一性很低，活性和含量是不稳定的，且个体差异大，又易受某些药物的诱导或抑制（肝药酶诱导剂、肝药酶抑制剂）。有些药物如苯巴比妥、灰黄霉素、保泰松、苯妥英钠、利福平和地塞米松等，能使肝药酶的活性增强或合成增加，称为肝药酶诱导剂，其可加速药物自身和其他药物的代谢，而降低自身及其他药物的血浓度和药效。有些药物如氯霉素、异烟肼、西咪替丁、口服避孕药、酮康唑等，能使药酶活性降低或合成减少，称为肝药酶抑制剂，其能减慢其他药物的代谢，而使其血浓度增加，药效增强或毒性增大。

**5. 药物的排泄及影响因素**

药物以原形或代谢产物形式经不同途径排出体外的过程称排泄。大多数药物由肾排泄，挥发性药物及气体可从呼吸道排出，有的也经胆道、乳腺、汗腺、肠道等排泄。

（1）肾排泄　肾是药物排泄最重要的器官。药物及其代谢物经肾排泄，包括肾小球滤过、肾小管分泌及肾小管重吸收三个过程。药物自肾小球滤过进入肾小管后，可有不同程度的重吸收，脂溶性药物重吸收多，排泄速度慢；水溶性药物重吸收少，易从尿中排出，排泄速度快。尿液 pH 值的改变可影响药物排泄。尿液偏酸性时，弱碱性药物解离型多，极性高，重吸收少，排泄多，而弱酸性药物则相反。在弱酸性巴比妥类药物中毒时，可碱化尿液以促进药物排泄。增加尿量可降低尿液中药物浓度，减少药物的重吸收。肾小管分泌是主动转运过程，除了特异转运葡萄糖、氨基酸外，肾小管细胞还具有两种非特异性转运机制分别分泌酸性药物离子和碱性药物离子，经同一转运机制分泌的药物彼此间产生竞争性抑制。如丙磺舒与青霉素合用，可产生竞争性抑制，提高药物的血药浓度，提高疗效。

（2）胆汁排泄　许多药物及其代谢物可经胆汁排泄进入肠道。但某些药物在肝内与葡萄糖醛酸等结合后经胆道排入小肠，再被水解经门脉重吸收入血液循环，形成肝肠循环，将使血药浓度增高，作用时间延长。有的抗菌药物如红霉素、四环素经胆汁排泄，在胆道内浓度高，有利于胆道感染的治疗。另外，在某些药物中毒时应尽快终止肝肠循环，减少药物的吸收。

（3）其他　有些药物可按简单扩散的方式由乳汁排泄，乳汁略呈酸性，又富含脂质，所以脂溶性高的药物和弱碱性药物如吗啡、阿托品等可自乳汁排出。挥发性药物、全身麻醉药可通过肺呼气排出体外，有些药物还可以从唾液、汗液、泪液等排出。

## 二、体内药量变化的时间过程

### 1. 一次给药的血药浓度-时间曲线及其意义

体内药量随时间而变化的过程是药动学研究的主要内容。药物在作用部位的浓度随时间会在体内的吸收、分布、生物转化和排泄而不断变化，从而影响药物作用起始的快慢、维持时间的长短。因此，研究血药浓度随着时间变化的动态规律，对指导临床合理用药有重要的意义。血药浓度-时间曲线（时量曲线）是指在给药后不同时间采集血样，测定血药浓度，以时间为横坐标，血药浓度为纵坐标所绘制的血药浓度随着时间变化的曲线（图1-2）。药物在体内达到最大浓度并呈现最大效应的时间称为高峰时间峰，此时，吸收速度与消除速度相等。血药浓度超过最小有效浓度（低于中毒浓度）的时间称为有效期。

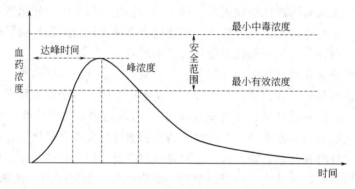

图1-2　一次给药后的时量曲线

时量曲线的升段反映药物吸收及分布的快慢。药物达峰时间和峰浓度两者是反映药物吸收快慢的重要指标，常被用于制剂的评价。它们能直观和准确地反映出药物的吸收速率。药物的吸收速率是影响药物疗效和毒性的重要因素之一。时量曲线的降段反映药物消除的快慢。药物在体内的吸收与消除是同时进行的，时量曲线实际上是吸收、分布与消除之间相互消长的反映。

### 2. 多次给药的血药浓度及其规律

临床治疗常需连续给药以维持有效血药浓度。在一级动力学药物中，开始恒速给药时药物吸收快于药物消除，体内药物蓄积。约经过 5 个半衰期，给药速度与消除速度趋于相等，用药量与消除量达到动态平衡时，锯齿形曲线将在某一水平范围内波动，即到稳态血药浓度（steady state plasma concentration，$C_{ss}$）。静脉恒速滴注时血药浓度可以平稳地到达 $C_{ss}$。分次给药虽然平均血药浓度上升与静脉滴注相同，但实际上血药浓度在峰谷值间上下波动。稳态血药浓度的高低与一日总量成正比。一日总量增加一倍时，稳态血药浓度也提高一倍。因此，调整一日用药总量可改变稳态血药浓度的高低。如果一日总量相等，分 3 次或 4 次给药稳态血药浓度不变。

合理的给药方案应该是使稳态血药浓度的峰值（$C_{ss\text{-}max}$）略小于最小中毒血浆浓度（MTC）而稳态血药浓度的谷值（$C_{ss\text{-}min}$）略大于最小有效血浆浓度（MEC），即血药浓度波动于 MTC 与 MEC 之间的治疗窗内。一日总量相同，服药次数越多，每次用药越少，锯齿形波动也越小。安全范围较小的药物，采用多次分服的方案较好。

在零级动力学药物中，体内药量超过机体最大消除能力。如果连续恒速给药，给药速度大于消除速度，体内药量蓄积，血药浓度将无限增高。停药后消除时间也较长，超过 5 个 $t_{1/2}$。

有些药在体内转化为活性产物则需注意此活性产物的药动学，如果活性产物的消除是药物消除的限速步骤的话，则应按该产物的药动学参数计算剂量及设计给药方案。

### 三、药物代谢动力学基本参数

**1. 药物血浆半衰期**

（1）概念　血浆半衰期（$t_{1/2}$）即血浆药物浓度下降一半所需的时间。它反映了药物在体内的消除或蓄积情况（表 1-1），用于制定或调整给药方案。大多数药物的消除速率属于恒比消除，其 $t_{1/2}$ 是恒定值。

表 1-1　恒比消除药物的消除与积累

| 半衰期个数/时间 | 一次给药经消除后药物在体内残存药量/% | 多次给药经消除后药物在体内累积药量/% |
| --- | --- | --- |
| 1 | 50.00 | 50.00 |
| 2 | 25.00 | 75.00 |
| 3 | 12.50 | 87.50 |
| 4 | 6.25 | 93.75 |
| 5 | 3.13 | 96.87 |
| 6 | 1.56 | 98.44 |

（2）$t_{1/2}$ 与药物消除速率常数（$K$）的关系

$$t_{1/2} = 0.693/K$$

（3）临床意义

① $t_{1/2}$ 反映药物消除的速率和机体消除药物的能力。可用于确定给药间隔时间，半衰期短则给药间隔时间短，相反则给药间隔时间长。这样既保证了药物疗效，又避免引起蓄积中毒。

② 属于恒比消除的药物，按半衰期间隔给药，可预测连续给药达到稳态血药浓度的时间（坪值时间），一般经过 4~5 个半衰期，基本达到稳态血药浓度（$C_{ss}$），又称坪值或坪浓度。此时药物吸收速度与消除速度达到平衡。

③ 属于恒比消除的药物，可预测单次用药后药物基本消除的时间，通常经过 5 个半衰期后血药浓度消除 96% 以上，可认为药物已基本消除。

**2. 药物消除动力学**

药物消除动力学过程指进入血液循环的药物由于分布、代谢和排泄，血药浓度不断衰减的动态变化过程。为了说明药动学基本概念及规律，现假定机体为一个整体空间，体液存在于单一空间，给药后药物进入血循环并立即均匀地分布到全身体液和多组织器官。

（1）一级消除动力学　指单位时间内消除恒定比例的药物，又称恒比消除。表明药物的消除速率与血药浓度成正比。如将血药浓度的对数与时间作图，则为一直线［图 1-3（a）］，绝大多数药物都是按恒比消除。按一级动力学消除的药物半衰期与血浆药物浓度高低无关，是恒定值。体内药物按瞬时血药浓度（或体内药量）以恒定的百分比消除，单位时间内实际消除的药量随时间递减。消除速率常数（$K$）的单位是 $h^{-1}$，它不表示单位时间内消除的实际药量，而是体内药物瞬时消除的百分率。

（2）零级消除动力学　指单位时间内消除恒定数量的药物，又称恒量消除。由于血药浓度-时间曲线（药时曲线）下降部分在半对数坐标上呈曲线［图 1-3（b）］，故又称非线性消除。当用药量超过机体最大消除能力时或机体消除功能低下时，药物按零级动力学消除。按零级动力学消除的药物血浆半衰期随血浆药物初始浓度下降而缩短，不是固定数值。当血药浓度下降至最大消除能力以下时，则按一级动力学消除。

有些药物如阿司匹林、苯妥英钠、华法林、乙醇等在低浓度时呈一级动力学消除，在高浓度时受酶活性或转运机制限制，按零级动力学消除［图 1-3（c）］。具有这一消除特点的药物，在大剂量时消除明显减慢，再增加剂量就会导致血浆药物浓度急剧升高，造成中毒，因此应注意掌握用药剂量，并尽可能进行血浆药物浓度监测。

**3. 血药浓度-时间曲线下面积**

时量曲线下面积（AUC）是一个可用实验方法测定的药动学指标（图 1-4）。它反映进入体循环药物的相对量。时量曲线某一时间区段下的 AUC 反映该时间内的体内药量。它是评价药物吸收程度的一个重要指标，可用于评价制剂的质量。AUC 的单位是 $\mu g \cdot h/ml$，它是计算生物利用度的基础数值。

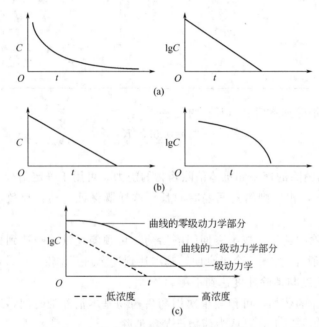

图 1-3 单次静脉给药后各类动力学过程的血浆药物浓度-时间曲线

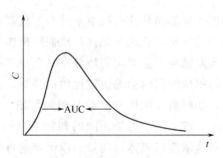

图 1-4 时量曲线下面积

**4. 生物利用度**

（1）**概念** 生物利用度（F）是指药物被吸收进入体循环的速率和程度。F 介于 0 与 1

之间，$F=0$ 代表完全不吸收，$F=1$ 表示完全吸收。生物利用度又可分为绝对生物利用度和相对生物利用度，其计算方式为：

绝对生物利用度：
$$F=\frac{AUC_{口服}}{AUC_{静注}}\times100\%$$

相对生物利用度：
$$F=\frac{AUC_{被试}}{AUC_{参比}}\times100\%$$

（2）意义

① 它是生物药剂学的一项重要参数，也是评价药剂质量、生物等效性的重要指标。

② 绝对生物利用度主要用于某种非血管给药途径的吸收情况与静脉注射相比较，可用于评价同一药物不同途径给药的吸收程度。

③ 相对生物利用度主要用于比较两种制剂的吸收情况。可用于药物剂型对吸收率的影响，同一药物相同剂量的片剂由于各药厂的制造工艺不同，甚至同一厂家不同批号的药物，其生物利用度差异较大，因而可能影响其疗效。在临床上对生物利用度变化大的药物（如地高辛）应注意使用过程中不要经常变换厂家或批号。

④ 生物利用度反映药物吸收速率对药效的影响。

**5. 表观分布容积**

（1）概念　表观分布容积（$V_d$）是指静脉注射一定量（$A$）药物待分布平衡后，按测得的血浆浓度（$C$）计算该药应占有的血浆容积。它是理论上推测或计算所得的表示药物应占有体液的容积，而并非药物在体内真正占有的体液容积。

（2）公式
$$V_d=A/C$$

式中，$A$ 为给药量，mg；$C$ 为当药物在体内分布平衡时血浆药物浓度，mg/L。

（3）意义

① 它是表示药物在体内分布范围的药动学的重要参数。除少数不能透出血管的大分子药物外，多数药物的 $V_d$ 值均大于血浆容积。

② 根据 $V_d$ 可推测药物分布范围。例如，酚红静脉注射 $V_d$ 为 4L，约等于正常人的血浆容积，说明酚红不向组织器官分布，全部集中在血浆中；甘露醇的 $V_d$ 为 14L，与正常人的细胞外液相近，说明它能够通过毛细血管内皮，但不能通过细胞膜，仅分布在细胞外液中；乙醇的 $V_d$ 为 41L，说明它能通过细胞膜而分布在正常人的细胞内、外液中，但不被组织结合。药物若能被组织细胞选择性结合，则其 $V_d$ 远远大于生理性总容积。通过计算表观分布容积，可以推算、了解药物的药理效应和毒性。$V_d$ 不因给药量多少而变化。

③ 根据 $V_d$ 可推算体内药物总量、血药浓度、达到某血药浓度所需药物剂量以及药物排泄速度。$V_d$ 小的药物排泄快，$V_d$ 越大药物排泄越慢。

**6. 血浆清除率**

（1）概念　血浆清除率（CL）是机体消除药物速率的另一种表示方法，指单位时间内多少容积的血浆中的药物被消除干净，即每分钟有多少毫升血中药量被清除。单位是 ml/(min·kg)。是肝、肾以及其他消除途径清除率的总和。

（2）公式
$$CL=KV_d \quad 或 \quad 0.693V_d/t_{1/2}$$

CL 值实际上常用静脉或肌内注射药物 $A$ 后测定 $C_p$（$C_p$ 为当时的血浆药物浓度），绘出时量曲线算出 AUC，再按 CL＝$A$/AUC 取得。

（3）意义

① CL 也不是药物的实际排泄量。每种药物均有其不受血药浓度影响的正常 CL 数值，它反映肝和（或）肾功能，在肝和（或）肾功能不足时 CL 值会下降，因为 CL 是肝肾等消除能力的总和。肝、肾功能不全的病人，应适当调整剂量或延长用药间隔时间，以免过量蓄积而中毒。

② 肝清除率是指单位时间内肝脏清除药物的血浆容积，即单位时间内肝脏消除药物的总量与当时血浆药物浓度的比值。肝清除率虽然难测，但有重要的理论意义。肝清除率小的药物，首关消除少，其口服生物利用度大，但易受肝功能、血浆蛋白结合力及肝药酶诱导或抑制药的影响。肝清除率大的药物，首关消除多，其口服生物利用度小，这类药物受肝血流量影响较大。

③ 药物以原形自肾消除的百分率比较容易测定。自肾排泄多的药物易受肾功能影响，自肾排泄少的药物易受肝功能影响。

### 7. 治疗药物浓度监测与给药方案个体化

治疗药物监测（TDM）是在药动学原理指导下，应用现代化先进分析技术，测定血液或其他体液中的药物浓度，用于药物治疗的指导与评价。

目前，药理学和治疗学教科书中推荐的药物剂量，大都是平均剂量。事实上，只有少数安全、低毒的药物按照既定的平均剂量给药，能使用药者获得满意的疗效。但多数药物并非如此。给予同一剂量后，往往只有一部分病人疗效满意，另外一些病人，或因剂量不足疗效不佳，或因药量过大出现不良反应。有时由于病人体内器官病变，影响到药物在体内的正常吸收、分布、代谢和排泄等动力学变化，即使应用常规剂量，有时或无效或产生中毒，血药浓度监测是帮助实现给药方案个体化的重要手段之一，给药方案个体化则是提高临床疗效的一个重要保证。

### 8. 时间药理学与临床用药

时间药理学是研究生物体时间节律对药物作用和体内过程的影响及药物对生物节律影响的一门新兴学科。生物节律是生命活动的一种基本特征，人体内任何活动都有很强的时间节律性，并有着年、月、日、四季等周期性变化，研究最多的是昼夜节律。人体的生理生化活动存在规律性变化，血压、激素水平等的变化都与时间有着密切关系。如正常体温的时间高峰在 16:00～17:00 点时，3:00～5:00 点最低，24h 内约有 1℃ 的波动范围，注射疼痛的感觉在上午 11:00～12:00 点间最敏感，而来自体内的疼痛则在夜间最明显。此外，血压、激素水平等都有昼夜节律性变化。在临床用药中，我们已经习惯地将全天量分次等量间隔给药，而对不同投药时间血药浓度可能发生的变化未加考虑。实际上，由于生理节律的影响使得药物在一天内不同时间给予，血药浓度水平明显的昼夜节律变化，导致疗效出现质和量的差异，有时还会出现严重的不良反应。如氨基糖苷类抗生素，其肾毒性和耳毒性与给药时间有关，夜间给药其毒性明显高于白天给药。

肾上腺皮质分泌氢化可的松也具有昼夜节律性，即分泌高峰在早晨 8:00～10:00，谷值在午夜 24:00 点左右。若清晨一次服用全日量，此时正与生理性负反馈一致，对肾上腺皮质功能的抑制较小。因此，对需要长期服药的患者，可采用隔日疗法，即将 1 日或 2 日的总量隔日上午 8:00～10:00 点一次服完。

时间药理学对临床具有重要意义，用药时间的合理安排和用药剂量的确定具有同等重要的地位。为提高疗效和降低毒副作用，不同药物应各自有不同的用药时间，若按药物作用的昼夜节律性设计给药应是最佳方案。

# 第四节 影响药物效应的因素

药物的作用常受到多种因素的影响而发生量或质的变化。这些因素归纳起来包括两个方面，一是药物方面的因素，二是机体方面的因素。在临床用药时必须考虑可能影响药物作用的各种因素，研究用药的个体化，才能得到良好效果。

## 一、药物方面的因素

### 1. 药物剂型

药物的剂型可影响药物的体内过程。同一药物的不同剂型适用于不同给药途径。不同给药途径药物的吸收速度和程度不同，一般规律是静脉注射＞（快于）吸入＞肌内注射＞皮下注射＞口服＞经肛＞透皮。相同给药途径的不同剂型吸收的速度也不同，口服时液体制剂比固体制剂吸收快，即使是固体制剂，胶囊剂吸收＞片剂＞丸剂；肌内注射时水溶液吸收＞混悬剂＞油剂。近年来生物药学随着药动学的发展，为临床用药提供了许多新的剂型。缓释制剂和控释制剂可使药物缓慢释放，吸收时间较长，不仅延长有效血药浓度时间，减少用药次数；而且可使治疗指数较低的药物血药浓度保持平衡，避免过高过低的峰谷现象，减少不良反应。

### 2. 药物的化学结构

许多药物的药理作用特异性与其特异的化学结构有密切关系，称为构效关系（SAR）。一般来说，结构类似的药物能与同一受体或酶结合，产生相似的作用或相反的作用。如吗啡、可待因结构相似而具有镇痛作用；烯丙吗啡虽与吗啡结构相似，但为吗啡拮抗剂。

化学结构完全相同的光学异构体，多数药物的左旋体比右旋体作用强。有的药物左旋体和右旋体的作用可能完全不同，如奎宁为左旋体，有抗疟作用，而其右旋体的奎尼丁有抗心律失常作用。

### 3. 联合用药及药物相互作用

临床常联合应用两种或两种以上药物，其目的是利用药物间的协同作用以增加疗效或拮抗作用以减少不良反应。不恰当的联合用药往往由于药物间相互作用而使疗效降低或出现意外的毒性反应。

当两种或两种以上药物联合使用时不可避免地会出现药物相互作用，其类型主要包括两方面：①药代动力学的相互作用。主要是指一种药物使另一种并用的药物发生药物动力学的改变，从而使后一种药物的血浆浓度发生改变。相互作用可以影响药物在体内的吸收、分布、代谢和排泄过程。只要影响到上述四个环节中的任何一个环节就会出现药物间的药动学相互作用，从而可以直接或间接地影响药物的作用。②药效动力学的相互作用：指一种药物对另一种药物药理效应的影响。两种药物合用时，一种药物可改变另一种药物的药理效应，但对该药的血浆浓度无明显影响。

（1）药代动力学的相互作用

① 吸收 药物间相互作用影响吸收并不少见，如四环素与 $Fe^{2+}$、$Ca^{2+}$ 等因络合互相影响吸收，抗酸药减少氨苄青霉素的吸收。

② 分布　血浆蛋白结合率高的、分布容积小的、安全范围窄的及消除半衰期较长的药物易受其他药物置换与血浆蛋白结合而致作用加强，如香豆素类抗凝药及口服降血糖药易受阿司匹林等解热止痛药置换使游离药物浓度升高而分别产生出血及低血糖反应。

③ 肝脏生物转化　肝药酶诱导药如苯巴比妥、利福平、苯妥英及香烟、酒等能增加在肝转化药物的消除而使药效减弱。肝药酶抑制药如异烟肼、氯霉素、西咪替丁等能减慢在肝转化药物的消除而使药效加强。

④ 肾排泄　碱化尿液可加速酸性药物自肾排泄，减慢碱性药物自肾排泄。反之，酸化尿液可加速碱性药物排泄，减慢酸性药物排泄。水杨酸盐竞争性抑制甲氨蝶呤自肾小管排泄而增加后者的毒性反应。

（2）药效学的相互作用　药效学的相互作用大致有两种：协同作用和拮抗作用。

① 协同作用　指两药合用时引起的效应大于单用效应的总和。可分为以下两种。

a. 相加作用　将两种作用相似但作用部位或作用机制不同的两药合用，所产生的效应是两药单用效应的代数和。如抗心绞痛采用硝酸甘油与普萘洛尔合用，抗心绞痛作用相加而各药剂量相应减少，不良反应降低。

b. 增强作用　两药合用的效应大于两药单用效应的总和。如 SMZ 与 TMP 合用，不仅可使抗菌作用明显增强，而且可延缓耐药性的产生。

② 拮抗作用　指两药合用的效应小于它们分别作用的总和。

在临床上，药物间的协同作用多用于增强治疗效果，而拮抗作用多用于减少不良反应或解救药物中毒。

（3）药剂学的相互作用　也称配伍禁忌，指药物进入人体前，由于相互配伍的理化反应而使药物发生变质、失效，或产生有毒物质或使药效降低。发生配伍禁忌的原因很多，在静脉滴注时尤应注意配伍禁忌。例如，过于酸性的药液与过于碱性的药液混合时，可发生沉淀反应。某些药物注射液因水溶性小，常采用非水溶剂，如乙醇、丙二醇和甘油等。如氢化可的松的注射液（乙醇溶液）与氯化钾注射液（水溶液）混合时，可产生氢化可的松沉淀。此外，当两种药物在静脉输液中或同一注射器内混合，其中一种药物可使另一种药物失去药效，从而不能达到预期的治疗效果。如庆大霉素与羧苄西林混合时，可使庆大霉素失去抗菌活性。

## 二、机体方面的因素

### 1. 年龄

（1）小儿　特别是新生儿与早产儿，各种生理功能，包括自身调节功能尚未充分发育，与成年人有巨大差别，对药物的反应一般比较敏感。如幼儿服用利尿药易出现严重低血钾症及低血钠症；新生儿体液占体重的比例较大，水盐转换率较快；血浆蛋白总量较少，药物血浆蛋白结合率较低；肝肾功能尚未充分发育，药物清除率低，在半岁以内与成人相差很多；小儿对中枢抑制药、中枢兴奋药及激素类的敏感性比成人高，应用时予以充分考虑。

（2）老人　一般以 60 岁以上为老人。老人实际年龄与其生理年龄并不一致，老人各器官功能随着年龄增长而逐渐衰退，特别是肝、肾功能的减弱，使药物的代谢和排泄能力下降，对药物的耐受性也较差。因此，老年人的用药剂量一般为成人的 3/4。另外，老年人对中枢抑制药、心血管药、胰岛素、利尿药等药物的反应比较敏感，应用时要高度重视。例如，中枢神经药物易致精神错乱，心血管药易致血压下降及心律失常等。老人血浆蛋白量较低、体液较少、脂肪较多，故药物血浆蛋白结合率偏低，水溶性药物分布容积较小而脂溶性药物分布容积较大。肝肾功能随年龄增长而自然衰退，故药物清除率逐年下降，各种药物血浆半衰期都有程度不同的延长。

**2. 性别**

性别对药物反应无明显差别。但考虑到在生理功能方面，妇女需注意四期（月经、妊娠、分娩、哺乳期）用药。妇女月经期不宜服用峻泻药和抗凝药以免盆腔充血月经增多。对于已知的致畸药物如锂盐、酒精、华法林、苯妥英及性激素等在妊娠前3个月胎儿器官发育期内应严格禁用。在妊娠晚期及授乳期间还应考虑药物通过胎盘及乳汁对胎儿及婴儿发育的影响，因为胎盘及乳腺对药物都没有屏障作用。孕妇本身对药反应也有其特殊情况需要注意，如抗癫痫药产前宜适当增量，产前还应禁用阿司匹林及影响子宫平滑肌收缩的药物。

**3. 个体差异与遗传异常**

在不同病人同样剂量的某一药物不一定都能达到相等的血药浓度，相等的血药浓度也不一定都能达到等同的药效，差异可能很大，甚至出现质的差异，这种因人而异的药物反应称为个体差异。产生个体差异的原因可以存在于药物产生效应的任何一个环节，包括药物剂量、生理因素、病理因素、给药途径、联合用药等许多因素。在大多数情况下这种差异主要表现为量的差异，少数情况下表现为质的差异。

遗传异常对药物效应的影响近年来日益受到重视，至少已有100余种与药物效应有关遗传异常基因被发现。过去所谓的特异体质药物反应多数已从遗传异常表现获得解释，现在已形成一个独立的药理学分支——遗传药理学。遗传异常主要表现在对药物体内转化的异常，可分为快代谢型（EM）及慢代谢型（PM）。前者使药物快速灭活，后者使药物灭活较缓慢，因此，影响药物血浆浓度及效应强弱久暂，如异烟肼。某些先天性缺乏葡萄糖-6-磷酸脱氢酶的个体应用奎宁、伯氨喹、磺胺类、维生素K等药物，可能发生溶血性贫血。

**4. 病理情况**

病理状态能改变药物在体内的药动学，并能改变机体对药物的敏感性，从而影响药物的效应。肝肾功能不足时分别影响在肝转化及自肾排泄药物的清除率，可以适当延长给药间隔和（或）减少剂量加以解决。神经功能抑制时，如巴比妥类中毒时能耐受较大剂量中枢兴奋药而不致惊厥，惊厥时却能耐受较大剂量苯巴比妥。此外，要注意患者有无潜在性疾病影响药物疗效，如氯丙嗪诱发癫痫、非甾体抗炎药加重溃疡病等。

**5. 心理因素**

患者的精神状态与药物疗效关系密切，安慰剂对于头痛、心绞痛、手术后痛、感冒咳嗽、神经官能症等能获得一定的疗效，心理因素起着关键性作用。安慰剂是指不具备药理活性，但外观上与药物无法区别的制剂。安慰剂用于临床研究的双盲法对照，以排除假阳性疗效或不良反应。影响心理变化的因素有病人的文化素养、疾病性质、人格特征以及医生和护士的语言、表情、态度、信任程度、技术操作熟练程度、工作经验等。

**6. 机体对药物反应的变化**

在连续用药一段时间后机体对药物的反应可能发生改变。

（1）耐受性　指机体对药物的反应性递减，要增加剂量才能保持疗效的一种状态，有先天性和后天获得性之分。后者往往是连续多次用药后发生，需增加剂量才能保持原有药效不变。但在停药一段时间后，机体仍可恢复原有的敏感性。如硝酸酯类药物连续用药数天即可产生耐受性，停药10天后，继续使用又可恢复其敏感性。有时机体对某药产生耐受性后，应用同一类药时敏感性也会降低，称交叉耐受性；快速耐受性是指短时间（几小时）内反复使用某药物，其药效不增加反而减低的作用。耐药性是指病原体或肿瘤细胞对化疗药物的耐受性，也叫抗药性。

（2）药物依赖性 药物依赖性是指某些药物反复足量应用后机体所产生的一种精神或行为的反应，此时若一旦停药就会产生痛苦，从而使病人强制地连续或周期性地要求应用这些药物来避免停药后的不适。按其程度可分为两型。

① 精神依赖性 滥用某些药品所产生的欣快感驱使用药者连续反复用药以满足欢愉的感觉，避免停用药物所致的严重精神不适。常易产生精神依赖性的药物有镇静催眠药、中枢抑制剂或兴奋剂及吸烟、饮酒。

② 生理依赖性 滥用某些药物机体已形成一种适应状态，一旦中断用药出现戒断综合征，用药者相继发生严重的精神和身体症状，表现异常痛苦和明显的生理功能紊乱，甚至危及生命，渴望再次用药。如镇痛药吗啡成瘾者中断用药，常出现流涎、流泪、出汗、哈欠思睡、腹痛、腹泻、肢体疼痛，严重可致休克。生理依赖性一旦发生，就会使精神依赖性更为加重。

# 第二章

# 传出神经系统药理

## 第一节　传出神经系统药理概论

**教学要求** ▶▶

1. 掌握毛果芸香碱、阿托品、肾上腺素和 β 受体阻断药的作用、应用、不良反应；山莨菪碱与东莨菪碱的选择性与应用的区别。

2. 熟悉传出神经系统的递质、受体与受体分布及代谢；有机磷酸酯类急性中毒的抢救药物及药物作用机制；两类肌松药的作用、应用与不良反应；去甲肾上腺素、异丙肾上腺素、多巴胺的特点；酚妥拉明的体内过程、作用、应用与不良反应。

3. 了解传出神经的药物作用方式与分类；合成扩瞳药、合成解痉药的作用与应用；其他抗胆碱、拟肾上腺素、抗肾上腺素药的特点。

**教学重点** ▶▶

1. 神经递质的代谢方式。

2. 毛果芸香碱治疗青光眼的药理学基础；有机磷酸酯类急性中毒后的救治。

3. 阿托品、肾上腺素和 β 受体阻断药的作用、应用、不良反应。

## 一、传出神经系统分类

传出神经系统包括主要支配内脏活动的自主神经系统和支配骨骼肌活动的运动神经系统。自主神经又分为交感神经系统和副交感神经系统。交感神经和副交感神经在到达效应器官之前，分别在相应的神经节更换神经元，因此有节前纤维和节后纤维之分。运动神经自中枢发出后，中途不更换神经元，直接到达所支配的骨骼肌，故无节前纤维和节后纤维之分。以上相当于传出神经的解剖学分类。此外，传出神经还可按递质分类。已知传出神经末梢释放的递质主要为乙酰胆碱（ACh）和去甲肾上腺素（NA），根据神经末梢释放的递质不同，传出神经又可分为胆碱能神经和去甲肾上腺素能神经。

**1. 胆碱能神经**

胆碱能神经指能自身合成、储存 ACh，兴奋时其末梢释放 ACh 的神经。包括：①运动神经；②交感神经和副交感神经的节前纤维；③副交感神经节后纤维；④极少数交感神经节后纤维，如汗腺分泌神经、骨骼肌血管舒张神经。

**2. 去甲肾上腺素能神经**

去甲肾上腺素能神经指能自身合成、储存 NA，兴奋时其末梢释放 NA 的神经。绝大多数交感神经节后纤维属于这种神经。

除上述两类神经外，还有多巴胺能神经、5-羟色胺能神经、嘌呤能神经和肽能神经。它们主要在局部发挥调节作用。

## 二、传出神经系统递质的合成、储存、释放和消除

**1. ACh 的合成、储存、释放和消除**

ACh 主要是在胆碱能神经末梢胞浆中由乙酰辅酶 A 和胆碱在胆碱乙酰化酶催化下合成，然后即进入囊泡储存。当神经冲动到达时，神经末梢产生动作电位和离子转移，$Ca^{2+}$ 内流，使较多的囊泡与突触前膜融合，并出现裂孔，通过裂孔将囊泡内的 ACh 递质排出至突触间隙，与突触后膜上的相应受体结合产生效应。ACh 释放后，在数毫秒内即被突触部位的胆碱酯酶水解成胆碱和乙酸，部分胆碱可被神经末梢再摄取利用。

**2. NA 的合成、储存、释放和消除**

NA 的合成主要在神经末梢进行。酪氨酸是合成 NA 的基本原料，从血液进入神经元后，在酪氨酸羟化酶催化下生成多巴，再经多巴脱羧酶脱羧后生成多巴胺，后者进入囊泡，又经多巴胺 $\beta$-羟化酶的催化生成 NA，储存于囊泡中。当神经冲动到达神经末梢时，囊泡中的 NA 释放到突触间隙，与突触后膜上的受体结合产生效应。NA 释放后，$75\% \sim 95\%$ 迅速被突触前膜主动摄入神经末梢内，而后被再摄入囊泡中储存起来，供下次释放所用。这是 NA 递质作用消失的主要方式。部分未进入囊泡的 NA 可被线粒体膜所含的单胺氧化酶（MAO）破坏。非神经组织如心肌、平滑肌等也能摄取 NA，这部分 NA 被细胞内的儿茶酚胺氧位甲基转移酶（COMT）和 MAO 破坏。此外，亦有少部分 NA 从突触间隙扩散到血液中，主要被肝、肾等组织的 COMT 和 MAO 所破坏。

## 三、传出神经系统受体的命名、分型、分布及效应

传出神经系统的受体常根据能与之选择性结合的递质或药物来命名，主要分为胆碱受体和肾上腺素受体两大类。

**1. 胆碱受体**

能选择性与 ACh 结合的受体称胆碱受体。因这些受体对药物的敏感性不同，又分为两类。

（1）毒蕈碱型胆碱受体　因对以毒蕈碱为代表的拟胆碱药较敏感，故名。简称 M 受体。目前，用分子克隆技术发现 M 受体有五个亚型，即 $M_1$、$M_2$、$M_3$、、$M_4$ 和 $M_5$ 受体。

（2）烟碱型胆碱受体　因对烟碱较敏感，故名。简称 N 受体。分布在神经节上的 N 受体称 $N_1$ 受体；分布在骨骼肌上的受体称为 $N_2$ 受体。胆碱受体的分布及被 ACh 激动后的生理效应详见表 2-1。

表 2-1 传出神经系统受体分布及激动后效应

| 受 体 | 分 布 | 受体激动后效应 |
| --- | --- | --- |
| 胆碱受体 | | |
| M 受体 | 心脏 | 传导减慢、心率减慢、收缩力减弱 |
| | 血管（骨骼肌血管平滑肌） | 舒张 |
| | 内脏平滑肌 | 收缩 |
| | 外分泌腺 | 分泌增加 |
| | 胃壁细胞 | 胃酸分泌增加 |
| | 瞳孔括约肌、睫状肌 | 收缩 |
| N 受体 | | |
| $N_1$ 受体 | 神经节 | 兴奋 |
| | 肾上腺髓质 | 肾上腺素分泌 |
| $N_2$ 受体 | 骨骼肌 | 收缩 |
| 肾上腺素受体 | | |
| α 受体 | | |
| $α_1$ 受体 | 皮肤、黏膜、内脏平滑肌 | 收缩 |
| | 瞳孔开大肌 | 扩瞳 |
| $α_2$ 受体 | NA 能神经突触前膜 | 抑制 NA 释放（负反馈调节） |
| β 受体 | | |
| $β_1$ 受体 | 心脏 | 传导加快、心率加快、收缩力增强 |
| | 肾小球旁器细胞 | 肾素分泌 |
| $β_2$ 受体 | 支气管平滑肌 | 舒张 |
| | 冠脉、骨骼肌血管 | 舒张 |
| | NA 能神经突触前膜 | 促进 NA 释放（正反馈调节） |
| | 脂肪组织 | 脂肪分解 |
| $β_2$、$β_3$ 受体 | 肝脏 | 肝糖原分解增加，促进糖异生 |

**2. 肾上腺素受体**

能选择性与 NA 或肾上腺素结合的受体统称为肾上腺素受体。由于它们对药物的敏感性不同，亦可分为两类。

（1）α 肾上腺素受体 简称 α 受体。根据受体对特异性激动药或阻断药亲和力的不同，又可分为两种亚型：$α_1$ 和 $α_2$ 受体。

（2）β 肾上腺素受体 简称 β 受体。可进一步分为 $β_1$、$β_2$、和 $β_3$ 受体三种亚型。肾上腺素受体的分布及被 NA 或肾上腺素激动后的生理效应见表 2-1。

## 四、传出神经系统药物的基本作用及其分类

**1. 传出神经系统药物的基本作用**

（1）直接作用于受体 许多传出神经系统药物能直接与胆碱受体或肾上腺素受体结合，产生激动或阻断受体的效应，分别称为该受体的激动药或阻断药（拮抗药）。

（2）影响递质的化学传递

① 影响递质的生物合成 密胆碱抑制 ACh 的合成，α-甲基酪氨酸抑制 NA 的合成。它们目前仅用作实验研究的工具药，尚无临床应用价值。

② 影响递质转化 胆碱能神经递质 ACh 主要被胆碱酯酶水解而失活，抗胆碱酯酶药如新斯的明能抑制胆碱酯酶活性，减少 ACh 的水解失活，从而发挥拟胆碱作用。

③ 影响递质的释放和储存 有些药物可促进神经末梢释放递质而发挥作用。例如，麻黄碱可促进 NA 的释放而发挥拟肾上腺素作用；有些药物通过影响递质在神经末梢的再摄取

和储存而发挥作用。例如，利血平主要抑制囊泡对 NA 的主动再摄取，使囊泡内 NA 逐渐减少以至耗竭，从而影响突触的化学传递，表现为拮抗去甲肾上腺素能神经的作用。

**2. 传出神经系统药物的分类**

传出神经系统药物可根据其作用性质（激动受体或阻断受体）和对不同类型受体的选择性进行分类，见表 2-2。

表 2-2　传出神经系统药物的分类

| 拟　似　药 | 拮　抗　药 |
| --- | --- |
| 1. 胆碱受体激动药 | 1. 胆碱受体阻断药 |
| （1）M、N 受体激动药（乙酰胆碱） | （1）M 受体阻断药（阿托品） |
| （2）M 受体激动药（毛果芸香碱） | （2）$M_1$ 受体阻断药（哌仑西平） |
| （3）N 受体激动药（烟碱） | （3）$N_1$ 受体阻断药（美加明） |
| 2. 抗胆碱酯酶药（新斯的明） | （4）$N_2$ 受体阻断药（筒箭毒碱） |
| 3. 肾上腺素受体激动药 | 2. 胆碱酯酶复活药（氯解磷定） |
| （1）α 受体激动药（去甲肾上腺素） | 3. 肾上腺素受体阻断药 |
| （2）α、β 受体激动药（肾上腺素） | （1）α 受体阻断药（酚妥拉明） |
| （3）β 受体激动药（异丙肾上腺素） | （2）$α_1$ 受体阻断药（哌唑嗪） |
| （4）$β_1$ 受体激动药（多巴酚丁胺） | （3）β 受体阻断药（普萘洛尔） |
| （5）$β_2$ 受体激动药（沙丁胺醇） | （4）$β_1$ 受体阻断药（阿替洛尔） |

# 第二节　拟 胆 碱 药

拟胆碱药是一类与神经递质乙酰胆碱（ACh）作用相似的药物。按其作用机制不同分为两大类，即胆碱受体激动药和抗胆碱酯酶药。后者又按它们与胆碱酯酶结合形成复合物后水解的难易程度而分为两类：一类是可逆性抗胆碱酯酶药，如新斯的明；另一类是难逆性抗胆碱酯酶药，如有机磷酸酯类农药。

## 一、胆碱受体激动药

**1. M，N 受体激动药**

乙酰胆碱是胆碱能神经的递质，现已人工合成。全身用药时可引起 M、N 胆碱受体激动，作用十分广泛，包括 M 和 N 样作用，不良反应多，故无临床实用价值，目前主要用作药理实验的工具药。

**2. M 受体激动药**

毛果芸香碱（pilocarpine，匹鲁卡品或匹罗卡品）

【体内过程】

本药为叔胺类化合物，滴眼后易透过角膜进入眼房，其作用迅速、温和而短暂，用 $10 \sim 20 g/L$ 溶液滴眼后，$10 \sim 15 min$ 起效，$30 \sim 40 min$ 作用达高峰，降眼压作用可维持 $4 \sim 8h$。

【药理作用】

本药选择性激动 M 受体，对眼和腺体的作用最强，对心血管系统影响较小，但其吸收入血后，对全身的作用也相当广泛，不良反应多，故一般情况下仅在眼科使用，以下介绍毛果芸香碱对眼的作用。

（1）缩瞳　虹膜内有两种平滑肌，一种是瞳孔括约肌，受动眼神经的副交感神经纤维

（胆碱能神经）支配，兴奋时瞳孔括约肌收缩，瞳孔缩小；另一种为瞳孔扩大肌，受去甲肾上腺素能神经支配，兴奋时瞳孔扩大肌向外周收缩，使瞳孔扩大。本品可激动瞳孔括约肌的 M 胆碱受体，表现为瞳孔缩小，局部用药后作用可持续数小时至 1d。

（2）降低眼内压　房水是由睫状体上皮细胞分泌及血管渗出而产生，经瞳孔流入前房，到达前房角间隙，主要经滤帘流入巩膜静脉窦，最后进入血液循环。毛果芸香碱通过缩瞳作用可使虹膜向中心拉动，虹膜根部变薄，从而使处于虹膜周围的前房角间隙扩大，房水易于经滤帘进入巩膜静脉窦，使眼内压下降。

（3）调节痉挛　眼在视近物时，通过晶状体聚焦，使物体能成像于神经网膜上，从而看清物体，此即为眼的调节作用。眼的调节作用主要依赖于晶状体曲度变化。晶状体囊富有弹性，促使晶状体有略呈球形的倾向，但由于受到悬韧带的外向牵拉，可使晶状体维持在较为扁平的状态。悬韧带又受睫状肌控制，睫状肌由环状和辐射状两种平滑肌纤维组成，其中以动眼神经支配的环状肌纤维为主。动眼神经兴奋时或毛果芸香碱作用后使环状肌向瞳孔中心方向收缩，造成悬韧带放松，晶状体由于本身弹性变凸，屈光度增加，此时只适合于视近物，而难以看清远物。毛果芸香碱这种作用称为调节痉挛（图 2-1）。

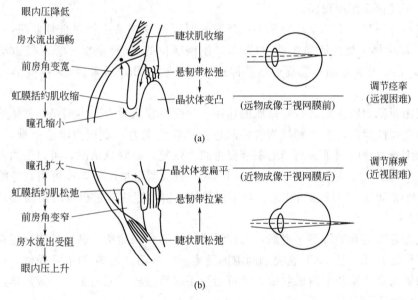

图 2-1　拟胆碱药和抗胆碱药对眼的作用
（a）拟胆碱药的作用；（b）抗胆碱药的作用

【临床应用】

（1）青光眼　毛果芸香碱对闭角型青光眼使前房角间隙扩大，眼内压迅速降低，疗效较佳。对开角型青光眼可能通过扩张巩膜静脉窦周围的小血管以及收缩睫状肌后，小梁网结构发生改变，使房水易于经小梁网渗入巩膜静脉窦中，眼内压下降，故也有一定疗效。

（2）虹膜炎　与扩瞳药阿托品交替使用，防止虹膜与晶状体粘连。

（3）解救阿托品等抗胆碱类药物中毒　本药与阿托品是一对拮抗剂。当阿托品等抗胆碱类药物中毒时，可用本药解救，反之亦然。给药方式为皮下或肌内注射，5～10mg/次，给药次数依病情而定。

【不良反应】多为滴眼时药物经鼻泪管吸收产生各种 M 受体激动症状，故应压迫内眦，防止药物吸收。如有 M 样作用，可用阿托品对症处理。

## 二、抗胆碱酯酶药

抗胆碱酯酶药可抑制胆碱酯酶的活性，使 ACh 不被破坏，在突触间隙积聚，激动 M 和 N 受体，产生拟胆碱作用。按其与乙酰胆碱酯酶（AChE）结合后水解速度的难易而分为两类：一类是可逆性抗胆碱酯酶药，如新斯的明；另一类是难逆性抗胆碱酯酶药，如有机磷酸酯类农药。

### 1. 可逆性抗胆碱酯酶药

新斯的明（neostigmine）

**【体内过程】**

本药化学结构中含有季铵基团，故口服吸收少而不规则，口服剂量为注射量的 10 倍以上。不易透过血-脑脊液屏障，故无明显中枢作用。口服后 0.5h 起效，作用维持 2~3h。注射后 5~15min 起效，作用可维持 0.5~1h。

**【作用与应用】**

新斯的明对骨骼肌兴奋作用最强；对胃肠道、膀胱平滑肌作用次之；对心脏、血管、腺体、眼睛、支气管等作用较弱。

（1）兴奋骨骼肌，治疗重症肌无力　新斯的明可通过 3 条途径兴奋骨骼肌，使之收缩。①抑制神经-肌肉接头处的胆碱酯酶（ChE），使该部位的 ACh 聚集；②直接激动运动终板上 $N_2$ 受体，使骨骼肌收缩；③促进运动神经末梢释放 ACh，后者激动 $N_2$ 受体，使骨骼肌兴奋。

临床利用新斯的明强烈兴奋骨骼肌的作用，治疗重症肌无力。本病是一种影响神经肌肉传递的自身免疫性疾病，主要特征为骨骼肌进行性收缩无力，表现为眼睑下垂，肢体无力，咀嚼、吞咽困难及呼吸困难。新斯的明能促进肌力恢复，非紧急情况，可口服给药；病情较重时，可肌内注射，一次极量 1mg，5mg/d。在严重而紧急情况下，亦可用新斯的明 0.5mg 加入 5％葡萄糖 500ml 中静脉滴注。一般不作静脉注射，因注射过程中可出现心动过缓，甚至心跳骤停。

（2）兴奋胃肠道和膀胱等平滑肌，治疗手术后腹胀和尿潴留　新斯的明通过抑制胃肠部位及膀胱部位的 ChE，使 ACh 在突触间隙的量增多，激动上述部位的 M 受体，从而使处于抑制状态的胃肠道、膀胱平滑肌收缩，故可治疗手术后腹胀、尿潴留。一般用本药肌内注射（胆肠管吻合术后不用本药）。

（3）减慢房室传导，降低心室率，治疗阵发性室上性心动过速。

（4）对抗非去极化型肌松药，如用于筒箭毒碱过量中毒的解救。

**【不良反应】**

过量可产生恶心、呕吐、腹痛、肌肉颤动等，其中 M 受体激动症状可用阿托品对抗。本药禁用于机械性肠梗阻、尿路梗阻和支气管哮喘患者。

**【药物相互作用】**

AChE 抑制药可减慢酯类局麻药及琥珀胆碱的代谢灭活，导致后两者出现毒性反应；氨基糖苷类抗生素、多黏菌素、利多卡因等药可阻滞神经肌肉接头，使骨骼肌张力减弱，导致 AChE 抑制药作用降低，临床应避免上述药物合用。

**【处方分析】**

张××　女　35 岁　因肌肉无力、眼睑下垂而就诊，经检查诊断为重症肌无力，处方如下，分析是否合理用药，为什么？

R：甲硫酸新斯的明 1mg×60 支

2mg／次 肌注 3 次/d

**分析** 此处方属不合理用药。原因：①新斯的明注射剂的极量是，肌内注射 1mg/次，1 日 5mg，过量使用可致严重不良反应。②新斯的明治疗重症肌无力患者，在病情严重时采用皮下或肌内注射给药，而病情一旦缓解即采用口服给药，且在不超过极量的情况下依病情缓解程度而定一日给药次数，故不应一次开 10d 的注射制剂且固定一日给药 3 次。

毒扁豆碱（physostigmine，依色林，eserine）

具有与新斯的明相似的可逆性抑制 AChE 的作用，在化学上属于叔胺类化合物，口服及注射均易吸收，易透过血-脑脊液屏障，产生中枢作用。因选择性较差，临床上主要局部使用治疗青光眼。同毛果芸香碱相比，其缩瞳、降低眼内压作用强而持久，滴眼后约 5min起效，降眼压作用可维持 1～2d，其收缩睫状肌作用较强，常引起眼痛、头痛。滴眼时应压迫内眦，避免药液流入鼻腔后吸收，引起中毒。毒扁豆碱水溶液不稳定，滴眼剂应以 pH4～5 的缓冲液配制，并置于棕色瓶内避光保存，否则易氧化成红色，疗效减弱，刺激性增大，不能使用。

其他可逆性抗胆碱酯酶药的作用与应用特点见表 2-3。

**表 2-3 其他可逆性抗胆碱酯酶药的作用与应用特点**

| 药 名 | 作用与应用特点 |
|---|---|
| 安贝氯铵（ambenonium，酶抑宁，mytelase） | 抗 AChE 作用和兴奋骨骼肌作用均较新斯的明强，作用持久。临床主要用于治疗重症肌无力。不良反应及禁忌证同新斯的明 |
| 溴吡斯的明（pyridostigmine，吡斯的明） | 抗 AChE 作用比新斯的明弱而持久。治疗重症肌无力时副作用较轻，也用于治疗手术后腹胀和尿潴留 |
| 石杉碱甲（huperzine A，哈伯因） | 抗 AChE 作用强度与新斯的明相似，但作用维持时间较长，治疗重症肌无力，疗效优于新斯的明。试用于阿尔茨海默病有一定疗效 |
| 地美溴铵（demecarium bromide） | 长效可逆性抗 AChE 药。主治青光眼。适于治疗无晶状体畸形的开角型青光眼及用其他药物治疗无效的青光眼患者 |
| 多奈哌齐（donepezil hydrochloride，安理申，aricept） | 第二代 AChE 抑制剂。主要抑制脑组织的 AChE，也抑制胸部横纹肌处的 AChE，对心脏、小肠部位的 AChE 无抑制，对中枢神经毒性较小。适用于轻、中度阿尔茨海默型痴呆症 |

**2. 难逆性抗胆碱酯酶药**（有机磷酸酯类农药）

有机磷酸酯类能与胆碱酯酶牢固结合，时间稍久，胆碱酯酶即难以恢复活性，故称难逆性抗胆碱酯酶药，对人体毒性很强。主要用作农业及环境卫生杀虫剂。常用的毒性相对较低的有机磷酸酯类为敌百虫（dipterex）、马拉硫磷（malathion）及乐果（rogor）；强毒性有机磷酸酯类为敌敌畏（DDVP）、对硫磷（1605）、内吸磷（1059）和甲拌磷（3911）等；剧毒类为沙林（sarin）、塔朋（tabun）及梭曼（soman），剧毒类往往用作神经毒气（战争毒剂）。因此，掌握有机磷酸酯类的中毒机制、中毒症状及防治措施，对生产、使用及国防均有重大意义。

（1）有机磷酸酯类中毒机制和中毒症状 有机磷酸酯类经皮肤、呼吸道、胃肠等不同途径进入人体后，通过共价键与突触间隙的胆碱酯酶牢固结合，形成不易解离的磷酰化胆碱酯酶，后者无水解乙酰胆碱的能力，致使突触间隙 ACh 大量蓄积，产生一系列中毒症状。轻度中毒以 M 样症状为主，表现为瞳孔缩小、视力模糊、流涎以至口吐白沫、大汗淋漓、呼吸困难、恶心呕吐、腹痛、腹泻、大小便失禁、心动过缓、血压下降等；中度中毒可同时有

M样症状和N样症状，后者主要表现为肌肉震颤、抽搐、肌麻痹、心动过速、血压升高等；严重中毒者除有M，N样症状外，还出现中枢神经系统症状，表现为先兴奋，如不安、谵妄、精神错乱以及全身肌肉抽搐；进而因过度兴奋转入抑制，出现昏迷，终因血管运动中枢抑制，导致血压下降、呼吸中枢麻痹而致呼吸停止。一旦发生中毒，应立即抢救。除迅速清除毒物、维持呼吸循环功能、保持呼吸道通畅等一般处理外，应及早使用特异性解毒药。

（2）有机磷农药中毒的救治

① 一般处理　清除毒物＋支持疗法。

a. 清洗皮肤，忌用热水；

b. 洗胃灌肠宜用生理盐水或2％$NaHCO_3$（微温）；

c. 敌百虫中毒忌用碱性溶液（碱性溶液转化为敌敌畏）。

② 对症治疗药　阿托品为M受体阻断剂，能迅速解除有机磷酸酯类中毒时的M样症状。对中枢的作用较弱，能解除一部分中枢神经系统中毒症状，使昏迷患者苏醒。大剂量阿托品还具有阻断神经节作用，从而对抗有机磷酸酯类的兴奋神经节作用。但对$N_2$受体激动引起的骨骼肌震颤、呼吸肌麻痹等无效，也无复活胆碱酯酶作用，因此需与对因治疗药——胆碱酯酶复活剂合用。

阿托品的使用原则：早期、足量、反复使用，直至阿托品化。阿托品化的指征为：瞳孔扩大，口干，皮肤干燥，颜面潮红，微有不安或轻度躁动，肺部湿性啰音消失，呼吸改善，意识障碍减轻或意识恢复。此时可根据病情减少剂量，维持治疗3～7d。有机磷酸酯类中毒患者，对阿托品的耐受量明显提高，故此时用量比常规用量要大，但阿托品毕竟是剧毒药，不可认为剂量越大，效果越好。国内有抢救有机磷急性中毒，过大剂量使用阿托品，导致严重阿托品中毒甚至死亡的报道。所以在应用阿托品的过程中，一方面要给足剂量确保阿托品化，另一方面要严格鉴别阿托品中毒。阿托品中毒表现为患者出现幻觉、谵妄、体温升高、心率加快等现象。

③ 对因治疗药　胆碱酯酶复活药是一类能使失活的胆碱酯酶恢复活性的药物，常用的有氯解磷定（PAM-Cl）和碘解磷定（pyraloxime iodide，派姆，PAM）。两药均为肟类化合物。它们共同的作用机制是与有机磷酸酯类有强大亲和力，能夺取磷酰化胆碱酯酶的磷酰基，使胆碱酯酶游离出来而复活，恢复其水解ACh的能力（置换作用）。此外，解磷定等肟类化合物还可直接与体内游离的有机磷酸酯类结合，成为无毒的化合物从肾排出体外，从而阻止体内游离的有机磷酸酯类继续抑制胆碱酯酶活性。但解磷定过量时，可再与游离的AChE结合，使之失活，从而加重农药中毒症状。而且，研究表明其解毒疗效依次为：改善N样症状疗效＞中枢症状＞M样症状。上已述及，轻度中毒以M样症状为主，中度以上中毒才有N样症状。故解磷定只用于中度以上有机磷农药中毒患者。

氯解磷定的水溶性比碘解磷定好，溶液较稳定，复活胆碱酯酶的作用比碘解磷定强大（1g氯解磷定的解毒作用约相当于碘解磷定1.5g），且可静脉给药和肌内注射，不良反应也较少，特别适合农村基层使用及初步急救，故氯解磷定现已作为首选药逐渐取代了碘解磷定的应用。

需要指出的是，在抢救有机磷急性中毒患者时，胆碱酯酶复活剂一定要及早、持续应用。因为酶复活剂仅对形成不久的磷酰化胆碱酯酶有效，若使用较晚，胆碱酯酶被磷酰化的时间过长，则酶蛋白的立体结构发生改变，导致酶的"老化"。而"老化"酶一旦形成，即使再用胆碱酯酶复活剂也难以使其复活。故用药越早，效果越好。即使轻度中毒也应适量使用。

氯解磷定等肟类化合物恢复酶活性作用对骨骼肌最明显，能迅速制止肌束颤动。对中枢神经系统中毒症状也有疗效，患者意识恢复较快，对自主神经系统功能的恢复较差。此外，肟类化合物使酶复活的效果也因不同的有机磷酸酯类而异。对内吸磷、马拉硫磷、对硫磷等急性中毒疗效好，对敌百虫、敌敌畏等疗效差，对乐果中毒无效。可能乐果中毒时所形成的磷酰化胆碱酯酶比较稳定，几乎是不可逆的，加之乐果乳剂含有苯，可能同时还有苯中毒。

氯解磷定的不良反应主要为头痛、眩晕、恶心、呕吐等，剂量过大可抑制胆碱酯酶，加重有机磷酸酯类中毒程度，故应控制剂量。

# 第三节 抗 胆 碱 药

抗胆碱药是一类能与胆碱受体结合而不激动或极少激动胆碱受体，却能竞争性地阻断胆碱能神经递质或胆碱受体激动药与受体结合，从而产生抑制抗胆碱能神经作用的药物。按其对胆碱受体选择性的不同，可分为 M 受体阻断药和 N 受体阻断药两类。

## 一、M 受体阻断药

**1. 阿托品**（atropine）

**【体内过程】**

阿托品属叔胺类化合物，口服易吸收，1h 作用达高峰，$t_{1/2}$ 约 4h，作用可维持 3~4h。肌内注射或静脉给药后，起效及达峰时间更快，维持时间较短。眼科局部使用，作用可维持数日。本药全身分布，可透过血-脑屏障及胎盘。80% 以上阿托品从肾排泄，其中 1/3 为原形药物，仅少量随乳汁和粪便排出。

**【药理作用】**

阿托品能竞争性拮抗 ACh 对 M 受体的激动作用。本身不激动 M 受体，却能阻断 ACh 与 M 受体结合，从而拮抗 ACh 的作用。对 $M_1$、$M_2$、$M_3$ 受体均可阻断，但作用强度有区别：阻断 $M > N_1 > N_2$ 受体。各脏器对阿托品的敏感性不同，而且随剂量不同其效应也有差别：腺体 > 平滑肌 > 心脏 > 眼部 > 中枢。

（1）抑制腺体分泌 阿托品对汗腺、唾液腺的抑制作用最强，对泪腺、支气管腺体的抑制作用次之，对胃酸分泌影响较小，因胃酸分泌受多种因素调节。

（2）内脏平滑肌解痉 阿托品阻断多种内脏平滑肌的 M 受体，使之松弛。当平滑肌处于过度活动或痉挛状态时，松弛作用更明显。其解痉作用随器官的不同而有差异：缓解胃肠道平滑肌痉挛疗效较好，对膀胱逼尿肌也有解痉作用；对胆管、输尿管、支气管的解痉作用较弱，对子宫平滑肌无明显影响。对胃肠道括约肌的作用主要取决于括约肌的功能状态，如胃幽门括约肌痉挛时，阿托品具有松弛作用，但作用不恒定。

（3）兴奋心脏

① 心率 治疗量的阿托品（0.4~0.6mg）在部分病人常可见心率短暂性轻度减慢。研究发现，阿托品心率减慢作用是由于它阻断了副交感神经节后纤维上的 $M_1$ 胆碱受体（即为突触前膜 $M_1$ 受体），从而减少突触中 ACh 对递质释放的抑制作用所致。

较大剂量的阿托品（1~2mg）通过阻断心脏的 $M_2$ 受体，解除迷走神经对心脏的抑制，从而提高窦房结自律性，加快心率，改善传导阻滞。在迷走神经张力高的青壮年，心率加速作用显著。

②房室传导 阿托品可拮抗迷走神经过度兴奋所致的传导阻滞和心律失常。但中毒量致室内传导阻滞。

(4) 对眼的影响 阿托品局部和全身给药对眼均有扩瞳、升高眼内压和调节麻痹作用，远视（与毛果芸香碱相反）。

(5) 扩张血管，改善微循环 一般治疗量阿托品对血管无明显影响，大剂量阿托品可使皮肤及内脏血管扩张，增加组织血液灌注量，改善微循环。阿托品的扩血管作用机制未明，但与 M 受体阻断作用无关。可能是机体对阿托品所引起的体温升高的代偿性散热反应，也可能是阻断小血管平滑肌 α 受体的结果或与其钙拮抗作用有关。

(6) 兴奋中枢神经系统 一般剂量（0.5mg）对中枢神经系统的作用不明显；较大剂量（1~2mg）可轻度兴奋延脑呼吸中枢；剂量再增大（3~5mg）可兴奋大脑皮质，出现烦躁不安、多言、谵妄；中毒剂量（10mg 以上）可产生幻觉、定向障碍、运动失调和惊厥，有时可由兴奋转入抑制，出现昏迷及呼吸麻痹。

【临床应用】

(1) 严重盗汗、流涎，麻醉前给药 临床利用其阻断腺体分泌作用，治疗严重的盗汗症和流涎症，也用于全身麻醉前给药，以减少呼吸道腺体分泌，防止分泌物阻塞呼吸道及吸入性肺炎的发生。

(2) 内脏绞痛，溃疡病，遗尿症 阿托品对胃肠绞痛及膀胱刺激症状如尿频、尿急效果好。对胆绞痛、肾绞痛的疗效差，常与镇痛药哌替啶合用，以增强疗效。也用于溃疡病、遗尿症的治疗。

(3) 抗心律失常（慢节律性） 较大剂量阿托品能治疗迷走神经过度兴奋所致的窦性心动过缓，窦房阻滞，Ⅰ、Ⅱ度房室传导阻滞等缓慢型心律失常。

(4) 虹膜睫状体炎，验光，眼底检查 临床利用阿托品松弛虹膜括约肌和睫状肌的作用，治疗虹膜睫状体炎，使发炎的组织得到休息，有利于炎症消退，其扩瞳作用又可防止虹膜与晶状体粘连，防止瞳孔闭锁。也用于儿童验光配镜，因阿托品使睫状肌充分调节麻痹，晶状体固定，便于准确测定晶状体的屈光度。

(5) 抗休克，感染中毒性休克 临床利用大剂量阿托品能解除血管痉挛、改善微循环的作用，治疗中毒性菌痢、中毒性肺炎、暴发型流行性脑脊髓膜炎等引起的中毒性休克。对于休克伴心率过快或高热者不用阿托品，因为阿托品抗休克时所用剂量较大，中枢兴奋等副作用较多，目前临床常用山莨菪碱代替。

(6) 有机磷农药中毒解救 阿托品作为有机磷酸酯类农药急性中毒的对症治疗药，可迅速有效地控制 M 样症状，配合对因治疗药及其他抢救措施，使患者转危为安。

【不良反应】

治疗量常见的副作用为口干、皮肤干燥、畏光、视力模糊、面部发红、心悸、体温升高、排尿无力等。过大剂量可出现焦躁、幻觉、言语不清、精神错乱、谵妄、高热、抽搐、惊厥等中毒症状。严重时可由兴奋转入抑制，出现昏迷、血压下降、呼吸抑制。阿托品的最低致死量在成人为 80~130mg，儿童为 10mg。其中毒的解救：除按一般中毒处理外，拟胆碱药毛果芸香碱为有效拮抗剂，常用 10g/L 毛果芸香碱注射液皮下注射，每次 0.25~0.5ml，15~30min 1 次，直至中毒症状消失；也可缓慢静脉注射新斯的明等可逆性抗胆碱酯酶药。本药禁用于青光眼及前列腺肥大患者。老年人慎用。

**2. 其他同类药物**

（1）山莨菪碱（anisodamine，654-2）　山莨菪碱是我国从茄科植物唐古特莨菪中提取的一种生物碱，其人工合成品称654-2。与阿托品相比，其作用特点为：①对胃肠道平滑肌、血管平滑肌作用选择性高，解痉作用的强度与阿托品类似或稍弱；②抑制腺体分泌和扩瞳作用仅为阿托品的1/20～1/10；③不易透过血-脑屏障，故中枢作用不明显。

由于本药的选择性相对较高，不良反应较阿托品少，扩血管改善微循环作用确切，临床常用于解除胃肠绞痛、抗感染中毒性休克以及治疗多种微循环障碍性疾病。尤其在抗感染中毒性休克方面已取代了阿托品的地位。青光眼患者禁用。

（2）东莨菪碱（scopolamine）　该药是从植物洋金花中提取的生物碱。与阿托品相比，其特点为：中枢抑制作用较强，随剂量增加依次可出现镇静、催眠、麻醉；抑制腺体分泌作用较阿托品强，对心血管系统及内脏平滑肌的作用较弱。

临床主要用于全身麻醉前给药。还用于预防晕动病和抗震颤麻痹。防晕作用可能是本药抑制前庭神经内耳功能或大脑皮质的结果，与苯海拉明合用可增强疗效。对震颤麻痹有缓解流涎、震颤和肌肉强直的效果，可能与其拮抗中枢神经的乙酰胆碱作用有关。本药曾是治疗震颤麻痹的主要药物，现已逐渐被左旋多巴和其他中枢抗胆碱药所取代。禁用于青光眼患者。

**【处方分析】**

李××　男　66岁　腹痛、腹泻3h，诊断为急性胃肠炎，处方如下，分析是否合理用药，为什么？

R：阿托品　0.3mg×10片

　　用法：0.6mg/次　po　tid

　　诺氟沙星　0.2g×24片

　　用法：0.4g/次　po　bid

**分析**　此处方属不合理用药。原因：①患者是66岁男性病人，为老人，其肝肾功能已降低，一次口服0.6mg阿托品及0.4g诺氟沙星，剂量均偏大；②老年男性患者很可能有前列腺增生致排尿不畅现象，而阿托品可松弛泌尿道平滑肌，会加重上述症状。应改用山莨菪碱，后者对胃肠道平滑肌解痉作用选择性高，较安全可靠。

**3. 阿托品的人工合成代用品**

（1）扩瞳药——后马托品（homatropine）和托吡卡胺（tropicamide，托品酰胺）　两药均属短效M受体阻断剂，适用于眼底检查和成人验光配镜。两者与阿托品相比的特点见表2-4。

表 2-4　几种扩瞳药滴眼作用的比较

| 药物 | 浓度 | 扩瞳作用 | | 调节麻痹作用 | |
| --- | --- | --- | --- | --- | --- |
| | /(g/L) | 高峰/min | 消退/d | 高峰/h | 消退/d |
| 硫酸阿托品 | 10 | 30～40 | 7～10 | 1～3 | 7～12 |
| 氢溴酸后马托品 | 10 | 40～60 | 1～2 | 0.5～1 | 1～2 |
| 托吡卡胺 | 5～10 | 20～40 | 0.25 | 0.5 | <0.25 |

（2）胃肠解痉药——溴化丙胺太林（propantheline bromide，普鲁本辛）　普鲁本辛的特点是：①对胃肠道M受体阻断作用选择性高，抑制胃肠道平滑肌作用较强而持久，并能

不同程度地减少胃液分泌；②不易透过血-脑屏障，中枢作用不明显。临床主要用于治疗胃、十二指肠溃疡和胃肠痉挛性疼痛。

（3）$M_1$阻断剂——哌仑西平（pirenzepine）　哌仑西平选择性作用于胃壁细胞$M_1$受体，抑制胃酸分泌，用于溃疡病的治疗。

## 二、N 受体阻断药

N 受体阻断药按其对 N 受体亚型的选择性差异而分为 $N_1$ 受体阻断药和 $N_2$ 受体阻断药。

### （一）$N_1$ 受体阻断药

$N_1$ 受体阻断药能选择性阻止 ACh 与神经节细胞的 $N_1$ 受体结合，竞争性阻断 ACh 对受体的作用，故又称神经节阻断药。本类药对交感神经节和副交感神经节的阻断作用缺乏选择性，可同时阻断，故不良反应多且严重，现已少用。目前仅樟磺咪芬在某些外科手术中用作控制性降压。

樟磺咪芬（trimetaphan camsilate）阻断神经节作用快速而短暂。静脉滴注 1～2min 开始降压，停药后 10～15min 血压恢复至原有水平。主要用于主动脉瘤切除术时控制血压及抑制交感反射，也用于麻醉时控制血压，减少手术区出血。

### （二）$N_2$ 受体阻断药

$N_2$ 受体阻断药又称骨骼肌松弛药，简称肌松药。能选择性地和运动终板膜上的 $N_2$ 受体结合，阻碍神经冲动的传递，使骨骼肌松弛，便于在较浅麻醉下进行外科手术。按其作用机制可分为除极化型和非除极化型两类。

#### 1. 除极化型肌松药

除极化型肌松药是指药物与骨骼肌运动终板上的 $N_2$ 受体结合后，同时阻断和受体相连的离子通道阀门的正常关闭，使运动终板因持续去极化而不敏感，产生非竞争性阻断效果，使之长期处于不应期状态，不再对 ACh 起反应，从而导致骨骼肌松弛。该类药的特点是：①用药后常见短暂的肌束颤动，过量易引起呼吸肌麻痹，眼压和血钾升高；②连续用药可产生快速耐受性；③部分药有 $N_1$ 阻断和释放组胺作用；④大剂量氨基糖苷或多肽类可增强其作用，抗 AChE 药如新斯的明能增强和延长本类药的作用，故过量中毒时不能用新斯的明及类似药解救；⑤治疗量无 $N_1$ 阻断和释放组胺作用。

琥珀胆碱（succinylcholine，司可林，scoline）

【体内过程】

琥珀胆碱进入血循环后迅速被血浆及肝的假性胆碱酯酶水解，故作用持续时间短暂，仅有 2%～5% 的琥珀胆碱以原形自肾排出。

【作用与应用】

静脉给药后先出现短暂的肌束颤动，1min 内即出现肌肉松弛，2min 达高峰，5min 左右肌松作用消失。持续静脉滴注可达到较长时间的肌松作用。肌肉松弛顺序依次为眼睑肌、颜面部肌肉、颈部肌、上肢肌、下肢肌、躯干肌、肋间肌和膈肌。肌力恢复的顺序与上述肌松顺序相反。本药作为外科麻醉辅助药，静脉滴注使肌肉完全松弛，便于在较浅的全身麻醉下进行外科手术，增加全麻的安全性。静脉注射用于气管内插管、气管镜和食管镜检查等短时操作，因有强烈的窒息感，故清醒患者禁用。一般可继硫喷妥钠静脉注射后给本药。

**【不良反应】**

（1）呼吸肌麻痹 过量可致呼吸肌麻痹，抢救时需行人工呼吸，用本药时应备有人工呼吸机。

（2）肌肉酸痛 可能由于肌束颤动损伤肌梭所致，一般 3～5d 自愈。

（3）血钾升高 因本药使骨骼肌持久性除极化，导致大量钾离子外流，故血钾升高。该现象对血钾正常者无明显影响，但血钾偏高的患者，如烧伤、广泛软组织损伤、偏瘫等禁用本药，以免发生高血钾症性心跳骤停。

（4）眼内压升高 本药能升高眼内压，故青光眼和白内障晶体摘除术患者禁用。

禁用于重症肌无力、青光眼、白内障术后、烧伤、广泛软组织损伤，偏瘫及脑卒中病人，严重肝功能不良、营养不良、电解质紊乱及 AChE 活性低下者慎用。

**【药物相互作用】** 氨基糖苷类抗生素和多肽类抗生素在大剂量应用时，也有肌肉松弛作用，与本药合用则易致呼吸麻痹，应慎用。胆碱酯酶抑制药、普鲁卡因、环磷酰胺等降低血浆假性胆碱酯酶活性而增强琥珀胆碱的作用。

**2. 非除极化型肌松药**

非除极化型肌松药是指药物对骨骼肌运动终板上的 $N_2$ 受体有较强的亲和力，但缺乏内在活性，不引起终板膜去极化，不产生终板电位，可竞争性拮抗 ACh 对 $N_2$ 受体的作用，使骨骼肌松弛。其特点为：①直接产生肌松作用，过量易引起膈肌麻痹，肌松前无肌束颤动现象；②同类药联合使用则阻断作用相加，无快速耐受性；③吸入性全麻药（尤其是乙醚）和氨基糖苷类抗生素（如链霉素）能增强其作用；④抗胆碱酯酶药可拮抗本药的作用，故过量时可用适量新斯的明解救。

（1）筒箭毒碱（d-tubocurarine） 本药静脉注射后 3～4min 产生肌肉松弛作用，约 5min 达高峰，持续 20～40min，24h 后仍有一定作用。因有蓄积性，重复使用本药时应减量。肌松顺序同琥珀胆碱类似，过量也可引起呼吸肌麻痹。主要作为外科麻醉辅助用药。因有神经节阻断和促进组胺释放作用，可致血压下降、心跳减慢、支气管痉挛和唾液分泌增多，故禁用于支气管哮喘和严重休克患者。10 岁以下儿童和重症肌无力患者对此药均敏感，故不宜用于儿童及重症肌无力患者。

本药来源有限（需进口），缺点较多，现已少用。临床应用较多且较安全的非除极化型肌松药为以下 3 种，均在各类手术、气管插管、破伤风及惊厥时作肌松药使用。

（2）泮库溴铵（pancuronium bromide，本可松） 肌松作用比筒箭毒碱强 5～10 倍，起效快（1.5～2min），持续时间短（10～15min），蓄积性小，无神经节阻断和组胺释放作用。

（3）维库溴铵（vecuronium bromide，万可松） 肌松作用比筒箭毒碱强，静脉注射后 2～3min 显效，约 5min 作用达高峰，维持效应 20～30min。亦无神经节阻断作用，较少促进组胺释放。

（4）阿曲库铵（atracurium，卡肌宁） 属中等强度肌松药。静脉注射 2min 显效，维持 20～35min。可以每分钟 5～10μg/kg 的速度静脉滴注以维持肌松效应。因主要被血液中假性胆碱酯酶水解，故肝肾功能不良者可选用本药。

# 第四节 拟肾上腺素药

拟肾上腺素药与肾上腺素受体结合并激动受体，产生与肾上腺素相似的作用，故又称肾上腺素受体激动药。

## 一、α, β 受体激动药

### 1. 肾上腺素 （adrenaline，AD）

药用 AD 是家畜肾上腺提取物或人工合成品，化学性质不稳定，见光易失效，在中性、尤其在碱性溶液中，极易氧化变为粉红色或棕色而失效。在酸性溶液中相对稳定。

【体内过程】

口服不产生吸收作用，原因与 NA 相同。皮下注射因局部血管收缩，吸收缓慢，可维持作用 1h。肌内注射吸收快，维持时间 20～30min。不易进入中枢神经系统。AD 的消除与 NA 相同。

【药理作用】

AD 对 α, β 受体都有强大激动作用。

（1）心脏　激动心肌、窦房结和传导系统的 $\beta_1$ 受体，引起心脏强烈兴奋，表现为心肌收缩力加强，传导加快，心率加快，心输出量增加，并能舒张冠状血管，改善心肌血液供应，是强效心脏兴奋药。其不利的一面是心肌耗氧量增加，对心脏正、异位起搏点的自律性均升高，过量或静脉给药速度过快，可引起心律失常，出现早搏、心动过速，甚至心室纤颤。

（2）血管　可激动血管平滑肌的 $\alpha_1$ 受体和 $\beta_2$ 受体，对血管有收缩和舒张双重作用。由于体内不同部位血管受体分布和密度不同，AD 对血管的作用表现也不一致。皮肤黏膜血管、腹腔内脏血管以 $\alpha_1$ 受体占优势，故 AD 对上述部位的血管收缩作用强烈。骨骼肌血管和冠脉血管以 $\beta_2$ 受体占优势，故上述血管呈现舒张效应。AD 对脑血管、肺血管收缩作用微弱，有时因血压升高而被动扩张。

（3）血压　低浓度静滴 AD 能增加心输出量，使收缩压上升，骨骼肌血管的舒张抵消或超过皮肤黏膜及内脏血管的收缩，故舒张压不变或下降，脉压加大。较大剂量或静脉快速注射，α 受体激动作用占优势，血管收缩超过血管舒张，外周阻力增加，收缩压和舒张压均升高。

动物实验表明，静脉注射较大剂量 AD 后，血压迅速上升，继而迅速下降至原水平以下，然后再恢复到原水平。这是由于血管平滑肌的 $\beta_2$ 受体比 $\alpha_1$ 受体对低浓度的 AD 更敏感之故。如果事先用 α 受体阻断药取消 AD 的缩血管作用，再用 AD 时则其扩血管作用就明显表现出来，导致血压下降，这种现象称为 AD 升压作用的翻转。

（4）支气管　激动支气管平滑肌的 $\beta_2$ 受体，产生强大舒张作用，尤以痉挛状态时舒张作用明显。AD 还激动支气管黏膜血管的 $\alpha_1$ 受体，产生缩血管作用，降低血管通透性，减轻黏膜水肿和充血。此外，AD 能抑制肥大细胞释放组胺、白三烯等过敏物质，这些均为本药治疗支气管哮喘急性发作的药理学基础。

（5）代谢　AD 明显提高机体代谢率和耗氧量，促进糖原、脂肪分解，使血糖升高、血中游离脂肪酸含量升高。

【临床应用】

（1）心脏骤停　AD 对突然停搏的心脏有起搏作用。首选用于各种意外引起的心脏骤停的抢救。现主张静脉给药，同时进行有效的人工呼吸和心脏按压。对电击所致心脏骤停，可配合除颤器或利多卡因等进行抢救，也能收到一定疗效。

（2）过敏性休克　AD 是抢救过敏性休克的首选药物。其原因是：①激动 α 受体，缩血管、降通透、升压；②激动 β 受体，兴奋心、扩张支气管；③抑制过敏物质释放。

（3）支气管哮喘　仅用于控制支气管哮喘急性发作，皮下或肌内注射能于数分钟内奏效，但维持时间较短。

（4）局麻佐药及局部止血　一般在每 100ml 局部麻醉药中加入 1g/L 肾上腺素 0.2～0.4ml，可延缓局麻药的吸收，延长局麻时间，减轻毒性反应。鼻黏膜或牙龈出血时，可用浸有 AD 1：（1000～2000）溶液的棉球或纱布填塞局部而止血。

【不良反应】一般剂量的 AD 对高敏病人可引起心悸、不安、头痛等，但经休息可消失。剂量过大则产生剧烈的搏动性头痛，血压剧烈上升，有诱发脑出血的危险，亦可引起心律失常，甚至心室纤颤，故应严格掌握剂量。

禁用于器质性心脏病、高血压、脑动脉硬化、甲状腺功能亢进症和糖尿病患者。

【处方分析】

王×× 男 48 岁 既往有支气管哮喘病史，现因气温突降致哮喘急性发作，处方如下，分析是否合理用药，为什么？

R：肾上腺素　　　　1mg

　　0.5% 碳酸氢钠　250ml　　iv　gtt　st

分析　此处方不合理。因为肾上腺素类药物的化学性质除麻黄碱外，均为遇碱易氧化变色而失效，故合用碳酸氢钠后，肾上腺素不能发挥应有效应。

**2. 麻黄碱**（ephedrine，麻黄素）

【作用特点】

与 AD 比较，有以下特点：①直接作用似 AD，但较弱；②兼有促进囊泡释放 NA 作用；③作用缓慢、温和、持久；④中枢作用显著，易引起失眠；⑤有快速耐受性。

【临床应用】

（1）椎管麻醉后低血压。

（2）轻症支气管哮喘。

（3）鼻塞、鼻衄。

（4）血管神经性水肿与荨麻疹等。

## 二、主要激动 α 受体的药物

去甲肾上腺素（noradrenaline，NA）

本药是去甲肾上腺素能神经末梢释放的主要递质。药用的是人工合成品。

【体内过程】

口服使胃黏膜血管收缩，又易被碱性肠液破坏，故不产生吸收作用。皮下或肌内注射等血管外注射方式，因注射部位血管收缩剧烈，吸收很少，且易产生局部组织坏死，故严禁血管外注射。静注因迅速被消除而作用短暂，故一般采用静滴法给药，以维持有效血药浓度。NA 的消除大致与递质 NA 相同。

【药理作用】

本药主要激动 α 受体，对 $\beta_1$ 受体作用较弱，对 $\beta_2$ 受体几乎无作用。

**1. 心脏**

激动心脏的 $\beta_1$ 受体使心脏轻度兴奋，心肌收缩力加强，心率减慢，传导加快，心输出量增加。在整体情况下，因小动脉明显收缩，总外周阻力升高，血压急剧升高，可反射性引起心率减慢。

**2. 血管**

除冠状血管外，几乎所有的小动脉和小静脉出现强烈收缩。皮肤黏膜血管收缩最明显，其次为肾血管，肠系膜血管、肝血管和骨骼肌血管也有不同程度的收缩。冠状血管主要因心脏兴奋、心肌代谢产物如腺苷等增加而舒张；同时因心输出量增加，冠脉血流量增加，冠脉被动扩张。

**3. 血压**

小剂量静滴时，因心脏兴奋、心输出量增加、收缩压升高，此时血管收缩尚不十分剧烈，故舒张压升高不多，而脉压加大。剂量较大时，因血管强烈收缩，外周阻力明显增加，收缩压、舒张压均明显升高，脉压变小。

**【临床应用】**

**1. 休克和低血压**

目前仅限于治疗神经源性休克早期以及药物中毒引起的低血压。静滴 NA，使收缩压维持在 12kPa（90mmHg）左右，以保证心、脑等重要器官的血液供应。本药不能长时间或大剂量使用，以免因血管强烈收缩加重微循环障碍，现主张 NA 与 α 受体阻断药酚妥拉明合用以拮抗其缩血管作用，保留其激动心脏 β₁ 受体的作用而抗休克。

**2. 上消化道出血**

用 NA 8mg 加入冰生理盐水 150ml，分次口服，使上消化道黏膜血管强烈收缩而止血。

**【不良反应】**

**1. 局部组织缺血坏死**

静滴浓度过高、时间过长或药液外漏均可使局部血管强烈收缩，导致组织缺血坏死。如注射部位出现皮肤苍白和疼痛，应立即更换注射部位并热敷，或以酚妥拉明 5mg 溶于生理盐水 10ml 局部浸润注射，使血管扩张。

**2. 急性肾功能衰竭**

用量过大或用药时间过长均可使肾血管剧烈收缩，产生少尿、无尿等急性肾衰表现。故用药期间应记录尿量，至少保持在 25ml/h 以上，否则立即减量或停药。

禁用于高血压、动脉硬化症、器质性心脏病患者。

其他 α 受体激动药间羟胺、去氧肾上腺素、甲氧明的作用及应用特点见表 2-5。

## 三、主要激动 β 受体的药物

**1. 异丙肾上腺素**（isoprenaline，ISO）

ISO 为人工合成品，是经典的 β₁、β₂ 受体激动剂，理化性质与 NA 相似。

**【体内过程】**

口服不产生吸收作用，舌下含化或气雾吸入均能迅速吸收。在体内主要被儿茶酚-$O$-甲基转移酶（COMT）破坏，极少被单胺氧化酶（MAO）代谢，故作用维持时间较 AD 略长。

**【药理作用】**

本药为强大的 β 受体激动药，对 β₁ 和 β₂ 受体的激动作用相同。

（1）心脏 激动心脏 β₁ 受体作用较强，可使心肌收缩力增强，心率加快，传导加快，心输出量增多，也明显增加心肌耗氧量。与 AD 相比，ISO 对正位起搏点窦房结的作用比异位起搏点作用强，过量也导致心律失常，但较 AD 少见。

（2）血管　激动血管的 β₂ 受体，使 β₂ 受体占优势的冠状血管和骨骼肌血管舒张，尤其骨骼肌血管明显舒张，总外周阻力下降。

（3）血压　小剂量静脉滴注，收缩压升高，舒张压下降，脉压增大；大剂量静脉注射时，血压明显下降。

（4）支气管　激动支气管平滑肌 β₂ 受体，松弛支气管平滑肌，缓解支气管痉挛，作用比 AD 强，但反复长期应用，容易产生耐受性。本药也具有激动肥大细胞膜上 β₂ 受体，抑制过敏物质释放作用；对支气管黏膜血管无收缩作用，故消除黏膜水肿作用不如 AD。

（5）代谢　促进糖原和脂肪分解，增加组织耗氧量。

【临床应用】

（1）支气管哮喘　控制哮喘急性发作或严重症状，疗效快而强。

（2）房室传导阻滞　采用舌下含化或静脉滴注法治疗Ⅱ度、Ⅲ度房室传导阻滞。

（3）心脏骤停　首选用于抢救因心脏疾病而引起的心脏骤停患者。亦可与其他强心药合用抢救溺水、麻醉意外等引起的心脏骤停。

【不良反应】

治疗哮喘时气雾吸入剂量过大或过于频繁可出现心悸、室性心动过速或室颤等心律失常。禁用于冠心病、心肌炎和甲状腺功能亢进症（甲亢）患者。

**2. 多巴酚丁胺**（dobutamine）

其作用与应用特点见表 2-5。

β₂ 受体激动药主要用于哮喘的治疗。

表 2-5　其他拟肾上腺素药作用与应用特点

| 药　名 | 作用与应用特点 |
| --- | --- |
| 间羟胺（metaraminol；阿拉明，aramine） | 【作用特点】直接作用似 NA，但较弱；可促进囊泡释放 NA；不易被 MAO（单胺氧化酶）、COMT（儿茶酚氧位甲基转移酶）破坏；对心率、肾血流影响小；快速耐受性；可肌内注射（im）或静脉注射（iv）。<br>【临床应用】各种休克早期 |
| 去氧肾上腺素（phenylephrine，新福林）和甲氧明（methoxamine，甲氧胺） | 【作用特点】选择性激动 α₁ 受体，反射性抑制心脏；不被 COMT 破坏；对肾血流影响较大；可肌内注射（im）或静脉注射（iv）；新福林可扩瞳，不升高眼压<br>【临床应用】室上性阵发性心动过速，新福林可用于眼底检查 |
| 多巴酚丁胺 | 【药理作用特点】选择性激动 β₁ 受体，兴奋心脏，对心率影响小；主要用于心肌梗死合并心衰，难治性心衰；伴房颤者禁用 |

## 四、多巴胺（dopamine, DA）

【体内过程】

本药与 AD 相似，性质不稳定，口服易被破坏，$t_{1/2}$ 2～7min，常采用静滴给药以维持有效血药浓度。因不易透过血-脑屏障，故外源性多巴胺无中枢作用。

【药理作用】

本药激动 α 和 β 受体，其中对 β₂ 受体作用较弱，还能激动肾、肠系膜和冠状血管的 DA 受体，使上述血管舒张，也具有促进去甲肾上腺素（NA）能神经末梢释放 NA 的能力。

### 1. 心脏

小剂量时激动心脏的 $\beta_1$ 受体，使心肌收缩力加强，心输出量增加，对心率的影响不明显。大剂量可加快心率，提高自律性，甚至引起心律失常，但发生率比 AD 低。

### 2. 血管与血压

DA 对血管和血压的影响因剂量大小而不同。

小剂量时，主要激动 DA 受体，使肾、肠血管舒张，但因激动心脏的 $\beta_1$ 受体使心输出量增加，故收缩压轻度升高，舒张压不变或稍增加，脉压增大。

大剂量时，主要激动 α 受体，外周小血管收缩，总外周阻力增大，加上心输出量增加，故收缩压和舒张压均明显升高。

### 3. 肾脏

小剂量时，主要激动 DA 受体，使肾血管舒张，肾血流量及肾小球滤过率均增加，还能直接抑制肾小管对 $Na^+$ 的重吸收，有排钠利尿效应，从而改善肾功能。但大剂量时，主要激动 α 受体，血管收缩，会损害肾功能。

【临床应用】

### 1. 抗休克

DA 是目前抗休克治疗中最常用的药物。适当剂量的 DA 有强心作用；使肾、肠系膜等血管舒张的同时，皮肤黏膜血管收缩，既升高血压，增加微循环灌注压，又能维持重要器官的血流量，改善器官缺氧状态，对心源性休克可作为首选药。对其他种类的休克患者，如伴有心肌收缩力减弱、心输出量减少、尿量减少者也很适宜。用药前应注意补充血容量和纠正酸中毒。

### 2. 急性肾衰

与利尿剂合用可增强疗效。

### 3. 急性心衰及慢性心衰急性发作

亦可用于急性心衰及慢性心衰的急性发作。

【不良反应】

一般较轻，主要是胃肠道反应。滴注太快或剂量过大可出现心动过速、心律失常以及肾血管明显收缩，导致肾功能减退，减慢滴速或停药可缓解。

## 第五节　抗肾上腺素药

抗肾上腺素药是一类能与肾上腺素受体结合并阻断受体，从而发挥抑制肾上腺素能神经的药物。按它们对肾上腺素受体选择性的不同，可分为 α 受体阻断药和 β 受体阻断药两大类。

### 一、α 受体阻断药

α 受体阻断药选择性地与 α 受体结合，阻止神经递质（去甲肾上腺素）或拟肾上腺素药与 α 受体的结合而产生抗肾上腺素作用。根据作用持续时间的不同，可分为短效 α 受体阻断药和长效 α 受体阻断药；前者与 α 受体结合力较小，阻断作用较弱，维持时间较短，可被大剂量激动药竞争拮抗，故称竞争性 α 受体阻断药，代表药为酚妥拉明；后者与 α 受体结合牢固，阻断作用较强，维持时间较长，大剂量激动药也难于完全拮抗其阻断作用，故称非竞争性 α 受体阻断药，代表药为酚苄明。

选择性 $\alpha_1$ 受体阻断剂哌唑嗪，对 $\alpha_2$ 受体无明显阻断作用，因而不促进 NA 的释放，加快心率、使心脏兴奋的作用较轻，为常用抗高血压药物。

选择性 $\alpha_2$ 受体阻断剂育亨宾，目前主要用作科研工具药，无临床使用价值。

肾上腺素作用的翻转效应：$\alpha$ 受体阻断药可阻断与缩血管有关的 $\alpha$ 受体，而对与扩血管有关的 $\beta$ 受体无影响，因而使肾上腺素的升压作用翻转为降压作用。

**1. 酚妥拉明**（phentolamine；立其丁，regitine）

【体内过程】

口服给药生物利用度低，其效果仅为注射给药的 1/5，故临床常采用肌内注射或静脉给药，体内代谢迅速，大多以无活性代谢产物形式自尿中排出，$t_{1/2}$ 约 1.5h。肌内注射作用维持 30～45min。

【药理作用】

本药阻断 $\alpha_1$ 和 $\alpha_2$ 受体作用相同，还有直接扩血管作用。

（1）血管与血压 静脉注射酚妥拉明，能通过直接舒张血管平滑肌及阻断 $\alpha_1$ 受体作用，使血管舒张，外周阻力下降，血压下降。

（2）心脏 酚妥拉明对心脏有兴奋作用，表现为心肌收缩力加强，心率加快，心输出量增加。心脏兴奋的原因：一是血管舒张、血压下降引起的神经反馈调节——降压反射；二是阻断心脏交感神经末梢突触前膜的 $\alpha_2$ 受体，取消负反馈作用、促进递质释放所致。

（3）其他 拟胆碱作用使胃肠平滑肌兴奋；组胺样作用使胃酸分泌增加、皮肤潮红等。

【临床应用】

（1）外周血管痉挛性疾病 对肢端动脉痉挛性疾病、血栓闭塞性脉管炎等均有明显疗效。

（2）组织缺血坏死 在静滴 NA 发生外漏时，可用本药 5mg 溶于 10～20ml 生理盐水中，做皮下浸润注射。

（3）抗休克：心源性休克为佳 本药能使毛细血管前括约肌开放，解除小血管痉挛，增加组织血液灌注量，改善微循环，又可加强心肌收缩力，增加心输出量，这些均有利于休克的纠正。给本药前必须补足血容量，否则可致血压下降。

（4）嗜铬细胞瘤 用于嗜铬细胞瘤所致高血压危象及手术前治疗。

肾上腺髓质及交感神经节中的嗜铬细胞无限制生长即形成嗜铬细胞瘤。该肿瘤细胞可持续性或阵发性向血液及组织释放肾上腺素和去甲肾上腺素，导致患者出现持续性或阵发性高血压、头痛、出汗、心悸及代谢紊乱等症状。手术切除肿瘤为本病的根治措施。但术前患者骤发高血压危象，应立即使用药物抢救。

（5）急性心肌梗死及充血性心脏病所致的心力衰竭 酚妥拉明扩张小动脉，降低外周阻力，使心脏后负荷明显降低，改善心脏泵血功能；扩张小静脉，减少回心血量，使左室舒张末期压力和肺动脉压下降，消除肺水肿，这些均有利于心衰的纠正。

【不良反应】

（1）消化道症状 本药的拟胆碱作用和组胺样作用可致恶心、呕吐、腹痛、腹泻、胃酸增多等消化道症状，可诱发溃疡病。消化性溃疡患者禁用。

（2）心血管症状 静脉给药量大可引起心动过速、心律失常、心绞痛、体位性低血压等心血管功能紊乱，应缓慢注射或静脉滴注。冠心病患者慎用。

**2. 酚苄明** （phenoxybenzamine；苯苄胺，dibenzyline，竹林胺）

**【体内过程】**

本药口服吸收 20%～30%，因肌内注射刺激性较强，临床只作口服或静脉给药。因在体内需转化为亚乙基亚胺基才起作用，故起效缓慢，即使静脉注射也需 1h 才能充分发挥作用。本药排泄缓慢，大量给药可蓄积于脂肪组织。1 次用药作用可维持 3～4d。

**【药理作用】**

本药与酚妥拉明相比，其特点为：①起效缓慢，作用强大而持久；②扩血管及降压强度取决于血管受交感神经控制的程度，当患者处于直立位或低血容量时，酚苄明的降压作用更为显著（静卧正常人不明显，站立明显降压）；③有较弱的抗组胺、抗 5-HT 作用。

**【临床应用】**

主要用于外周血管痉挛性疾病、休克、嗜铬细胞瘤和良性前列腺增生。

**【不良反应】**

体位性低血压、心悸是本药最常见的不良反应。亦可见胃肠道刺激症状，如恶心、呕吐；中枢抑制症状，如嗜睡、疲乏等。

**【处方分析】**

肖×× 女 51 岁 既往有胃溃疡病史，近日左足及左小腿时有疼痛、发凉、怕冷、麻木感，严重时肌肉抽搐，不能行走，休息后症状减轻或消失。诊断为左足及其下肢血栓闭塞性脉管炎。试分析下列处方是否合理，为什么？

R：酚妥拉明注射剂 5mg×20 支

用法：10mg im st 需要时可重复给药

甲磺酸双氢麦角毒碱片 0.25mg×20

用法：0.5mg/次 po tid

**分析** 此处方属不合理用药。原因：患者原有溃疡病史，而酚妥拉明的组胺样作用可诱发、加重溃疡，所以该患者应避免使用酚妥拉明。可换用其他扩血管药。如 2.5% 硫酸镁 100ml，缓慢静脉滴注，1 次/d，15d 为一疗程。

## 二、β 受体阻断药

β 受体阻断药能选择性地与 β 受体结合，阻断去甲肾上腺素能神经递质或拟肾上腺素药与 β 受体结合而产生效应。在整体情况下，本类药物的阻断作用依赖于机体交感神经的张力，当交感神经张力增高时，本类药的阻断作用较强。

**【药理作用】**

**1. 竞争性阻断 β 受体后的药理作用**

（1）心脏 对心脏的作用是本类药最主要的作用。阻断心脏的 $\beta_1$ 受体，心率减慢，传导减慢，心肌收缩力减弱，心输出量减少，心肌耗氧量减少。

（2）血管 对血管的作用分两种情况：①离体血管，因阻断血管平滑肌的 $\beta_2$ 受体，使血管收缩；②整体、慢性给药，产生神经调节性血管舒张，降低血压。

（3）支气管平滑肌 阻断支气管平滑肌的 $\beta_2$ 受体，使支气管平滑肌收缩，管径变小，增加呼吸道阻力。该作用对正常人影响较小，但对支气管哮喘患者，可诱发或加重哮喘。

（4）代谢 本类药对血糖和血脂正常者的脂肪和糖代谢影响较小，但可抑制交感神经兴奋引起的脂肪分解，减弱 AD 的升高血糖作用，延缓用胰岛素后血糖水平的恢复，且往往会掩盖低血糖症状如心悸等，从而使低血糖不易及时察觉。

**2. 内在拟交感活性**

某些 β 受体阻断药有较弱的内在活性，与 β 受体结合后在阻断 β 受体的同时可产生较弱的激动受体作用，该现象称内在拟交感活性，其实质为部分激动作用。由于这种作用较弱，往往被 β 受体阻断作用所掩盖。具有内在拟交感活性的 β 受体阻断剂在临床应用时，其抑制心肌收缩力、减慢心率和收缩支气管平滑肌作用一般比不具有内在拟交感活性的药物为弱。但对支气管哮喘患者仍应慎重使用。

**3. 膜稳定作用**

某些 β 受体阻断药具有局部麻醉作用和奎尼丁样作用，这两种作用都由其降低细胞膜对离子的通透性所致，故称膜稳定作用。但该作用在高于临床有效血药浓度几十倍时才出现，所以目前认为这一作用在常用量时与其治疗作用关系不大。

**【药物分类】**

根据对 β 受体亚型（$\beta_1$ 和 $\beta_2$ 受体）的选择性不同，可分为非选择性 β 受体阻断药和选择性 β 受体阻断药两类，具体药物见表 2-6。

**表 2-6 常用 β 受体阻断药分类及作用特点**

| 药　　名 | β 受体阻断作用 | | 内在拟交感活性 | 膜稳定作用 | 血浆半衰期/h | 首过效应/% | 主要消除途径 |
|---|---|---|---|---|---|---|---|
| | $\beta_1$ | $\beta_2$ | | | | | |
| 非选择性 β 受体阻断药 | | | | | | | |
| 普萘洛尔（propranolol） | + | + | | ++ | 3～4 | 60～70 | 肝 |
| 纳多洛尔（nadolol） | + | + | | | 10～20 | 0 | 肾 |
| 噻吗洛尔（timolol） | + | + | | | 3～5 | 25～30 | 肝 |
| 吲哚洛尔（pindolol） | + | + | ++ | + | 3～4 | 10～13 | 肝、肾 |
| 选择性 β 受体阻断药 | | | | | | | |
| 美托洛尔（metoprolol） | + | | | ± | 3～4 | 50～60 | 肝 |
| 阿替洛尔（atenolol） | + | | | | 5～8 | 0～10 | 肾 |
| 艾司洛尔（esmolol） | + | | | | 0.13 | | 红细胞 |
| 醋丁洛尔（acebutolol） | + | ± | + | + | 2～4 | 30 | 肝 |

**【临床应用】**

**1. 抗心律失常**

对多种原因引起的快速型心律失常有效。

**2. 抗心绞痛及心肌梗死**

对稳定型心绞痛有良好疗效；对心肌梗死，长期应用可降低复发和猝死率。

**3. 抗高血压**

能使高血压患者的血压下降，是四类一线降血压药物之一。

**4. 甲亢**

治疗甲状腺功能亢进及甲状腺危象，降低基础代谢率，对控制激动不安、心动过速和心律失常等症状有效。

**5. 其他**

普萘洛尔试用于治疗偏头痛、肌震颤、肝硬化所致上消化道出血等。噻吗洛尔用于青光眼的治疗。

**【不良反应】**

一般不良反应为消化道症状；偶见过敏反应，如皮疹、血小板减少；严重不良反应为诱发或加重支气管哮喘，诱发急性心力衰竭，诱发低血糖，长期用药后突然停用，可产生反跳现象，使原来病症加剧，故应逐渐减小剂量至停药。禁用于心功能不全、窦性心动过缓、重度房室传导阻滞和支气管哮喘患者。肝功能不良时慎用。

# 第三章

# 中枢神经系统药理

**教学要求** ▶▶

1. 掌握麻醉药品的五专管理；地西泮的药理作用及临床应用；四种常见癫痫类型的首选用药；硫酸镁不同给药途径其作用的不同；氯丙嗪的中枢作用及临床应用；吗啡的药理作用及用途；解热镇痛抗炎药共性及阿司匹林的作用、应用及主要不良反应；新生儿窒息的首选药及原因。

2. 熟悉普鲁卡因、利多卡因的作用特点及应用；巴比妥类药物中毒抢救使用碳酸氢钠的目的；精神药品的特殊管理；苯妥英钠的作用与应用及不良反应；哌替啶的用途及不良反应；常用解热镇痛抗炎药的作用特点；常用解除呼吸抑制药。

3. 了解其他局部麻醉药；巴比妥类药的体内过程、药理作用、临床应用、不良反应及其中毒的解救；抗精神病药的应用；一般镇痛药及阿片受体拮抗剂；抗痛风药。

**教学重点** ▶▶

1. 麻醉药品的五专管理；地西泮的药理作用及临床应用。
2. 四种常见癫痫类型的首选用药；硫酸镁口服和静脉注射时作用的不同。
3. 氯丙嗪的中枢作用。
4. 吗啡的药理作用及用途。
5. 解热镇痛抗炎药共性及阿司匹林的作用、应用及主要不良反应。

## 第一节 麻 醉 药

麻醉药是一类能使病人的痛觉暂时消失，有利于手术进行的药物（与麻醉药品区别）。包括全身麻醉药和局部麻醉药两类。全身麻醉药能通过抑制中枢神经系统，使意识、感觉和反射暂时消失，骨骼肌松弛。局部麻醉药（局麻药）是一类可逆性、短暂性阻断感觉神经冲动发生与传导，在用药局部组织引起痛觉消失的药物。由这些药物引起的局部麻醉，患者的意识保持清醒。

## 一、局部麻醉药

### 1. 概述

（1）局部麻醉作用和机制

① 局部麻醉作用　主要作用于神经细胞膜上，升高其阈电位，从而降低去极化的速率和幅度，延长不应期，直至完全丧失兴奋性和传导性。其作用特点：a. 阻滞任何神经，较高浓度也抑制平滑肌和骨骼肌的活动。b. 各种神经、组织对局麻药的敏感性顺序不同，对混合神经作用顺序如下：最先是痛觉消失，继而是冷、温、触和压觉消失，最后是运动麻痹。

② 作用机制（受体学说）　局麻药与神经细胞膜 $Na^+$ 通道内侧受体结合，引起 $Na^+$ 通道蛋白质构象变化，闸门关闭（频率依赖性），阻滞 $Na^+$ 内流，阻滞神经冲动的产生和传导，从而产生局麻作用。

（2）吸收作用　吸收入血达一定浓度，可对全身神经肌肉产生毒性作用。

① 中枢神经系统　先兴奋后抑制。在早期表现为兴奋，如烦躁不安、多言、肌肉震颤等，进一步发展为精神错乱及全身性强直-阵挛性惊厥，最后转入昏迷、呼吸麻痹。局麻药中毒昏迷时应着重维持呼吸、循环功能。

② 心血管系统　能产生直接抑制作用，主要表现为心脏的抑制（包括兴奋性和传导性），如不应期延长、传导减慢及血管平滑肌松弛等。早期可出现血压上升及心率加快，这是中枢兴奋的结果，随后表现为心率减慢、血压下降、传导阻滞直至心搏停止。但心肌对一般局麻药的耐受量比中枢神经高。中毒时常见呼吸先停止，故宜采用人工呼吸抢救。禁用中枢兴奋剂抢救。

局部麻醉药按化学结构分为酯类和酰胺类：常用的酯类局麻药有普鲁卡因、丁卡因等；常用的酰胺类局麻药有利多卡因、布比卡因等。

### 2. 酯类局麻药

（1）普鲁卡因（procaine）

【作用与应用】

本药因毒性较小，应用较广。与其他药物比较，局部麻醉作用较弱、穿透力较差，一般不用于表面麻醉，常用于浸润麻醉、传导麻醉，也用于腰麻及硬脊膜外麻醉。

【不良反应】

普鲁卡因及其他同类药物一旦用量过大、浓度过高或将药物直接注入血管，可引起中毒反应，主要表现如下。

① 中枢神经系统　主要表现为先兴奋后抑制。可出现烦躁不安、肌颤、惊厥、昏迷、呼吸抑制，可因呼吸麻痹而死亡。

② 心血管系统　主要表现血管扩张和心脏抑制。小剂量的局部麻醉药也可引起死亡，这与药物抑制心脏正常起搏点引起室颤有关。

一旦发生中毒反应，应立即实施人工呼吸及心脏复苏等急救措施。

【药物相互作用】

如与肾上腺素配伍可减少吸收中毒，延长局麻时间；但指、趾及阴茎部位麻醉时，禁止与肾上腺素配伍，以免引起局部组织坏死。普鲁卡因使用前必须做皮肤过敏试验，阳性者可用利多卡因代替。

（2）丁卡因（tetracaine）

**【作用与应用】**

又称地卡因（dicaine）。属于酯类局麻药，结构与普鲁卡因相似。其麻醉强度和毒性均比普鲁卡因强 10 倍左右。本药对黏膜的穿透力强，常用于表面麻醉。作用迅速，1～3min 显效，作用持续时间为 2～3h，为长效局麻药。本药也可用于传导麻醉、腰麻和硬膜外麻醉，但因毒性大，一般不用于浸润麻醉。

**【不良反应】**

丁卡因主要在肝脏代谢，但转化、降解速度缓慢，加之吸收迅速，易发生毒性反应，毒性表现与普鲁卡因相似。

**3. 酰胺类局麻药**

利多卡因（lidocaine）

**【作用与应用】**

利多卡因属酰胺类，是目前应用最多的局麻药，安全范围较大且穿透力强。与同浓度的普鲁卡因比较，利多卡因具有起效快、强而持久的特点。主要用于传导麻醉和硬膜外麻醉。不扩张血管及刺激性小，可用于多种形式的局部麻醉。本药也可用于抗心律失常，对普鲁卡因过敏者可选用此药。

**【不良反应】**

在肝脏水解失活，但代谢较缓慢，$t_{1/2}$ 为 90min，作用持续时间为 1～2h，反复单用此药后可产生快速耐受性。利多卡因的毒性大小随浓度增大相应增加，中毒反应来势凶猛，但毒性介于普鲁卡因和丁卡因之间。

**【药物相互作用】**

服用胺碘酮期间，进行利多卡因局部麻醉，可能诱发严重的窦性心动过缓。与氨基糖苷类抗生素联用，可增强神经阻滞作用。

常用局麻药比较见表 3-1。

**表 3-1　常用局麻药的比较**

| 局部麻醉药 | 作用强度[①] | 毒性[①] | 起效时间/min | 时效/h | 极量/g |
|---|---|---|---|---|---|
| 普鲁卡因 | 1 | 1 | 1～3 | 1 | 1.0 |
| 丁卡因 | 10 | 10～12 | 1～3 | 2～3 | 0.1 |
| 利多卡因 | 2 | 2 | 1～2 | 1～2 | 0.5 |
| 布比卡因 | 10 | 5～8 | 4～10 | 5～10 | 0.15 |
| 依替卡因 | 8～10 | 5～6 | 2～4 | 4～6 | 0.2 |

① 以普鲁卡因的作用强度及毒性为 1 进行比较。

**【拓展提高】** 常用局部麻醉方法及应用

| 方法名称 | 应　用 | 适用药物 |
|---|---|---|
| 表面麻醉 | 将局部麻醉药涂于黏膜表面,使神经末梢麻醉,适用于镜检及浅表手术麻醉 | 利多卡因 丁卡因 |
| 浸润麻醉 | 将局部麻醉药注入手术区域或周围组织,使神经末梢麻醉。适用于浅表小手术 | 普鲁卡因 利多卡因 |
| 传导麻醉 | 将局部麻醉药注入神经干或神经丛周围组织,阻断神经冲动传导,产生局部麻醉作用。适用于四肢、口腔手术 | 普鲁卡因 利多卡因 |

| 方法名称 | 应　　用 | 适用药物 |
|---|---|---|
| 蛛网膜下腔麻醉（又称腰麻） | 将局部麻醉药注入蛛网膜下腔,引起脊神经所支配区域产生局部麻醉作用。适用于下腹及下肢手术 | 利多卡因<br>丁卡因<br>普鲁卡因 |
| 硬脊膜外麻醉 | 将局部麻醉药注入硬脊膜外腔,阻断神经根冲动传导,使其所支配区域产生麻醉。适用于从颈部至下肢手术(硬脊膜外麻醉药物剂量较腰麻大 5～10 倍,应严格防止将药物注入蛛网膜下腔) | 利多卡因<br>丁卡因<br>普鲁卡因 |

### 二、全身麻醉药

**1. 分类**

全身麻醉药可分为以下几类。

(1) 吸入麻醉药　乙醚、氟烷、甲氧氟烷、氧化亚氮。

(2) 静脉麻醉药　硫喷妥钠、氯胺酮、$\gamma$-羟基丁酸钠。

(3) 中药麻醉　洋金花（东莨菪碱）。

**2. 吸入麻醉药**

(1) 诱导期　开始吸入药物到开始起效的时间，包括镇痛期和兴奋期。其长短与血药浓度达到饱和的时间（或药物在血中的溶解度）正相关，在麻醉开始时加大给药量可缩短诱导期。

(2) 吸入麻醉分期

① 镇痛期　麻醉开始→意识完全消失，大脑皮质和脑干网状结构上行激活系统抑制。适用于小手术或分娩二期。

② 兴奋期　意识消失→眼睑反射消失、有规律呼吸，大脑皮质深度抑制，皮质下中枢可出现异常兴奋。不宜进行手术。

③ 外科麻醉期　有规律呼吸→呼吸接近停止，皮质下中枢自上而下、脊髓自下而上被抑制。又可分为四级，一般手术多在二级、三级进行。

a. 一级（浅麻醉）　中脑中度抑制，脊髓下端抑制，肌松作用不明显。

b. 二级（中度麻醉）　中脑深度抑制、桥脑开始抑制，脊髓抑制至腰段，肌松出现。

c. 三级（深麻醉）　桥脑深度抑制，脊髓抑制至胸部，腹式呼吸为主，肌松明显。

d. 四级（过深麻醉）　延脑的生命中枢受抑制，完全腹式呼吸并逐渐减弱，脉搏快弱、血压下降。

④ 麻醉中毒期　延脑的生命中枢受深度抑制，呼吸→循环完全衰竭，引起死亡。

麻醉停止后，病人按相反顺序逐渐恢复。

(3) 常用药物比较

① 麻醉乙醚　无色透明易挥发液体，易燃易爆，有特殊臭味，易氧化为乙醛增加毒性。诱导期和苏醒期较长，麻醉效力较强，肌松作用好，分期明显。刺激性强，本身毒性较小。

② 氟烷　无色透明易挥发液体，不燃不爆，微香。诱导期和苏醒期短，麻醉效力强，肌松作用较弱，分期不明显。无刺激性，毒性较大，可诱发心律失常、子宫松弛和肝损害。

③ 异氟烷　与氟烷比较，最小肺泡浓度（MAC）稍大，麻醉诱导平稳、迅速、舒适，苏醒快，肌松作用良好，反复使用无明显副作用。

(4) 氧化亚氮　无色液态气体，有助燃作用，味甜。诱导期和苏醒期最短，麻醉效力弱，单独使用效果不好，毒性小，无刺激性，主要用于诱导麻醉。

**3. 静脉麻醉药**

（1）硫喷妥钠　起效快，排出慢，由于有体内重新分布，作用时间短；镇痛效力差，肌松不完全；易致呼吸抑制和喉头、支气管痉挛，新生儿、婴幼儿、支气管哮喘禁用；用于诱导麻醉、基础麻醉或短时手术。

（2）氯胺酮　易引起分离麻醉，表现为：①阻断痛觉冲动的传导：意识模糊、短暂记忆缺失、镇痛效果满意。②兴奋脑干及边缘系统：梦幻，肌张力增加，血压上升。

**4. 复合麻醉**

（1）定义　通过同时或先后应用多种药物，以改善麻醉效力，减少不良反应。

（2）常用药物

① 麻醉前给药：地西泮、东莨菪碱、哌替啶。

② 基础麻醉：巴比妥类，如硫喷妥钠。

③ 诱导麻醉：硫喷妥钠、氧化亚氮。

④ 其他：合用肌松药等。

**【处方分析】**

李×× 　女　35岁　右侧食指外伤，需清创缝合，试分析下述处方是否合理，为什么？

R：0.5％普鲁卡因注射液：10ml　1支

用法：0.5％普鲁卡因注射液 10ml，加入少量肾上腺素局部浸润麻醉

**分析**　该处方不合理。少量肾上腺素与局麻药合用，可通过收缩局部小血管减少局麻药的吸收，从而延长局部麻醉时间和减少因局麻药吸收导致的不良反应，同时还可产生局部止血作用，有利于清创手术的进行。但指趾末端血循环较差，加入肾上腺素容易引起缺血坏死。

# 第二节　镇静催眠药

镇静催眠药是一类能抑制中枢神经系统而产生镇静和近似生理睡眠的药物。它们对中枢神经系统具有普遍的抑制作用。常用的镇静催眠药包括苯二氮䓬类（benzodiazepines，BZ）和巴比妥类等。小剂量产生镇静作用，中等剂量引起催眠作用。较大剂量时具有抗惊厥、抗癫痫等作用。

本章大多数药物在药事管理上属第二类精神药品，为处方药，严禁滥用。长期使用可产生依赖性，突然停药亦可产生戒断综合征。按精神药品管理规定每次处方量不应超过 7d 常用量，处方应保留 2 年备查。

## 一、苯二氮䓬类

此类药物是近40年来发展起来的，最早的苯二氮䓬类药物是1960年用于临床的氯氮䓬，此后人们通过消除与生理活性无关的基团，和对分子结构中活性较高的部分进行拼环等改造，开发出了副作用更小、在体内更稳定的苯二氮䓬类新药，其中的地西泮又名安定，是目前临床应用较多的药物。苯二氮䓬类药物根据半衰期长短可分为短效、中效和长效类。

地西泮（diazepam，安定）

地西泮是苯二氮䓬类的典型代表药，也是目前临床上最常用的镇静、催眠及抗焦虑药。

**【体内过程】**

口服吸收迅速完全。肌内注射吸收缓慢，且不规则。本药血浆蛋白结合率高达99%。静脉注射后中枢抑制作用出现快而短。因其脂溶性高，首先分布至脑组织，随后迅速分布到脂肪组织中。可通过胎盘进入胎儿血循环，孕妇禁用。主要经肝代谢，代谢产物去甲地西泮和奥沙西泮仍具有活性。最终经肾排泄。少量地西泮还可通过乳汁排出，使乳儿倦睡，可造成婴儿忧郁，哺乳期妇女禁用。该药也经胆汁排泄，有肝肠循环。

**【药理作用】**

选择性作用于中枢（皮质、边缘系统、中脑、脑干、脊髓）GABA（$\gamma$-氨基丁酸）能神经末梢突触部位，在中枢 BZ 受体-GABA$_1$ 受体-Cl$^-$ 通道大分子复合结构中，与 BZ 受体结合，使 GABA 调控蛋白变构，令高亲和力 GABA$_1$ 受体位点暴露，GABA 与 GABA$_1$ 受体结合频率↑，Cl$^-$ 通道开放频率↑，导致细胞膜超极化，产生中枢抑制效应。

**【临床应用】**

**1. 抗焦虑作用**

地西泮是目前临床应用最好的抗焦虑药之一。在小剂量即有良好的抗焦虑作用，显著改善患者的紧张、忧虑、恐惧和烦躁等焦虑症状。用于治疗各种原因导致的焦虑症。

**2. 镇静催眠作用**

其作用发生快而确实。以地西泮为代表的苯二氮䓬类药物对快波睡眠（REM）影响较小，停药后代偿性反跳多梦相对较轻。大剂量不引起麻醉，且无肝药酶诱导作用。因此，几乎取代了巴比妥类药物，是目前临床上治疗失眠症的首选药。

**3. 抗惊厥**

临床用于辅助治疗破伤风、子痫、小儿高热惊厥和药物中毒性惊厥。

**4. 抗癫痫作用**

静脉注射地西泮是目前治疗癫痫持续状态的首选药。地西泮虽然不能减少惊厥原发病灶的放电，但可以限制惊厥病灶的放电向周围皮质和皮质下扩散，终止或减轻惊厥的发作。

**5. 中枢性肌肉松弛作用**

临床用于缓解脑血管意外、中枢或局部病变引起的肌张力增强和肌肉痉挛。本药对动物的去大脑僵直有明显肌肉松弛作用，对人类大脑损伤所致肌肉僵直也有缓解作用。在发挥肌肉松弛作用的同时，一般不影响正常活动。

**6. 其他**

① 临床上用于麻醉前给药，其镇静作用可缓解患者对手术紧张、恐惧、不安的情绪，减少麻醉药的用药量而增加其安全性。

② 较大剂量会产生暂时性记忆缺失，可以使患者对不良刺激不复记忆。临床上静脉注射地西泮多用于心脏电击复律或内窥镜检查前。

③ 酒精成瘾者，当停止给予酒精后，会产生令患者难以忍受的戒断症状，此时给予地西泮可以降低戒断症状的强度。

**【不良反应】**

**1. 中枢神经系统反应**

治疗量连续用药可出现嗜睡、头昏、乏力等反应。大剂量可致共济失调、言语不清、手震颤等，故驾驶员及其他机械操作人员慎用。过量急性中毒可致昏迷和呼吸抑制。由于药物在肝脏中代谢，所以老年人及肝功能不全者体内的浓度可能高于正常人的 2～3 倍，必须减量给药。

**2. 耐受性和依赖性**

长期用药仍可产生一定耐受性和依赖性，突然停药时会出现反跳和戒断症状如失眠、焦虑、激动、震颤等。

**3. 急性中毒**

静脉注射速度过快或超大剂量服用可致肌张力低下、肌无力、昏迷和呼吸、循环抑制，其抢救药可用苯二氮䓬受体特异性拮抗剂如氟马西尼（flumazenil）解救。

苯二氮䓬类药物可能会使青光眼恶化。

【药物相互作用】

（1）饮酒及与全麻药、可乐定、镇痛药、单胺氧化酶 A 型抑制药和三环抗抑郁药合用时，可相互增效。阿片类镇痛药的用量至少应先减至 1/3，而后按需逐渐增加。与易成瘾的和其他可能成瘾药合用时，成瘾的危险性增加。

（2）应用肝药酶诱导剂苯妥英钠、苯巴比妥或卡马西平等药物可显著缩短地西泮的消除半衰期，增加清除率；应用肝药酶抑制剂如西咪替丁等药物可抑制地西泮在肝脏的代谢，$t_{1/2}$ 延长。

（3）普萘洛尔与苯二氮䓬类抗惊厥药合用时可导致癫痫发作的类型和（或）频率改变，应及时调整剂量，包括普萘洛尔在内的血药浓度可能明显降低；与扑米酮合用，由于药物代谢的改变，可能引起癫痫发作类型改变，需调整扑米酮的用量。

【处方分析】

李×× 女 65 岁 主诉：失眠；处方如下，分析是否合理用药，为什么？

R：地西泮：5mg×30 片

用法：5～10mg/次，必要时睡前服用。

**分析** 此处方属不合理用药。原因：①患者是 65 岁的老年人，其肝肾功能降低，使用的地西泮是长效催眠药，易引起蓄积中毒，应减量使用或换短效类催眠药。②不应一次开 30 片地西泮，一次开 3～7d 的药即可。

目前，临床常用的苯二氮䓬类有 20 余种，根据半衰期长短分为短效、中效和长效制剂。它们的作用机制虽然相同，但不同制剂在抗焦虑、镇静催眠、抗惊厥、中枢性肌肉松弛作用和临床应用等方面各有其特点（表 3-2）。

## 二、巴比妥类

巴比妥类（barbiturates）为巴比妥酸的衍生物。

【体内过程】

巴比妥类药结构相似，按作用维持时间长短分为长效（6～8h）、中效（3～6h）、短效（2～3h）及超短效（10～30min）四类（表 3-3）。

【药理作用】

选择性作用于脑干网状结构上行激活系统。

（1）增强 GABA 作用，使 $Cl^-$ 通道开放时间↑；同时直接抑制 $Ca^{2+}$ 内流，使细胞膜超极化。

（2）通过抑制 $Ca^{2+}$ 内流，抑制兴奋性突触传导，比 BZ 作用更广泛。

表 3-2　常用的苯二氮䓬类药物作用与应用特点比较

| 制　剂 | 作用与应用特点 |
| --- | --- |
| **短效** | |
| 三唑仑(triazolam,甲基三唑安定) | 镇静、肌松、安定作用分别为地西泮的 45 倍、30 倍和 10 倍。适用于各种失眠症和焦虑症 |
| 艾司唑仑(estazolam,舒乐安定) | 镇静催眠作用比地西泮强 2.5～4 倍,但抗癫痫、抗惊厥、中枢性肌松作用比地西泮弱。用于各种失眠症、焦虑症,也作为抗癫痫的辅助用药 |
| **中效** | |
| 氟硝西泮(flunitrazepam,氯硝安定) | 镇静催眠和肌松作用较强。用于各种失眠症和术前镇静,也可作诱导麻醉 |
| 硝西泮(nitrazepam) | 镇静催眠、安定、抗惊厥、抗癫痫作用较强。用于各种失眠,亦可用于癫痫,对癫痫持续状态作用显著 |
| 氯氮䓬(chlordiazepoxide,利眠宁) | 作用与地西泮相似 |
| 奥沙西泮(oxazepam,舒宁) | 地西泮的主要代谢产物,作用与其相似,抗焦虑、抗惊厥作用较强。主要用于焦虑症,也用于失眠和癫痫的辅助治疗。适用于老年人和肾功能不良者 |
| 劳拉西泮(lorazepam) | 作用与地西泮相似,但抗焦虑作用强于地西泮。临床用于焦虑症、骨骼肌痉挛及失眠症 |
| 阿普唑仑(alprazolam) | 抗忧郁和抗焦虑作用强,常用于焦虑性与惊恐性精神障碍 |
| **长效** | |
| 氟西泮(flurazepam,氟安定) | 催眠作用较强。临床用于各种失眠症,尤其适用于其他催眠药不能耐受的病人。宜短期或间断应用 |
| 地西泮(diazepam,安定) | 常用于抗焦虑、镇静、催眠、抗惊厥、麻醉前给药等 |

表 3-3　巴比妥类药物分类与主要用途比较

| 类别 | 药名 | 脂溶性 | 显效时间/h | 消除方式 | 主要用途 |
| --- | --- | --- | --- | --- | --- |
| 长效 | 苯巴比妥(phenobarbital,鲁米那) | 低 | 0.5～1 | 肾排泄 | 抗惊厥、抗癫痫 |
| 中效 | 戊巴比妥(pentobarbital) | 稍高 | 0.25～0.5 | 肝代谢 | 抗惊厥 |
| | 异戊巴比妥(amobarbital,安米妥) | 稍高 | 0.25～0.5 | 肝代谢 | 镇静催眠 |
| 短效 | 司可巴比妥(secobarbital,速可眠) | 较高 | 0.25 | 肝代谢 | 抗惊厥、镇静催眠 |
| 超短效 | 硫喷妥(thiopental) | 最高 | 立即 | 肝代谢 | 静脉麻醉 |

**【临床应用】**

**1. 镇静催眠**

小剂量（麻醉量的 1/4）巴比妥类药物产生镇静作用，可缓解焦虑、烦躁不安的状态，中等剂量（麻醉量的 1/3）可催眠，能够缩短入睡时间和延长睡眠时间。因明显缩短 REM，久用骤停药产生反跳性多梦，以致继续用药而容易产生耐受性、依赖性。因此，目前已不作常规镇静催眠药使用。

**2. 抗惊厥**

肌内注射给药有强大的抗惊厥作用，临床对多种原因如小儿高热、子痫、破伤风、脑膜炎、脑出血及药物中毒引起的惊厥均有良好的疗效。一般肌内注射苯巴比妥钠，对于危急病例，可静脉注射戊巴比妥钠或异戊巴比妥钠。

**3. 抗癫痫**

苯巴比妥有抗癫痫作用，常用于治疗癫痫大发作和癫痫持续状态。

**4. 麻醉**

硫喷妥用于静脉麻醉和诱导麻醉。

**【不良反应】**

**1. 后遗效应**

服用催眠剂量药物，次晨可致头晕、乏力、困倦、精细运动不协调等症状，亦称"宿醉"效应。

**2. 耐受性和成瘾性**

耐受性与其自身药酶诱导作用有关。长期应用可产生依赖性，突然停药，戒断症状明显，表现为激动、失眠、焦虑，甚至惊厥。

**3. 过敏反应**

偶可见皮疹、剥脱性皮炎等。

**4. 急性中毒**

口服 10 倍催眠量或静脉注射速度过快，可引起急性中毒，表现为昏迷、呼吸抑制、血压下降、体温降低、多种反射减弱或消失，最后因呼吸衰竭而死亡。其抢救原则：①排除毒物：洗胃；碱化尿液；②对症处理（维持循环呼吸）；③保温、防感染；④加强护理。必要时可进行血液透析。

【药物相互作用】

巴比妥类药是肝药酶诱导剂，提高肝药酶活性，不仅加速自身代谢，还可加速其他经肝转化药物的代谢，如与双香豆素、皮质激素类、性激素、口服避孕药、强心苷、苯妥英钠等药物合用可加速这些药物的代谢速度，减弱其作用强度，缩短其作用时间，需加大剂量才能有效。

## 三、其他镇静催眠药

**1. 水合氯醛**（chloral hydrate）

催眠作用可靠，约 15min 起效，维持 6～8h。因不缩短 REM，故停药后一般不出现反跳性多梦。临床主要用于失眠症的治疗，尤其顽固性失眠及其他药物疗效不佳时可换用本药。局部刺激性强，胃炎及溃疡病患者禁用。剂量过大可抑制心脏，损害肝肾功能，严重心、肝、肾病患者禁用。久用可产生耐受性及依赖性，应避免滥用。

格鲁米特（glutethimide，导眠能）、甲丙氨酯（meprobamate，眠尔通）和甲喹酮（thaqualone）等也有镇静催眠作用，可缩短快波睡眠时相。久服产生耐受性和依赖性。

**2. 褪黑素**（melatonin，MT）

褪黑素是松果体分泌的主要激素，在我国已经化学合成并投入临床使用。近年来研究证明，褪黑素对机体有广泛的影响，包括对生物节律、神经内分泌和应激反应的调节及镇静、催眠作用。正常人服用褪黑素后，入睡时间缩短，睡眠质量改善，睡眠中觉醒次数明显减少，而且睡眠结构调整，浅睡阶段缩短，深睡阶段延长，次日早晨唤醒阈值下降。目前主要用于成年人和老年人，不宜用于未成年人的催眠。

**3. 佐匹克隆**（zopiclone）

佐匹克隆是新一代非苯二氮䓬类的超短效催眠药，激动 γ-氨基丁酸（GABA_A）受体。属增强 GABA 抑制作用的环吡咯酮类化合物。治疗结果表明，它在缩短失眠症患者的入睡时间、减少觉醒次数、减少做梦、提高睡眠质量等方面较苯二氮䓬类药物更为理想且无成瘾性和耐受性。短期用药停药后反跳性失眠有可能发生，但比较罕见。佐匹克隆和苯二氮䓬类、巴比妥酸盐疗效相似，但能改善睡眠的质量。在失眠的短期药物治疗中，佐匹克隆是苯二氮䓬类适当的替代物。

**4. 酒石酸唑吡坦**（zolpidem tartrate，诺宾）

唑吡坦是 GABA 受体的选择性激动剂。具有较强的镇静催眠作用和轻微的抗焦虑、肌肉松弛和抗惊厥作用。该药具有强镇痛作用。口服吸收迅速，起效快，半衰期短（平均为2h）。口服生物利用度约为70%。与传统的镇静催眠药如苯巴比妥类、水合氯醛和苯二氮䓬类药物相比不产生成瘾性。妊娠、哺乳期及15岁以下儿童妇女禁用。

# 第三节　抗癫痫和抗惊厥药

常用药物中，抗癫痫药有苯妥英钠、苯巴比妥、卡马西林、乙琥胺、丙戊酸钠、卡马西平等；抗惊厥药有硫酸镁等。

## 一、抗癫痫药

### 1. 苯妥英钠（大仑丁）

【体内过程】

口服吸收慢，不规则，刺激性大，连服6～10d才达到稳态血药浓度，血药浓度的个体差异大；强碱性，刺激性大，不能血管外注射；血浆蛋白结合率高，约90%；主要被肝药酶代谢，血药浓度$>10\mu g/ml$时，按零级动力学消除，代谢产物经肾排泄；血浆半衰期为20～40h。

【作用与应用】

（1）抗癫痫　苯妥英钠具有膜稳定作用，能降低脑细胞对$Na^+$、$Ca^{2+}$的通透性，抑制$Na^+$、$Ca^{2+}$内流，从而降低了细胞膜的兴奋性，使动作电位不易产生。实验证明苯妥英钠不能抑制病灶异常放电，但可阻止它向周围正常脑组织扩散。

苯妥英钠除对失神性发作（小发作）无效外，对其他各型癫痫均有效。因其疗效好、对患者正常活动影响小等优点，而作为大发作和精神运动性发作的首选药。由于苯妥英钠在脑组织中达有效浓度慢，故起效缓慢（需连续服药数日才开始出现疗效），因此，临床上常选用苯巴比妥等作用快的药物控制发作。

（2）治疗外周神经痛　用于治疗三叉神经痛、舌咽神经痛和坐骨神经痛。其机制可能与其稳定神经细胞膜有关。

（3）抗心律失常　是治疗强心苷中毒引起的心动过速的首选药。

【不良反应】

（1）局部刺激　苯妥英钠呈强碱性（pH值为10.4），口服可刺激胃肠道，引起恶心、呕吐、食欲不振、上腹痛等，饭后服可减轻。静脉注射可引起静脉炎，应尽量少用。

（2）牙龈增生　发生率为20%，多见于青少年。为胶原代谢改变而引起结缔组织增生所致。注意口腔卫生，经常按摩牙龈，并用钙盐可减轻症状。一般停药3～6个月可自行消退。

（3）神经系统反应　血药浓度过高可出现毒性反应。当在$10\mu g/ml$时可有效控制大发作；在$20\mu g/ml$时出现头痛、眩晕、眼震颤、视物模糊；高于$30\mu g/ml$时可产生共济失调等；大于$40\mu g/ml$时，可致精神错乱；$50\mu g/ml$以上可出现严重昏睡，甚至昏迷，故应严格控制剂量。

（4）对血液系统的影响　长期用药可因影响叶酸的吸收和代谢，抑制二氢叶酸还原酶，导致巨幼红细胞性贫血，用甲酰四氢叶酸治疗有效；还可见粒细胞缺乏、血小板减少、再生障碍性贫血等，应定期检查血常规。

（5）过敏反应 药热、皮疹常见，偶见剥脱性皮炎、系统性红斑狼疮等严重皮肤反应，一旦出现，应立即停药。

（6）其他 妊娠早期用药可致畸；小儿服用易致软骨病，因本药是肝药酶诱导剂，可加速维生素 D 的代谢而导致低血钙，可服用维生素 D 预防；久服骤停，可使癫痫加重，甚至诱发癫痫持续状态；静注过快，可致心律失常、心脏抑制、血压下降，宜在心电图监护下进行。

**【药物相互作用】**

苯妥英钠为肝药酶诱导剂，可加速多种药物如肾上腺糖皮质激素的代谢而降低其药效；可竞争血浆蛋白的结合部位，使香豆素类、氯霉素、磺胺类等药物血药浓度升高，毒性增加；静脉注射本品与利多卡因、普萘洛尔合用时，可加强心脏抑制作用。

**2. 苯巴比妥**（phenobarbital）

实验证明苯巴比妥能抑制病灶异常高频放电，阻止高频放电向周围脑组织扩散，这与该药作用于 GABA 受体，使膜超级化，降低兴奋性有关。本药对失神性发作（小发作）无效，是大发作的首选药之一，对其他发作也有效。

**3. 卡马西平**（carbamazepine，酰胺咪嗪）

**【体内过程】**

口服吸收缓慢、不规则，血浆蛋白结合率为 80%，经肝代谢为有活性的环氧化物，后者仍有抗癫痫作用。代谢产物经肾排泄。本品为肝药酶诱导剂。

**【作用与应用】**

（1）抗癫痫 卡马西平是一种安全、有效、广谱的抗癫痫药。除失神性发作（小发作）外，可用于各型癫痫。尤其对复合性局限性发作（精神运动性发作）最有效，能减轻精神异常。其作用机制与苯妥英钠相似，即通过阻碍神经细胞膜 $Na^+$ 通道和 $Ca^{2+}$ 通道，减少 $Na^+$、$Ca^{2+}$ 内流，降低了细胞膜的兴奋性，从而发挥抗癫痫作用。

（2）抗外周神经痛 治疗三叉神经痛、舌咽神经痛有较好的效果，其疗效优于苯妥英钠，是三叉神经痛、舌咽神经痛的首选药。

（3）抗躁狂 卡马西平对躁狂症均有明显的治疗作用。包括对碳酸锂治疗无效的病人；也能减轻或消除精神分裂症患者的躁狂、妄想症状。

**【不良反应】**

（1）常见的副作用 恶心、呕吐、头晕、嗜睡、共济失调。

（2）少见而严重的反应 骨髓抑制、肝损害和过敏反应，一旦出现应立即停药。

**4. 乙琥胺**

**【体内过程】**

口服吸收良好，大部分在肝代谢，小部分以原形从肾排出。

**【作用与应用】**

乙琥胺只对失神性发作（小发作）有效，对其他类型癫痫无效。机制未明。虽然在失神性发作（小发作）治疗时，其疗效不及丙戊酸钠和氯硝西泮，但副作用较少，目前仍是治疗失神性发作（小发作）的首选药。

**【不良反应】**

嗜睡、眩晕、食欲不振，恶心呕吐，偶有过敏反应（嗜酸性粒细胞↑、粒细胞↓、再生障碍性贫血）。

**5. 丙戊酸钠**（sodium valproate，抗癫灵）

口服吸收迅速而完全，血浆蛋白结合率90%。主要在肝代谢，与葡萄糖醛酸结合后，由肾排出。丙戊酸钠为广谱抗癫痫药，对各型均有一定疗效。对失神性发作（小发作）的治疗效果好于乙琥胺，但因该药的肝毒性，临床仍首选乙琥胺治疗失神性发作（小发作）。特别值得注意的是，丙戊酸钠罕见的严重不良反应为肝损害。国外有中毒致死病例报道，多死于肝功能衰竭，死亡多发生于儿童。2岁以下儿童多种药合用时，亦特别容易发生致死性肝损害。故用药期间或停药后一段时间，应定期检查肝功能。肝脏疾病患者禁用。

此外，抗癫痫药还有苯二氮䓬类（地西泮，为癫痫持续状态首选药，静注见效快）、加巴喷丁（gabapentin）、拉莫三嗪（lamotrigine）、托吡酯（topiramate）等。

【处方分析】

试分析下述处方是否合理？为什么？

R：① 苯妥英钠片　100mg×30 片

用法：100mg/次　po　tid

② 阿司匹林肠溶片 0.3g×10 片

用法：　0.3/次　po（餐后）　tid

**分析**　此处方不合理。苯妥英钠与阿司匹林的血浆蛋白结合率均较高，两者合用，阿司匹林通过竞争血浆蛋白结合部位而提高苯妥英钠的血药浓度，易致毒性反应。

## 二、抗惊厥药

硫酸镁（magnesiums sulfate）

【作用与应用】

（1）利胆导泻　口服硫酸镁可产生利胆导泻的作用（容积性导泻作用）。

（2）抗惊厥　经注射给药后，$Mg^{2+}$可抑制中枢神经系统竞争性占据$Ca^{2+}$的受点，阻碍突触间隙的化学传递，使运动神经末梢释放的乙酰胆碱减少，骨骼肌松弛而产生抗惊厥作用。临床上主要用于子痫和破伤风引起的惊厥。

（3）降低血压　当血中$Mg^{2+}$增多时，拮抗$Ca^{2+}$，可引起血管扩张，血压下降。

（4）镇静　当细胞外液$Mg^{2+}$增多时，拮抗$Ca^{2+}$，可抑制中枢神经系统产生镇静作用。

【不良反应】

$Mg^{2+}$中毒可引起呼吸抑制、腱反射消失、心脏抑制，血压骤降。其中腱反射消失为中毒先兆，一旦发现中毒，应立即注射大剂量钙制剂抢救。

# 第四节　抗帕金森病及阿尔茨海默病药

## 一、抗帕金森病药

抗帕金森病药的作用途径有两个：一为增强多巴胺能神经，二为抑制胆碱能神经。故抗帕金森病药也分为拟多巴胺类药和抗胆碱药两类。

**1. 拟多巴胺类药**

（1）左旋多巴（levodopa）

**【体内过程】**

口服易吸收，但仅 1% 吸收，且影响因素多。主要在肝内转化，经肾排泄，血浆半衰期为 1～3h。因为左旋多巴脱羧后生成多巴胺，后者难以透过血脑屏障，不仅疗效减弱且外周不良反应增多。因此，配伍多巴胺脱羧酶抑制剂，可增强左旋多巴的疗效。

**【作用与应用】**

① 抗帕金森病　约 75% 的患者使用左旋多巴后可获满意疗效，这是因为左旋多巴进入脑组织后脱羧生成多巴胺，补充纹状体中的多巴胺递质。本药对氯丙嗪等抗精神病药引起的锥体外系症状无效，这是因为氯丙嗪等药物阻断了多巴胺受体。左旋多巴抗帕金森病具有以下特点：a. 对肌强直效果好；b. 对轻症、年轻人效果好；c. 作用慢。

② 治疗肝昏迷　左旋多巴进入脑组织后，脱羧生成多巴胺，多巴胺为前体物，有利于去甲肾上腺素的合成。在肝昏迷时与假性神经递质竞争有利于恢复中枢神经功能，使肝昏迷病人清醒。

**【不良反应】**

① 胃肠道反应　常见恶心、呕吐、食欲不振、腹痛、腹泻。特别是治疗初期，这与多巴胺兴奋催吐化学感受器有关，连续用药后症状可减轻。偶见消化性溃疡出血或穿孔。

② 心血管反应　部分患者早期可出现轻度体位性低血压，还可出现心动过速、心绞痛及心律失常。

③ 精神症状　可出现失眠、焦虑、幻觉、谵妄和精神错乱等，必须时减量或更换药物。

④ "开-关" 现象　用药 2 个月以上，部分患者可出现 "开-关" 现象，即患者突然多动不安（开），又出现肌强直运动障碍（关）。一旦出现 "开-关" 现象，应减量或停药。

**【药物相互作用】**

① 不宜与维生素 $B_6$ 合用。因维生素 $B_6$ 可增强多巴胺脱羧酶的活性，加速多巴胺生成，既降低疗效，又增加副作用。

② 禁止与单胺氧化酶抑制剂、麻黄碱、利血平及拟肾上腺素药合用。

③ 与卡比多巴等外周左旋芳香氨基酸脱羧酶抑制剂合用可增强疗效，减少副作用。

（2）卡比多巴（carbidopa）　本药为 α-甲基多巴肼的左旋体，α-甲基多巴肼可抑制多巴脱羧酶活性，但不能透过血脑屏障；与左旋多巴合用，可增加脑内左旋多巴浓度，减少其外周副作用。卡比多巴单用无效，临床上将卡比多巴与左旋多巴以 1∶10 的剂量比例配伍，可使左旋多巴有效剂量减少 75%，作为治疗帕金森病的首选药。

（3）金刚烷胺（amantadine）

本药通过促进多巴胺能神经释放多巴胺、抑制多巴胺再摄取、直接激动多巴胺受体及较弱的抗胆碱作用而用于帕金森病的治疗。其特点是：见效快，耐受快（6～8 周），作用弱于左旋多巴、强于胆碱受体阻断药。此外，还具有抗甲型流感病毒作用。

长期用药可见下肢皮肤网状青斑，可能与外周血管收缩有关。此外，可引起失眠、运动失调、精神不安、惊厥、癫痫患者禁用。

（4）溴隐亭（bromocriptine）

本药可激动黑质-纹状体通路的多巴胺受体，增强多巴胺能神经功能。对重症患者效果好，因不良反应多，只用于左旋多巴疗效不好或出现 "开-关现象" 者，与左旋多巴及脱羧酶抑制剂合用更好。还可用于回乳、催乳素分泌过多症和肢端肥大症的治疗。

（5）司来吉兰（selegiline）

本药为单胺氧化酶 B 抑制剂，可抑制纹状体中多巴胺的水解，加强左旋多巴的疗效，并可减少异常不随意运动等不良反应。

**2. 中枢抗胆碱药——苯海索**（benzhexol；安坦，artane）

苯海索是中枢性 M 受体的阻断剂。通过抑制黑质-纹状体胆碱功能而产生较好的抗震颤效果，但对僵直及运动迟缓疗效较差。其特点是：①口服吸收好，易透过血脑屏障；②外周作用弱，但可减轻流涎。

临床适用于轻症或不宜用左旋多巴者，且对抗精神病药引起的帕金森病有效。不良反应与阿托品相似，但较轻。同类药物还有苯扎托品。

**【处方分析】**

试分析下列处方是否合理？并说明原因。

R：①左旋多巴　　0.1g×50 片

用法：0.1g/次　po　tid

②卡比多巴　　25mg×25 片

用法：10mg/次　po　tid

③维生素 $B_6$　　50mg×50 片

用法：50mg/次　po　tid

**分析**　此处方不合理。因为维生素 $B_6$ 是多巴胺脱羧酶的辅酶，可增强外周组织多巴脱羧酶的活性而加重左旋多巴的外周副作用。

## 二、抗阿尔茨海默病药

**1. 胆碱酯酶抑制药——他克林**（tacrine）

他克林为第三代中枢性胆碱酯酶抑制药，脂溶性高，易透过血脑屏障。他克林为中枢可逆性 AChE 抑制剂，使乙酰胆碱不易水解而堆积；能直接兴奋胆碱能 M、N 受体；能促进神经末梢释放乙酰胆碱；促进脑组织对葡萄糖的利用。上述作用增强中枢拟胆碱作用，使他克林成为治疗阿尔茨海默病最有效的药物。

他克林的主要不良反应是肝损害，可出现转氨酶升高，多数患者停药 3 个月内可恢复。此外，还可出现尿频、流涎、多汗、眩晕、皮疹等。

同类药物还有多奈哌齐（denepezil）、石杉碱甲（huperzine A）、利凡斯的明（rivastigmine）、加兰他敏（galantamine）、美曲膦酯（metrifonate）等。

**2. M 受体激动药——占诺美林**（xanomeline）

占诺美林是目前选择性最高的 $M_1$ 受体激动剂之一，其易透过血脑屏障。服用本药后患者的认知能力和动作行为有明显改善。胃肠反应及心血管方面的反应明显。

**3. 神经细胞生长因子增强药——丙戊茶碱**（propentofylline）

该药能抑制神经元腺苷再摄取；能抑制磷酸二酯酶使环腺苷酸（c-AMP）分解减少，从而对神经细胞起保护作用，临床疗效观察能改善、缓解阿尔茨海默病的进程。常见不良反应有头痛、恶心、腹泻。

其他抗阿尔茨海默病药还有吡拉西坦（piracetam）、吡硫醇（pyritinol）、都可喜（duxil）等。

# 第五节　抗精神失常药

精神失常是由多种原因引起的思维、感情和行为等精神活动障碍的一类疾病，包括精神分裂症、躁狂症、抑郁症等。常用的抗精神病药有氯丙嗪、氯氮平等；常用的抗躁狂抑郁症药有碳酸锂、米帕明等。

## 一、抗精神病药

精神分裂症是一类以思维、情感、行为之间不协调，精神活动与现实分离为主要特征的最常见精神病。根据临床症状，可将其分为两型，即Ⅰ型和Ⅱ型。前者以阳性症状（幻觉、妄想和思维紊乱）为主，后者则以阴性症状（感情淡漠、思维贫乏和主动性缺乏）为主。抗精神病药大多是抑制多巴胺神经功能，在发挥治疗作用的同时，大多数药物可引起情绪冷漠、精神运动迟缓和运动障碍等不良反应。

**1. 氯丙嗪**（chlorpromazine，冬眠灵）

**【体内过程】**

口服吸收慢且不规则，肌内注射吸收迅速。本药血浆蛋白结合率达 90% 以上，在脑内浓度高：脑内浓度＞血浆浓度（10 倍），可通过胎盘。主要经肝代谢，代谢产物从肾排泄，$t_{1/2}$ 为 30h。个体差异大，口服相同剂量，不同个体之间血药浓度可相差 10 倍以上，故给药剂量应个体化。

**【药理作用】**

（1）中枢神经系统作用

① 镇静安定作用　用药后，患者对外界淡漠不关心，安静环境易入睡，唤之即醒、意识清楚；活动减少。

② 抗精神病作用　正常人服用治疗量氯丙嗪后，可出现安静、感情淡漠、注意力下降、答话缓滞；在安静环境下易入睡，但易唤醒，醒后神志清楚，随后又易入睡，加大剂量也不引起麻醉。精神分裂症患者服用氯丙嗪后能迅速控制兴奋躁动，大剂量连续用药能消除患者的幻觉和妄想等症状，减轻思维障碍，使患者恢复理智，情绪安定，自理生活。对抑郁症无效。

③ 镇吐作用　氯丙嗪小剂量可阻断催吐化学感受区的多巴胺受体，抑制呕吐反射；大剂量直接抑制呕吐中枢，对多种药物和疾病引起的呕吐有显著的镇吐作用。氯丙嗪对晕动症引起的呕吐无效，对顽固性呃逆有显著疗效，这是因为氯丙嗪能抑制位于延脑催吐化学感受区旁的呃逆中枢调节部位。

④ "人工冬眠"作用　氯丙嗪对下丘脑体温调节中枢具有很强的抑制作用，使体温调节中枢失灵，机体体温随外界环境温度变化而变化。氯丙嗪与异丙嗪、杜冷丁等组成冬眠合剂，使用后，配合冰袋、冰浴等物理降温措施，使患者深睡，体温、基础代谢、组织耗氧量降低，机体这种状态称为"人工冬眠"，这有利于机体度过危险的缺氧缺能阶段，为进行其他有效的对因治疗争取时间。当患者处于严重创伤、感染性休克、高热惊厥、中枢性高热、甲亢危象等病症时，"人工冬眠"也能增强患者对缺氧的耐受力，减轻机体对伤害性刺激的反应。

⑤ 氯丙嗪能增强其他中枢抑制药对中枢的抑制作用。

（2）对自主神经系统的作用　氯丙嗪能阻断 α 受体，可引起血管扩张，血压下降；阻断

M 受体，可引起口干、便秘、视力模糊等。

（3）对内分泌系统的作用　氯丙嗪能阻断结节-漏斗 DA 能神经通路的 $D_2$ 受体，致相关内分泌功能异常：增加催乳素的分泌，抑制促性腺激素和糖皮质激素的分泌，还可抑制垂体生长激素的分泌。

【临床应用】

（1）精神病　用于各种类型的精神分裂症，可解除兴奋躁动、幻觉妄想症状，急性期比慢性期效果好；对躁狂症及其他精神病的幻觉妄想也有效。

（2）呕吐　对疾病及药物引起的呕吐有效，对前庭性呕吐无效。

（3）人工冬眠　使用冬眠合剂，配合物理降温可提高机体对缺氧的耐受性，降低机体对病理刺激的反应，辅助危重病人渡过难关，赢得治疗时机。

【不良反应】

（1）一般不良反应

① 嗜睡、口干、便秘、视力模糊、心动过速等阿托品样反应。

② 局部注射有刺激性，宜深部肌内注射；静脉注射可引起血栓性静脉炎，应稀释后缓慢注射。注射给药，可因阻断 α 受体，出现直立性低血压，应嘱患者卧床 1～2h。血压过低者治疗不宜用肾上腺素，应静滴去甲肾上腺素或麻黄碱。

（2）锥体外系反应

为长期大量应用氯丙嗪治疗精神分裂症时最常见的不良反应。其原因是：阻断黑质-纹状体通路的 $D_2$ 受体。主要表现有：①帕金森综合征，多见。症状类似帕金森病。多见于中老年人，多发生于用药 2～3 个月内，少数可在 1～2 周内出现。②急性肌张力障碍，多出现于用药后 1～5d 内，以青少年多见。表现舌、面、颈、背部肌肉痉挛引起的伸舌、斜颈、强迫性张口、吞咽困难、呼吸障碍等。③静坐不能，以中年人多见。一般出现在用药后 5～60d，表现为坐立不安、反复徘徊，不能控制。以上三种反应可用中枢胆碱受体阻断药苯海索缓解。④迟发性运动障碍，较少见，以老年人、原有脑血管疾病者易发生。表现为嘴、舌、唇不自主的刻板运动，如吸吮、舐舌、咀嚼等口-舌-颊三联症。停药后仍长期存在甚至恶化。抗胆碱药不但无效反而会使其加剧。此症状可用抗 DA 药硫必利治疗。预防措施是：在长期用药过程中，宜采用最小有效量维持，一旦发生其先兆症状，如唇肌、眼肌抽搐，应及时停药。

（3）长期用药可致乳房肿大、泌乳、闭经及生长缓慢等。

（4）过敏反应　偶有皮疹、光敏性皮炎、肝损害、急性粒细胞缺乏等。

（5）药源性精神障碍　抑郁、反应迟钝、注意力不集中、幻觉等。

（6）猝死　死于严重心律失常、室颤。

（7）急性中毒　使用超大剂量氯丙嗪可发生急性中毒，出现昏睡、血压迅速下降、心动过速、心电图异常等。目前无特效解毒药，主要采取对症治疗。

有癫痫史、严重肝功能损害、昏迷、青光眼患者禁用。伴有心血管疾病的老年患者慎用，冠心病患者易猝死，应密切注意。

【药物相互作用】

氯丙嗪能增强其他中枢抑制药对中枢的抑制作用，因此，当与镇痛药、镇静催眠药、抗组胺药等药物合用时，应各自减少使用剂量；氯丙嗪其代谢产物可拮抗胍乙啶的降压作用；如与肝药酶诱导剂或抑制剂合用时，可影响氯丙嗪的作用，应注意调整剂量。

氯丙嗪为吩噻嗪类最典型药物，其他吩噻嗪类药物如奋乃静（perphenazine）、氟奋乃静（fluphenazine）、三氟拉嗪（trifluoperazine）的共同特点是抗精神病作用强、镇静作用弱、锥体外系反应明显。后两药疗效较好而常用。硫利达嗪（thioridazine，甲硫达嗪）抗精神病疗效虽不如氯丙嗪，但锥体外系反应少，适用于门诊病人及老年体弱者。

**2. 氯氮平**（clozapine）

**【药理作用】**

氯氮平属于苯二氮䓬类的一种广谱神经阻断药。其抗精神病作用主要为阻断5-羟色胺受体（5-HT$_{2A}$）和D$_2$受体，从而协调了5-羟色胺（5-HT）和DA系统的平衡。抗精神病作用较强，对其他药物无效的病例仍可有效，也适用于慢性精神分裂症。此外，还有抗胆碱、抗组胺和阻断α受体作用。

**【临床应用】**

氯氮平临床用于治疗：①精神分裂症。能较快地控制症状，但因有减少粒细胞的危险，故常待其他药物无效后方使用。②躁狂症：由于其有较强的镇静作用而用于躁狂症。③迟发性运动障碍：能明显改善氯丙嗪长期用药导致的迟发性运动障碍。

**【不良反应】**

几乎无锥体外系统反应，这可能与氯氮平有较强的抗胆碱作用有关。但可引起粒细胞缺乏而导致严重的不良反应，应予警惕。使用中应加强血常规监测，及时采用升白细胞的药物和预防继发感染。

**【药物相互作用】**

本药与苯二氮䓬类镇静催眠药联用，可引起严重的镇静、意识丧失及呼吸骤停等不良反应，两药禁忌合用。

抗精神病药还包括硫杂蒽类的氯普噻吨（chlorprothixene）、丁酰苯类的氟哌啶醇（haloperidol）和其他类药物五氟利多（penfluridol）、舒必利（sulpiride）等。各类抗精神病药作用特点比较见表3-4。

表 3-4 抗精神病药作用特点比较

| 类别及药物 | 抗精神病 | 阻断受体 | | | | 不良反应 | | |
|---|---|---|---|---|---|---|---|---|
| | | D$_1$ | D$_2$ | α | M | 锥体外系反应 | 镇静作用 | 降压作用 |
| 吩噻嗪类 | | | | | | | | |
| 氯丙嗪 | 300～800 | ++ | +++ | +++ | ++ | ++ | +++ | +++(im) |
| 氟奋乃静 | 2～20 | + | +++ | ++ | ++ | ++++ | + | + |
| 三氟拉嗪 | 6～20 | + | +++ | ++ | ++ | +++ | + | + |
| 硫利达嗪 | 200～600 | + | +++ | ++ | ++ | + | +++ | ++ |
| 硫杂蒽类 | | | | | | | | |
| 氯普噻吨 | 150～600 | + | ++ | + | + | ++ | ++ | + |
| 丁酰苯类 | | | | | | | | |
| 氟哌啶醇 | 6～30 | + | +++ | +- | +- | +++ | + | + |
| 氟哌利多 | 10～30 | + | +++ | +- | +- | +++ | + | + |
| 其他类 | | | | | | | | |
| 五氟利多 | 10～40/w | - | +++ | - | - | + | + | + |
| 舒必利 | 200～1200 | - | +++ | - | - | + | + | + |
| 氯氮平 | 100～400 | + | ++ | +++ | +++ | +- | ++ | + |

注：++++，最强；+++，强；++，次强；+，弱；+-，甚弱；-，无。

**【处方分析】**

邓×× 女 38岁，精神分裂症急性期治疗，分析如下处方是否合理？为什么？

R：① 盐酸氯丙嗪注射液 10mg×5 支

用法：50mg iv（缓慢）

② 盐酸异丙嗪注射液 25mg×2 支

用法：50mg iv（缓慢）

**分析** 处方不合理。其主要原因是氯丙嗪刺激性较强，静脉注射可引起血栓性静脉炎。应以生理盐水或 10%～25%葡萄糖溶液稀释后缓慢静脉注射。

## 二、抗躁狂症及抑郁症药

### 1. 抗抑郁药

米帕明（imipramine，丙米嗪）

米帕明属三环类抗抑郁药，该类常用药还有地昔帕明（desipramine）、阿米替林（amitriptyline）、多塞平（多虑平，doxepin）等。米帕明口服吸收良好，主要在肝内代谢，代谢产物经肾排泄。

**【作用与应用】**

（1）治疗抑郁症 该药阻断 5-HT、NA 在神经末梢的摄取，使单胺类递质在突触间隙的浓度增高而发挥抗抑郁作用。临床上除对精神病的抑郁效果较差外，对各种原因引起的抑郁均有较好的疗效，常作为首选药。

（2）治疗遗尿症 适用于小儿遗尿症，疗程以 3 个月为限。

（3）治疗焦虑和恐惧症 可试用于恐惧症治疗，对伴有焦虑的抑郁症患者使用米帕明效果更好。此外，还可用于慢性疼痛患者。

**【不良反应】**

常见口干、扩瞳、视力模糊、便秘、排尿困难和心动过速、多汗、无力、头晕、失眠、皮疹、直立性低血压、反射亢进、肝功能异常、粒细胞缺乏等，严重者可出现共济失调、癫痫样发作等。青光眼，尿潴留，前列腺肥大，肝、肾功能不全，孕妇，癫痫患者禁用。

**【药物相互作用】**

该药与抗精神病药、抗帕金森病药合用时，抗胆碱作用可相互增加；该药能对抗胍乙啶及可乐定的降压作用。

除上述药物外，马普替林（marotiline）、去甲替林（nortriptyline）等 NA 摄取抑制药；氯西汀（fluoxetine）、帕罗西汀（paroxetine）等选择性与 5-HT 再摄取抑制药及曲唑酮（trazodone）、米安舍林（mianserin）、米他扎平（mirtazapine）等药物也可用于抑郁症的治疗。

### 2. 抗躁狂症药——碳酸锂（Lithium Carbonate）

**【体内过程】**

碳酸锂口服吸收迅速，但不易透过血脑屏障，因此起效较慢；主要经肾排泄。

**【作用与应用】**

本药对急性躁狂和轻度躁狂疗效显著，主要用于抗躁狂，但对抑郁症也有效。其作用机制：①抑制脑内 NA、DA 释放并促进再摄取；②抑制肌醇磷酸酶，干扰肌醇磷脂的代谢，靶细胞内有关酶的激活受抑。长期重复使用，不仅可减少躁狂复发，对预防抑郁复发也有效。

**【不良反应】**

用药初期有恶心、呕吐、肢体震颤、甲状腺肿大（功能低下）。治疗指数低，易出现中毒症状，如意识不清、昏迷、肌颤、共济失调、腱反射亢进。

其他抗躁狂药还有氯丙嗪、氟哌啶醇、卡马西平。

# 第六节　镇　痛　药

疼痛可由多种原因引起，常分为急性锐痛、慢性钝痛等。疼痛发生时可出现血压、呼吸变化及恐惧、紧张等情绪反应。但疼痛对人体也有积极意义：疼痛的部位和性质具有诊断意义，疼痛对机体也具有保护作用。当然，剧烈疼痛也可带给病人极大痛苦，且常伴随情绪、心血管、呼吸等异常，甚至休克，可以适当使用镇痛药来缓解疼痛。

镇痛药是指使痛觉缓解或消除，而对其他感觉无影响、患者意识清醒的药物。

## 一、阿片生物碱类镇痛药

**1. 吗啡**

吗啡是阿片生物碱类镇痛药的代表药，具有强大的镇痛作用，易产生呼吸抑制和依赖性，属麻醉药品。

**【体内过程】**

口服易吸收，但首过效应明显，皮下、肌内注射吸收较好。本药血浆蛋白结合率约30%，$t_{1/2}$ 2.5～3h，可透过血胎盘屏障。主要在肝代谢，经肾排泄，少量可经乳汁和胆汁排出。

**【药理作用】**

（1）中枢神经系统作用

① 镇痛、镇静作用　吗啡具有明显的镇痛作用和镇静作用，皮下注射5～10mg即可明显缓解或消除各种疼痛。对慢性钝痛疗效优于急性锐痛，在镇痛的同时患者的意识和感觉不受影响。一次给药镇痛作用可维持4～6h。在镇痛剂量下还有明显的镇静作用，可改善疼痛患者紧张、焦虑、恐惧不安的情绪，提高患者对疼痛的耐受能力。随着疼痛的缓解和情绪的改善患者可产生欣快感。欣快感是患者反复追求用药进而引起成瘾的原因。

② 呼吸抑制　吗啡在治疗量时即可抑制脑桥呼吸调整中枢，使呼吸频率减慢，潮气量降低，并明显降低呼吸中枢对血液中 $CO_2$ 的敏感性，缓解因血液中 $CO_2$ 浓度升高而引起呼吸快浅的变化。中毒量可降至每分钟3～4次，最终导致呼吸停止。

③ 镇咳　吗啡可抑制延髓咳嗽中枢，有强大的镇咳作用，因易成瘾，临床极少应用。

④ 其他作用　吗啡可兴奋缩瞳核引起双侧瞳孔缩小，中毒时可出现双侧针尖样瞳孔，是其中毒特征之一。可兴奋延髓催吐化学感受区引起恶心、呕吐；可作用于中枢抑制促性腺释放激素、促肾上腺糖皮质释放激素、抗利尿激素的释放。

（2）消化系统作用　吗啡对胃肠道平滑肌和其他平滑肌有兴奋作用。可使胃肠道平滑肌张力增加，胃肠蠕动减慢，胃排空延迟，肠内容物通过延缓；并抑制消化液的分泌；抑制中枢，减弱便意和排便反射，因此，可引起便秘。治疗量吗啡还可引起胆道奥狄括约肌痉挛性收缩，胆道排空受阻，胆囊内压力升高，引起上腹不适甚至胆绞痛。吗啡使输尿管平滑肌及膀胱括约肌张力增加，导致尿潴留。大剂量可使支气管平滑肌收缩，诱发或加重哮喘。可对抗缩宫素兴奋子宫平滑肌作用，使产程延长，因此，吗啡禁用于分娩止痛。

（3）心血管系统作用　吗啡能扩张血管，降低外周血管阻力，病人由卧位转为直立可能发生体位性低血压。吗啡由于抑制呼吸中枢，可引起血液中 $CO_2$ 增多，引起脑血管扩张，颅内压升高，故颅内压升高、脑外伤、颅内占位性病变者不宜用吗啡镇痛。

（4）其他作用　治疗量吗啡使输尿管收缩，大剂量收缩支气管（促进组胺释放）。

**【临床用途】**

（1）镇痛　因吗啡久用易成瘾，一般仅限短期应用于其他镇痛药无效的急性锐痛。主要用于严重烧伤、创伤的剧痛和癌症晚期疼痛；对心肌梗死剧痛者，如血压正常可用吗啡止痛，吗啡的扩血管作用可减轻患者心脏负担。也可用于缓解内脏平滑肌痉挛引起的绞痛（如胆绞痛和肾绞痛），但需与解痉药合用。其镇静作用可消除患者紧张、焦虑、不安的情绪。

（2）心源性哮喘　左心衰竭者突发肺水肿，常因缺氧和 $CO_2$ 堆积而出现呼吸困难，出现心源性哮喘。因此，除应用强心苷、氨茶碱和吸氧外，应用吗啡常可取得良好的效果。吗啡治疗心源性哮喘的机制为：①降低呼吸中枢对 $CO_2$ 的敏感性，使呼吸频率减慢、呼吸加深，使急促浅表的呼吸得到缓解；②吗啡的镇静作用有利于解除患者的紧张、焦虑情绪；③吗啡的扩血管作用，可减轻心脏负担，有利于肺水肿的消除。

（3）止泻　适用于急、慢性消耗性腹泻。可选用含有吗啡成分的阿片酊或复方樟脑酊，有感染时应同时服用抗生素。

**【不良反应】**

（1）一般不良反应　吗啡在治疗量下可引起恶心、呕吐、眩晕、便秘、排尿困难、呼吸抑制；可诱发胆绞痛、体位性低血压；偶见荨麻疹、皮肤水肿等过敏反应及情绪不安等情绪变化。

（2）急性中毒　主要表现为昏迷、瞳孔呈针尖样大小、呼吸深度抑制，常伴血压下降、严重缺氧。呼吸麻痹是致死原因。抢救时除对症处理外，需静注阿片受体阻断药纳洛酮。

（3）耐受性和依赖性　治疗剂量连续应用2～3周即可产生耐受性。吗啡按每天3次给药，连用1～2周就可能产生依赖性，包括精神依赖性和身体依赖性，前者可表现为欣快、心情舒畅、飘飘欲仙等，后者表现在停药6～10h后产生戒断症状，如失眠、流泪、呕吐、腹泻、虚脱、意识丧失等。此类患者都有强烈渴求用药的欲望，可不择手段获取药品，不仅严重损害用药者的健康，还带来严重的社会问题。

禁忌证：支气管哮喘、肺源性心脏病、颅脑损伤、严重肝功能障碍者、哺乳期妇女及新生儿。禁用于分娩止痛。

**【药物相互作用】**

镇静催眠药、抗精神病药、抗抑郁药可增加吗啡的中枢抑制效应；噻嗪类利尿药可加重直立性低血压。

**2. 可待因**

可待因又称甲基吗啡，药理作用与吗啡相似，但作用比吗啡弱。10％经在肝内脱甲基转为吗啡发挥作用，镇痛作用为吗啡的1/12，镇咳作用是吗啡的1/4，无明显的镇静作用。呼吸抑制、便秘、尿潴留、体位性低血压、恶心、呕吐等副作用均比吗啡轻，欣快及成瘾性比吗啡弱。临床用于中等度疼痛和中枢性镇咳（剧烈干咳）。

**【处方分析】**

刘×× 女 25岁 妊娠39周，阵发性腹部剧痛，分析以下处方是否合理用药，为什么？

R：吗啡注射液 10mg×1支

用法：10mg im st

**分析** 病人妊娠39周，属于临产期，应禁用吗啡。因为吗啡可对抗催产素对子宫的兴奋作用，延长产程。此外，可通过胎盘对胎儿产生影响，可能引起新生儿呼吸抑制。

## 二、人工合成镇痛药

**1. 哌替啶**（pethidine，度冷丁）

**【体内过程】**

口服吸收快，但不安全，生物利用度<60%，一般采用注射给药。血浆蛋白结合率约60%，主要在肝内转化，代谢产物从肾排泄，$t_{1/2}$为3h。本品还可透过胎盘屏障，少量从乳汁排泄。代谢产物去甲哌替啶有中枢兴奋作用。

**【药理作用】**

(1) 中枢神经系统 似吗啡，镇痛作用较吗啡弱（1/10），维持时间较短（2～4h），易眩晕、恶心、呕吐。

(2) 平滑肌 作用比吗啡弱、时间短，不致产生便秘，无止泻作用。能引起胆绞痛（但较吗啡弱）。治疗量不收缩支气管，对妊娠末期子宫无影响。

(3) 心血管 体位性低血压、扩张脑血管增高颅内压。

**【临床应用】**

(1) 镇痛 可代替吗啡用于创伤性剧痛、手术后疼痛、晚期肿瘤引起的疼痛（因成瘾性和呼吸抑制相对较轻），用于治疗内脏绞痛时需加用阿托品。可以用于分娩止痛，但因可透过胎盘屏障，抑制胎儿及新生儿呼吸，故产妇临产前2～4h不宜使用。

(2) 麻醉前给药 使用哌替啶发挥镇静作用以消除病人术前紧张、恐惧情绪减少麻醉药的用量。

(3) 人工冬眠 与氯丙嗪、异丙嗪配伍组成冬眠合剂，用于人工冬眠。

**【不良反应】**

治疗量可致眩晕、恶心、呕吐、口干、心悸、体位性低血压和免疫抑制，但少见引起便秘和尿潴留。久用也易产生耐受性和成瘾性。过量时明显抑制呼吸，并致震颤、肌肉抽搐、瞳孔散大、反射亢进甚至惊厥，纳洛酮不能对抗其惊厥症状，可配合抗惊厥药解救。上述中枢兴奋作用可能与代谢物去甲哌替啶在体内蓄积有关。禁忌证与吗啡相同。

**【药物相互作用】**

哌替啶不宜与异丙嗪多次合用，可致呼吸抑制、休克等不良反应；与单胺氧化酶抑制剂合用可引起兴奋、高热、出汗、神志不清；可加强香豆素类抗凝作用，合用时应酌情减量；与氨茶碱、苯妥英钠、肝素钠、磺胺嘧啶钠、呋塞米等药混合时，易产生混浊或沉淀，不能混合使用。

**2. 芬太尼**（fentanyl）

药理作用与吗啡类似。镇痛作用起效快，持续时间较短，镇痛效力约为吗啡的100倍，是目前镇痛作用最强的药物之一。可用于各种剧痛；可作为麻醉辅助用药；与氟哌啶合用有安定镇痛作用，用于大面积换药、进行小手术和各种内窥镜检查等。禁用于重症肌无力、支气管哮喘。

**3. 二氢埃托啡**（dihydroetorphine）

本药是镇痛作用最强、用量最小的镇痛药。对呼吸抑制作用相对较小。一般剂量下对循环系统功能影响很小。并兼有镇静、催眠和解痉作用。二氢埃托啡口服无效，舌下给药起效快（10～15min），肌注 10min 后起效，持续 3～4h。临床用于治疗各种剧痛，包括对吗啡、哌替啶等镇痛药无效者。也可用于成瘾脱毒时的替代药物。不良反应一般不明显，有时可引起头晕、恶心、多汗、乏力等。连续多次用药可产生耐受性和成瘾性。脑外伤、神志不清或肺功能不全者禁用。

**4. 阿法罗定**（alphaprodine）

其镇痛作用比吗啡快，但持续时间短，效力不如哌替啶。用于手术及术后短时间止痛，也可与阿托品合用于内脏绞痛的止痛。

**5. 美沙酮**（methadone）

其镇痛效力与吗啡相等或略强，适用于各种剧痛，也用于阿片、吗啡、海洛因成瘾者的脱毒治疗。

**6. 喷他佐辛**（pentazocine）

喷他佐辛是苯丙吗啡烷类衍生物，是吗啡受体的部分激动剂。镇痛效力为吗啡的 1/3，呼吸抑制作用约为吗啡的 1/2，临床常用于慢性疼痛患者，增加剂量至 30mg 以上，呼吸抑制程度并不随剂量增大而加重。喷他佐辛成瘾性很小，是普通药品。

常见不良反应有镇静、眩晕、恶心、出汗。剂量增大能引起呼吸抑制、血压升高、心率增快等。

**7. 曲马朵**（tramadol）

镇痛强度与喷他佐辛相当，无呼吸抑制作用，耐受性和成瘾性较低。临床用于手术及晚期肿瘤疼痛的治疗。常见不良反应为眩晕、恶心、呕吐和出汗等。

**【处方分析】**

鲁××，女性，32 岁，诊断为胆绞痛，分析以下处方是否合理？为什么？

R：①盐酸哌替啶注射液　50mg×1 支

用法：50mg　im

②硫酸阿托品　0.5mg×1 支

用法：0.5mg　im

**分析**　此处方合理。对胆绞痛患者的治疗，单用哌替啶止痛会因其兴奋胆管括约肌、升高胆内压而影响（减弱）止痛效果；若单用阿托品止痛，其解痉止痛效果较差（对括约肌松弛作用不恒定）。两者合用可取长补短，既解痉又止痛，可产生协同作用。

## 三、其他镇痛药

**1. 罗通定**（rotundine，颅痛定）

罗通定为延胡索乙素的左旋体，镇痛作用弱于哌替啶而强于解热镇痛药，镇静、催眠作用显著。其作用机制可能与促进脑啡肽和内啡肽的释放有关，与阿片受体无关，无药物依赖性。临床主要用于慢性钝痛和内脏痛，特别适用于因疼痛而失眠的病人，对创伤、手术及晚期肿瘤疼痛的疗效较差。

**2. 纳洛酮** （naloxone）

其化学结构与吗啡相似，对四型阿片受体均拮抗，可全部阻断吗啡与阿片受体的结合。能迅速解除吗啡引起的呼吸抑制、血压下降等中毒反应。对正常人无药理作用，对阿片类药物成瘾者有催瘾作用，可诱发戒断症状。临床上主要用于解救吗啡中毒的呼吸抑制和中枢抑制症状，也适用于脑卒中、乙醇中毒、新生儿窒息、脊髓和脑创伤等。

同类药物还有纳曲酮（naltrexone）和纳美芬（nalmefene），这两药试用于阿片类成瘾戒毒后复吸的治疗，疗效有待进一步论证。

# 第七节　解热镇痛抗炎药

解热镇痛抗炎药是一类具有解热、镇痛，大多还有抗炎作用的药物，它们的化学结构不同于甾体激素，故又称为非甾体抗炎药（NSAIDs）。一般可分为非选择性前列腺素合成酶抑制剂及选择性前列腺素合成酶-2 抑制剂。

## 一、解热镇痛抗炎药共性

本类药物的化学结构虽然不同，但它们均有抑制前列腺素合成酶（COX），具有基本相似的药理作用：均能解热、镇痛，多数还能抗炎。

**1. 解热作用**

本类药物具有显著的解热作用，能使发热患者的体温恢复正常，对正常体温者无明显影响。其作用机制是：药物抑制前列腺素合成酶，使下丘脑前列腺素合成减少，使发热患者的体温调节点恢复到正常状态，从而使产热减少，散热增加，体温恢复正常。

**2. 镇痛作用**

本类药物对轻、中度钝痛有明显镇痛作用，具久用不产生耐受性和依赖性的特点。但对创伤性锐痛、内脏绞痛几乎无效。其作用部位主要在外周，通过抑制前列腺素合成酶，使外周前列腺素合成减少，使前列腺素的致痛作用及痛觉增敏作用减弱。

**3. 抗炎作用**

除苯胺类外，其他同类药物均有抗炎作用。抗炎作用并不针对病因，只是缓解炎症症状。前列腺素（PG）（特别是 $PGE_1$ 和 $PGE_2$）可致血管扩张和组织水肿，也与组胺、缓激肽、白三烯等协同致炎，本类药物抗炎机制与抑制 PG 合成有关，也可能与抑制某些细胞黏附分子的活性表达有关。

## 二、非选择性前列腺素合成酶抑制剂

**1. 水杨酸类——阿司匹林**（aspirin，乙酰水杨酸）

**【体内过程】**

口服易吸收，小剂量（1g 以下）阿司匹林，其代谢按一级动力学进行，$t_{1/2}$ 为 2～3h；但大剂量（1g 以上）时，其代谢转变为零级动力学进行，$t_{1/2}$ 延长为 15～30h。主要在肝内转化，代谢产物以水杨酸盐的形式存在，具有药理活性。代谢产物由肾排泄，尿液 pH 值的变化对水杨酸盐排泄量的影响很大，在碱性尿时排泄多，而在酸性尿时排泄少，故同时服用碳酸氢钠可促进其排泄，降低其血药浓度。可透过血脑屏障及胎盘屏障，可从乳汁排泄。

**【作用与应用】**

（1）解热镇痛　阿司匹林常单独应用或制成复方制剂，用于感冒、发热、头痛、牙痛、关节痛、神经痛、肌肉痛、痛经等。

（2）抗炎抗风湿　急性风湿性关节炎患者，服用本药24～28h内，临床症状缓解，血沉下降，因此，常作为诊断性用药和治疗。目前，阿司匹林是抗急性风湿性关节炎和类风湿关节炎的主要药物之一，大剂量（3～5g）为治疗类风湿关节炎的首选药。

（3）影响血栓形成　血栓素 $A_2$（$TXA_2$）是血小板聚集的诱导剂，而前列环素（$PGI_2$）则抑制血小板聚集，是 $TXA_2$ 的生理对抗剂。

小剂量阿司匹林（≤100mg/d），通过抑制前列腺素合成酶干扰了 $TXA_2$ 的生物合成，可影响血小板聚集对抗血栓形成，用于防治心肌梗死、冠心病、血小板聚集性病人及术后有静脉血栓形成倾向者。

但大剂量使用阿司匹林使 $PGI_2$ 合成减少，可促进凝血及血栓形成。因此，预防血栓形成，宜采用小剂量。

**【不良反应】**

短时用药不良反应少；抗风湿用量大、时间长，有一定不良反应。

（1）胃肠道反应　是最常见的不良反应，可出现恶心、上腹不适，诱发加重消化性溃疡，抗风湿剂量可刺激延髓催吐化学感受区引起恶心、呕吐。内源性 PG 对胃黏膜有保护作用，该反应与阿司匹林抑制 PGs 合成，使胃肠黏膜失去其保护作用有关。饭后服药可减轻反应。

（2）凝血障碍　一般剂量长期应用，可出现凝血时间延长，大剂量可抑制肝脏合成凝血酶原。可服用维生素 K 防治，定期检查凝血功能可防止全身出血倾向。

（3）过敏反应　少数患者可出现荨麻疹和血管神经性水肿等反应。罕见"阿司匹林哮喘"，临床表现凶险，服药数分钟即出现呼吸困难、喘息，严重者可致死，使用β受体激动剂平喘疗效差。据认为此症与本药抑制前列腺素合成酶，而脂氧酶活性相对升高，白三烯合成增加有关。

（4）水杨酸反应　大剂量反复用药可出现水杨酸反应，是中毒的表现。常出现头痛、头晕、恶心、呕吐、耳鸣、视力和听力减退，精神恍惚，甚至出现惊厥、昏迷。一旦发现应立即停药，对症处理，碱化尿液（静脉滴注碳酸氢钠）加速水杨酸排泄，给维生素 K 防止出血等。

（5）瑞夷（Reye）综合征　极少数病毒感染伴发热的儿童或青年应用阿司匹林后出现严重肝功能损害合并脑病，严重者可致死。其表现为短暂发热、惊厥、频繁呕吐、颅内压增高、昏迷、一过性肝功能异常等。故10岁以下患病毒感染的儿童忌用本药。

**【药物相互作用】**

（1）由于竞争血浆蛋白，乙酰水杨酸可增强下列药物的作用或毒性：双香豆素、甲苯磺丁脲、糖皮质激素类药物。

（2）因为竞争肾小管分泌，所以妨碍甲氨蝶呤从肾小管分泌，因而增强毒性；呋塞米（速尿）竞争肾小管分泌，使乙酰水杨酸的分泌减少，易蓄积中毒。

（3）与碱性药物合用（如氨茶碱、碳酸氢钠等）可促进排泄、降低疗效。

**2. 苯胺类——对乙酰氨基酚**（acetaminophen，扑热息痛）

**【体内过程】**

口服易吸收，主要在肝内转化，代谢产物从肾排出，血浆半衰期为2～4h。

【作用与应用】

本药是非那西汀有活性的体内代谢产物，解热镇痛作用缓和持久，几乎无抗炎作用，因无明显胃肠刺激作用，临床上主要用于解热镇痛，或与其他药组成感冒合剂。

【不良反应】

本药最大优点是对胃肠刺激性小；偶见皮疹等过敏反应；长期或大剂量使用，可产生依赖性、肾损害、高铁血红蛋白白血症；中毒可致肝坏死。

【药物相互作用】

长期饮酒或服用巴比妥类等肝药酶诱导剂的患者，长期超量使用本药，肝毒性明显增加；长期大量与阿司匹林或其他解热镇痛药合用时，可明显增加肾毒性。

**3. 其他类**

(1) 保泰松（phenylbutazone）

【体内过程】

为吡唑酮类衍生物。口服易吸收，血浆蛋白结合率高，$t_{1/2}$ 为 60h。进入关节组织的浓度高，维持时间也较长（3 周），主要在肝内代谢，代谢产物经肾排泄较慢，易蓄积增加毒性。

【作用与应用】

本药抗炎抗风湿作用强，解热镇痛作用较弱。临床上可用于风湿性关节炎及类风湿关节炎、强直性脊柱炎及急性痛风症的备选药物（大剂量可抑制肾小管对尿酸的再吸收）。

【不良反应】

不良反应多且严重，现临床已少用。主要不良反应有胃肠刺激明显；水钠潴留；过敏反应（严重者可产生剥脱性皮炎、粒细胞减少、再生障碍性贫血）；肝肾损害；甲状腺肿大及黏液性水肿等。

氨基比林及羟布宗也同属吡唑酮类，均应毒性大，临床少用。

(2) 吲哚美辛（indomethacin，消炎痛）

【体内过程】

口服吸收迅速安全，与血浆蛋白结合率高。主要在肝内转化，代谢产物及部分原形主要经肾脏排泄，血浆半衰期 2～3h。

【作用与应用】

是最强的前列腺素合成酶抑制剂之一。解热、镇痛、抗炎作用强大，临床主要用于风湿性关节炎、类风湿关节炎、强直性脊柱炎的治疗，对癌症发热及其他不易控制的发热有效。

【不良反应】

不良反应多且严重，其中约 20% 用药者因不良反应而停药。常见恶心、呕吐、诱发加重溃疡等消化道症状；头痛、眩晕发生率可达 15%～25%，偶见精神异常；过敏反应中，皮疹较常见。有报道可引起造血功能抑制，如粒细胞减少、再生障碍性贫血，现已少用。

舒林酸也是吲哚衍生物，其作用应用均与吲哚美辛相似。

(3) 布洛芬（ibuprofen）

【体内过程】

布洛芬是苯丙酸的衍生物。口服吸收安全，血浆蛋白结合率高达 99%，血浆半衰期为 2h。主要在肝内转化，代谢产物经肾脏排泄。

【作用与应用】

解热、镇痛、抗炎作用强大，主要用于风湿性关节炎及类风湿关节炎，也可用于发热病人及体表疼痛。

【不良反应】

不良反应发生率低，少数患者可出现过敏反应、血小板减少、视力模糊，一旦出现视力障碍应停药。

同类药还有萘普生、酮洛芬、吡洛芬等。

此外，双氯芬酸、甲芬那酸、吡罗昔康等均属非选择性前列腺素合成酶抑制剂，可选择性用于解热、镇痛及抗炎。

【处方分析】

叶×× 男 60岁 长期服用氢化可的松仍不能控制风湿性关节炎，分析如下处方是否合理用药，为什么？

R：阿司匹林片剂：0.5g×36片

用法：0.5g/次 po tid

分析 属不合理用药。①阿司匹林要使用大剂量才能发挥抗炎作用，对风湿性关节炎的用量为每日3～5g，该处方剂量太小。②治疗风湿性关节炎首先选用非甾体类抗炎药，不能控制时再选用甾体类抗炎药。而此患者已用甾体类抗炎药不能控制症状，再使用非甾体类抗炎药治疗意义不大。

### 三、选择性前列腺素合成酶-2抑制剂

选择性前列腺素合成酶-2抑制剂常用药物有美洛昔康、塞来昔布、尼美舒利。

**1. 美洛昔康**（meloxicam）

新型非甾体类抗炎药，是长效的COX-2抑制药，对各靶器官COX-2抑制作用比COX-1强10倍以上。$t_{1/2}$长达22h，每日1次用药即可维持疗效。主要用于风湿性关节炎、类风湿关节炎、神经炎、软组织炎的治疗。长期应用胃黏膜损伤及胃肠出血发生率远低于萘普生和双氯芬酸缓释片。

**2. 尼美舒利**（nimesulide）

口服吸收迅速完全，蛋白结合率高，$t_{1/2}$为2～3h。新型非甾体类抗炎药，具有抗炎、解热和镇痛作用，对COX-2的选择性抑制作用最强，因此，抗炎作用强，副作用较小。常用于骨关节炎、类风湿关节炎、牙痛和腰腿痛的治疗。偶有胃肠道反应，轻微而短暂。

### 四、抗痛风药

**1. 秋水仙碱**（colchicine）

秋水仙碱对急性痛风性关节炎有选择性消炎作用。这与其抑制中性粒细胞的浸润和吞噬功能，抑制前列腺素和白三烯等炎症介质的释放有关。用药后数小时，关节炎症状消退。但本药不影响尿酸的生成、溶解及排泄，故对慢性痛风无效。

秋水仙碱还可用于恶性肿瘤的治疗。且近年发现，秋水仙碱可用于治疗肝硬化、顽固性椎间盘病导致的慢性疼痛。

不良反应较多，其中消化道反应最常见。中毒时可出现出血性胃肠炎、神经系统症状、骨髓抑制、肾损害等，应避免大剂量或长期使用。

**2. 丙磺舒**（probenecid）

丙磺舒经肾小球滤过后主要通过肾脏的近曲小管主动重吸收。由于共用载体，可竞争性抑制尿酸的重吸收，加速尿酸排泄。常用于慢性痛风的治疗。

**3. 别嘌醇**（allopurinol）

别嘌醇可经肝脏转化为别黄嘌呤，两者均可抑制黄嘌呤氧化酶，从而抑制尿酸生成。

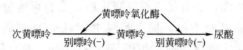

不良反应少，偶见胃肠反应、皮疹、粒细胞减少及转氨酶升高等。

**4. 苯溴马隆**（benzbromarone）

本品为强力促尿酸排泄药，能抑制近曲小管对尿酸的重吸收，而加速尿酸排泄，降低血尿酸浓度。适用于反复发作的痛风性关节炎伴高尿酸血症及痛风石患者。

用药期应定期查血常规，少数病人在用药3个月后出现粒细胞减少。

# 第八节　中枢兴奋药

中枢兴奋药系指能选择性地兴奋中枢神经系统，促进中枢神经系统功能的一类药物，可分为主要兴奋大脑皮质的药物、主要兴奋延脑呼吸中枢的药物及促进大脑功能恢复的药物。

## 一、主要兴奋大脑皮质的药物

**1. 咖啡因**（caffeine，咖啡碱）

【药理作用】

咖啡因主要来源：咖啡豆、茶叶，本品能兴奋大脑皮质。

（1）小剂量（50～200mg）　兴奋大脑皮质，使精神振奋、思维敏捷、消除瞌睡、工作效率提高。

（2）较大剂量（200～500mg）　直接兴奋呼吸和血管运动中枢，使呼吸加深加快、血压升高。

（3）中毒量（1000mg以上）　兴奋脊髓，可见躁动不安、失眠、呼吸加快、心动过速、肌肉抽搐和惊厥等。

此外，尚有兴奋心脏、扩张冠脉血管、收缩脑血管及利尿作用。

【临床应用】

临床上用于解除中枢抑制状态，如传染病或镇静催眠药等中枢抑制药中毒引起的昏睡，以及呼吸和循环抑制；与麦角胺配伍用于治疗偏头痛；与解热镇痛药配伍治疗感冒、头痛等。

**2. 哌醋甲酯**（methylphenidate，利他林）

对大脑皮质和皮质下中枢有轻微兴奋作用，振奋精神，缓解抑郁状态，减轻疲乏感，可产生轻度欣快感和轻度食欲缺乏；较大剂量兴奋呼吸中枢；中毒剂量引起惊厥。其作用机理与促进脑内单胺类神经递质如NA和DA的释放，以及抑制它们的摄取有关。临床主要用于儿童多动症、小儿遗尿症、轻度抑郁症及中枢抑制药中毒等。

可引起失眠、易激动、体重减轻和儿童生长发育延缓，长期服用可产生耐受性和依赖性。

## 二、主要兴奋延脑呼吸中枢的药物

**1. 尼可刹米**（nikethamide，可拉明）

**【药理作用】**

本品主要是改善呼吸功能：①直接兴奋呼吸中枢；②也可通过刺激颈动脉体和主动脉弓的化学感受器，反射性兴奋呼吸中枢，提高呼吸中枢对 $CO_2$ 的敏感性，使呼吸加深加快。作用温和，安全范围大，一次静脉注射作用维持 5～10min。对血管运动中枢也有一定兴奋作用。

**【临床应用】**

临床主要用于各种原因引起的呼吸抑制，对肺心病引起的呼吸衰竭及吗啡中毒引起的呼吸抑制疗效较好。

**【不良反应】**

过量可出现血压上升，心动过速，出汗，恶心，呕吐，震颤、肌强直，甚至发生惊厥。

**2. 洛贝林**（lobeline，山梗菜碱）

本品水溶液遇光、热易分解变色，应避光贮藏。

**【药理作用】**

本品通过刺激颈动脉体和主动脉弓的化学感受器，反射性地兴奋呼吸中枢。其作用短暂（维持数分钟）。由于安全范围大，不易引起惊厥。

**【临床应用】**

临床上常用于治疗新生儿窒息（首选）、小儿感染性疾病引起的呼吸衰竭、一氧化碳中毒等。

**【不良反应】**

较大剂量可兴奋迷走神经中枢，致心跳慢、传导阻滞（兴奋迷走神经）；过量可致心动过速（兴奋神经节）。

**3. 二甲弗林**（dimefline，回苏灵）

直接兴奋呼吸中枢，作用强（强于贝美格，比尼可刹米强 100 倍）起效快，维持时间短（2～4h）。可用于中枢性呼吸抑制；对肺性脑病有较好的促苏醒作用。

本品安全范围小，过量易引起惊厥，静注宜慢。吗啡中毒者慎用，因中毒量吗啡诱发惊厥，孕妇禁用。

**4. 贝美格**（bemegride，美解眠）

直接兴奋呼吸中枢，作用比较迅速，维持时间短，主要用于催眠药等中枢抑制药的中毒解救。

选择性低，安全范围小，过量或注射速度过快可致惊厥，应严格控制剂量和给药速度。

**【处方分析】**

黄×× 女 4岁 因感染性肺炎合伴呼吸衰竭，使用洛贝林效果不理想改用以下处方，试分析是否合理？

R：二甲弗林注射液 8mg×1 支

| | | |
|---|---|---|
| 用法：5%葡萄糖注射液 | 500ml | iv gtt（慢！） |
| 二甲弗林注射液 | 8mg | |

**分析** 不合理。因为该患儿的呼吸衰竭由肺炎引起，一般会伴有高热，并容易并发惊厥。二甲弗林虽然兴奋呼吸中枢的作用强，但也容易引起惊厥，一般不宜用于该类患儿。单用洛贝林效果不理想，可考虑与尼可刹米交替使用，或采用人工呼吸机维持呼吸。

### 三、促进大脑功能恢复的药物

**1. 吡拉西坦**（piracetam，脑复康）

系 GABA 的衍生物。能促进大脑对葡萄糖、氨基酸、磷脂的利用，增加 ATP、蛋白质合成。动物试验显示，能提高学习能力，延缓缺氧性记忆障碍的产生。

临床用于脑外伤后遗症、阿尔茨海默病、酒精中毒、脑动脉硬化、药物及一氧化碳中毒所致思维和记忆障碍、儿童智能低下等。偶见口干、失眠、食欲低下、呕吐等不良反应。

**2. 甲氯芬酯**（meclofenoxate，氯酯醒）

作用于大脑皮质，促进脑细胞氧化还原代谢，增加对糖的利用，提高神经细胞的兴奋性。对中枢抑制状态患者的兴奋作用更明显。临床用于颅脑外伤性昏迷、中毒或脑动脉硬化引起的意识障碍、儿童精神迟钝、阿尔茨海默病、新生儿缺氧及小儿遗尿症。为避免失眠，应上午服用。

**3. 胞磷胆碱**（citicoline，胞二磷胆碱）

本品作为辅酶参与组织代谢，兴奋网状上行激动系统，增加脑组织血流量，对大脑功能恢复和促进苏醒有一定用。临床主要用于急性颅脑外伤和脑手术后的意识障碍，也试用于脑梗死、药物急性中毒、严重感受染所致的意识障碍。有癫痫病史者禁用，脑内出血的急性期不宜使用。

# 第四章

# 内脏系统药理

 **教学要求** ▶▶

1. 掌握三类利尿剂的作用部位与对血钾的影响；常用抗心律失常药的作用、临床应用及不良反应；四类一线降血压药物的药理作用、作用机制与临床应用；三类常见抗心绞痛药的分类及代表药；β受体阻断剂抗心绞痛的药理学基础；强心苷的作用、应用、不良反应及防治；肝素与香豆素类抗凝血药的区别；常用平喘药的作用与应用；抗消化性溃疡药的分类及代表药。

2. 熟悉呋塞米、氢氯噻嗪的作用、应用及主要不良反应；抗心律失常药的基本作用、分类及其代表药物；常用抗高血压药物的分类及代表药；硝酸甘油、普萘洛尔、硝苯地平的抗心绞痛作用、应用及不良反应；利尿剂和血管紧张素转换酶抑制药在抗慢性心功能不全中的应用；铁制剂、叶酸和维生素 $B_{12}$ 的作用与应用；各类平喘药的作用机制；$H_1$、$H_2$ 受体阻断药的代表药物的作用与应用；缩宫素、麦角新碱的作用、应用、不良反应。

3. 了解螺内酯、甘露醇的作用及用途；心律失常的形成机制及不同类型心律失常的选药原则；调血脂药的作用特点及应用；非强心苷类正性肌力药和其他抗慢性心功能不全药的作用特点；链激酶及尿激酶的溶栓作用及应用；镇咳药、祛痰药的作用与应用；助消化药、止吐药、止泻药、泻药的作用及用途。

 **教学重点** ▶▶

1. 三类利尿剂的作用部位及对血钾的影响。

2. 常用抗高血压药物的分类及代表药，尤其是一线降压药。

3. 三类常见抗心绞痛药的分类及代表药；β受体阻断剂抗心绞痛的药理学基础。

4. 强心苷的作用、应用、不良反应及防治。

5. 肝素与香豆素类抗凝血药的区别。

6. 常用平喘药的作用与应用。

7. 抗消化性溃疡药的分类及代表药。

# 第一节 利尿药与脱水药

## 一、利尿药

利尿药是作用于肾脏，增加电解质和水的排出，使尿量增多的药物，主要用于消除心、肝、肾疾病或其他原因引起的水肿、高血压及心功能不全等。目前常用的利尿药大多数是通过抑制肾小管重吸收，而产生利尿作用（图4-1）。

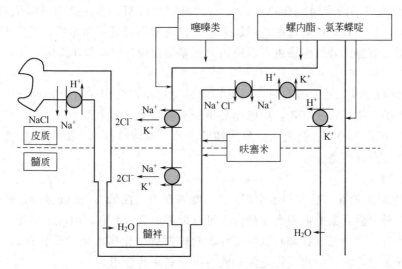

图4-1 肾小管各段功能和利尿药作用部位

### （一）利尿药的分类

（1）强效利尿药 抑制髓袢升支粗段对 $Cl^-$、$Na^+$ 的再吸收，使肾的稀释和浓缩功能均降低，产生强的利尿作用；主要有呋喃苯胺酸、利尿酸、布美他尼等。

（2）中效利尿药 抑制远曲小管的近端对 $Cl^-$、$Na^+$ 的再吸收，使肾的稀释功能降低，产生中等强度的利尿作用；主要有氢氯噻嗪等。

（3）弱效利尿药 作用于远曲小管、集合管；对抗醛固酮的作用或抑制 $K^+$-$Na^+$ 交换，排钠留钾而致较弱的利尿作用。主要有螺内酯、氨苯蝶啶。

### （二）常用的利尿药

**1. 高效利尿药**

（1）呋塞米（furosemide，速尿，呋喃苯胺酸）

**【体内过程】**

口服30min生效，2h达高峰，维持6～8h；静注后几乎立即生效，30min血药浓度达高峰，维持2～4h。

**【药理作用】**

本品利尿作用迅速、强大。作用部位在髓袢升支粗段，选择性地抑制NaCl的重吸收，降低肾脏的稀释和浓缩功能，又称髓袢利尿药。用药后尿量明显增加，$Na^+$、$Cl^-$ 排出明显增多。NaCl重吸收减少后，远曲小管液中 $Na^+$ 浓度升高，促进 $Na^+$-$K^+$ 交换，使尿中 $K^+$ 排出明显增多。呋塞米能抑制血管内PG分解酶，使 $PGE_2$ 含量增加，能扩张小动脉，降低肾血管阻力，增加肾血流量 30%。

【临床应用】

① 治疗严重水肿　可用于心、肝、肾性严重水肿及对其他利尿药无效的水肿。

② 治疗急性肺水肿和脑水肿　通过强大的利尿作用，可迅速降低血容量，使回心血量减少，左心室充盈压降低；同时扩张小动脉，降低外周阻力，减轻心脏后负荷，从而迅速消除由左心衰竭所引起的肺水肿。静注可作为肺水肿的首选药。由于大量排水，血液浓缩，血浆渗透压增高，也有助于消除脑水肿，降低颅内压。

③ 防治急性肾功能衰竭　在急性肾功能衰竭的少尿期，静注给药可降低肾血管阻力，增加肾血流量，提高肾小球滤过率，增加尿量，以防肾小管萎缩和坏死，可防止急性肾功能衰竭。也用于甘露醇无效的少尿患者。应用大剂量治疗慢性肾功能不全时，可产生明显利尿作用。

④ 加速毒物排泄　强大的利尿作用可加速毒物排出，常用于药物和食物中毒。仅对以原形自肾排泄的药物或毒物有效，如巴比妥类及水杨酸类药物中毒。

⑤ 其他　可作为心衰、高血压危象的辅助治疗。输液时排 $K^+$ 和排 $Ca^{2+}$ 作用增强，故可用于高钙血症及高钾血症。

【不良反应】

① 水、电解质紊乱（过度利尿引起）　主要表现为"四低"：低血容量、低钾血症、低钠血症和低氯碱血症，其中低钾血症最为多见（低钾血症：恶心、呕吐、腹胀、肌无力、心律失常等；此外，增加强心苷对心脏的毒性、对晚期肝硬化病人诱发肝昏迷），如长期应用还可发生低镁血症，注意给病人补充钾盐或与保钾利尿药合用。

② 耳毒性　为最严重的不良反应，与剂量有关。表现为耳鸣、眩晕、听力下降或暂时性耳聋，当大剂量快速注射或肾功能不全时更易发生，避免与具有耳毒性的氨基糖苷类抗生素合用。

③ 高尿酸血症　本品可抑制尿酸排泄，长期应用可导致高尿酸血症而诱发痛风，与甲氨蝶呤合用可减少此不良反应的发生。

④ 其他　可引起胃肠反应如恶心、呕吐、腹胀、上腹痛、胃肠道出血等；皮疹、粒细胞减少等过敏反应；动物试验发现有致畸作用，故妊娠期妇女不宜用。

禁忌证：a. 禁用于本品或磺胺过敏者，无尿、肝昏迷、低钾、脱水患者及妊娠期妇女等；b. 慎用于老人，肝硬化、肾病综合征、心源性休克伴有急性心肌梗死患者及有痛风病史的患者。

【药物相互作用】

① 肾上腺素、盐皮质激素、促肾上腺皮质激素及雌激素能降低本药的利尿作用，并可增加低钾血症的发生机会。

② 非甾体类抗炎药能降低本药的利尿作用，肾损害机会也增加。

③ 与两性霉素、头孢霉素、氨基糖苷类等抗生素合用，肾毒性和耳毒性增加。

④ 与巴比妥类药物、麻醉药合用，易引起体位性低血压。

⑤ 与口服抗凝血药合用增强抗凝作用。

⑥ 增强心脏对强心苷类药物的敏感性，易引起中毒。

（2）布美他尼（bumetanide，丁苯氧酸）

本品作用和应用与呋塞米相似，但作用比呋塞米强 40～50 倍，为目前最强的利尿药。

还具有用量少、口服吸收快而完全、起效快、不良反应较少等特点。

**2. 中效利尿药**

噻嗪类（thiadiazides）是临床常用的一类口服利尿药，有氢氯噻嗪（hydrochlorothiaz-ide，双氢克尿塞）、氢氟噻嗪（hydroflumethiazide）和环戊甲噻嗪（cyclopenthiazide）等。氯噻酮（chlorthalidone，氯肽酮）为非噻嗪类结构药物，但药理作用与噻嗪类相似。

**【药理作用】**

（1）利尿作用　主要作用部位是在远曲小管近端，干扰 $Na^+$-$Cl^-$ 共同转运系统，抑制 NaCl 的再吸收而产生利尿作用。尿中除含有较多的 $Cl^-$ 和 $Na^+$ 外，$K^+$ 的排出也增加。本品利尿作用温和，用于消除各型水肿，其中对轻、中度心性水肿疗效较好。

（2）抗利尿作用　能减轻尿崩症患者的口渴感和饮水量，使尿量明显减少。其机制：①抑制磷酸二酯酶，增加远曲小管和集合管细胞内 cAMP 的含量，提高对水的通透性，对原尿重吸收增加，尿量减少；②NaCl 排出增加，血浆渗透压下降，减轻口渴感，饮水量减少，尿量减少。

（3）降血压　是重要的抗高血压药物，详见本章第二节。

**【临床应用】**

（1）消除水肿　一般的心、肝、肾性水肿

（2）尿崩症　常用于肾性尿崩症；对中枢性尿崩症，常用加压素治疗，噻嗪类可作为辅助治疗。

（3）高血压　一线抗高血压药。

（4）特发性高尿钙症和钙结石。

**【不良反应】**

（1）水电解质紊乱　长期使用可出现"三低"现象：低血钾、低血钠、低氯碱血症。

（2）高尿酸血症　本药可使尿酸排出减少引起高尿酸血症，诱发痛风。

（3）升高血糖　因抑制胰岛素 B 细胞分泌功能，久用导致血糖升高。

（4）其他　可引起高血脂和过敏反应，如光敏性皮炎、血小板减少、溶血性贫血等，少数人可出现胃肠反应。

禁忌证：糖尿病及痛风病人，有肝肾功能不良、心律失常病史者慎用；无尿、轻度妊娠水肿、胰腺炎、红斑狼疮病人禁用。

**3. 弱效利尿药**

（1）螺内酯（spironolactone，安体舒通）

**【作用与应用】**

本品化学结构与醛固酮相似，作用在远曲小管和集合管上与醛固酮竞争醛固酮受体，抑制醛固酮调节的 $K^+$-$Na^+$ 交换，表现为排钠留钾作用。利尿作用弱、慢、持久。用于与醛固酮升高有关的顽固性水肿，如肝硬化或肾病综合征患者。由于利尿作用弱，常与噻嗪类或高效利尿药合用，既能增强利尿效果，又可防止低钾血症。此外，临床上也用于诱导排卵和治疗痤疮等。

**【不良反应】**

长期应用可引起高钾血症。少数人会出现头痛、嗜睡、皮疹，有性激素样作用，可引起妇女多毛症、月经周期紊乱、男性乳房发育等，停药后可自行消失。此药为留钾利尿药，长期用药的病人应注意观察高血钾的临床表现，如心率减慢、心律失常、嗜睡等，肾功能不良及高血钾者禁用。服此药有较明显嗜睡症状的病人，不要驾车、高空作业或操作有危险的机器。

（2）氨苯蝶啶（triamterene，三氨蝶啶）和阿米洛利（amiloride，氨氯吡咪）

两药也作用在远曲小管和集合管，但与螺内酯利尿机制不同，是直接阻断 $Na^+$ 通道，减少 $Na^+$ 的再吸收而呈现利尿。并使 $K^+$ 的分泌减少。此作用与醛固酮无关。两药口服吸收迅速、作用维持时间长，不良反应较少。因利尿作用弱，常与中效或强效利尿药合用治疗各种顽固性水肿，并能对抗其他利尿药的排钾等不良反应。

偶见嗜睡、恶心、呕吐、腹泻和皮疹，长期服用均可引起高钾血症，不宜与螺内酯合用。肾功能不全者慎用，高钾血症者禁用。氨苯蝶啶还可抑制二氢叶酸还原酶，引起巨幼红细胞性贫血。

**【处方分析】**

萧×× 女 46岁 因患心衰、肾功能不全、尿少，合并泌尿系统感染。处方如下，分析是否合理用药，为什么？

R：① 硫酸庆大霉素注射液　8万单位×6支

用法：8万单位/次　im　bid

② 呋塞米注射液　　　　　　20mg ┐
5%葡萄糖氯化钠注射液　　　500ml ┘ ×3

用法：1次/d　iv gtt

**分析**　此处方属不合理用药。①呋塞米具有耳毒性，庆大霉素也有耳毒性，两药禁止配伍，否则会引起严重的听力障碍。②庆大霉素可损害肾功能，老年人慎用，肾功能不良者禁用。

## 二、脱水药

脱水药是能迅速提高血浆渗透压使组织脱水的药物。由于有渗透利尿作用，又称渗透性利尿药。静脉给药后可在血浆、肾小球滤过液和肾小管腔液中形成高渗透压，而产生脱水和利尿作用。脱水药的特点是：①在体内不被或少被代谢；②易经肾小球滤过；③不易被肾小管重吸收；④不易从血管透入组织液。常用的脱水药有甘露醇、山梨醇和高渗葡萄糖等。

**1. 甘露醇**（mannitol）

**【药理作用】**

（1）脱水作用　20%的高渗液静脉给药，迅速提高血浆和肾小管腔液的渗透压，可使组织内、脑脊液或房水中过多的水转移至血管内而呈现脱水作用。

（2）利尿作用

① 由于脱水作用，能增加血容量，使肾小球滤过率增加，尿量增加。

② 由于肾小管液渗透压升高，间接减少髓袢升支对 NaCl 的再吸收。

**【临床应用】**

（1）治疗脑水肿　可降低颅内压，是安全有效的首选药。

（2）青光眼　可用于青光眼术前，以降低眼内压。

（3）防治急性肾衰竭和促进某些药物从尿中排出，如巴比妥类、水杨酸类中毒。

**【不良反应】**

注射过快可引起一过性头痛、眩晕和视力模糊等。有报道甘露醇静滴速度过快、用量过大时，可致急性肾功能损害甚至肾衰。

由于增加血容量，加重心脏负担，故心功能不全、肺水肿及颅内有活动性出血者禁用。

**【注意事项】**

（1）快速足量才能发挥高渗脱水作用（250ml 应于 20～30min 内注完）。

（2）多次或反复应用脱水药的病人，注意电解质紊乱，以免发生低血钾、低血钠和过度脱水。

**2. 山梨醇**（sorbitol）

山梨醇是甘露醇的同分异构体，常用 25％的水溶液，其作用、用途和不良反应等均与甘露醇相似。但由于山梨醇进入人体后，部分经肝转化为果糖而影响其脱水作用，故疗效不如甘露醇。适于治疗脑水肿及青光眼患者，也可用于心肾功能正常的水肿少尿患者。

**3. 葡萄糖**（glucose）

葡萄糖作为脱水药，常用其 50％的高渗溶液，静脉注射时可产生脱水及渗透性利尿作用，但部分葡萄糖从血管弥散到组织中，并易被代谢，故维持时间短。单独用于脑水肿时可有反跳现象，一般与甘露醇交替使用，用于治疗脑水肿。

# 第二节　抗高血压药

## 一、抗高血压药物的分类

抗高血压药是一类能控制血压，减轻靶器官损害的药物。合理应用抗高血压药物，不仅能控制血压，还能减少或防止心、脑、肾等并发症的发生，延长寿命，提高生存质量，降低死亡率。多数高血压患者需长期服药以控制症状。若能配合低盐饮食、禁烟、限酒、控制体重等非药物治疗措施，可取得更好的效果。

根据抗高血压药的作用部位及作用机制，可将其分为六类（表 4-1）。目前我国临床常用的一线抗高血压药包括：中效利尿药、β 受体阻断药、钙拮抗药、血管紧张素 I 转化酶抑制药（ACEI），第二代中枢性交感神经抑制药莫索尼定、血管紧张素 II 受体阻断药也有良好降压效果。

表 4-1　抗高血压药的分类

| 药 物 分 类 | 常 用 药 物 |
|---|---|
| 1　中效利尿药 | 氢氯噻嗪、吲达帕胺 |
| 2　钙拮抗药 | 硝苯地平、氨氯地平 |
| 3　交感神经抑制药 | |
| 　3.1　中枢性交感神经抑制药 | 可乐定、莫索尼定 |
| 　3.2　神经节阻断药 | 美加明 |
| 　3.3　去甲肾上腺素能神经末梢抑制药 | 利血平 |
| 　3.4　肾上腺素能受体阻断药 | |
| 　　3.4.1　α₁ 受体阻断药 | 哌唑嗪 |
| 　　3.4.2　β 受体阻断药 | 普萘洛尔、美托洛尔 |
| 　　3.4.3　α 和 β 受体阻断药 | 拉贝洛尔 |
| 4　ACEI | 卡托普利、依那普利 |

续表

| 药 物 分 类 | 常 用 药 物 |
|---|---|
| 5 血管紧张素Ⅱ受体阻断药 | 氯沙坦、缬沙坦 |
| 6 血管扩张药 | |
| 6.1 直接扩张血管药 | 肼屈嗪、硝普钠 |
| 6.2 钾通道开放药 | 二氮嗪、米诺地尔 |

## 二、常用抗高血压药

### 1. 中效利尿药

（1）氢氯噻嗪（hydrochlorothiazide）

**【作用机制】**

用药初期主要通过排钠利尿造成体内钠、水负平衡，使细胞外液和血容量下降而降压。

长期用药的降压机制是：①因排钠而降低小动脉壁细胞内 $Na^+$ 的含量，并通过 $Na^+$-$Ca^{2+}$ 交换机制，使血管平滑肌细胞内 $Ca^{2+}$ 减少，血管平滑肌松弛；②降低血管平滑肌细胞对去甲肾上腺素等缩血管物质的敏感性；③诱导动脉壁产生扩血管物质，如激肽、前列腺素等。限制钠盐摄入量，能增强其降压效果。

**【作用特点】**

① 口服有效，降压作用缓慢、温和、持久。

② 可增强其他类降压药的降压作用，消除其他降压药引起的水钠潴留。

③ 用药后期的血容量和心输出量皆趋正常。

④ 长期应用不发生耐受性。

**【临床用途】**

① 常作为"基础降压药"，与其他降压药合用，治疗中、重度高血压病。

② 单用可治疗轻度高血压。

③ 为低肾素高血容量型高血压的首选药。

**【不良反应】**

见本章第一节。

（2）吲哒帕胺（indapamide）

吲哒帕胺为非噻嗪类吲哚衍生物。口服吸收完全，半衰期 13h，主要经肝代谢。

**【作用与应用】**

本品为新型强效、长效抗高血压药，具有利尿和钙拮抗作用，对血管平滑肌有较高选择性，使外周血管扩张，血压下降，降压机制主要为抑制血管平滑肌 $Ca^{2+}$ 内流。利尿作用弱，不引起直立性低血压、潮红和心动过速等。

临床适用于Ⅰ、Ⅱ级高血压，尤其是伴有肾功能不全、糖尿病及高脂血症的高血压患者。可与 β 受体阻断药合用。

**【不良反应】**

可有上腹不适、恶心、食欲减退、头痛、嗜睡、腹泻、皮疹等，长期应用可使血钾降低。严重肝、肾功能不全者慎用。

### 2. 钙拮抗药

钙拮抗药可选择性地阻滞电压依赖性钙通道，抑制 $Ca^{2+}$ 内流，松弛血管平滑肌，降低外周阻力，降低血压。降压的同时不降低重要器官的血流量，不引起脂质代谢紊乱及葡萄糖耐受性的改变。用于治疗高血压的主要有硝苯地平、尼群地平、氨氯地平、非洛地平等。

（1）硝苯地平（nifedipine）

【体内过程】

硝苯地平属于二氢吡啶类钙拮抗药。口服易吸收，1～2h 作用达高峰，持续 6～8h。舌下含化 5min 后显效。静注 10min 可使血压下降 21%～26%。主要在肝内代谢，其代谢物可随尿液排出体外，仅少量原形药物由肾排泄。

【药理作用】

通过抑制 $Ca^{2+}$ 的内流，产生如下作用。

① 抑制心脏　减少心输出量，有降血压作用。

② 舒张平滑肌　扩张外周血管，降低外周阻力，能明显降压；也能舒张支气管平滑肌。

③ 保护缺血心肌　能拮抗心肌缺血所出现的重要病理改变——钙超载，减少缺血心肌的损害，达到保护缺血心肌的目的。

【降压特点】

降压时不降低重要器官（肾、脑等）的血流量，不引起脂质代谢及葡萄糖耐受性的改变。降压作用快而强。此外，也可抑制内皮素诱导的肾血管的收缩，也有助于降压。

【临床应用】

可用于治疗Ⅰ、Ⅱ、Ⅲ级高血压，可单独使用，也可与利尿药及 β 受体阻断药合用。还可用于治疗心绞痛和心动过速。

【不良反应】

常见头痛、面部潮红、眩晕、心悸、踝部水肿、咳嗽等。其引起的踝部水肿为毛细血管前括约肌扩张，而不是水钠潴留所致，停药后可自行消退。偶见房室传导阻滞及心收缩性下降、低血压。硝苯地平短效制剂可能加重心肌缺血，长期大量应用能提高心性猝死率，故不宜用于伴心肌缺血的高血压患者，但其他钙拮抗药无此不良反应。此外，本药降压时可反射性引起心率加快、心排出量增加以及血浆肾素活性增高，与 β 受体阻断药合用可减轻不良反应。

【药物相互作用】

与苯妥英钠、洋地黄毒苷、奎尼丁及双香豆素等合用时，可竞争性地与血浆蛋白结合，应适当减少用量。西咪替丁可使硝苯地平血药浓度升高，合用时应减少用量。

（2）尼群地平（nitrendipine）

尼群地平选择性抑制血管平滑肌细胞 $Ca^{2+}$ 内流，也能舒张冠状血管。降压作用较硝苯地平温和、持久。不良反应少。临床适用于各型高血压，对高血压伴心绞痛者尤佳。与利尿药或 β 受体阻断药合用可增强疗效。

（3）氨氯地平（amlodipine）

本品通过阻滞 $Ca^{2+}$ 内流，选择性舒张血管平滑肌，降低外周阻力，对心脏的传导和收缩力均无影响。$t_{1/2}$ 长达 35～50h，口服生效缓慢，降压作用平稳，血压下降持续时间长，每日服药一次。长期应用肾血流量不降低，无直立性低血压、无钠水潴留、无耐受性。为目前常用抗高血压药。可用于高血压和缺血性心脏病的治疗。副作用较轻，主要为水肿、头晕、潮红、疲倦、心悸、恶心、腹痛和嗜睡。心力衰竭、肝功能不良者及儿童慎用。孕妇及哺乳期妇女禁用。

**3. 肾上腺素受体阻断药**

（1）$\alpha_1$ 受体阻断药——哌唑嗪（prazosin）

【体内过程】

哌唑嗪是人工合成的喹唑啉类衍生物。口服易吸收，2h 内血药浓度达峰值，生物利用度为 60%，半衰期为 2.5～4h，作用可持续 10h，与血浆蛋白结合率达 97%，主要在肝脏代谢。

【作用特点】

本品选择性地阻断突触后膜 $\alpha_1$ 受体，扩张小动脉及静脉血管，从而发挥中等偏强的降压作用。降压时不出现反射性交感神经兴奋引起的心率加快、心输出量增加、肾素释放和水钠潴留等反应。

【临床应用】

适用于各型高血压。单用治疗 Ⅰ、Ⅱ 级高血压，合用 $\beta$ 受体阻断药及利尿药可治疗重度高血压。也可用于难治性心力衰竭的治疗。

【不良反应】

首次给药 30～90min 可出现严重的直立性低血压、晕厥、心悸等，称为"首剂现象"，在立位、饥饿、低盐时尤易发生，发生原因与应用较大剂量引起强烈的容量血管扩张，回心血量明显减少，致心排出量锐减有关。避免方法：首次剂量减半为 0.5mg，并于睡前服。与 $\beta$ 受体阻断药合用，更易发生首剂现象，联合用药时应予注意。此外，尚有鼻塞、口干、眩晕、嗜睡等副作用，停药后可消失。

（2）$\beta$ 受体阻断药——普萘洛尔（propranolol）

【降压机制】

① 心脏 $\beta_1$ 受体阻断作用　心肌收缩力降低、心率减慢，心输出量减少，血压下降。

② 抑制外周交感神经突触前膜 $\beta_2$ 受体，从而抑制 NA 释放。

③ 阻断肾脏 $\beta_1$ 受体，抑制肾素分泌。

④ 中枢 $\beta$ 受体阻断作用　阻断下丘脑、延脑部位的 $\beta$ 受体，使外周阻力下降。

【作用与应用】

降压作用缓慢而持久，连续应用 2～3 周后，收缩压可下降 15%～20%，舒张压下降 10%～15%，直立、卧位降压作用相同。本药适用于 Ⅰ、Ⅱ 级高血压。对伴有心排出量多、肾素活性偏高者疗效较好；尤其适用于伴有心绞痛、心动过速及脑血管疾病的高血压患者。临床可单独应用，也可与利尿药或扩张血管药联合应用治疗 Ⅲ 级高血压，以提高疗效，相互抵消不良反应。

【不良反应】

① 诱发心衰、哮喘、窦性心律不齐、房室传导阻滞等，有上述症状者不宜应用。

② 普萘洛尔、可乐定、利血平、甲基多巴等均可引起精神抑郁，不宜合用；抑郁者忌用普萘洛尔。

③ 可引起脑血流量下降，对高龄者、有脑动脉硬化及以往有脑栓塞病史者应慎用或不用。

④ 可使外周血管收缩，对雷诺病等外周血管阻塞性疾病患者不宜用。

⑤ 长期服药时，不可突然停药，因易引起停药反应。

该类药物用于治疗高血压的还有选择性 $\beta_1$ 受体阻断药美托洛尔和阿替洛尔，其作用优于普萘洛尔。

（3）α 和 β 受体阻断药——拉贝洛尔（labetalol）

拉贝洛尔对 α、β 受体均有阻断作用，其中阻断 $β_1$、$β_2$ 受体的作用程度相似，对 $α_1$ 受体作用较弱，对 $α_2$ 受体无效。本药降压作用较强，起效快，用药后不引起心率增快，无严重不良反应。临床适用于高血压急症或高血压危象的治疗。对心肌梗死早期，可降低心肌壁张力而产生有益作用。

**4. 血管紧张素 I 转化酶抑制药**

血管紧张素 I 转化酶抑制药（ACEI）可抑制血管紧张素转化酶，减少血管紧张素 II 的生成，使血管扩张，血压下降，并逆转心血管重构。常用血管紧张素 I 转化酶抑制药包括卡托普利、依那普利、雷米普利、赖诺普利及培哚普利等。

（1）卡托普利（captopril）

卡托普利为第一代 ACEI。作用强，起效快，口服 15min 即可生效，1～2h 达高峰，持续 4～5h。

**【作用机制】**

① 抑制血管紧张素 I 转化酶，减少血管紧张素 II 的生成，降低外周阻力。

② 抑制醛固酮的分泌，减少水钠潴留，血容量减少。

③ 减少缓激肽（BK）的降解 BK 促进血管内皮舒张因子（NO）的释放，舒张血管；BK 促进前列腺素的合成，扩张血管。

**【药理作用】**

本药可抑制血管紧张素 I 转化酶，减少血管紧张素 II 的生成，使血管扩张，血压下降。与其他降压药相比，具有以下特点：①降压时不伴有反射性心率加快，且具有扩张肾血管增加肾血流量的作用；②长期服用无耐受性，不易引起电解质紊乱和脂质代谢障碍，可降低糖尿病、肾病和其他肾实质性损害患者肾小球损伤的可能性；③可防止和逆转高血压患者血管壁增厚和心肌细胞增生肥大，发挥直接及间接的心脏保护作用，同时改善高血压患者的生活质量，降低死亡率。

**【临床应用】**

① 高血压 适用于各型高血压，尤其对肾素活性高的高血压患者疗效好。对伴有慢性肾功能不全、充血性心力衰竭、冠心病和脑血管疾病的高血压患者均有良效。中、重度高血压可与利尿药合用，增加疗效，降低不良反应。

② 心力衰竭 通过扩张动脉和静脉，减轻心脏前后负荷，改善心功能，从而降低病死率。

**【不良反应】**

本药不良反应较少。

① 低血压 常见于初始用量过大时，宜从小剂量开始试用。

② 咳嗽 主要为频繁性干咳，常在用药后 1 周至 6 个月内出现，停药后可自行消失。

③ 部分可发生高血钾，偶有血管神经性水肿、中性粒细胞减少、蛋白尿等，肾功能不全者慎用。用药期间注意检查尿常规。

④ 久用可致血锌降低而引起皮疹、味觉和嗅觉缺损、脱发等，补充锌可以减轻此不良反应。且本药能影响胎儿发育，孕妇禁用。因食物可减少其吸收，宜空腹服药。

**【药物相互作用】**

① 与利尿药合用可增强降压效果，并减少锌的排泄，减少不良反应。

② 与地高辛合用可使地高辛的血药浓度升高。

③ 吲哚美辛、布洛芬、阿司匹林等非甾体抗炎药可减弱卡托普利的降压效果。

（2）依那普利（enalapril）

依那普利为不含巯基的强效 ACEI。口服吸收迅速。作用出现缓慢，但强而持久，降压作用约为卡托普利的 10 倍，可维持 24h 以上。主要用于各型高血压及心功能不全。不良反应与卡托普利相似但较少。因其化学结构不含巯基，故白细胞减少、蛋白尿、味觉障碍等不良反应均较少见。

### 5. 血管紧张素Ⅱ受体阻断药

血管紧张素Ⅱ受体阻断药通过阻断血管紧张素Ⅱ受体 1（$AT_1$），产生扩张血管、抑制醛固酮分泌、逆转心血管重构等作用。其作用较 ACEI 更强，对血管紧张素Ⅱ效应的拮抗作用更完全，且不抑制激肽酶，故无干咳等不良反应。

氯沙坦（losartan）

【作用与应用】

氯沙坦为强效选择性的 $AT_1$ 受体阻断药，降压作用平稳、持久，但起效缓慢，用药3～6 周可达最佳效果。基础血压越高降压幅度越大，停药后不易产生反跳现象。临床广泛用于治疗各级高血压；长期应用可抑制左室心肌肥厚和血管壁增厚。

【不良反应】

本药不良反应与 ACEI 相似，也可引起低血压、高血钾，并影响胎儿发育，但不引起刺激性干咳及血管神经性水肿。个别患者可出现胃肠道不适、头痛、头晕等。孕妇、哺乳期妇女禁用。

该类药物还有缬沙坦（valsartan）、伊贝沙坦（irbesartan）、坎地沙坦（candesartan）和替米沙坦（telmisartan）等。

【处方分析】

马×× 女 61岁 有高血压病史 10 余年，近日常出现头昏、头晕，测血压为 175/102mmHg，诊断为为原发性高血压，分析如下处方是否合理用药，为什么？

R：阿替洛尔片 12.5mg×30 片

用法：25mg/次 po tid

氨氯地平片 5mg×5 片

用法：5mg/次 po qd

依那普利片 5mg×15 片

用法：5mg/次 po tid

**分析** 此处方属合理用药。因为：①此三药联合应用可产生协同作用，减少各药的剂量；②此三药联合应用可减少药物的副作用，阿替洛尔可抵消氨氯地平心率加快的副作用；③此三药联合应用使血压下降比较平稳。

### 6. 血管扩张药

（1）直接扩张血管药

① 肼屈嗪（hydralazine，肼苯哒嗪）

【作用与应用】

可直接扩张小动脉平滑肌，使外周阻力降低，血压下降快而强。降压的同时能反射性兴奋交感神经，出现心率加快、心排出量增加、血浆肾素活性增高和水钠潴溜加重等不良反应，因此一般不宜单用，多在复方制剂中使用。

【不良反应】

常见头痛、体位性低血压、心悸、眩晕等，甚至诱发心绞痛和心力衰竭。大剂量（每日 400mg 以上）可引起全身红斑狼疮样综合征及类风湿关节炎，故每日剂量不得超过 200mg，并定期检查抗核抗体。

② 硝普钠（sodium nitroprusside）

硝普钠口服不吸收，需静脉滴注给药，30s 内起效，2min 达最大降压效应，停药后 5min 血压回升，调整静滴速度可使血压维持于所需水平。

【作用与应用】

在血管平滑肌内代谢产生一氧化氮（NO），后者激活鸟苷酸环化酶，促进 cGMP 的生成，从而产生血管扩张作用。

主要用于高血压危象、高血压脑病、恶性高血压及难治性心衰。

【不良反应】

常见呕吐、出汗、头痛、心悸等反应，均为血压过度降低所致。故静滴时应严格控制滴速，一般按每分钟 $3\mu g/kg$ 滴注，通过调整滴注速度，维持血压于所需水平。长期或大量应用可致血中氰化物蓄积中毒，应予注意，必要时用硫代硫酸钠防治。该药遇光易被破坏，故滴注的药液应新鲜配制并注意避光。

（2）钾通道开放药——二氮嗪（diazoxide）

二氮嗪能直接舒张血管平滑肌而降压，其降压机制部分是通过激活平滑肌细胞对 ATP 敏感的钾通道，促进钾外流，使胞膜超极化，钙通道失活，$Ca^{2+}$ 内流减少所致。临床上静脉注射用于高血压危象及高血压脑病。由于不良反应多，常被硝普钠替代。

**7. 其他交感神经抑制药**

（1）中枢性交感神经抑制药

① 可乐定（clonidine）

【作用与应用】

其降压作用通过激动延髓孤束核突触后膜 $\alpha_2$ 受体，从而降低外周交感神经张力；也可激动外周交感神经突触前膜的 $\alpha_2$ 受体，反馈性减少去甲肾上腺素的释放。

作用特点是：降压作用较快，中等偏强；降压的同时伴有心率减慢和镇静作用；降压时对肾血流无明显影响。

为二线抗高血压药，可用于中度高血压，尤其是伴有溃疡病、青光眼、肾功能不良患者及肾性高血压患者。一般口服给药，急进型高血压宜静注或肌注。

【不良反应】

常见口干、便秘，因为其作用于胆碱能神经突触前膜的 $\alpha_2$ 受体，减少乙酰胆碱的释放所致。镇静、嗜睡等是由于激动中枢的 $\alpha_2$ 受体所致。尚有头痛、腮腺痛、阳痿等。停药后多自行消失。久用可致水、钠潴留，与利尿药合用可减轻。有停药反跳现象：突然停药后出现短时的交感神经功能亢进，再用可乐定或酚妥拉明可消失。一般长期用药后宜逐渐减量停药，以防血压反跳。

② 莫索尼定（moxonidine）

莫索尼定为第二代中枢性降压药，可激动延髓腹外侧区的咪唑啉受体。口服易吸收，血浆半衰期为 2min，但其生物半衰期较长，可一日给药 1 次。临床适用于治疗 Ⅰ、Ⅱ 级高血压。口干、嗜睡等不良反应少见。

（2）去甲肾上腺素能神经末梢抑制药——利血平（reserpine）

利血平是印度萝芙木中所含的一种生物碱。降压灵是从国产萝芙木中分离出的总生物碱，其主要成分为利血平。降压机制为耗竭外周去甲肾上腺素能神经递质，降压作用缓慢、温和、持久。但不良反应多见，长期应用可致抑郁、消化性溃疡，故很少单独应用，常与其他药物组成复方制剂如复方降压片等，治疗Ⅰ、Ⅱ级高血压。伴有消化性溃疡、有抑郁症史者禁用。

# 第三节 抗心绞痛及抗动脉粥样硬化药

## 一、抗心绞痛药

抗心绞痛药是一类能恢复心肌氧的供需平衡的药物，增加心肌供血供氧、降低心肌耗氧量是其作用的药理基础。一般通过下列途径发挥疗效：①舒张小静脉和小动脉，减轻心脏前、后负荷，降低室壁张力，降低心脏耗氧量；②舒张冠状动脉，解除冠状动脉痉挛或促进侧支循环形成而增加心肌供氧；③减慢心率，减弱心肌收缩力，降低心肌耗氧量；④抑制血小板聚集和血栓形成。目前常用的抗心绞痛药物包括硝酸酯类、β受体阻断药和钙拮抗药。

### 1. 硝酸酯类

本类药物包括硝酸甘油、硝酸异山梨酯、单硝酸异山梨酯等，其中硝酸甘油最常用。

硝酸甘油 （nitroglycerin）

硝酸甘油为硝酸多元酯，脂溶性大。临床用于抗心绞痛已有一百多年的历史，至今仍是防治心绞痛最常用的药物。

**【体内过程】**

口服给药首关消除达90%以上，生物利用度仅为8%，故临床多采用舌下含服，1～3min 显效，5min作用达高峰，作用维持30min。也可经皮肤给药或静脉滴注。主要经肝代谢，从肾排出。

**【药理作用】**

（1）降低心肌耗氧量 硝酸甘油能扩张血管，减少静脉回心血量而降低心脏前负荷；扩张阻力血管降低心脏后负荷，从而减少心脏做功，减少心肌耗氧量。

（2）增加缺血区心肌供血 硝酸甘油能解除冠状动脉痉挛，增加供血，并能舒张较大的心外膜血管及动脉狭窄部位的侧支血管，此作用在冠状动脉痉挛时更为明显。用药后可使血液由输送血管经侧支血管流向缺血区，从而改善缺血区的供血（图4-2）。

（3）增加缺血区的血流量 心内膜下血管由心外膜血管垂直穿过心肌延伸而来，血流易受心室壁肌张力及室内压的影响。心绞痛急性发作时，左心室舒张末压力增高，心内膜下区域缺血最为严重。硝酸甘油能降低左心室舒张末压，舒张心外膜血管及侧支血管，使血液易从心外膜区域向心内膜下缺血区灌流，从而增加心肌缺血区的血流量，缓解心绞痛。

**【临床应用】**

（1）心绞痛 舌下含服能迅速缓解各型心绞痛发作，常作为首选药；皮肤外用可预防发作，与β受体阻断药合用可提高疗效。

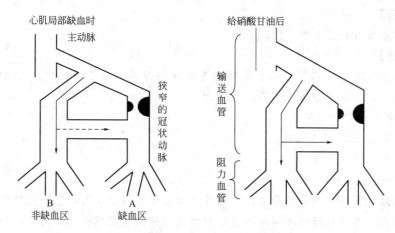

图 4-2 硝酸酯类对冠状动脉的作用示意图

（2）急性心肌梗死 对急性心肌梗死不仅能减少心肌耗氧量，尚有抗血小板聚集和黏附作用，使坏死的心肌得以存活或使梗死面积缩小，一般采取静脉注射方式。

（3）心功能不全 扩张动脉、静脉，降低心脏前后负荷，用于治疗重度和难治性心功能不全。

【不良反应】

（1）血管舒张反应 主要为血管扩张所致的头痛及颜面潮红，过量可致体位性低血压，继而反射性引起心率加快，收缩力增强，而使心肌耗氧量增加。

（2）高铁血红蛋白症 常见于用量过大或频繁用药时。

（3）快速耐受性 连续用药 2～3 周即可产生耐受性，硝酸酯类之间有交叉耐受性，停药 1～2 周后可恢复敏感性。调整给药次数和剂量；采用间歇给药法，从最小有效剂量开始；补充含巯基的药物，可阻止耐受性的发生。

【药物相互作用】

因乙醇可抑制硝酸甘油代谢，用药期间宜禁酒；与肝素合用可降低肝素的抗凝血作用；与阿司匹林合用，可使硝酸甘油血药浓度升高，应予注意。

**2. β受体阻断药**

普萘洛尔（propranolol）

【药理作用】

（1）降低心肌耗氧量 通过阻断 $\beta_1$ 受体，使心率减慢，收缩力减弱，从而降低心肌耗氧量。

（2）改善缺血区心肌的供血 应用普萘洛尔后心肌耗氧量减少，非缺血区的血管阻力增高，促使血液向缺血区的血管流动，从而增加缺血区的供血。其次，由于心率减慢，冠脉的灌流时间也相对延长，有利于血液从心外膜血管流向易缺血的心内膜区。

（3）改善心肌代谢 能提高心肌缺血区对葡萄糖的摄取，保护缺血区心肌细胞线粒体的结构和功能，维持缺血区 ATP 和能量供应；还能促进组织细胞内氧合血红蛋白的解离，增加全身组织包括心肌的供氧。

【临床应用】

主要用于稳定型和不稳定型心绞痛，对合并高血压或心律失常患者更为适用。也用于心肌梗死，能缩小梗死范围。不宜用于变异型心绞痛。

【不良反应】

见第二章第五节抗肾上腺素药。

【处方分析】

任×× 女 66岁 劳累后反复发作胸骨后压榨性疼痛6个月就诊，医生诊断为心绞痛，开处方如下，分析是否合理用药，为什么？

R：硝酸甘油片 0.5mg×30片

用法：0.5mg/次 舌下含服

普萘洛尔片 10mg×30片

用法：10mg/次 po tid

分析 此处方属合理用药。原因：①硝酸甘油与普萘洛尔合用，可增强疗效，同时相互取长补短；②普萘洛尔致冠脉收缩和心室容积增大的倾向可被硝酸甘油消除，而硝酸甘油引起的心率加快，可被普萘洛尔所对抗。

### 3. 钙拮抗药

常用于抗心绞痛的钙拮抗药有硝苯地平、地尔硫䓬等。

【药理作用】

（1）降低心肌耗氧量 通过阻滞钙通道，抑制钙内流，舒张外周阻力血管，降低后负荷，从而降低心肌耗氧量。

（2）增加缺血心肌的供血 对冠脉有扩张作用，增加缺血心肌的灌注，还可增加侧支循环，改善心肌供血供氧。

（3）保护缺血心肌 减轻心肌细胞内和线粒体内 $Ca^{2+}$ 超载，保护缺血心肌。

【临床应用】

主要用于变异型心绞痛，也可用于其他类型心绞痛。对急性心肌梗死尚能促进侧支循环，缩小梗死面积。

【不良反应】

常见颜面潮红、头痛、恶心等。尚可引起房室传导阻滞及心肌收缩力下降，故禁用于严重心衰及中重度房室传导阻滞。硝苯地平的常见不良反应是低血压。

## 二、抗动脉粥样硬化药

动脉粥样硬化是缺血性心脑血管疾病的主要病理基础，主要表现为受累动脉内膜脂质积聚、平滑肌细胞增生、单核细胞和淋巴细胞浸润、大量胶原纤维和蛋白多糖等结缔组织基质形成，引起血管壁硬化、管腔狭窄和血栓形成。血脂异常是动脉粥样硬化重要的易患因素之一，凡血浆中乳糜微粒（CM）、极低密度脂蛋白（VLDL）、低密度脂蛋白（LDL）、中间密度脂蛋白（IDL）及载脂蛋白B（apo B）浓度增高或高密度脂蛋白（HDL）、载脂蛋白A（apo A）浓度过低，均易致动脉粥样硬化。

（一）调血脂药

调血脂药是指能调整脂蛋白代谢，对动脉粥样硬化具有防治作用的药物。对血浆脂质代谢紊乱的患者，首先要强调非药物防治措施：合理膳食、适量运动、戒烟戒酒、心态平衡。如血脂仍不正常，必须用药物治疗。

### 1. 3-羟基-3-甲基戊二酰辅酶A（HMG CoA）还原酶抑制剂

HMG CoA 还原酶抑制剂最早是从真菌培养液中提取，为治疗高胆固醇血症的新型药物，适用于高胆固醇血症为主的高脂血症。常用药物有洛伐他汀（lovastatin）、普伐他汀（pravastatin）、辛伐他汀（simvastatin）、氟伐他汀（fluvastatin）等。

【体内过程】

口服经肝生物转化后，打开内酯环转变成羟基酸。普伐他汀的血浆蛋白结合率较低，其余药物的血浆蛋白结合率较高。普伐他汀有肝脏代谢和肾脏排泄两条消除途径；其余药物主要经肝脏代谢消除，少量经肾脏排泄。

【作用与应用】

HMG CoA 还原酶抑制剂能竞争性抑制肝细胞合成胆固醇的限速酶（HMG CoA 还原酶），减少胆固醇合成，代偿性地增加肝细胞膜的 LDL 受体数量并提高其活性，摄取大量的 LDL，同时 VLDL 的合成及释放也减少。明显降低血浆总胆固醇（TC）和 LDL。患者每天服用 10～40mg，TC 与 LDL 可下降 20%～40%。如与胆汁酸结合树脂合用，作用更强，也使 VLDL 明显下降，对甘油三酯（TG）作用较弱，可使 HDL 轻度上升。

主要用于高胆固醇血症为主的高脂血症，是高胆固醇血症的首选药。

【不良反应】

本类药物不良反应较少。约 10% 患者有轻度胃肠症状、头痛或皮疹。少数患者有血清氨基转移酶、碱性磷酸酶、肌磷酸激酶升高和肌肉触痛，故长期用药时应定期检查肝功能。孕妇及哺乳期妇女禁用。

**2. 胆汁酸结合树脂**

为一类碱性阴离子交换树脂。包括考来烯胺（colestyramine，消胆胺）和考来替泊（colestipol，降胆宁）。此类药物不溶于水，不易被消化酶破坏，进入肠道后不被吸收，能与胆汁酸牢固结合，妨碍胆汁酸的肝肠循环，也减少胆固醇吸收。同时肝细胞表面 LDL 受体数量增加，促进血浆中 LDL 向肝中转移，导致血浆 LDL 和 TC 浓度下降。

适用于高胆固醇血症为主的高脂血症。

常见的不良反应是胃肠道症状，如腹胀、便秘等。长期应用，可引起脂溶性维生素缺乏。可妨碍噻嗪类、香豆素类、洋地黄类等药物的吸收，应避免同时服用。

**3. 苯氧酸类**

最早应用的苯氧酸类药物为氯贝丁酯（clofibrate），其降脂作用明显，但不良反应多而严重。新型的苯氧酸类药作用强、毒性低，常用药物有吉非贝齐（gemfibrozil）、苯扎贝特（bezafibrate）、非诺贝特（fenofibrate）和环丙贝特（ciprofibrate）等。

【作用与应用】

本类药物能明显降低患者血浆 TG、VLDL、IDL 含量，而使 HDL 升高。此外，本类药物也有抗血小板聚集、抗凝血和降低血浆黏滞度、增加纤溶酶活性等作用。

用于各种类型的高脂血症，尤其对家族性高脂血症效果更好。也可用于消退黄色瘤；对 HDL 下降的轻度高胆固醇血症也有较好疗效。

【不良反应】

有轻度腹痛、腹泻、恶心等胃肠道反应，饭后服用可减轻。偶有皮疹、脱发、视物模糊、血象异常、血清丙氨酸氨基转移酶增高等，故用药期间嘱病人定期检查肝功能和血象，若有异常应停药。肝、肾功能不全者，孕妇及哺乳妇慎用。

**4. 烟酸类**

（1）烟酸（nicotinic acid）

**【作用与应用】**

大剂量烟酸能使 VLDL 和 TG 浓度下降，用药后 1~4d 生效，作用程度与原 VLDL 水平有关。用药 5~7d 后，LDL 也下降。降脂作用可能与抑制脂肪组织中脂肪分解、抑制肝脏 TG 酯化等因素有关。本品能使细胞 cAMP 浓度升高，有抑制血小板和扩张血管作用，也可使 HDL 浓度增高。

对多数高脂血症类型均有效，其中对Ⅱ、Ⅳ型者最佳。也可用于心肌梗死。与考来烯胺合用，降 LDL 作用加强。

**【不良反应】**

不良反应多，少用。

口服可出现胃肠刺激症状，如恶心、呕吐、腹泻等。其皮肤血管扩张作用可引起皮肤潮红、瘙痒等。大剂量可引起血糖升高、尿酸增加、肝功能异常。故长期应用应定期检查血糖、肝肾功能。消化性溃疡、糖尿病患者禁用。

（2）阿昔莫司（acipimox）

阿昔莫司为烟酸衍生物。具有良好的调脂作用，对血浆甘油三酯（三酰甘油）和胆固醇均有降低作用，并可升高 HDL，抑制 VLDL 和 LDL 脂蛋白的合成。不良反应较烟酸少见，临床基本替代烟酸用于各型高脂血症。

（二）抗氧化剂

氧自由基在动脉粥样硬化的发生和发展中发挥重要作用，防止氧自由基脂蛋白的氧化修饰，已成为阻止动脉粥样硬化发生和发展的重要措施。

**1. 普罗布考**（probucol）

**【体内过程】**

口服吸收差，生物利用度为 5%~10%，饭后服可增加吸收。吸收后主要蓄积于脂肪组织和肾上腺。由于其亲脂性明显，停药后可滞留于脂肪组织 6 个月以上，主要经胆道和粪便排泄。

**【作用与应用】**

普罗布考抗氧化作用强，进入体内后，本身被氧化为普罗布考自由基，阻断脂质过氧化，减少脂质过氧化物的产生，减缓动脉粥样硬化病变的一系列过程。同时普罗布考能抑制 HMG CoA 还原酶，使胆固醇合成减少，并能增加 LDL 的清除，使血浆 LDL 水平降低。可使血浆 TC 和 LDL 下降，但对血浆 TG 和 VLDL 一般无影响。主要用于各型高胆固醇血症，包括纯合子和杂合子家族性高胆固醇血症。

**【不良反应】**

不良反应较少，主要表现为腹泻、腹胀、腹痛等胃肠道反应，偶有嗜酸性粒细胞增多、肝功能异常、高尿酸血症、高血糖、血小板减少等。可出现心电图异常、Q-T 延长者慎用，孕妇及小儿禁用。

**2. 维生素 E**（vitamine E）

维生素 E 有很强的抗氧化作用，能抑制磷脂酶 $A_2$ 和脂氧酶的活性，减少氧自由基的生成，从而清除自由基；还能防止脂质过氧化，减少其产物丙二醛（MDA）及 MDA-LDL 的生成。通过其抗氧化作用，阻止氧化低密度脂蛋白（ox-LDL）的形成，减少由 ox-LDL 引起的动脉粥样硬化的发生，保护膜结构，从而减轻了对动脉内皮的损伤。此外，还有抗血小板聚集作用，大剂量能促进毛细血管和小血管再生。可作为动脉粥样硬化的辅助治疗用药。一般无不良反应，大剂量应用可引起胃肠功能紊乱、皮肤皲裂和肌无力等。

### （三）多烯脂肪酸类

多烯脂肪酸类又称多不饱和脂肪酸类（PUFAs），根据不饱和键在脂肪酸链中开始出现的位置，分为 $n$-3（或 $\omega$-3）型及 $n$-6（或 $\omega$-6）型 PUFAs。前者包括二十碳五烯酸（EPA）和二十二碳六烯酸（DHA）等，在海洋藻类及海鱼、贝类脂肪中含量丰富，多烯康胶丸等鱼油制剂也属于此类。后者包括亚油酸和 $\gamma$-亚麻酸，主要存在于玉米油、葵花子油和亚麻油等植物油中。

$n$-3 类 PUFAs 调血脂作用比 $n$-6 类显著，可使 VLDL、TG 明显降低，总 TC 和 LDL 也降低，HDL 增高。其降低 TC 的作用与其和胆固醇结合成酯使胆固醇易于转运、代谢和排泄有关。此外，$n$-3 类还可使胆固醇重新分配，尤其是 EPA 和 DHA 还有抑制血小板聚集、降低血黏度、抑制内皮生长因子、增强内皮舒张因子的功能等作用。主要用于高 TG 性高脂血症。长期应用能预防动脉粥样硬化形成，并使斑块消退。

$n$-6 类 PUFAs 降血脂及抗血小板聚集作用弱，常做成胶丸或与其他调血脂药和抗氧化药制成多种复方制剂应用。

### （四）保护动脉内皮药

黏多糖是由氨基己糖或其衍生物与糖醛酸构成的二糖单位多次重复组成的长链，典型代表为肝素。但因其抗凝血作用过强，且口服无效，不便应用。现研究了既有类似肝素的抗动脉粥样硬化作用又无不利于抗动脉硬化副作用的低分子量肝素和类肝素。

低分子量肝素是由肝素解聚而成。常用制剂有依诺肝素（enoxaparin）、替地肝素（tedelparin）及洛莫肝素（lomoparin）等。天然类肝素是存在于生物体类似肝素结构的一类物质，如硫酸乙酰肝素（heparan sulfate）、硫酸皮肤素（dermatan sulfate）、硫酸软骨素（chondroitin sulfate）等。它们具有抗凝血作用较弱、抗血栓形成作用强和半衰期长的特点。这类药物能结合在血管内皮细胞表面，防止白细胞、血小板及有害因子的黏附，对血管内皮有保护作用，阻滞动脉粥样硬化斑块形成。也可抑制平滑肌细胞的增生，产生抗动脉内皮损伤作用和预防血管再造术后再狭窄作用。临床用于缺血性心脑血管疾病等。

## 第四节　抗心力衰竭药

慢性心功能不全又称充血性心力衰竭（CHF），是多种心脏病的终末阶段，由于心肌收缩力降低，心脏负荷加重，心室舒张期顺应性降低，使心脏排出血量绝对或相对减少，不能满足全身组织器官代谢需要的一种临床综合征，又称超负荷心肌病。其 5 年存活率仅 50%。临床上以动脉系统供血不足、静脉系统淤血为主要特征。目前，CHF 的主要治疗手段是药物治疗。

### 一、治疗药物分类

根据药物的作用机制，治疗 CHF 的药物可分为以下几类。

（1）强心苷类正性肌力药　如地高辛等。

（2）非强心苷类正性肌力药

① 磷酸二酯酶抑制药　如米力农等。

② 拟交感神经药　如多巴酚丁胺、异波帕胺等。

（3）血管扩张药　硝普钠、硝酸异山梨醇酯、哌唑嗪等。

（4）肾素-血管紧张素-醛固酮系统抑制药

① 血管紧张素Ⅰ转化酶抑制药　如卡托普利等。

② 血管紧张素Ⅱ受体（$AT_1$）阻断药　如氯沙坦等。

（5）其他抗慢性心功能不全药

① 利尿药　如氢氯噻嗪等。

② β受体阻断药　如美托洛尔等。

## 二、强心苷类正性肌力药

强心苷是一类具有强心作用的苷类化合物，主要从植物中提取。该类药物均为苷元和糖结合而成，苷元含有一个甾核和不饱和内酯环，是发挥正性肌力作用的基本结构。糖能增加苷元的水溶性，延长苷元的作用时间。常用制剂有地高辛、洋地黄毒苷、毒毛旋花子苷 K 等，其体内过程特点见表 4-2。

表 4-2　各类强心苷制剂的体内过程特点

| 分类 | 药物 | 给药途径 | 血浆蛋白结合率/% | 肾排泄率/% | 半衰期 |
|------|------|---------|----------------|-----------|--------|
| 慢效 | 洋地黄毒苷 | 口服 | 97 | 10 | 5～7d |
| 中效 | 地高辛 | 口服 | 25 | 60～90 | 36h |
| 速效 | 毒毛旋花子苷 K | 静注 | 5 | 100 | 19h |

【药理作用】

（1）正性肌力（加强心肌收缩力）　强心苷能选择性地作用于心脏，增强其收缩力，对心功能不全的心肌作用更为显著。其作用特点有：①提高心肌收缩最高张力和缩短速率，使心肌收缩有力而敏捷；②增加心衰患者的心输出量；③降低心衰患者的耗氧量。

强心苷的正性肌力作用是通过增加心肌细胞内 $Ca^{2+}$ 浓度而实现的。

（2）负性频率（减慢心率）　强心苷通过加强心肌收缩力，使心排出量增加，从而反射性降低交感神经活性，增强迷走神经张力，心率减慢。强心苷减慢心率的另一个机制是增加心肌对迷走神经的敏感性，故强心苷过量引起的心动过缓和传导阻滞可用阿托品对抗。

（3）负性传导（减慢房室传导）　因兴奋迷走神经而心脏抑制，房室传导减慢；中毒量时，可直接抑制 $Na^+$-$K^+$-ATP 酶，使细胞内失钾，最大舒张电位减小，而减慢传导速度。

【临床应用】

（1）慢性心功能不全　强心苷控制心衰的疗效随病因和心衰程度而异。对伴有心房纤颤或扑动的心功能不全疗效最好；对心瓣膜病、某些先天性心脏病、高血压等引起的心功能不全疗效较好；对继发于甲状腺功能亢进症、严重贫血、维生素 $B_1$ 缺乏症所致的高排血量性心功能不全疗效较差；对肺源性心脏病、活动性心肌炎或严重心肌损伤者，不但疗效较差，而且易引起强心苷中毒；对严重二尖瓣狭窄、缩窄性心包炎等疾病所致的心功能不全疗效不佳，宜采用外科治疗。

（2）某些心律失常

① 心房纤颤　系心房各部位发生过多紊乱而细弱的纤维性颤动，每分钟可达 400～600 次。心房的过多冲动下传到心室，引起心室频率过快，妨碍心室排血，可导致循环障碍。强心苷通过抑制房室传导，使心室率减慢，增加心排出量，从而缓解循环障碍。

② 心房扑动　心房扑动时，源于心房的冲动与房颤时相比较少而强、且规则，可达 250～300 次/min，更易传入心室，使心室率过快而难以控制。强心苷通过缩短心房不应期，使心房扑动转为心房纤颤，然后再发挥治疗心房纤颤的作用。某些患者在转为房颤后，停用强心苷，可恢复窦性节律。

**【不良反应及其防治】**

本类药物安全范围小，对药物敏感性个体差异大，一般治疗量已接近中毒量的 60%。

（1）消化道反应　较为常见，是强心苷中毒的最早期表现之一。为强心苷兴奋延脑催吐化学感受区的结果。应注意与心衰未被控制所致的胃肠道症状相鉴别，后者由胃肠道淤血所引起。

（2）神经系统症状　表现为眩晕、头痛、色视障碍、乏力、失眠、谵妄等症状。黄视、绿视等色视障碍是强心苷中毒的指征，应停药。

（3）心脏毒性　包括原有心衰症状的加重和心律失常的发生。最常见及最早出现的心律失常是室性早搏，其次为房室传导阻滞和窦性心动过缓，严重者可出现室性心动过速，应立即抢救。

（4）中毒的防治　首先应及时停用强心苷；其次是补 $K^+$，轻者口服，重者静滴（减少强心苷与受体结合）；最后是对症治疗心律失常：频发室性早搏、室性心动过速首选苯妥英钠；窦性心动过缓、房室传导阻滞可用阿托品。

**【药物相互作用】**

糖皮质激素和排钾利尿药可引起低血钾，诱发强心苷中毒，与强心苷合用时应注意补钾。奎尼丁能将组织中的地高辛置换出来，使其浓度提高 1 倍，合用应减少用量。胺碘酮、维拉帕米、普罗帕酮、红霉素等也可提高地高辛血浓度，合用应减量。钙剂与强心苷有协同作用，合用毒性增强。

**【处方分析】**

易×× 女 61 岁，因下肢水肿、胸闷、气急就诊，诊断为心衰，分析如下处方是否合理用药，为什么？

R：地高辛片　0.25mg×10 片

用法：0.25mg/次　po　tid

氢氯噻嗪片　25mg×30 片

用法：25mg/次　po　tid

泼尼松片　5mg×30 片

用法：10mg/次　po　tid

**分析**　此处方属不合理用药。原因是氢氯噻嗪可引起血钾降低，泼尼松也降低血钾，合用可明显降低血钾。

### 三、非强心苷类正性肌力药

非强心苷类正性肌力药包括磷酸二酯酶抑制药和拟交感神经药等。由于这类药物可能增加心衰患者的病死率，故不宜作为常规治疗用药。

**1. 磷酸二酯酶抑制药**

磷酸二酯酶是 cAMP 降解酶，抑制此酶活性将增加细胞内 cAMP 的含量，发挥正性肌力作用和扩张动血管作用，从而增加心排出量，降低心肌耗氧量，缓解 CHF 症状。常用药物有米力农（milrinone）和维司利农（vesnarinone）。

**2. 拟交感神经药**

本类药物通过兴奋心脏 $\beta_1$ 受体、血管平滑肌 $\beta_2$ 受体和 DA 受体，产生正性肌力和血管扩张作用，能短期改善 CHF 患者的血流动力学，但长期观察并不能提高患者的生存率。仅用于对强心苷疗效不佳或禁忌者，也用于伴有心率减慢或传导阻滞的病人。该类药物有多巴酚丁胺和异波帕胺。

异波帕胺（ibopamine，异布帕明）

异波帕胺可激动 $D_1$ 受体、$D_2$ 受体、$\beta_1$ 受体、$\beta_2$ 受体，具有正性肌力作用，可增加心排出量；舒张肾血管，增加肾血流量，产生利尿作用；扩张外周血管，降低心脏前后负荷，改善 CHF 症状。因其可激动 $\beta$ 受体增强交感神经活性，仅用于心力衰竭的短期治疗。

### 四、血管扩张药

血管扩张药通过舒张静脉，减少静脉回心血量，降低心脏前负荷，缓解肺部淤血症状；扩张动脉，降低外周阻力，降低心脏后负荷，增加心排出量，增加动脉供血，缓解组织缺血症状，发挥治疗 CHF 作用。目前认为，某些扩血管药不仅能改善心衰症状，而且能降低病死率，提高患者的生存质量。血管扩张药包括硝酸酯类、钙拮抗药、硝普钠、哌唑嗪等。

### 五、肾素-血管紧张素-醛固酮系统抑制药

目前的研究表明，血管紧张素 I 转化酶抑制药（ACEI）、血管紧张素 II 受体（$AT_1$）阻断药具有逆转或延缓心肌重构作用，是目前治疗 CHF 的主要药物之一。

**1. 血管紧张素 I 转化酶抑制药**

临床用于治疗 CHF 的 ACEI 有卡托普利（captopril）、依那普利（enalapril）、雷米普利（ramipril）、赖诺普利（lysinopril）及培哚普利（perindopril）等。

**【作用与应用】**

（1）抑制血管紧张素 I 转化酶的活性　血管紧张素 II 生成减少，醛固酮生成减少；缓激肽降解减少；降低儿茶酚胺、加压素的含量。

（2）改善血流动力学　降低血管阻力，增加心排出量，增加肾血流。

（3）抑制并逆转心肌及血管增生、肥厚。

ACEI 已作为治疗 CHF 的基础药物广泛用于各种原因引起的 CHF，常与利尿药、地高辛合用。

**2. 血管紧张素 II 受体阻断药**

本类药物能直接阻断血管紧张素 II 与受体结合，故抗 CHF 的作用与 ACEI 相似，且较强，已发现的不良反应较少，不易引起咳嗽、血管神经性水肿等。常用药物有氯沙坦（losartan）、缬沙坦（valsartan）及伊贝沙坦（irbesartan）等。

### 六、其他抗慢性心功能不全药

#### 1. 利尿药

利尿药能减少血容量，降低心脏的前、后负荷，消除或缓解静脉淤血及其所引起的水肿。对轻度 CHF 单用利尿药即获良好疗效；对中度 CHF，可口服强效利尿药或与噻嗪类和留钾利尿药合用；对严重 CHF，宜静脉注射呋塞米。

#### 2. β 受体阻断药

传统观念认为 β 受体阻断药有负性肌力作用而禁用于心功能不全，但现在认为 β 受体阻断药在轻、中度 CHF 治疗中具有重要地位。大量研究证明，$β_1$ 受体阻断药若无禁忌证，可与地高辛、ACEI 等合用，能改善轻、中度 CHF 患者症状，降低死亡率。常用药物有比索洛尔（bisoprolol）、美托洛尔（metoprolol）等。

# 第五节　抗心律失常药

心律失常是指由于冲动起源、冲动传导异常所致的心跳节律和频率的紊乱，是一种严重的心脏疾病。按其频率快慢，可分为缓慢型心律失常和快速型心律失常。前者包括窦性心动过缓和房室传导阻滞，常用阿托品或异丙肾上腺素治疗。后者包括窦性心动过速、房性期前收缩、房性心动过速、心房颤动、心房扑动、阵发性室上性心动过速、室性期前收缩、室性心动过速及心室颤动等。本章主要介绍治疗快速型心律失常的药物。

### 一、心律失常的电生理学基础

心律失常可由冲动形成异常和冲动传导异常或两者兼有所引起。

#### 1. 冲动形成异常

（1）自律性增高　正常心脏兴奋起源于窦房结，若窦房结 4 相 $Ca^{2+}$ 内流加快，可致 4 相自动除极速率加快，引起窦性心动过速，其他自律细胞 4 相除极速率加快，则会引起异位冲动发放，使自律性增高。此外，原来无自律性的心肌细胞，如心房、心室肌细胞，也会在心肌缺血、电解质紊乱等病理状态或药物的影响下形成异常自律性。

（2）后除极与触发活动　后除极是指在一个动作电位后所发生的除极，其膜电位不稳定，容易引起一连串异常冲动发放，称为触发活动。后除极的扩布会触发异常节律，发生心律失常。后除极分早后除极与迟后除极两种。前者发生在复极化 2 相或 3 相中，动作电位时程延长时易发生；后者发生在复极化 4 相中，是细胞内 $Ca^{2+}$ 过多诱发 $Na^+$ 短暂内流所致。

#### 2. 冲动传导异常

（1）单纯性传导障碍　包括传导减慢、传导阻滞、单向传导阻滞等。后者的发生可能与邻近细胞不应期长短不一或病变引起的传导递减有关。

（2）折返　指冲动沿传导通路折返回原处并反复运行的现象（图 4-3），是快速型心律失常最常见的发生机制。单次折返形成一次期前收缩，连续多次则引起阵发性心动过速，甚至扑动或纤颤。

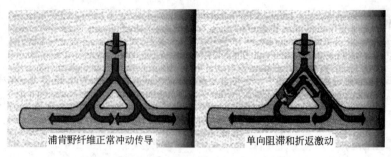

浦肯野纤维正常冲动传导　　　　单向阻滞和折返激动

图 4-3　浦肯野纤维末梢正常冲动传导及单向阻滞形成折返示意图

## 二、抗心律失常的基本电生理作用及药物分类

### （一）抗心律失常药物的基本电生理作用

**1. 抑制异常冲动形成**

（1）降低自律性　对快反应细胞主要是抑制 4 相 $Na^+$ 内流或促进 4 相 $K^+$ 外流；对慢反应细胞主要是抑制 4 相 $Ca^{2+}$ 内流，从而使自律性降低。

（2）减少后除极与触发活动　钙拮抗药和钠通道阻滞药可减少迟后除极的发生，缩短动作电位时程的药物可减少早后除极的发生。

**2. 改变膜反应性**

膜反应性是指膜电位水平与其所激发的 0 相上升最大速率之间的关系，是决定传导速度的重要因素。增强膜反应性可加快传导速度，消除单向传导阻滞而终止折返，如苯妥英钠促进 $K^+$ 外流，舒张电位下移，增强膜反应性；降低膜反应性能减慢传导速度，使单向阻滞转变为双向阻滞而终止折返，如奎尼丁抑制 0 相 $Na^+$ 内流减弱膜反应性。

**3. 改变不应期**

（1）绝对延长 ERP　延长有效不应期（ERP）及动作电位时程（APD），但延长 ERP 更为显著，使冲动有更多机会落在 ERP 内，不产生兴奋而消除折返激动。

（2）相对延长 ERP　缩短 ERP 及 APD，但缩短 APD 更显著，所以冲动也有更多机会落在 ERP 内，不产生兴奋而消除折返激动。

（3）提高邻近心肌细胞 ERP 的均一性　心肌 ERP 不均一可产生折返激动，而心肌 ERP 均一可使冲动同步下传，减少折返。

### （二）抗心律失常药物分类

根据药物对离子通道及电生理的作用特点，抗心律失常药可分为四类（表 4-3）。

表 4-3　抗心律失常药物的分类

| | 分　类 | 主　要　药　物 |
|---|---|---|
| （1） | 抗心动过缓药物 | 阿托品、异丙肾上腺素 |
| （2） | 抗心动过速药物 | 分四类 |
| Ⅰ类 | 钠通道阻滞药 | |
| | Ⅰ A 类　适度阻滞钠通道,抑制 $Na^+$ 内流及 $K^+$ 外流 | 奎尼丁、普鲁卡因胺 |
| | Ⅰ B 类　轻度阻滞钠通道,抑制 $Na^+$ 内流,促进 $K^+$ 外流 | 利多卡因、苯妥英钠 |
| | Ⅰ C 类　明显阻滞钠通道,抑制 $Na^+$ 内流 | 普罗帕酮 |
| Ⅱ类 | β受体阻断药 | 普萘洛尔、美托洛尔 |
| Ⅲ类 | 延长动作电位时程药 | 胺碘酮、索他洛尔 |
| Ⅳ类 | 钙拮抗药 | 维拉帕米 |

### 三、常用抗心律失常药物介绍

（一）Ⅰ类——钠通道阻滞药

**1. ⅠA 类药物**

（1）奎尼丁（quinidine）

【体内过程】

奎尼丁是由茜草科植物金鸡纳树皮中提取的一种生物碱，是奎宁的右旋体，但其抗疟作用较弱，而对心脏的作用较强。口服吸收快而完全，生物利用度为 70%～80%，心肌中的分布浓度较高。主要经肝代谢，10%～20%原形经肾排泄。

【作用与应用】

奎尼丁与心肌细胞膜上的钠通道蛋白结合，适度阻滞 $Na^+$ 通道，同时还具有 M 受体、α 受体阻断作用。

① 降低自律性　治疗量的奎尼丁抑制 $Na^+$ 内流，降低心房、心室、浦肯野纤维的自律性，抑制异位冲动的发放。对病态窦房结综合征患者明显降低其自律性，对正常窦房结则影响甚微。

② 减慢传导速度　抑制 $Na^+$ 内流，降低心房、心室、浦肯野纤维的 0 相上升速率和振幅，减慢传导速度，变单向传导阻滞为双向阻滞，取消折返。

③ 延长不应期　抑制 $K^+$ 外流，延长心房、心室、浦肯野纤维的 ERP 和 APD，以 ERP 的延长更为明显，从而有利于消除折返。

④ 抑制心肌收缩力　与减少 $Ca^{2+}$ 内流有关。

主要用于心房颤动和心房扑动的转复或电转律后防止复发。

【不良反应】

不良反应多见，约 1/3 患者出现各种不良反应。

① 金鸡纳反应　为金鸡纳提取物（奎尼丁、奎宁）过量中毒反应，主要症状：a. 胃肠反应；b. 中枢反应，有耳鸣、眩晕、头痛、视力模糊、谵妄等，与水杨酸症状相似。

② 心脏毒性　治疗浓度时减慢心室内传导，高浓度可致窦房结传导阻滞、房室传导阻滞及室内传导阻滞等，也可引起室性心动过速。偶见"奎尼丁晕厥"，发作时患者意识丧失、四肢抽搐、呼吸停止，出现尖端扭转型室性心动过速甚至心室颤动，应立即进行人工呼吸、胸外按摩、电除颤等，同时用异丙肾上腺素及乳酸钠等药物治疗。

③ 过敏反应　部分患者可出现皮疹、药热、血小板减少和血管神经性水肿等。

肝肾功能不全、严重房室传导阻滞、心动过缓、低血压、强心苷中毒患者禁用。

【药物相互作用】

① 与药酶诱导剂苯巴比妥、苯妥英钠等合用，可加速其代谢，使血药浓度降低。

② 与药酶抑制剂西咪替丁、钙拮抗药等合用，可抑制其在肝的代谢。

③ 与地高辛合用，可使后者肾清除率降低而使血药浓度升高。

④ 与双香豆素、华法林合用，可竞争性地与血浆蛋白结合，使后者抗凝作用增强。

⑤ 与硝酸甘油合用可诱发严重直立性低血压。

（2）普鲁卡因胺（procainamide）

与奎尼丁相似，但有不同之处：作用比奎尼丁弱，出现等同作用的用量比奎尼丁大 4～5 倍；对室性心动过速疗效好，对房颤、房扑效果差，这是治疗经验，机理不清楚；比奎尼丁安全，可以静脉注射抢救病人，而奎尼丁注射易引起中毒；无抗迷走神经作用。

**2. ⅠB类药物**

（1）利多卡因（lidocaine）

利多卡因为常用的局麻药，也有抗心律失常作用。

**【体内过程】**

因首关消除明显，需静脉给药，静脉注射 $1\sim2min$ 后起效，作用维持 20min 左右，半衰期约为 2h。血浆蛋白结合率约 70%，主要在肝代谢，约 10% 原形经肾排出。

**【作用与应用】**

① 降低自律性　治疗浓度能选择性地作用于浦肯野纤维和心室肌，轻度抑制 4 相 $Na^+$ 内流，促进 $K^+$ 外流，降低浦肯野纤维的自律性，提高心室致颤阈。

② 改变传导速度　治疗浓度对心肌传导无明显影响。在心肌缺血时，缺血部位细胞外 $K^+$ 浓度升高，利多卡因可阻滞 $Na^+$ 内流，明显减慢传导速度，使单向阻滞变为双向阻滞而消除折返。当血 $K^+$ 较低时，利多卡因则促 $K^+$ 外流而加速传导。大剂量时则明显抑制 0 相上升速率而减慢传导。

③ 相对延长 ERP　通过促进 3 相 $K^+$ 外流并抑制 2 相 $Na^+$ 内流而缩短浦肯野纤维及心室肌的 APD 和 ERP，且以缩短 APD 更为显著，相对延长 ERP，有利于消除折返。

主要用于各种原因引起的室性心律失常，尤其适用于急性心肌梗死引起的室性期前收缩、室性心动过速及心室颤动，可作为首选药。

**【不良反应】**

主要表现为嗜睡、眩晕、头痛，静注过快或过量还可出现低血压、房室传导阻滞、语言障碍，甚至惊厥、呼吸抑制、心脏停搏等。

严重传导阻滞及对本药过敏者禁用。

（2）苯妥英钠（phenytoin sodium）

与利多卡因相似。对传导的影响与药物浓度、细胞外 $K^+$ 浓度等有关，低血钾时小剂量苯妥英钠能加快传导速度，强心苷中毒时多伴有低血钾，此作用更为明显。

用于治疗室性心律失常，是抢救强心苷中毒所致的心动过速患者的首选。

（3）美西律（mexiletine）

美西律的化学结构及作用与利多卡因相似。特点是：①可口服，生物利用度高，作用维持时间长达 $6\sim8h$ 以上；②主要用于治疗各种室性心律失常，对急性心肌梗死诱发的快速型室性心律失常疗效好。

不良反应有胃肠反应；久用后可见神经症状，如震颤、眩晕、共济失调等。禁用于重度心功能不全、传导阻滞、缓慢型心律失常等。

**3. ⅠC类药物——普罗帕酮（propafenone）**

**【体内过程】**

口服吸收良好，但首关消除明显，生物利用度低，$2\sim3h$ 作用达高峰，持续 $6\sim8h$。主要在肝代谢，经肾排出。

**【作用与应用】**

主要抑制 $Na^+$ 内流，降低自律性，减慢传导速度，延长 APD 和 ERP，ERP 延长更明显，能消除折返。此外，有较弱的 β 受体阻断和钙通道阻滞作用。适用于室上性和室性心律失常。

**【不良反应】**

胃肠道反应常见，一般无需停药。偶见粒细胞缺乏、红斑性狼疮样综合征。严重时可致心律失常如心动过缓、房室传导阻滞，也可加重充血性心力衰竭。故用药时需严密监测心电图，若心电图 QRS 波加宽超过 20％以上或 Q-T 间期明显延长者宜减量或停药。

心力衰竭、休克、严重房室传导阻滞及窦房结病变者禁用。

**【处方分析】**

钱×× 女 67岁，因胸闷、心悸就诊，心电图显示频发室性早搏，且呈多源性。处方如下，试分析处方是否合理，为什么？

R：10％葡萄糖 20ml ⎫
　　利多卡因 50～100mg ⎬ iv

继之以 10％葡萄糖 500ml ⎫
　　利多卡因 800～1000mg ⎬ iv gtt（每分钟滴入利多卡因 1～4mg）

1～2d 后改为：美西律 0.1～0.2g po tid

**分析** 此处方属合理用药。原因：①患者心电图出现频发多源性室性早搏，应先静脉给药治疗，再口服维持；②利多卡因可用于各种原因引起的室性心律失常，为首选药，但其不能口服，口服常选用美西律，其口服生物利用度高，作用维持时间长达 6～8h。

**(二) Ⅱ类——β受体阻断药**

β受体阻断药主要通过β受体阻断发挥作用，同时还有阻滞 $Na^+$ 内流、促进 $K^+$ 外流等作用，常用药物有普萘洛尔、阿替洛尔、美托洛尔、噻吗洛尔、阿普洛尔等。

**1. 普萘洛尔**（propranolol）

**【作用与应用】**

普萘洛尔可降低窦房结、心房、浦肯野纤维的自律性，对由运动或精神紧张引起的心率加快作用更明显。大剂量时明显减慢房室结和浦肯野纤维传导速度。治疗量缩短浦肯野纤维 APD 和 ERP，相对延长 ERP；较大剂量绝对延长 ERP。其中，对房室结 ERP 延长作用明显。

主要用于治疗室上性心律失常，对窦性心动过速、心房颤动、心房扑动及阵发性室上性心动过速疗效好；对由运动、情绪激动、甲状腺功能亢进等诱发的室性心律失常也有效。因具有抗心绞痛和抗高血压作用，故对伴有心绞痛或高血压的心律失常尤为适用。

**【不良反应】**

见第二章第五节。

**2. 美托洛尔**

美托洛尔为选择性 $β_1$ 受体阻断药，作用与普萘洛尔相似而较弱，可降低窦房结、房室结的自律性，明显减慢传导，主要用于室上性心律失常。肝、肾功能不全者慎用。病态窦房结综合征、严重心动过缓、充血性心力衰竭、房室传导阻滞、低血压患者及孕妇禁用。

**(三) Ⅲ类——延长 APD 的药物**

本类药物能选择性地延长 APD 与 ERP，有利于消除折返，产生抗心律失常作用。

**1. 胺碘酮**（amiodarone）

**【体内过程】**

口服吸收缓慢而不完全，生物利用度约为 50％，血浆蛋白结合率约为 95％。4～7h 起效，停药后仍可维持疗效数十天。主要在肝代谢，经胆汁排泄。

【作用与应用】

胺碘酮可延长 APD 和 ERP，从而降低窦房结和浦肯野纤维的自律性；减慢房室结和浦肯野纤维的传导速度。还可阻断 α 受体，扩张冠脉和周围血管，增加冠脉血流量，减轻心脏负荷，降低心肌耗氧量。阻断 β 受体，降低心肌收缩力，减少心肌耗氧量，有一定的保护缺血心肌作用。

用于室上性和室性心律失常。

【不良反应】

口服有胃肠道反应；因含碘，久用约 9% 的患者可引起甲状腺功能亢进或低下；药物少量自泪腺排出，可在角膜发生黄色微粒沉着，一般不影响视力，停药后可自行恢复；少数患者可出现间质性肺炎、肺纤维化，一旦发现立即停药，并用肾上腺皮质激素治疗。静注过快可致心动过缓、房室传导阻滞、低血压和心功能不全等。因本药不良反应与剂量大小及用药时间长短成正比，故不宜长期连续应用。

心衰、窦房结功能低下者慎用。房室传导阻滞、甲状腺功能异常及对碘过敏者禁用。

【药物相互作用】

可使奎尼丁、普鲁卡因和苯妥英钠的血药浓度增高，也可使地高辛血药浓度升高。不宜与 β 受体阻断药、钙拮抗药合用，以免加重心动过缓或房室传导阻滞。

**2. 索他洛尔**

索他洛尔是具有延长复极过程作用的 β 受体阻断药，能降低自律性，减慢房室结传导，明显延长心房肌、心室肌尤其是浦肯野纤维的 APD 和 ERP，消除折返。临床用于各种心律失常。不良反应较胺碘酮少。

### （四）Ⅳ类——钙拮抗药

钙拮抗药通过阻滞 $Ca^{2+}$ 进入心肌细胞而发挥抗心律失常作用，临床常用药物有维拉帕米、地尔硫䓬等。

维拉帕米（verapamil，异搏定）

【体内过程】

口服吸收迅速而完全，首过消除明显，生物利用度低，仅为 10%～30%。口服 2h 起效，作用维持 6～8h。主要在肝代谢，肝功能不全患者应减量。

【作用与应用】

选择性阻滞心肌细胞膜钙通道，抑制 $Ca^{2+}$ 内流，降低窦房结和房室结的自律性，抑制动作电位 0 相最大上升速率和振幅，减慢传导速度，并能使钙通道恢复开放的时间，延长窦房结、房室结的 ERP，消除折返。广谱，尤其是治疗阵发性室上性心动过速的首选药，能使 80% 以上患者转为窦性节律，静注效果尤佳。

【不良反应】

一般不严重，可有恶心、呕吐、头痛、眩晕、颜面潮红等。预激综合征、病态窦房结综合征、房室传导阻滞及严重心功能不全者禁用。

【药物相互作用】

β 受体阻断药、奎尼丁等可增强维拉帕米抑制窦房结、房室结及减弱心肌收缩力的作用，故不宜合用。维拉帕米与地高辛合用，可使地高辛的血药浓度升高，需减少地高辛剂量。

# 第六节　血液系统药物

## 一、影响凝血功能的药物

### （一）抗凝血药

抗凝血药是一类干扰凝血因子，阻止血液凝固的药物。主要用于预防和治疗血栓性疾病。

**1. 肝素**（heparin）

药用肝素是从猪、牛肠黏膜或肺中提取的一种黏多糖硫酸酯，呈强酸性，结构中带有强大负电荷的硫酸基，其与抗凝作用有密切关系。

【作用与应用】

肝素在体内和体外均有迅速和强大的抗凝作用。口服无效，静注 10min 后即可出现抗凝作用。肝素能激活血浆中抗凝血酶Ⅲ（AT-Ⅲ），灭活凝血因子Ⅱa、Ⅸa、Ⅹa、Ⅺa、Ⅻa，抑制凝血过程，并能抑制纤维蛋白的形成和抑制血小板聚集。但肝素对已形成的血栓无溶解作用。

临床用于：①血栓栓塞性疾病，如心肌梗死、脑血管栓塞等。②弥散性血管内凝血（DIC），早期应用肝素可防止因纤维蛋白原及其他凝血因子耗竭，但晚期禁用。③心血管手术、体外循环、血液透析及心导检查等。④体外抗凝。

【不良反应】

本药毒性较低，过量可引起自发性出血。一旦发生自发性出血即停药，并注射带有阳电荷的鱼精蛋白，每 1mg 可中和 100U 的肝素。连续用肝素 3～6 个月可引起骨质疏松，产生自发性骨折。偶有过敏反应，如寒战、发热、荨麻疹等，发现后要及时停药，并给予抗过敏药。

有出血倾向、严重高血压、溃疡病、脑出血、手术后及严重肝肾功能不全者禁用。

【药物相互作用】

水杨酸类、利尿药、右旋糖酐等可增强肝素作用，甚至引起出血，不宜合用。

**2. 低分子量肝素**

近年来发展起来的一种新型抗凝血药物，是肝素经解聚后而得到的，其相对分子质量为 3500～7000。其作用与肝素相似，但对Ⅹa 的抑制作用较强，而对Ⅻa 的抑制作用弱；生物利用度高，半衰期长；较少发生自发性出血。常用药物有依诺肝素（enoxaparin）、替地肝素（tedelparin）、洛吉肝素（logiparin）、洛莫肝素（lomoparin）等。

**3. 香豆素类**

有华法林（warfarn，苄丙酮香豆素）、双香豆素（dicoumarol）、新抗凝（acenocoumarol）等，也称口服抗凝药。

【作用与应用】

本类药仅在体内有抗凝作用，结构与维生素 K 相似，干扰维生素 K 依赖性凝血因子Ⅱ、Ⅶ、Ⅸ、Ⅹ的合成。作用缓慢、持久，口服约 12h 起效，24～48h 达高峰，停药后可持续 3～5d。用于防治血栓栓塞性疾病，紧急情况与肝素合用。

**【不良反应】**

一般不良反应较少，偶见皮炎、脱发、荨麻疹、恶心、呕吐、腹泻。较严重的反应是过量引起出血。故用药期间应检查凝血酶原时间、大小便有无隐血。服用过量则可用大剂量维生素 K 治疗。

**【药物相互作用】**

（1）苯巴比妥、苯妥英钠等可加速香豆素类代谢而降低抗凝作用。

（2）口服大量广谱抗生素、阿司匹林、消炎痛、保泰松等均增强香豆素类药物的作用。

**4. 枸橼酸钠**（sodium citrate，柠檬酸钠）

枸橼酸钠的酸根与血中 $Ca^{2+}$ 形成难以解离的可溶性络合物，使血中游离 $Ca^{2+}$ 减少产生抗凝血作用。本品仅用于体外抗凝血，如输血时每 100ml 全血加 2.5％枸橼酸钠溶液 10ml，足以使血液不再凝固。本品大量（超过 1000ml）输血或输血速度过快时，机体来不及氧化枸橼酸钠，会引起受血者血钙降低，导致心功能不全、血压骤降、四肢抽搐等症状。此时应静脉注射钙剂解救。新生儿体内酶系发育不完善，输血时尤应注意。

**【处方分析】**

张×× 男 40岁 服用华法林钠，因发热医生又开了阿司匹林，问此处方是否合理，为什么？

R：① 华法林钠片 5mg×30

用法：5mg/次 po tid

② 阿司匹林片 0.5g×10

用法：0.5g/次 po tid

**分析** 不合理。①阿司匹林能将与血浆蛋白高度结合的华法林钠置换出来；②阿司匹林本身有抗血小板聚集作用。两药合用抗凝作用增强，有可能导致自发性出血。

**（二）止血药**

止血药是一类加速血液凝固，达到停止出血作用的药物。主要分为促进凝血因子活性的药物、抗纤维蛋白溶解药和收缩血管药。

**1. 促进凝血因子活性的药物——维生素 K**（vitamin K）

维生素 K 的基本结构为甲萘醌，维生素 $K_1$ 存在于番茄和绿叶蔬菜等，维生素 $K_2$ 由肠道细菌合成。两者均为脂溶性物质。人工合成的维生素 $K_3$ 和维生素 $K_4$ 为水溶性物质。

**【作用与应用】**

维生素 K 参与凝血因子Ⅱ、Ⅶ、Ⅸ、Ⅹ的合成。若维生素 K 缺乏，可致上述凝血因子合成受阻，导致凝血障碍引起出血。临床用于：防治维生素 K 缺乏引起的出血，如梗阻性黄疸、胆瘘患者，慢性腹泻所致出血；早产儿、新生儿出血；长期服用水杨酸类、香豆素类药物所致出血；长期应用大量广谱抗生素所致出血。

**【不良反应】**

维生素 $K_1$ 静注过速可引起潮红、呼吸困难、胸痛、血压下降，甚至虚脱。故静注要缓慢。一旦过量可用香豆素类药解救。较大剂量维生素 $K_3$ 对新生儿、早产儿可发生溶血及高铁血红蛋白血症。葡萄糖-6-磷酸脱氢酶缺乏者可诱发溶血。

**2. 抗纤维蛋白溶解药**

常用的药物有氨甲苯酸（aminomethylbenzoic acid，止血芳酸）、氨甲环酸（tranexamic

acid，AMCHA，止血环酸）、抑肽酶（aprotinin）等。

本类药能抑制纤溶酶原激活物，使纤溶酶原不能转变为纤溶酶，抑制纤维蛋白的溶解，可达止血效果。临床用于纤溶亢进所致的出血，如肺出血、产后出血，术后出血。用药过大可致血栓形成，甚至诱发心肌梗死，有血栓形成倾向及失血性休克者禁用。

**3. 收缩血管药**

（1）垂体后叶素（pituitrin）

本品从猪、牛垂体后叶中提取，内含缩宫素和加压素两种成分。加压素能使血管收缩及子宫收缩，特别是内脏血管收缩明显。适用于肺咯血、肝硬化食管静脉曲张破裂出血、产后大出血等，也可用于尿崩症的治疗。

本类药物需注射给药，偶见过敏反应，出现面色苍白、心悸、出汗、胸闷、胸痛等表现。高血压、冠心病、癫痫患者禁用。

（2）卡巴克络（安特诺新，adenosine，安络血）

本品促进毛细血管收缩，降低毛细血管通透性，增进血管断端的回缩。适用于过敏性紫癜、鼻衄、视网膜出血等。

**4. 其他——凝血酶**（thrombin）

本品为从猪血中提取获得的白色或微黄色冻粉末，易溶于生理盐水。凝血酶促进纤维蛋白原转变为纤维蛋白，而发挥止血作用。临床上用于微血管出血及实质性脏器出血。本药严禁注射，否则可导致血栓、组织坏死，一般口服或局部灌注。凝血酶溶液易失活，需现配现用。

**（三）溶栓药**

溶栓药是一种在体内可以促使纤维蛋白溶解的药物。

尿激酶（urokinase，UK）

尿激酶是从人尿中提取的一种蛋白水解酶，也可由人肾脏细胞培养制取。

**【作用及应用】**

直接激活纤溶酶原，使之转化为纤溶酶，降解纤维蛋白，使血栓溶解。主要治疗血栓性疾病，如急性心肌梗死、脑栓塞等，对形成已久或已机化的血栓则无溶解作用。

**【不良反应】**

主要不良反应有出血和发热等。本品溶解后应立即使用，不得用酸性溶液稀释，以免药效下降。

其他常用溶栓药见表4-4。

表4-4 其他常用溶栓药

| 药物 | 作用特点 | 注意事项 |
| --- | --- | --- |
| 链激酶<br>streptokinase SK | 使纤溶酶原转化为纤溶酶，水解新生成纤维蛋白。主要用于动静脉内新鲜血栓形成和栓塞 | 过量可引起出血，出血用氨甲苯酸对抗。治疗血栓栓塞性疾病需早期用药 |
| 蝮蛇抗栓酶<br>ahylysantinfarctase | 降低血浆纤维蛋白原、血脂、血液黏度,减少血小板数量及抑制其聚集,用于脑血栓、血栓闭塞性脉管炎 | 用药前做过敏试验,近期有大手术者、妇女经期慎用 |
| 组织型纤溶酶原激活物<br>tissue type plas<br>minogen activator | 促使纤溶酶原转变为纤溶酶,从而发挥溶解血栓的作用。主要用于各种新形成的血栓 | 用量过大可引起出血,禁用于出血性疾病,不能与其他药物配伍静滴 |
| 第三代溶栓药:雷特普酶、葡萄球菌激酶等 | 溶栓疗效高,生效快,耐受性好;生产成本低,给药方便,不需要按体重调整剂量 | 提高选择性溶栓效果、延长 $t_{1/2}$,减少剂量和不良反应 |

### 二、抗贫血药

贫血总的治疗原则为缺什么补什么，如缺铁性贫血需补充铁剂，巨幼红细胞性贫血则补充叶酸和维生素 $B_{12}$。抗贫血药必须根据病因选用。

**1. 铁剂**

常用的铁剂有硫酸亚铁（ferrous sulfate）、枸橼酸铁铵（ferric ammonium citrate）、富马酸亚铁（ferrous fumarate）、右旋糖酐铁（iron dextran）等。

【体内过程】

铁是以 $Fe^{2+}$ 形式主要在十二指肠及空肠近端吸收。胃酸、维生素 C、果糖、半胱氨酸等可促进铁制剂吸收；而抗酸药、四环素类、多钙、高磷酸盐食物、茶叶及某些含鞣质的植物等，可阻碍铁吸收。$Fe^{2+}$ 吸收入血后即被氧化为 $Fe^{3+}$，与血浆运铁蛋白结合成血浆铁转运至肝、脾、骨髓等到组织，供利用和储存。人排泄铁的量极微，细胞脱落是主要排泄途径。

【作用及应用】

铁是构成血红蛋白、肌红蛋白及多种组织酶的重要原料，成人每天只需铁 $1\sim1.5mg$。铁剂主要用于治疗失血、营养不良、妊娠与哺乳期妇女、儿童生长期等引起的缺铁性贫血。

【不良反应】

口服铁剂有胃肠刺激症状，如恶心、腹痛、腹泻，也可引起便秘。服用 1g 以上可引起急性中毒，表现为坏死性胃肠炎、呕吐、腹痛、血性腹泻、休克、呼吸困难，甚至死亡。

**2. 叶酸**（folic acid）

叶酸存在于动植物中，以动物肝肾、酵母及绿叶蔬菜中含量较高。人体正常需求量为每天 $50\sim200\mu g$。

【作用与应用】

叶酸吸收后在体内被还原成具有活性的四氢叶酸，后者能与多种一碳单位结合成四氢叶酸类辅酶，传递一碳单位，参与体内多种生化代谢，参与核酸和蛋白质的合成。叶酸缺乏出现代谢障碍，其中最明显的是 dTNP 合成受阻，导致 DNA 合成障碍，增殖旺盛的骨髓最易受到影响，出现巨幼红细胞性贫血，消化道上皮增殖也受到抑制，出现舌炎、腹泻。

叶酸首选用于巨幼红细胞性贫血，与维生素 $B_{12}$ 合用效果更好。对叶酸拮抗剂甲氨蝶呤、乙胺嘧啶、甲氧苄啶等所致的巨幼红细胞性贫血，由于二氢叶酸还原酶被抑制，叶酸不能转变为四氢叶酸，故应用叶酸无效，需用亚叶酸钙（甲酰四氢叶酸钙）治疗。

**3. 维生素 $B_{12}$**（vitamin $B_{12}$）

维生素 $B_{12}$ 是一组含钴的维生素，广泛存在于动物肝、牛奶、蛋黄中，人体的正常需求量每日 $1\sim2\mu g$。

【作用与应用】

维生素 $B_{12}$ 必须与胃黏膜壁细胞分泌的糖蛋白"内因子"相结合，才免受胃液消化而进入空肠吸收。当胃黏膜萎缩致"内因子"缺乏时，可影响维生素 $B_{12}$ 的吸收，引起恶性贫血。

（1）促进叶酸的循环再利用　维生素 $B_{12}$ 在使同型半胱氨酸甲基化转变为甲硫氨酸过程

中，$N_5$-甲基四氢叶酸转变为四氢叶酸。当维生素 $B_{12}$ 缺乏时，叶酸代谢障碍，导致叶酸缺乏，出现巨幼红细胞性贫血。

（2）维持有鞘神经纤维功能　本品可使脂肪酸代谢中间产物甲基丙二酸转变为琥珀酸而进入三羧酸循环。当维生素 $B_{12}$ 缺乏时，导致异常脂肪酸合成，影响神经髓鞘脂质合成，出现神经症状。

临床用于恶性贫血、巨幼红细胞性贫血的治疗，也用于神经炎、神经萎缩症的治疗。

【不良反应】

维生素 $B_{12}$ 本身无毒性，但有过敏反应，包括过敏性休克。只能肌注，治疗后期常合并缺铁，并及时补铁。

**4. 促红细胞生成素**（erythropoietin）

红细胞生成素是由肾近曲小管管周细胞产生的糖蛋白激素，现已人工合成。具有刺激红系干细胞增殖和分化，促进红细胞生成的作用。主要用于因红细胞生成素缺乏所致贫血，也用于化疗等所致的贫血。

其不良反应主要是血压升高、注射部位血栓形成及流感样症状，严重高血压、某些白血病患者及妊娠期妇女禁用。

【处方分析】

瞿×× 女 38岁 患缺铁性贫血，又出现尿路感染。分析处方是否合理？为什么？

R：① 四环素片　0.25g×24 片

　　用法：0.25g/次　po　q8h

　　② 硫酸亚铁片　0.3g×18 片

　　用法：0.3g/次　po　tid

　　③ 维生素 C 片　0.1g×18 片

　　用法：0.1g/次　po　tid

**分析**　此处方不合理。原因：四环素可与铁形成络合物，相互影响吸收。

## 三、血容量扩充药

血容量扩充药是指能维持血浆渗透压，扩充血容量的药物。主要用于大量失血或血容量不足所致的低血容量性休克。目前最常用的是右旋糖酐。

右旋糖酐（dextran）

右旋糖酐是葡萄糖的聚合物，由于聚合的葡萄糖的分子数目不同，可得不同分子量的产物。临床应用的有右旋糖酐-70（中分子量）、右旋糖酐-40（低分子量），常用的为右旋糖酐-40。

【作用与应用】

右旋糖酐分子量较大，不易渗出血管，可提高血浆胶体渗透压，从而扩充血容量，维持血压，用于低血容量休克。右旋糖酐还能抑制红细胞和血小板聚集，因而能防止血栓形成和改善微循环，还有渗透性利尿作用。常用于抗休克及血栓形成性疾病。

【不良反应】

少数有皮肤过敏，极少数出现过敏性休克。首次应观察 5～10min，发现症状立即停药与抢救。用量过大可出现凝血障碍。禁用于血小板减少症及出血性疾病，心衰病人慎用。

# 第七节 呼吸系统用药

咳、痰、喘是呼吸系统疾病的常见症状，三者往往同时存在并互为因果。因此，对于呼吸系统疾病的治疗，多采用复方制剂或配伍用药，同时发挥镇咳、祛痰、平喘效果。

## 一、平喘药

平喘药是指能缓解或消除喘息症状的药物，主要用于缓解喘息症状和预防其发作。临床常用的平喘药有β受体激动药、茶碱类、抗胆碱药、抗过敏药、糖皮质激素五类。

### （一）β₂受体激动药

本类药物主要通过激动支气管平滑肌上的$\beta_2$受体，使细胞内的cAMP水平提高，松弛支气管平滑肌而平喘。并可抑制过敏介质释放和激动α受体，使呼吸道黏膜血管收缩，黏膜水肿减轻，对伴有支气管黏膜水肿致呼吸道狭窄的哮喘患者效果较好。

本类药物有沙丁胺醇（salbutamol，舒喘灵）、特布他林（terbutaline，叔丁喘宁）、克仑罗特（clenbuterol，克喘素）等，均对支气管作用强，对心脏影响小，是哮喘发作时的首选药。各药特点见表4-5。

表 4-5 常用 β₂ 受体激动剂的特点

| 药 物 | 作用特点与用途 | 不良反应与注意事项 |
| --- | --- | --- |
| 沙丁胺醇（salbutamol，舒喘灵） | 作用强、快、较持久，用于防治急、慢性哮喘 | 可致手指震颤，久用产生耐受性，糖尿病、高血压及甲亢患者慎用 |
| 特布他林（terbutaline，叔丁喘宁） | 较沙丁胺醇弱，用途与沙丁胺醇相似 | 与沙丁胺醇相同 |
| 克仑特罗（clenbuterol，克喘素） | 作用强、快、较持久，用于夜间哮喘发作者、喘息型支气管哮喘 | 有轻度心悸、手颤等，高血压者慎用 |
| 福莫特罗（formoterol） | 作用强而持久，还具抗炎作用，用于夜间哮喘发作者，预防运动性哮喘发作 | 有轻度心悸、手颤等，高血压者慎用 |
| 沙美特罗（salmeterol） | 作用较福莫特罗持久，还有抗炎作用，用于慢性哮喘，特别是夜间哮喘发作者 | 有轻度心悸、手颤等，高血压者慎用 |

### （二）茶碱类

**1. 氨茶碱**（aminophylline）

【体内过程】

本品口服吸收，生物利用度为90%，用药后1～3h血药浓度达峰值，有效血药浓度为10～20$\mu$g/ml，60%与血浆蛋白结合。$t_{1/2}$为5～6h。主要经肝代谢，个体差异较大，老年人及肝硬化者的$t_{1/2}$会明显延长。静注起效快，10～15min可达最大疗效。

【作用与应用】

（1）平喘作用 抑制细胞内磷酸二酯酶，使cAMP分解减少，提高细胞内的cAMP浓度；并可促进内源性NA释放，兴奋$\beta_2$受体；还能抑制$Ca^{2+}$浓度而松弛支气管平滑肌。临床主要用于防治急、慢性支气管哮喘。

（2）兴奋心脏 直接增强心肌收缩力及增加心输出量，舒张冠状动脉，对心源性哮喘和急性心衰有效。

（3）利尿作用　可增加肾血流量，提高肾小球滤过率，抑制 $Na^+$、$Cl^-$ 的重吸收。可作为水肿的辅助用药。

**【不良反应】**

胃肠刺激症状明显，口服可致胃肠道反应，饭后服用可减轻。过量或静注过快可兴奋心脏，而引起心悸、头晕、心律失常、血压下降。中枢兴奋可致部分患者失眠、烦躁、不安。儿童对本品的敏感性高于成人，易致惊厥，需慎用，心肌梗死、低血压、休克者禁用。

**【药物相互作用】**

（1）氨茶碱与 β 受体激动药、糖皮质激素等药物合用有协同作用。

（2）与 β 受体阻断药、巴比妥类等药物有拮抗作用。

（3）氨茶碱为碱性，遇酸性药物如哌替啶、洛贝林、维生素 C 等易产生沉淀。

（4）西咪替丁可降低氨茶碱的肝清除率，合用时可增加其血清浓度或毒性。

（5）某些抗菌药物，如大环内酯类（红霉素）、氟喹诺酮类（依诺沙星），以及林可霉素类等可降低茶碱清除率，增高血药浓度，尤以红霉素和依诺沙星为著，故合用时应适当减量。

**2. 胆茶碱**（choline theophylline）

为茶碱与胆碱的复盐，平喘作用与氨茶碱相似。但水溶性大，刺激性小，维持时间长，不良反应较氨茶碱轻。

**3. 二羟丙茶碱**（diprophylline，喘定）

本品平喘作用是氨茶碱的 1/2，对心脏兴奋作用弱，刺激性小，大剂量也可兴奋中枢。主要用于不能耐受氨茶碱的哮喘患者或伴有心动过速者。

**4. 茶碱的缓释或控释制剂**（theophylline sustained release tablets）

如优喘平、舒弗美。其特点是：①血药浓度稳定，作用持久；②适用于慢性哮喘等的防治，不适用于哮喘持续状态或急性支气管痉挛的发作患者；③胃肠刺激小，病人易耐受。

**（三）抗胆碱药**

异丙阿托品（ipratropinum bromide，异丙托溴铵）

本品属抗胆碱药，通过阻断 M 受体，降低 cGMP 含量，扩张支气管而平喘。常为吸入给药，少量吸入即可明显扩张支气管，且无全身不良反应。较弱，常用于不能耐受 $β_2$ 受体激动药者，尤其是年龄较大者。

**（四）抗过敏药**

本类药物通过抑制过敏介质释放和拮抗炎性介质的作用而预防哮喘的发作。

**1. 色甘酸钠**（sodium cromoglicate，咽泰）

**【作用及应用】**

色甘酸钠能抑制肥大细胞的磷酸二酯酶，使肥大细胞中 cAMP 水平提高，稳定肥大细胞膜，防止过敏介质的释放，从而预防支气管痉挛的发生，同时能降低对刺激的敏感性。

主要用于预防各型哮喘的发作。对外源性哮喘效果好，对内源性哮喘效果差，对已发作的哮喘无效。也可用于过敏性鼻炎、胃肠道过敏性疾病或溃疡性结肠炎和直肠炎等。

**【不良反应】**

本药毒性低，少数患者吸入粉末时因刺激而引起呛咳、气急，甚至诱发哮喘，应同时吸入异丙肾上腺素以防止支气管痉挛。

**2. 酮替芬**（ketotifen，噻喘酮）

本药除能抑制肥大细胞释放过敏介质外，还有较强的抗组胺作用。可用于预防多种原因引起的哮喘，也可用于过敏性鼻炎、皮炎等。

本药不良反应较轻，可有嗜睡、乏力、头晕、口干等。

（五）糖皮质激素

本类药物具有强大的抗炎作用，是治疗支气管哮喘最有效的药。尚可通过抑制变态反应的多个环节而产生平喘作用。

全身给药作用强大，但不良反应多且严重，故仅限于严重的哮喘发作或哮喘持续状态。常用药物有氢化可的松（较快）、甲泼尼龙（持久、不良反应较少）。

气雾吸入则无全身反应，且直接作用于气道而发挥抗炎平喘作用，可作为慢性哮喘一线用药，尤其是对其他平喘药物无效的重症患者和激素依赖性哮喘患者。常用药物有倍氯米松、布地奈德、氟尼缩松等。但长期吸入可发生口腔及咽喉部真菌感染，用药后宜多漱口。

【处方分析】

林×× 女性 58岁 支气管哮喘，正在服用氨茶碱，由于心动过速，医生加用普萘洛尔，此处方是否合理，为什么？

R：① 氨茶碱片 0.1g×20 片

用法：0.1g/次 po tid

② 普萘洛尔片 10mg×20

用法：10mg/次 po tid

**分析** 不合理。原因是：①氨茶碱促进内源性 NA 释放，兴奋 $\beta_2$ 受体而间接舒张支气管平滑肌而平喘，普萘洛尔阻断 $\beta_2$ 受体，可拮抗氨茶碱的部分平喘作用。②普萘洛尔阻断支气管平滑肌上 $\beta_2$ 受体，收缩支气管，增加呼吸道阻力，可诱发或加重支气管哮喘。

## 二、镇咳药

咳嗽是一种保护性反射活动，有利于痰液及异物的排出，但长期过度咳嗽不仅给患者带来痛苦，还可引起多种并发症。因此，合理选用镇咳药是必要的。镇咳药按其作用部位不同分为中枢性镇咳药和外周性镇咳药。

（一）中枢性镇咳药

本类药物可直接抑制延髓咳嗽中枢而止咳，其镇咳作用较强。

**1. 可待因**（codeine）

镇咳作用是吗啡的 1/4，对咳嗽中枢有较高的选择性。主要用于各种原因引起的剧烈干咳。过量时出现中枢兴奋、烦躁不安，久用可致依赖性。多痰者禁用。

**2. 右美沙芬**（dextromethorphan）

本品作用强度与可待因相似，无依赖性，但也无镇痛作用。治疗量不抑制呼吸，毒性低，适用于无痰干咳者。

**3. 喷托维林**（pentoxyverine，咳必清，维静宁）

对咳嗽中枢抑制作用较可待因弱，但无成瘾性，对呼吸道黏膜有局麻作用，用于上呼吸道感染或百日咳引起的干咳，青光眼患者慎用。

**4. 福米诺苯**（fominoben）

福米诺苯为一新型镇咳药。在抑制咳嗽中枢的同时，具有兴奋呼吸中枢的特点，其镇咳作用与可待因相似。适用于各种原因引起的慢性咳嗽及呼吸困难者。对于顽固性百日咳患儿，疗效较可待因强，无成瘾性。本药还能促进支气管分泌，降低痰液的黏滞性，有利于咳痰。口服，每次 80～160mg，但大剂量时可致血压降低。

### （二）外周性镇咳药

通过抑制咳嗽反射弧中的感受器和神经末梢，减轻呼吸道刺激，而产生镇咳作用。

**1. 苯佐那酯**（benzonatate，退嗽）

外周镇咳，抑制肺牵张感受器，阻断咳嗽冲动的传导；用于支气管炎、胸膜炎等引起的咳嗽。其不良反应偶见嗜睡、头晕、头痛，大剂量可产生胸部紧迫感。

**2. 苯丙哌林**（benproperine）

苯丙哌林口服易吸收，1～20min 显效，可维持 4～7h，是兼有中枢和外周镇咳作用的强效镇咳药。可用于刺激性干咳。有轻度口干、头晕、皮疹等不良反应，无成瘾性。

## 三、祛痰药

祛痰药是指能使痰液稀释或溶解而降低痰液黏度，使痰液易于咳出的药物。按其作用方式不同分为痰液稀释药和黏痰溶解药。

### （一）痰液稀释药

氯化铵（ammonium chloride）

口服后刺激胃黏膜，反射性兴奋迷走神经，使呼吸道腺体分泌增加，痰液变稀，易于咳出。少量氯化铵吸收后，从呼吸道黏膜排出，因高渗作用而带出水分，痰液进一步被稀释。现已很少单用，常与其他药物配成复方制剂。用于痰液黏稠而不易咳出的患者。

氯化铵为酸性无机盐，吸收后能酸化体液、尿液，可促进碱性药物的排泄及治疗碱血症。

由于对胃黏膜的刺激可引起胃肠道反应，禁用于肝、肾功能不全、溃疡等患者。

### （二）黏痰溶解药

**1. 乙酰半胱氨酸**（acetylcysteine，富露施）

本品中的巯基（—SH）能与黏痰中的黏蛋白二硫键（—S—S）结合使之断裂，降低黏痰的黏度；也能使脓痰中的 DNA 纤维断裂。主要用于大量黏痰阻塞气道引起的呼吸困难及术后咳嗽困难者；紧急时气管内滴入，可迅速溶解黏痰便于吸引排痰。

本药有特殊臭味及局部刺激，可引起呛咳、支气管痉挛、恶心、呕吐等不良反应。吸入时注意不要与铜、铁、橡胶或氧化剂接触，也不宜与青霉素、头孢菌素、四环素等合用，以免降低抗菌活性，支气管哮喘患者慎用或禁用。

**2. 溴己新**（bromhexine，必嗽平）

本品能裂解痰中酸性黏多糖，抑制黏多糖的合成，使黏稠度下降。还可促进呼吸道黏膜纤毛运动，加速排痰。适用于支气管炎及其呼吸道疾病伴有黏痰难以咳出者。偶有恶心、胃部不适及转氨酶升高等，溃疡病、肝功能不良者慎用。

**3. 羧甲司坦**（carbocisteine）

本品作用于支气管腺体，使低黏度的唾液黏蛋白分泌增加，高黏度的岩藻黏蛋白生成减少，从而降低痰液黏度易于咳出。适用于呼吸道炎症所致的痰液黏稠及术后咳痰困难者。

有轻度的头晕、恶心、胃部不适、腹泻，严重者有胃肠出血及皮疹等不良反应。

**【处方分析】**

萧×× 女 32岁 哮喘复发3日，伴轻咳，痰显泡沫状，量不多。处方是否合理？

R：① 醋酸泼尼松片 5mg×30片

用法：1片/次 po tid

② 氨茶碱片 0.1g×20片

用法：1片/次 po tid

③ 必嗽平片 8mg×40片

用法：2片/次 po tid

**分析** 处方合理。醋酸泼尼松片为抗炎性平喘药，适用于哮喘急性发作及其他平喘药物无效的重症患者，氨茶碱为疗效可靠的平喘药并与糖皮质激素有协同作用，必嗽平有祛痰、镇咳作用，可以帮助畅通呼吸道，缓解哮喘，三药合用疗效增强。

# 第八节 抗组胺药

抗组胺药是能对抗组胺引起的各种反应。根据药物对受体的选择不同，主要分为 $H_1$ 受体阻断药和 $H_2$ 受体阻断药：$H_1$ 受体阻断药常用于过敏等变态反应，$H_2$ 受体阻断药用于消化性溃疡。

## 一、$H_1$ 受体阻断药

**【体内过程】**

多数口服吸收良好，在肝代谢后，经肾脏排出。肝功能不良时，药物作用时间延长。

**【作用及应用】**

（1）$H_1$ 受体阻断药作用 本类药物能竞争性地阻断 $H_1$ 受体，对抗组胺引起的胃肠、支气管平滑肌兴奋，血管扩张和毛细血管扩张及通透性增高等效应。对血压下降和心率加快只能部分对抗。主要用于治疗变态反应性疾病。对皮肤黏膜的变态反应性疾病如荨麻疹、过敏性鼻炎等效果好；对昆虫咬伤所致的瘙痒、水肿也有效；对药疹和接触性皮炎有止痒作用。对哮喘、过敏性休克无效。

（2）中枢作用 多数药物具有中枢抑制作用，产生镇静与嗜睡作用，可用于变态反应性疾病等所致失眠。常选用中枢抑制作用较强的异丙嗪、苯海拉明等，但特非那定和阿司咪唑无中枢抑制作用。

（3）抗胆碱作用 多数 $H_1$ 受体阻断药有一定的抗胆碱作用，其中枢抗胆碱作用表现为镇静、镇吐；外周抗胆碱作用表现为阿托品样作用，可用于晕动病、妊娠呕吐及放射病呕吐。常为复方制剂，如茶苯海明等，特非那定和阿司咪唑无此作用。常用 $H_1$ 受体阻断药作用比较见表4-6。

**表4-6 常用 $H_1$ 受体阻断药作用比较**

| 药 物 | 抗组胺 | 镇静催眠 | 防晕止吐 | 抗胆碱 | 维持时间/h |
|---|---|---|---|---|---|
| 苯海拉明（diphenhydramine，苯那君） | ++ | +++ | ++ | +++ | 4~6 |
| 异丙嗪（promethazine，非那根） | ++ | +++ | ++ | +++ | 6~12 |
| 氯苯那敏（chlorphenamine，扑尔敏） | +++ | + | − | ++ | 4~6 |

续表

| 药　　物 | 抗组胺 | 镇静催眠 | 防晕止吐 | 抗胆碱 | 维持时间/h |
|---|---|---|---|---|---|
| 赛庚啶(chproheptadine) | ＋＋＋ | ＋ | ＋ | ＋＋ | 8 |
| 特非那定(terfenadine) | ＋＋＋ | － | － | － | 12～24 |
| 阿司咪唑(astemizole,息斯敏) | ＋＋＋ | － | － | － | 24 |

注：＋＋＋，作用强；＋＋，作用中等；＋，作用弱；－，无作用。

**【不良反应】**

主要不良反应有嗜睡、头晕、乏力等，故用药期间避免驾驶和高空作业。此外，尚有胃肠道反应及视觉模糊、口干、头痛等。阿司咪唑、特非那定过量可致晕厥、心跳停止。

**【药物相互作用】**

(1) 治疗过敏反应疾病时，本药不宜与其他中枢抑制药合用，以免中枢抑制过度。

(2) 阿司咪唑和特非那定与大环内酯类抗生素（红霉素）、抗真菌药（酮康唑）合用，可使代谢抑制，血药浓度升高，可引起室性心律失常，甚至发生心性猝死。

**【处方分析】**

李×× 　女　52岁　哮喘。请分析处方是否合理，为什么？

R：① 盐酸麻黄碱片　15mg×42片

　　用法：2片/次　po　tid

　　② 盐酸苯海拉明片　25mg×42片

　　用法：2片/次　po　tid

**分析**　处方合理。麻黄碱具有平喘作用，但因兴奋中枢，可引起失眠等。与苯海拉明合用，因其抗组胺作用可增强麻黄碱的平喘效果，同时抑制中枢，对抗麻黄碱的中枢兴奋，故两者合用疗效增强，不良反应降低。

## 二、H₂ 受体阻断药

本类药物能阻断胃壁细胞 H₂ 受体，而抑制胃酸分泌。常用药物有雷尼替丁（raniti-dine）、法莫替丁（famotidine）、尼扎替丁（nizatidine）、罗沙替丁（roxatidine）等。主要用于治疗消化性溃疡（详见本章第九节）。

# 第九节　消化系统药物

作用于消化系统的药物主要有抗消化性溃疡药、助消化药、泻药、止泻药、止吐药等。多数通过调节胃肠功能和影响消化液的分泌而发挥作用。

## 一、助消化药

助消化药多为消化液中的成分，用以补偿消化液分泌不足，促进食物消化，发挥替代作用；少数药物促进消化吸收液的分泌或抑制肠道内的过度发酵，主要用于消化不良。

**1. 胃蛋白酶**（pepsin）

胃蛋白酶在酸性条件下初步分解蛋白质，故常与稀盐酸合用，用于消化不良（缺乏胃蛋白酶）。

**2. 胰酶**（pancreatin）

本品含有胰淀粉酶、胰蛋白酶、胰脂肪酶，分别促进淀粉、蛋白质和脂肪的消化。遇胃酸易破坏，故常用肠溶片，宜饭前服。用于胰腺分泌不足所致的消化不良。

**3. 乳酶生**（lactasin，表飞鸣）

本品为活乳酸杆菌的干燥制剂，在肠道内分解糖类产生乳酸，从而抑制腐败菌繁殖，防止蛋白质发酵，使产气减少。用于消化不良、肠胀气及小儿消化不良性腹泻。忌与抗生素、吸附药和收敛药合用；与维生素 C 合用可增强疗效，乳酸中毒者禁用。送服水温低于 40℃。

**4. 干酵母**（dried yeast，食母生）

本品含多种维生素（维生素 $B_1$、维生素 $B_2$、维生素 $B_6$、维生素 $B_{12}$）及叶酸、淀粉酶等，用于食欲不振、消化不良及 B 族维生素缺乏症，过量可致腹泻。

## 二、抗消化性溃疡药

抗消化性溃疡药主要是通过抑制"攻击因子"的作用，增强"防御因子"的作用，从而减轻或消除症状，促进溃疡面愈合，防止和减少溃疡复发。按作用机制，本类药可分为四类：抗酸药及抑制胃酸分泌药、胃黏膜保护药和抗幽门螺杆菌药。

### （一）抗酸药

常用药物有碳酸氢钠（sodium bicarbonate）、氧化镁（magnesium oxide）、氢氧化铝（aluminium hydroxide）、三硅酸镁（magnesium trisilicate）等。

抗酸药为弱碱性物质，口服后在胃内中和胃酸，从而减少胃酸对溃疡面的刺激，缓解疼痛。当使胃内 pH 值升高到一定的程度时（pH3.5～4），还可降低胃蛋白酶的活性，有益于溃疡愈合。氢氧化铝、三硅酸镁还可形成胶状物质，覆盖于溃疡面，起到保护和收敛作用。

抗酸药较少单独使用，多组成复方制剂，以增强疗效，减少不良反应。常用制剂见表 4-7。

表 4-7 抗酸药的复方制剂

| 药 物 | 主要成分 | 用 途 |
|---|---|---|
| 胃舒平 | 氢氧化铝、三硅酸镁、颠茄浸膏 | 消化性溃疡、胃炎、胃酸过多症 |
| 胃必治(bisuc) | 铝酸铋、碳酸镁、碳酸氢钠、甘草浸膏、弗朗鼠李皮、茴香等 | 消化性溃疡、胃酸过多、胃炎、胃灼热及痉挛、消化不良等 |
| 胃得乐(veytalo) | 碱式硝酸铋、碳酸镁、碳酸氢钠、大黄 | 消化性溃疡、胃炎、胃酸过多 |
| 胃仙-U(welsen-U) | 外层片:甘草酸钠、葡萄糖醛酸、干燥氢氧化铝凝胶、三硅酸镁、牛胆汁、薄荷脑、叶绿素<br>内层片:维生素 U、淀粉酶 | 消化性溃疡、胃酸过多、胃炎 |

### （二）抑制胃酸分泌药

胃酸分泌受多种因素的影响，其中当 $H_2$ 受体、促胃泌素受体、M 受体被激动，胃壁细胞质子泵被激活时，使胃酸分泌增加。故阻断上述受体或质子泵，可使胃酸分泌减少，促进溃疡愈合。

**1. $H_2$ 受体阻断药**

本类药物能阻断胃壁细胞上的 $H_2$ 受体，从而抑制胃酸分泌。药物有西咪替丁（cimetidine，因不良反应严重，现少用）、雷尼替丁（ranitidine）、法莫替丁（famotidine）、尼扎替丁（nizatidine）和罗沙替丁（roxatidine）等。

**【体内过程】**

口服吸收迅速而完全，体内分布广，可经胎盘到达胎儿体内。药物在体内部分代谢，代谢物及原形药经肾脏排出。肾功能受损时，药物作用时间延长。

**【作用及应用】**

本类药物对胃壁细胞 $H_2$ 受体有高度选择性，通过竞争性对抗 $H_2$ 受体，显著抑制胃酸分泌。还能抑制促胃液素、胆碱受体激动剂及刺激迷走神经等引起的胃酸分泌。法莫替丁的作用比雷尼替丁强 $4\sim10$ 倍，而且作用持久；尼扎替丁和罗沙替丁两药作用与雷尼替丁相似。

主要用于胃、十二指肠溃疡，也可用于食管反流症等。

**【不良反应】**

其不良反应常有头痛、头晕、腹泻、皮疹等；另外，还有中枢神经系统症状及内分泌紊乱等。雷尼替丁和法莫替丁不良反应较少。肝肾功能不全者、小儿慎用雷尼替丁，孕妇禁用。

**【药物相互作用】**

（1）西咪替丁抑制肝药酶，抑制苯二氮䓬类、华法林、苯妥英钠、普萘洛尔、茶碱、奎尼丁等药物的体内转化，使上述药物的血药浓度升高。

（2）与四环素、酮康唑、阿司匹林同服，可使上述药物的吸收减少。

**2. $M_1$ 受体阻断药——哌仑西平**（pirenzepine，哌吡氮平）

本品阻断胃壁细胞的 $M_1$ 受体，抑制胃酸分泌，并能减少胃蛋白酶的分泌。此外，尚有解除胃肠平滑肌痉挛的作用。用于胃、十二指肠溃疡，疗效与西咪替丁相当，但缓解症状较慢。治疗量时副作用轻微，大剂量可有阿托品样副作用。

**3. $H^+$-$K^+$-ATP 酶抑制药——奥美拉唑**（omeprazole，洛赛克）

**【作用及应用】**

本品能抑制胃壁细胞质子泵（$H^+$-$K^+$-ATP 酶），从而呈现较强的抑制胃酸作用；还能增加胃黏膜血流量，有止血作用，保护胃黏膜，均有利于溃疡治疗。作用强而持久，对溃疡愈合率高，复发率低。主要用于其他药物无效的难治性溃疡、胃泌素瘤及反流性食管炎等。

**【不良反应】**

不良反应较轻，发生率为 $1.1\%\sim2.8\%$，见于胃肠道反应；注意长期用药抑制胃酸分泌，可致胃内细菌过度滋生，亚硝酸类物质增多，有癌变的可能性，本品为肝药酶抑制剂。

兰索拉唑（lansoprazole）、潘多拉唑（pantoprazole，喷妥拉唑）、雷贝拉唑（rabeprazole）等，属第二、第三代 $H^+$-$K^+$-ATP 酶抑制药，抗溃疡病作用与奥美拉唑相似，但不良反应轻微。

**4. 胃泌素受体阻断药——丙谷胺**（proglumide）

丙谷胺与胃泌素竞争胃泌素受体，抑制胃酸分泌。用于消化性溃疡、胃炎和胰腺炎。

本药不良反应轻微，少数人可有腹胀、口干、食欲不振等。

**（三）胃黏膜保护药**

**1. 米索前列醇**（misoprostol）

同类药物尚有恩前列醇，均为前列腺素 E 的衍生物。可改进黏膜血流，促进上皮细胞再生，从而对胃黏膜有强大的保护作用。还可通过激动前列腺素受体抑制胃酸的分泌。用于消化性溃疡和急性胃出血等。

其不良反应有腹泻、头晕、子宫收缩而致流产等，孕妇及前列腺素类药物过敏者禁用。

**2. 硫糖铝**（sucralfate）

本品口服后在酸性环境下水解成硫酸蔗糖和氢氧化铝呈胶冻状，能与溃疡面的黏蛋白结合形成保护膜；还能促进胃黏膜和血管的增生。用于消化性溃疡，对十二指肠溃疡效果较好。

其不良反应较轻微，长期用药可致便秘，偶有胃肠反应、皮疹及头晕。

**3. 枸橼酸铋钾**（bismuth potassium citrate）

本品具有黏膜保护作用，与溃疡面蛋白质结合形成一层保护膜，促进胃黏膜的分泌和黏膜再生；抑制胃蛋白酶活性；还能对抗幽门螺杆菌。用于消化性溃疡及胃炎。

其不良反应偶有消化道症状及口腔、舌、大便染黑，肾功能不良者和孕妇禁用。

**4. 复方谷氨酰胺**（麦滋林，marzulene）

本品由 99% 的谷氨酰胺（glutamine）和 0.3% 水溶性薁（azulene）组成，前者增加胃黏膜前列腺素 $E_2$ 合成，促进黏膜细胞增殖，增加黏液合成，增强黏膜屏障；后者有抑制致炎物质的抗炎作用，抑制胃蛋白酶活性，可减轻溃疡病症状，促进溃疡愈合。

**（四）抗幽门螺杆菌药**

幽门螺杆菌为革兰阴性厌氧菌，能产生多种酶和细胞毒素，损伤黏液层、上皮细胞、胃血流功能，引起胃炎，胃、十二指肠溃疡。目前，临床常用抗幽门螺杆菌药有阿莫西林、甲硝唑、氨苄西林、庆大霉素及呋喃唑酮等。

## 三、止吐药

止吐药为防止或减轻恶心和呕吐的药物。止吐药通过不同环节抑制呕吐反应，包括以下几类：①吩噻嗪类药物，如氯丙嗪、异丙嗪等，主要抑制催吐化学感受区，对多数呕吐有效。②抗组胺药，常用于晕动病呕吐，如苯海拉明等。③其他，如甲氧氯普胺、多潘立酮等。

**1. 甲氧氯普胺**（metoclopramide，胃复安）

【作用及应用】

能阻断延髓催吐化学感受区的多巴胺受体，产生较强的中枢性镇吐作用；能兴奋胃肠道，加强胃窦部蠕动，松弛幽门括约肌，促进胃内食物的排空；松弛胆管括约肌，调整胆管运动和胆汁分泌。主要用于药物、晕动症及放疗等引起的恶心、呕吐等。

【不良反应】

其不良反应有嗜睡、头晕等，长期大量使用可致锥体外系反应。

**2. 多潘立酮**（domperidone，吗丁啉）

为强而有效的外周多巴胺受体阻断药，可加强胃动力，促进胃肠蠕动，加速胃排空。并使幽门扩张，促进食管蠕动，阻止胃食管反流现象。用于伴有胃排空缓慢及食管反流的消化不良，以及药物、放疗等引起的呕吐。

**3. 昂丹司琼**（ondansetron）

能选择性阻断中枢及迷走神经传入纤维的 5-HT$_3$ 受体，产生强大的止吐作用。可用于化疗、放疗引起的呕吐，疗效优于胃复安，但对晕动病及去水吗啡引起的呕吐无效。

不良反应较轻,有头痛、疲劳、便秘、腹泻等。哺乳期妇女禁用。

**4. 地芬尼多**(difenidol,眩晕停)

对延髓呕吐中枢有直接抑制作用,还可扩张椎底动脉,具有较强的防晕止吐效果。用于各种原因引起的眩晕和呕吐,偶有嗜睡、口干及心动过速等不良反应。

**5. 西沙必利**(cisapride,普瑞博思)

能选择性地促进肠肌层神经丛节后处乙酰胆碱的释放,从而增强胃肠蠕动;也可增强食欲、胃及十二指肠的收缩与蠕动。用于防治胃轻瘫、胃食道反流,以及假性肠梗阻导致的推进性蠕动不足和胃肠内容物滞留、慢性便秘等。可造成严重心律失常,现禁用或停用。

## 四、泻药

泻药是一类促进肠内容物排出,用于便秘的药物。一般分三类:容积性泻药、接触性泻药和润滑性泻药。

### (一)容积性泻药

**1. 硫酸镁**(magnesium sulfate)

【作用与应用】

(1)导泻 硫酸镁口服后不易吸收,在肠道内解离成 $Mg^{2+}$ 和 $SO_4^{2-}$,形成高渗而保留大量水分,使肠容积扩大,产生导泻作用。其导泻速度与饮水量有关,若空腹用药并大量饮水,$1\sim3h$ 后即可排出水样粪便。主要用于排出肠内毒物及服驱虫药后的导泻驱虫。

(2)利胆 口服浓度为 33% 的硫酸镁高渗溶液,可刺激十二指肠黏膜反射性地引起胆总管括约肌松弛,胆囊收缩,促进胆汁排出。用于阻塞性黄疸、胆石症和慢性胆囊炎等。

(3)抗惊厥 注射给药后,血中 $Mg^{2+}$ 浓度升高,既可抑制中枢神经,又能使骨骼肌松弛而产生抗惊厥作用。

(4)降压 注射给药后,同样竞争 $Ca^{2+}$ 作用点,松弛血管平滑肌,降低外周阻力,使血压迅速下降。由于降压作用较强,仅限于高血压危象或妊娠高血压综合征的治疗。

【不良反应】

口服后可致反射性盆腔器官充血和失水,注射过量可致血压急剧下降、肌腱反射消失、呼吸抑制,需注射大剂量钙剂抢救。女性月经期、妊娠期、急腹症、肠道出血、肾功能不全及中枢抑制药中毒者禁用,老年人及体弱者慎用。

**2. 硫酸钠**(sodium sulfate)

本品导泻作用与硫酸镁相似,而无中枢抑制作用,故适宜于中枢抑制药中毒的导泻。

### (二)接触性泻药

**1. 酚酞**(phenolphthalein)

口服后形成可溶性的钠盐,刺激肠使其蠕动增强;少部分吸收后从胆汁排泄,形成肝肠循环,故作用持久。适用于慢性便秘。偶见皮疹、皮炎等不良反应,能使碱性尿液呈红色。

**2. 蓖麻油**(castor oil)

口服后在肠道被脂肪水解为甘油和蓖麻油酸。蓖麻油酸盐能使肠道对水和电解质的吸收减少,并促进肠蠕动,产生强烈导泻作用。一般便秘不宜应用,用于 X 射线检查前排空肠道。

### （三）润滑性泻药

**1. 液体石蜡**（liquid paraffin）

无色透明，无臭、无味。口服后不吸收，对肠壁及粪便起润滑作用，并阻碍肠内水分的吸收，有利于粪便的排出。适用于便秘患者，尤其是年老体弱、高血压、痔疮及心衰等患者。但长期用药影响脂溶性维生素及钙、磷吸收，不宜用于婴幼儿。

**2. 甘油**（glycero）

常用50%浓度的制剂注入直肠内，润滑并刺激肠壁，作用快而温和，用于急性便秘或轻度便秘，尤适用于儿童及老年人。

## 五、止泻药

腹泻是多种疾病的症状，以对因治疗为主，肠道细菌感染引起的腹泻，应首先选用抗菌药物黄连素、痢特灵、氟哌酸等，但剧烈而持久的腹泻，可引起脱水及电解质紊乱，甚至循环衰竭。因此，在对因治疗的同时，可适当给予止泻。

**1. 地芬诺酯**（diphenoxylate，苯乙哌啶）

为哌替啶衍生物，能直接作用于肠道平滑肌，抑制肠黏膜感受器，具有抑制肠蠕动和收敛作用，用于腹泻及慢性肠炎等。

其不良反应有恶心、呕吐、腹胀、头晕、思睡、皮疹等。注意长期用药可产生依赖性，忌与巴比妥类药物合用，肝病患者慎用。

**2. 洛哌丁胺**（loperamide，苯丁哌胺）

化学结构与地芬诺酯相似，其止泻作用强、快而持久；可增加肛门括约肌张力，制止大便失禁和便急。适用于慢性腹泻或回肠造瘘术、肛门直肠术后患者。

其不良反应有口干、恶心、呕吐、腹胀、胃肠不适、食欲不振、头晕、乏力及皮疹等。

**3. 收敛药**（astringents）**和吸附药**（adsorbents）

收敛药有鞣酸蛋白（tannalbin）、碱式碳酸铋（bismuth subcarbonate）等。能与肠黏膜表面蛋白质结合，形成一层保护膜，使肠黏膜免受刺激，降低炎性渗出而产生收敛止泻作用。

药用炭（medicinal charcoal）能吸附肠内细菌、气体及毒物等，防止毒物的吸收并减轻刺激，使肠蠕动减弱而止泻。

【处方分析】

孔×× 女 41岁 胃溃疡。医生开出药物治疗处方，请评价此处方是否合理？并说明理由。

R：① 雷尼替丁片 0.15g×50

用法：0.15g/次 2次/d 早、晚饭后服

② 硫糖铝片 0.25g×100

用法：1.0g/次 4次/d 饭后2h服用

**分析** 不合理。硫糖铝需在酸性环境中起保护胃黏膜作用，而雷尼替丁为抑酸药，可使胃内pH值升高而降低硫糖铝胃黏膜保护作用。

# 第十节 影响子宫活动药

作用于子宫平滑肌的药物分为子宫平滑肌兴奋药和子宫平滑肌抑制药，前者包括缩宫

素、前列腺素和麦角生物碱等；后者主要有 β$_2$ 肾上腺素受体激动药、利托君等。

## 一、子宫平滑肌兴奋药

子宫平滑肌兴奋药是一类能选择性地兴奋子宫平滑肌，引起子宫收缩的药物。根据子宫兴奋药的种类、药物的剂量不同，子宫可产生节律性收缩或强直性收缩等。本类药物使用不当，可造成子宫破裂或胎儿窒息的严重后果，需慎重使用。

（一）垂体后叶素类

**1. 缩宫素**（oxytocin，催产素）

【体内过程】

口服无效，肌内注射吸收良好，3～5min 内起效，持续 20～30min。主要在肝、肾消除。

【作用与应用】

（1）兴奋子宫 缩宫素选择性兴奋子宫平滑肌，加强子宫收缩。其作用特点是：①作用快、短；②对子宫体兴奋作用强，对子宫颈兴奋作用弱；③小剂量引起子宫节律性收缩，有利于胎儿娩出，大剂量则引起子宫强直性收缩；④其作用受女性激素的影响，妊娠早期体内孕激素水平高，可降低子宫对缩宫素的敏感性，故子宫收缩减弱能安胎；妊娠中、后期雌激素水平升高，子宫对缩宫素的敏感性升高，临产时达高峰；分娩后敏感性又逐渐降低。

临床上对于胎位正常、无产道障碍的宫缩无力性难产孕妇，用小剂量缩宫素（2.5U）催产，以加强子宫节律性收缩，促进分娩；对于死胎、过期妊娠及妊娠合并严重疾病（如心脏病等），需提前终止妊娠者，可用小剂量缩宫素作引产。大剂量缩宫素（5～10U），使子宫产生强直性收缩，压迫肌层内血管而止血，用于产后止血。

（2）促进排乳 缩宫素可使乳腺腺泡周围的肌上皮细胞收缩，促进排乳。在喂奶前 2～3min 滴鼻，经黏膜吸收后，可促进乳汁分泌。也可肌内注射 2～5U 催乳。

（3）其他作用 大剂量缩宫素能松弛血管平滑肌，有短暂的降压作用；此外，尚有轻度抗利尿作用。

【不良反应】

偶见恶心、呕吐、心律失常，使用过量可导致子宫持续性强直收缩，引起胎儿宫内窒息，甚至子宫破裂。缩宫素用于催产、引产需注意：①严格掌握剂量，根据宫缩及胎心情况及时调整静脉滴注速度，避免子宫强直性收缩；②严格掌握禁忌证，有产道异常、头盆不称、胎位不正、前置胎盘、三胎以上经产妇及剖宫产史者禁用，以防子宫破裂或胎儿宫内窒息。

**2. 垂体后叶素**（pituitrin）

【作用与应用】

垂体后叶素内含等量的缩宫素和加压素。垂体后叶素中的缩宫素有催产、引产或产后止血作用，因含加压素，对子宫平滑肌的选择性不高，且不良反应较多，故不作为子宫兴奋药。它所含的加压素通过与肾集合管上的相应受体结合，增加对水分的重吸收，具有明显的抗利尿作用，使尿量明显减少，可用于治疗尿崩症；加压素还能收缩血管，尤其是毛细血管和内脏小动脉，可用于治疗肺咯血和上消化道出血。

【不良反应】

主要不良反应有恶心、呕吐、面色苍白、出汗、心悸、胸闷、腹痛、便秘及过敏反应等，遇此情况应立即停药。因收缩冠脉血管，故冠心病者禁用。

## （二）前列腺素类（PGs）

前列腺素（prostaglandin，PG）广泛存在于体内各组织和体液中，现可人工合成。与生殖系统关系密切的前列腺素有地诺前列酮（dinoprostone，$PGE_2$）、地诺前列素（dinoprost，$PGF_{2\alpha}$）及其衍生物卡前列素（carboprost，15-$MePGF_{2\alpha}$）等。

地诺前列酮（dinoprostone）

**【作用与应用】**

（1）兴奋子宫　对妊娠各期子宫均有明显的兴奋作用。对妊娠初、中期子宫的兴奋作用远比缩宫素强，临产前的子宫最为敏感。引起子宫收缩的特性与分娩时的阵缩相似，在增强子宫平滑肌节律性收缩的同时，尚能使子宫颈扩张。用于中期引产和足月妊娠引产，除可静脉滴注外，阴道内、羊膜腔内或宫腔内羊膜腔外给药，亦能奏效。

（2）抗早孕　本药能促进黄体萎缩、溶解，使血中黄体酮水平急剧下降，子宫内膜脱落形成月经。此外，还能促使子宫收缩，妨碍受精卵着床而发挥抗早孕作用。用于妊娠早期流产，在妊娠早期的12周内，能产生完全流产。

**【不良反应】**

（1）胃肠反应　静脉滴注时，常出现恶心、呕吐、腹痛、腹泻等。

（2）静脉滴注过量可引起子宫强直性收缩，故应严密观察宫缩情况，防止发生子宫破裂。

青光眼、心脏病、肝肾功能严重不全、哮喘及发热患者禁用。

## （三）麦角生物碱类（ergot alkaloids）

麦角中含多种生物活性成分，包括氨基麦角碱类和氨基酸麦角碱类。前者以麦角新碱为代表，后者包括麦角胺和麦角毒。

麦角新碱（ergometrine）

**【作用与应用】**

能选择性兴奋子宫平滑肌，使子宫收缩。其特点是：①作用快、强大而持久；②妊娠子宫比未孕子宫敏感，尤以临产时和产后子宫最敏感；③剂量稍大即引起子宫强直性收缩，压迫血管而有止血作用；④对宫体和宫颈的作用无选择性，故禁用于催产、引产。

临床用于：①子宫出血，常肌内注射；②产后子宫复原。

**【不良反应】**

部分病人有恶心、呕吐、头晕、面色苍白及血压升高等反应，偶见过敏反应，严重者可见呼吸困难、血压下降。使用时应监测患者血压、脉率和子宫活动情况。

胎儿及胎盘娩出之前禁用，以免引起子宫破裂、胎儿宫内窒息及胎盘滞留宫内。妊娠中毒症、高血压、冠心病患者禁用。

## 二、子宫平滑肌抑制药

子宫平滑肌抑制药主要用于痛经和防止早产。目前，具有抑制子宫平滑肌作用又有治疗价值的药物有 $\beta_2$ 肾上腺素受体激动药、钙拮抗药、硫酸镁、缩宫素拮抗药、前列腺素合成酶抑制药等。

利托君（ritodrine）

**【作用与应用】**

本品主要激动子宫 $\beta_2$ 受体，使子宫平滑肌松弛，减少子宫活动而延长妊娠期，使分娩推迟。临床主要用于延长孕期，防止早产。

**【不良反应】**

因本品同时激动 $\beta_1$ 受体，故可引起心率加快、心悸、心律失常等；静脉给药时还可见恶心、呕吐、震颤、头痛、高血糖、低血钾等。静脉滴注时，应密切监测母体及胎儿的心率、血压等情况。伴有严重心血管疾病者及妊娠不足 20 周的孕妇禁用。

同类药物有沙丁胺醇（salbutamol）、克仑特罗（clenbuterol）等，也可试用于防治早产。

# 第五章

# 内分泌系统药理

**教学要求** ▶▶

1. 掌握糖皮质激素的作用、应用、不良反应；治疗甲状腺功能亢进症的常用药物的分类及代表药；胰岛素的药理作用；磺酰脲类与双胍类口服降糖药的机制和特点。

2. 熟悉肾上腺皮质激素的分类；丙硫氧嘧啶的作用、应用、不良反应；避孕药的组成及避孕机制。

3. 了解促皮质素和盐皮质激素的作用和应用；甲状腺激素、碘和碘化物、放射性碘的应用；治疗糖尿病的常用药物的作用、用途与不良反应；常用雌激素、孕激素、雄激素和同化激素的作用、应用、不良反应。

**教学重点** ▶▶

1. 糖皮质激素的药理作用。
2. 抗甲状腺功能亢进药的分类及代表药。
3. 胰岛素的药理作用；磺酰脲类与双胍类口服降糖药的机制和特点。

## 第一节　肾上腺皮质激素类药

肾上腺皮质激素是肾上腺皮质细胞分泌的激素，可分为三类：①盐皮质激素，由球状带分泌，包括去氧皮质酮和醛固酮，主要影响水盐代谢，对人体生理很重要，但临床少用；②糖皮质激素，由束状带分泌，包括可的松、氢化可的松，生理剂量时主要影响糖、蛋白质和脂肪代谢，对水、盐代谢影响较小，超生理剂量可产生药理作用，应用广泛；③性激素，由网状带分泌，包括雄激素和雌激素。

### 一、糖皮质激素

**【体内过程】**

本类药物口服、注射均可吸收。口服可的松或氢化可的松后1～2h血药浓度达峰值，一次给药作用持续 8~12h。主要在肝代谢，由肾排出。肝、肾功能不全时，糖皮质激素类药物的血浆半衰期延长。可的松和泼尼松在肝内分别转化为氢化可的松和泼尼松龙才能发挥作用，故严重肝功能不良者宜选用氢化可的松或泼尼松龙。糖皮质激素可分为短效、中效、长效和外用四类（表 5-1）。

表 5-1 常用糖皮质激素类药的分类及特点

| 类别 | 药 物 | 抗炎作用（比值） | 糖代谢（比值） | 水盐代谢（比值） | 等效剂量/mg | 半衰期/min |
|------|------|------|------|------|------|------|
| 短效 | 氢化可的松(hydrocortisone) | 1 | 1 | 1 | 20 | 90 |
| | 可的松(cortisone) | 0.8 | 0.8 | 0.8 | 25 | 90 |
| 中效 | 泼尼松(prednisone) | 3.5 | 3.5 | 0.6 | 5 | >200 |
| | 泼尼松龙(prednisolone) | 4 | 4 | 0.6 | 5 | >200 |
| | 甲泼尼龙(methylprednisolone) | 5.0 | 5.0 | 0.5 | 4 | >200 |
| | 曲安西龙(triamcinolone) | 5.0 | 5.0 | 0 | 4 | >200 |
| 长效 | 地塞米松(dexamethasone) | 30 | 30 | 0 | 0.75 | >300 |
| | 倍他米松(betamethasone) | 25~35 | 30~35 | 0 | 0.60 | >300 |
| 外用 | 氟氢可的松(fludrocortisone) | 12 | — | 125 | — | |
| | 氟轻松(fluocinolone acetonide) | 40 | — | — | | |

【药理作用】

糖皮质激素超生理剂量时，具有抗炎、抗免疫、抗休克、抗毒等药理作用。

（1）抗炎 糖皮质激素对炎症有强大的抑制作用。主要通过与靶细胞浆内的糖皮质激素受体相结合后增加或减少参与炎症的一些基因转录而抑制炎症过程的多个环节。在炎症早期可减轻渗出、水肿、毛细血管扩张、炎性细胞浸润及吞噬反应，从而缓解红、肿、热、痛等症状；在炎症后期可抑制毛细血管和纤维母细胞的增生，抑制胶原蛋白、黏多糖的合成及肉芽组织增生，防止粘连及瘢痕形成，减轻后遗症。但炎症反应是机体的一种防御功能，糖皮质激素在抗炎的同时，也降低了机体的防御功能，可致感染扩散与伤口愈合减慢。

（2）抗免疫 糖皮质激素对免疫过程的许多环节均有抑制作用。首先抑制巨噬细胞对抗原的吞噬和处理。其次，可抑制细胞免疫和体液免疫，能缓解因过敏反应而产生的病理变化，抑制自身免疫反应和器官移植的排异反应。

（3）抗内毒素 糖皮质激素能提高机体对细菌内毒素的耐受力，减轻其对机体的损害，减少内热原的释放，缓解毒血症症状。但不能中和或破坏内毒素，对细菌外毒素无效。作用机制：①稳定溶酶体膜减少内热原释放、降低体温调节中枢的敏感性；②与脂多糖结合，阻止其所致病理变化。

（4）抗休克作用 超大剂量糖皮质激素可用于各种严重休克，特别是感染中毒性休克的治疗。其作用机制是：①加强心收缩力。稳定溶酶体膜，使心肌抑制因子生成减少，心肌收缩力增强。②改善微循环：降低血管对缩血管物质的敏感性，改善重要器官供血、供氧。③抑制血小板激活因子，减轻微血栓形成。

（5）对血液与造血系统的影响 糖皮质激素能刺激骨髓造血机能，使红细胞和血红蛋白量增加，大剂量可使血小板增多；中性粒细胞增多，但功能降低；淋巴细胞和嗜酸性粒细胞减少。

（6）其他作用

① 兴奋中枢神经系统 糖皮质激素可减少 $\gamma$-氨基丁酸的浓度，提高中枢的兴奋性。长期大量应用，引起欣快感、失眠等，可诱发精神失常或癫痫发作。大剂量对儿童能致惊厥。

② 促进胃酸、胃蛋白酶分泌，大剂量或长用可诱发或加重溃疡。

③ 骨质疏松　长期大量应用可出现骨质疏松，原因是由于对抗维生素 D 影响钙的吸收。

【临床应用】

(1) 严重感染或炎症

① 严重感染　用于中毒症状严重的细菌性感染，如流行性脑脊髓膜炎、败血症等。因其无抗菌作用，并降低机体免疫功能，故必须合用足量有效的抗菌药物，以免感染扩散。病毒性感染一般不用糖皮质激素，以免机体的防御能力降低而使感染扩散，但对严重传染性肝炎、流行性腮腺炎、麻疹和乙型脑炎等例外，可使用此药以缓解症状。

② 防止某些炎症后遗症　对一些重要器官的炎症，如结核性脑膜炎、胸膜炎、心包炎等，早期使用糖皮质激素，可防止炎症后期粘连及瘢痕形成。对角膜炎、虹膜炎、视网膜炎和视神经炎等非特异性眼炎，应用糖皮质激素有消炎止痛，防止角膜混浊和瘢痕粘连的作用。

(2) 休克　在综合性治疗休克的同时，早期大剂量使用糖皮质激素有利于患者度过危险期。过敏性休克可与肾上腺素合用；感染中毒性休克，需与足量有效的抗菌药物合用；心源性休克和低血容量性休克也可选用大剂量糖皮质激素作为辅助治疗。

(3) 自身免疫性疾病和变态反应性疾病　风湿热、风湿性关节炎及类风湿关节炎、全身性红斑狼疮和肾病综合征等自身免疫性疾病，使用糖皮质激素可缓解症状，作为综合治疗措施之一。荨麻疹、花粉症、过敏性鼻炎、血管神经性水肿、支气管哮喘和过敏性休克等，也可应用糖皮质激素。此外，还用于器官移植时抑制排斥反应，常与环孢素等合用。

(4) 血液病　糖皮质激素多用于治疗儿童急性淋巴细胞性白血病，也可用于再生障碍性贫血、血小板减少症、粒细胞减少症和过敏性紫癜等血液病的治疗。但停药后易复发。

(5) 替代疗法　用于肾上腺皮质功能减退症、腺垂体功能减退症及肾上腺次全切除术后等疾病。

(6) 局部外用　对于一般性皮肤病，如接触性皮炎、牛皮癣、湿疹等，多采用氟轻松等软膏、霜剂或洗剂局部用药。

【不良反应】

主要与长期大量用药或突然停药有关。

(1) 长期大剂量应用引起的不良反应

① 医源性肾上腺皮质功能亢进综合征　表现为满月脸、水牛背、皮肤变薄、痤疮、多毛、水肿、高血压、高血糖、低血钾、糖尿等，与物质代谢和水盐代谢紊乱相关，停药后症状可自行消退，必要时采取低盐、低糖、高蛋白饮食，并注意补充钾、钙和维生素 D。

② 诱发或加重多种疾病

a. 诱发和加重感染　糖皮质激素有免疫抑制作用，故长期应用可诱发或加重感染。

b. 消化系统并发症　可刺激胃酸、胃蛋白酶的分泌，可诱发和加剧胃和十二指肠溃疡。

c. 心血管系统并发症　长期应用可引起水钠潴留和血脂升高，诱发高血压和动脉粥样硬化。

d. 诱发精神失常和癫痫。

e. 肌肉萎缩、伤口愈合迟缓和骨质疏松等　可促进蛋白质分解、抑制其合成及增加钙、磷排泄。骨质疏松多见于儿童、绝经妇女和老人，严重者可发生自发性骨折。由于糖皮质激素可抑制生长激素的分泌和造成负氮平衡，故可影响生长发育。孕妇应用，偶可引起胎儿畸形。

（2）停药反应

① 医源性肾上腺皮质功能不全　长期大剂量应用糖皮质激素，通过负反馈作用，可使垂体前叶分泌促肾上腺皮质激素（ACTH）减少，肾上腺皮质萎缩，内源性糖皮质激素分泌减少。若骤然停药或减量过快，特别是当遇到感染、创伤、手术等严重应急情况时，可出现肾上腺皮质功能不全症状或肾上腺危象，表现为恶心、呕吐、乏力、低血压和休克等，需及时抢救。故应尽量避免长期应用糖皮质激素。

② 反跳现象　突然停药时原病复发或加重的现象。应加大剂量继续治疗，待症状缓解后再缓慢减量、停药。

（3）禁忌证　严重高血压、糖尿病、孕妇、严重精神病、癫痫、病毒或真菌感染、活动性消化性溃疡、新近胃肠吻合术、骨折、创伤修复期、角膜溃疡、肾上腺皮质功能亢进症。

**【药物相互作用】**

（1）与苯巴比妥、利福平等肝药酶诱导剂合用，可使糖皮质激素代谢加快而降低疗效。

（2）与强效、中效利尿药、强心苷或两性霉素 B 等联合应用，应注意低血钾。

（3）可使水杨酸盐的消除加快而降低其疗效。此外，两药合用更易致消化性溃疡。

（4）可使口服抗凝药效果降低，两药合用时抗凝药的剂量应适当增加。

**【用法及疗程】**

糖皮质激素应根据治疗目的和病情，结合药物作用和不良反应特点来确定给药的制剂、剂量、给药方法及疗程。

（1）大剂量突击疗法　适用于危重患者，以帮助其度过危险期，如严重感染、中毒性休克和败血症等。可短期大剂量使用，疗程一般不超过 3～5d，常选用氢化可的松、地塞米松。

（2）一般剂量长程疗法　适用于反复发作、累及多种器官的慢性病，如肾病综合征、顽固性支气管哮喘、淋巴细胞性白血病等。常选用口服泼尼松。

（3）小剂量替代疗法　适用于急慢性肾上腺皮质功能不全症、腺垂体功能减退症及肾上腺次全切除术后。每日给予维持量：可的松 12.5～25mg 或氢化可的松 10～20mg。

**【处方分析】**

言×× 　男　71 岁　类风湿关节炎，试分析如下处方是否合理，为什么？

R：甲基泼尼松龙　　　1.0g
5％葡萄糖水　　500ml ｜ 静脉滴注　1 次/d　3d

阿司匹林片　0.1g×100 片

用法：0.2g/次　po　tid

**分析**　处方不合理，原因：①类风湿关节炎属于反复发作的、累及多种器官的自身免疫性疾病，应采用口服泼尼松，并采用一般剂量长程疗法。②甲基泼尼松龙和阿司匹林均可损伤胃黏膜，易引起消化性溃疡，甚至出血，不宜合用。

## 二、促皮质素及皮质激素抑制药

（一）促皮质素

促皮质素（corticotrophin，ACTH）是从家畜腺垂体提取的多肽制剂。口服无效，只能注射给药。ACTH 是维持肾上腺正常形态和功能的重要激素，它通过促进肾上腺皮质合成并分泌糖皮质激素而发挥作用，但只有在皮质功能完好时方能发挥治疗作用。一般在给药 2h 后，肾上腺皮质才开始分泌氢化可的松。临床主要用于测定肾上腺皮质功能（ACTH 兴奋试验）及长期使用皮质激素的停药前后，以防止发生肾上腺皮质功能不全。由于 ACTH 易引起过敏反应，现已少用。

### （二）皮质激素抑制药

皮质激素抑制药可代替外科的肾上腺皮质切除术，临床常用的有米托坦（mitotane）、美替拉酮（metyrapone）、氨鲁米特（aminoglutethimide）、酮康唑（ketoconazole）等。

**1. 米托坦（mitotane）**

【作用与应用】

米托坦能选择性地作用于肾上腺皮质束状带和网状带细胞，使其萎缩、坏死，但不影响球状带。故可使血中氢化可的松及其代谢产物迅速减少，但不影响醛固酮分泌。主要用于不能切除的肾上腺皮质癌、切除复发癌及皮质癌术后辅助治疗。

【不良反应】

可有厌食、恶心、腹泻、嗜睡、乏力、中枢抑制及运动失调等反应，减少剂量这些症状可以消失。若由于肾上腺功能不全而出现休克或严重创伤时，可给予肾上腺皮质类固醇类。

**2. 美替拉酮（metyrapone）**

美替拉酮能抑制糖皮质激素的合成，导致天然的糖皮质激素减少。临床可用于治疗肾上腺皮质肿瘤和产生 ACTH 的肿瘤所引起的氢化可的松过多症及皮质癌。

### 三、盐皮质激素类药

醛固酮（aldosterone）和去氧皮质酮（desoxycorticosterone）

两者对维持机体正常的水、电解质代谢起着重要的作用。醛固酮主要作用于肾脏远曲小管，促进 $Na^+$、$Cl^-$ 的重吸收和 $K^+$、$H^+$ 的排出。去氧皮质酮潴钠作用只有醛固酮的 $1\%\sim 3\%$。临床常与糖皮质激素合用作为替代疗法，治疗肾上腺皮质功能减退症。

# 第二节　抗甲状腺功能异常药

甲状腺激素对人体正常生长发育和维持全身各器官功能起重要作用。适量甲状腺激素能促进新陈代谢；促进正常生长发育，对神经系统和骨骼系统的发育尤为重要。甲状腺功能低下或亢进，可分别导致体内甲状腺素水平低下或过高，进而引起各种症状。

### 一、甲状腺激素类药

**1. 左甲状腺素（levothyroxine）**

左甲状腺素为人工合成的左旋 $T_4$（甲状腺素）盐类制剂，口服起效缓慢、作用温和、维持时间长，半衰期为 $6\sim 7d$。由于具有相当稳定的活性且价格便宜、无过敏性及半衰期长的特点，最适用于甲状腺激素的替代治疗。

**2. 碘塞罗宁（liothyronine）**

碘塞罗宁为人工合成的 $T_3$（三碘甲状腺原氨酸）盐类制剂，口服起效快速、作用强大

（约为左甲状腺素的 4 倍）、维持时间短，半衰期 33h。由于其价格高且有较大的心脏毒性，不作常规给药，一般用于治疗严重的甲状腺功能减退症。

## 二、抗甲状腺药

能治疗甲亢的药为抗甲状腺药，主要有硫脲类、碘和碘化物、放射性碘和 β 受体阻断药。

### 1. 硫脲类药

常用的有甲硫氧嘧啶（methlthiouracil）、丙硫氧嘧啶（propylthiouracil）、甲巯咪唑（thiamazole，他巴唑）、卡比马唑（carbinmazole，甲亢平）等。

【作用与应用】

硫脲类药物通过抑制过氧化酶阻止活性碘生成及碘化酪氨酸缩合，从而抑制 $T_3$、$T_4$ 的生物合成。一般用药 2～3 周后甲亢症状开始减轻，1～3 个月基础代谢率恢复正常。丙硫氧嘧啶还可抑制 $T_4$ 转化为 $T_3$。目前认为甲亢的发病与自身免疫机制异常有关。本类药物能轻度抑制免疫球蛋白的生成，使血循环中甲状腺素刺激性免疫球蛋白降低，对甲亢的病因治疗有一定作用。临床应用于以下几方面。

（1）甲亢的内科治疗　适用于轻症、不宜手术或放射性碘治疗者，开始应用大剂量，经 1～3 个月症状显著减轻或 $T_3$、$T_4$ 恢复正常水平时，逐渐减至维持量，疗程 1～2 年。

（2）甲亢手术前准备　甲亢手术前先服硫脲类药，使甲状腺功能接近正常水平，可防止手术病人在麻醉和术后发生甲状腺危象。但用药后可使 TSH 分泌增加，刺激甲状腺组织增生、充血、变软，增加手术难度，故应在手术前 2 周加服大剂量碘剂，使腺体缩小变硬，以利于手术。

（3）甲状腺危象的辅助治疗　除应用大剂量碘和其他措施外，可使用大剂量丙硫氧嘧啶，以阻断甲状腺激素的合成。

【不良反应】

不良反应较多，但发生率较低。其中粒细胞缺乏是本类药物最严重的毒性反应，故用药期间应定期查血象，如白细胞总数明显降低或有发热、咽痛等症状，应立即停药并用升白细胞药。少数患者可出现皮疹、药热等过敏反应。孕妇慎用，哺乳期妇女禁用。

【药物相互作用】

（1）与抗凝药合用，可增强抗凝作用。

（2）磺胺类、巴比妥类、对氨基水杨酸、酚妥拉明、磺酰脲类、维生素 $B_{12}$ 等都有抑制甲状腺功能和引起甲状腺肿大的作用，故合用本药时应注意。

### 2. 碘和碘化物

常用的有碘化钾（potassium iodide）、复方碘溶液（compound iodine solution，卢戈液）

【作用与应用】

小剂量碘为合成甲状腺激素的必需原料，可用于治疗单纯性甲状腺肿。大剂量碘主要通过抑制蛋白水解酶，减少甲状腺激素的释放。此外，还有抑制过氧化酶，碘化酪氨酸缩合下降；拮抗促甲状腺激素（TSH）刺激腺体增生的作用，使腺体缩小、变硬。作用快而强，但不持久。

主要用于：①甲亢手术前准备，一般在术前 2 周给予复方碘溶液，它能使甲状腺腺体缩小、血管减少、组织变韧，有利于手术进行及减少出血；②甲状腺危象的治疗，使用目的是抑制甲状腺激素释放，迅速缓解甲状腺危象症状，但必须同时应用大剂量硫脲类药物。

**【不良反应】**

长期应用可出现咽喉不适、鼻炎、眼结膜炎等黏膜刺激症状，停药即可消退。少数人可发生过敏反应，表现为药热、皮疹等。不宜长期大剂量使用，否则可致慢性碘中毒。

**3. 放射性碘**

常用的有碘 $[I^{131}]$、碘 $[I^{131}]$ 钠口服溶液。

**【作用与应用】**

$I^{131}$ 被甲状腺摄取后，可产生 β 和 γ 两种射线。β 射线占 99%，射程在 2mm 内，其辐射作用仅限于甲状腺实质内，使滤泡上皮破坏、萎缩，减少分泌，很少波及周围组织，可引起类似切除部分甲状腺的作用。适用于不宜手术、术后复发及硫脲类药物无效或过敏的甲亢治疗和甲状腺功能检查。

**【不良反应】**

易产生甲状腺功能减退，应严控剂量。20 岁以下、妊娠及哺乳妇女不宜用。

**4. β受体阻断药**

常用的有普萘洛尔（propranolol）、阿替洛尔（atenolol）、美托洛尔（metoprolol）等。

**【作用与应用】**

甲亢时产生交感神经系统过度兴奋症状，本类药通过阻断 β 受体控制心悸、多汗、手震颤等甲亢症状。可作为辅助治疗用以控制甲亢和甲状腺危象症状，与硫脲类药合用疗效显著；不能使用其他疗法的甲亢，可单用本类药物控制症状。

**【处方分析】**

易×× 女 53岁 甲亢，分析如下是否合理用药，为什么？

R：丙硫氧嘧啶片 0.1g×30 片

用法：0.1g/次 po tid

普萘洛尔片 10mg×30 片

用法：10mg/次 po tid

地西泮 5mg×10 片

用法：5mg/次 必要时临睡前服用

**分析** 处方合理，原因：①丙硫氧嘧啶抑制甲状腺激素的合成，还可抑制 $T_4$ 转变为 $T_3$；②普萘洛尔阻断心脏的 β 受体，改善病人的甲亢症状；③地西泮缓解精神紧张和改善睡眠。

# 第三节 抗糖尿病药

糖尿病是由于胰岛素绝对或相对不足引起的一种代谢紊乱性疾病。治疗目标主要是控制血糖、纠正代谢紊乱。临床常用药物有胰岛素和口服降血糖药两类。

## 一、胰岛素

胰岛素（insulin）是由胰岛 B 细胞分泌的，药用胰岛素有动物胰岛素和人胰岛素两类。

**【体内过程】**

口服易被破坏，需注射给药，一般皮下注射，主要在肝灭活，$t_{1/2}$ 短。为延长作用时间，可结合碱性蛋白质，并加入微量锌，制成中效和长效制剂（混悬剂），不能静注（表5-2）。

**表5-2 胰岛素各种制剂的作用时间和用法**

| 分类 | 药物 | 注射途径 | 作用时间/h 开始 | 作用时间/h 高峰 | 作用时间/h 维持 | 给药时间 |
|---|---|---|---|---|---|---|
| 速效 | 正规胰岛素<br>（regular insulin） | iv | st | 1/2 | 2 | 用于急救 |
| | | ih | 1/2～1 | 2～4 | 6～8 | 饭前半小时，3～4次/d |
| 中效 | 低精蛋白锌胰岛素（isophone insulin） | ih | 3～4 | 8～12 | 18～24 | 早餐前半小时注射1次，必要 |
| | 珠蛋白锌胰岛素（globlin zine insulin） | ih | 2～4 | 6～10 | 12～18 | 晚餐前加1次 |
| 长效 | 精蛋白锌胰岛素<br>（protamine zine insulin） | ih | 3～6 | 16～18 | 24～36 | 早餐前或晚餐前1h |

**【作用与应用】**

胰岛素对代谢有广泛影响：①降低血糖。a.加速葡萄糖的利用和转变：细胞膜对葡萄糖的通透性增加，组织血糖去路增加；加速糖酵解和有氧氧化；促进糖原合成、储存；葡萄糖转化为脂肪等非糖物质。b.抑制糖原分解及异生。②促进脂肪合成，抑制脂肪分解，减少游离脂肪酸和酮体的生成。③促进蛋白质合成，抑制其分解。④促进$K^+$从细胞外进入细胞内，降低血$K^+$，增加细胞内$K^+$浓度。

胰岛素对各型糖尿病均有效。主要用于：①1型糖尿病。胰岛素是唯一治疗药物，且需终身用药；②经饮食控制和口服降血糖药治疗未能控制的2型糖尿病者；③伴有严重感染、高热、创伤、手术及妊娠等疾病的各型糖尿病；④纠正细胞内缺钾，与氯化钾、葡萄糖组成极化液，用于防治心肌梗死时的心律失常。

**【不良反应】**

（1）低血糖反应 过量所致。症状轻者可饮糖水，重症者应立即静脉注射50%葡萄糖。

（2）过敏反应 一般为皮疹、血管神经性水肿。多数为牛胰岛素所致，可改用其他胰岛素。

（3）胰岛素抵抗 各种原因（如肥胖、体力活动不足、年龄增长等）使胰岛素的敏感性降低，称为胰岛素抵抗。分为两型。

① 急性型 常由于感染、手术、情绪激动等应激状态引起，需短时间内增大剂量，诱因消除后抵抗性可自行消失。

② 慢性型 临床指每日需用胰岛素200U以上，且无并发者，可能与体内产生胰岛素抗体有关。

**【药物相互作用】**

（1）糖皮质激素、中效利尿药等可升高血糖浓度，合用时可降低其降糖作用。

（2）与β受体阻断药合用，可增加低血糖危险，因可掩盖低血糖症状。

（3）与华法林、水杨酸盐、磺胺类药、甲氨蝶呤等竞争血浆蛋白，可增强作用。

## 二、口服降血糖药

**1. 磺酰脲类**

第一代有甲苯磺丁脲（tolbutamide，D860）和氯磺丙脲（chlorpropamide）；第二代有格列本脲（glibenclamide，优降糖）、格列喹酮（gliquidone，糖适平）、格列吡嗪（glipizide，美吡达）、格列美脲（glimepride，亚莫利），作用可增加数十至上百倍；第三代有格列齐特（gliclazide，达美康）等，该药还能抑制血小板功能，对糖尿病患者的血栓倾向可能有益。

【作用与应用】

（1）降血糖　刺激胰岛 B 细胞释放胰岛素，对正常人和胰岛功能尚存的糖尿病患者有效，对 1 型糖尿病及无胰岛功能者无效。用于胰岛功能尚存且单用饮食控制无效的 2 型糖尿病患者。

（2）抗利尿　氯磺丙脲能促进抗利尿素的分泌，减少水排泄。可与氢氯噻嗪合用于尿崩症。

（3）对凝血功能的影响　第三代磺酰脲类能降低血小板黏附力，刺激纤溶酶原的合成，恢复纤溶活性，改善微循环。对预防或减轻糖尿病患者微血管并发症（血栓）有一定作用。

【不良反应】

常见胃肠反应，饭后服或加服抗酸药可减轻。偶见低血糖反应、过敏反应等。

【药物相互作用】

（1）磺酰脲类血浆蛋白结合率很高，可与其他药物（如吲哚美辛、双香豆素等）竞争血浆蛋白而疗效增强。

（2）肝药酶抑制剂如氯霉素、西咪替丁等能增强磺酰脲类的降糖作用。

（3）苯妥英钠、氢氯噻嗪、糖皮质激素、口服避孕药、利福平等因抑制胰岛素释放、拮抗胰岛素作用或诱导肝药酶而降低磺酰脲类药物的疗效。

**2. 双胍类**

主要有二甲双胍（甲福明，metformine）、苯乙双胍（苯乙福明，phenformine）等。

【作用与应用】

对 2 型糖尿病有降血糖作用，对正常人血糖几无影响，低血糖少见。作用机制是促进组织细胞对葡萄糖的摄取和糖酵解，减少糖吸收和糖异生。用于 2 型糖尿病，尤其是肥胖者。

【不良反应】

主要不良反应是食欲不振、恶心、呕吐、腹泻等胃肠反应。在肝肾功能不全、心力衰竭等缺氧情况下，易诱发乳酸性酸中毒，可危及生命，宜严格控制其应用。二甲双胍引起乳酸性酸血症的可能性小，胃肠反应也较轻，较常用。

**3. 胰岛素增敏药**

为噻唑烷酮类（thiazolidinediones），有罗格列酮（rosiglitazone）、吡格列酮（pioglitazone）、曲格列酮（troglitazone）、环格列酮（ciglitazone）、恩格列酮（englitazone）等。

【作用与应用】

本类药能特异性提高机体（肝脏、肌肉和脂肪组织）对胰岛素的敏感性，显著改善胰岛素抵抗及相关代谢紊乱，还可保护胰岛 B 细胞功能，有效降低血糖、血脂，对大血管亦有保护作用。是治疗伴有胰岛素抵抗的 2 型糖尿病的一线用药，无论是单独应用（较弱）还是联合治疗（可与磺酰脲类或二甲双胍合用）都能取得较好的降糖效果。

【不良反应】

主要不良反应是嗜睡、肌肉和骨骼痛、头痛、消化道症状等。

**4. α-葡萄糖苷酶抑制药——阿卡波糖**（acarbose，拜糖平）、**伏格波糖**（voglibose，倍欣）

【作用与应用】

为新型的口服降血糖药，降低餐后高血糖最明显，长期服用可降低空腹血糖。其作用机制是：抑制葡萄糖苷酶，使双糖、低聚糖及多糖分解减慢，降低餐后血糖。用于单纯饮食控制失败的糖尿病，以及与其他口服降糖药合用治疗 2 型糖尿病。

**【不良反应】**

本品因延缓糖类的消化，腹胀、排气多、腹泻等胃肠反应较常见。服药期间应增加碳水化合物的比例，并限制单糖的摄入量，以提高药物的疗效。

**5. 餐时血糖调节剂——苯甲酸类**（格列奈类）

为一种促胰岛素分泌药，代表药有瑞格列奈（repaglinide，诺和龙）和那格列奈（nateglinide，唐力）等。该类药物作用机制同磺酰脲类，其特点是起效快，应餐时或餐后立即服药。本类药物维持时间短，在空腹时不再刺激胰岛素分泌，既可降低餐后血糖，又极少发生低血糖。适用于 2 型糖尿病降低餐后血糖，与双胍类药物有协同作用。瑞格列奈经肾排泄仅 8%，主要随胆汁经消化道排泄，故可用于轻、中度肾功能不良者。

**【处方分析】**

赵×× 男 46 岁 2 型糖尿病（肥胖型），试分析如下处方是否合理，为什么？

R：格列齐特片 80mg×60 片

用法：80mg/次 2 次/d 餐前 30min 服

**分析** 处方不合理。原因：患者为 2 型糖尿病（肥胖型），格列齐特属于磺酰脲类口服降糖药，虽可治疗 2 型糖尿病，但对肥胖型 2 型糖尿病患者，选用二甲双胍效果较好。

# 第四节 性激素类药及避孕药

性激素为性腺分泌的甾体类激素，包括雌激素、孕激素和雄激素。临床应用的性激素类药物大多为人工合成品及其衍生物。计划生育常用的避孕药大多属于性激素类药物制剂。

## 一、雌激素类药及抗雌激素类药

### 1. 雌激素类药

天然的雌激素主要是雌二醇（estradiol）。人工合成品有己烯雌酚（diaethylstilbestrol）、炔雌醇（ethinylestradiol）、炔雌醚（quinestrol）、尼尔雌醇（nilestriol）等。

**【药理作用】**

（1）促进女性性器官和第二性征的正常发育，提高子宫平滑肌对缩宫素的敏感性。

（2）较大剂量可反馈性抑制促性腺激素的分泌，从而抑制排卵；抑制催乳素对乳腺的刺激作用，抑制乳汁分泌；此外，还具有对抗雄激素的作用。

（3）有轻度水钠潴留作用；增加高密度脂蛋白形成，减少低密度脂蛋白形成，降低胆固醇，有预防动脉粥样硬化的作用；通过刺激降钙素，增加骨骼钙沉积，加速骨骺闭合。

**【临床应用】**

（1）卵巢功能不全与闭经 作替代治疗，可促进性器官及第二性征发育，与孕激素合用可产生人工月经周期。

（2）功能性子宫出血 可促进子宫内膜增生，有利于出血创面修复而止血，可适当配伍孕激素，以调整月经周期。

（3）晚期乳腺癌 绝经 5 年以上的乳腺癌可用雌激素治疗。

（4）更年期综合征　用雌激素抑制促性腺激素的分泌可使其症状减轻。

（5）乳房胀痛　用大剂量雌激素可抑制乳汁分泌缓解胀痛，俗称回乳。

（6）前列腺癌　大剂量雌激素抑制促性腺激素分泌，使睾丸萎缩而抑制雄激素生成；也有直接抗雄激素作用。

**【不良反应】**

常见胃肠反应。久服可因子宫内膜过度增生而发生出血。胆汁淤积性黄疸、肝功能不良者慎用。

**2. 抗雌激素类药——氯米芬（clomiphene）**

本药具有较弱的雌激素活性，但与雌激素受体结合后，能发挥较强的竞争性拮抗雌激素作用。因阻断下丘脑的雌激素受体，从而消除雌二醇的负反馈性抑制，促进腺垂体分泌促性腺激素，诱发排卵。用于不孕症、无排卵性出血、功能性子宫出血、闭经和乳房纤维囊性疾病。大量持续服用可引起卵巢肿大，卵巢囊肿患者禁用。

## 二、孕激素类药及抗孕激素类药

**（一）孕激素类药**

**1. 天然孕激素类——黄体酮（progesterone，孕酮）**

**【药理作用】**

（1）促使子宫内膜由增生期转变为分泌期，有利于孕卵着床和胚胎发育。

（2）降低子宫对缩宫素的敏感性，抑制子宫收缩，起到保胎作用。

（3）促进乳腺腺泡发育，为哺乳作准备。

（4）大剂量抑制腺垂体促黄体生成素（LH）的分泌，因而抑制卵巢排卵；使子宫颈口闭合，黏液变稠，精子不易穿透，均有利于避孕。

**【临床应用】**

（1）功能性子宫出血　黄体功能不足可引起子宫内膜不规则成熟与脱落，应用黄体酮可使子宫内膜协调一致地转化为分泌期，维持正常的月经周期。

（2）先兆流产与习惯性流产　是黄体功能不足所致，黄体酮有安胎作用。

（3）原发性痛经和子宫内膜异位症　与雌激素合用抑制排卵，可减轻子宫痉挛性收缩引起的疼痛，也可使异位的子宫内膜退化。

**【不良反应】**

偶见头晕、恶心及乳房胀痛等。有时可致胎儿生殖器畸形。

**2. 合成孕激素类药**

合成孕激素类药按化学结构分为两类：①17α-羟孕酮类，包括甲地孕酮（megestrol）、甲羟孕酮（medroxyprogesterone）等。②19-去甲孕酮类，包括炔诺酮（norethisterone）、炔诺孕酮（norgestrel）、左炔诺孕酮（levo-norgestrel）等。

特点是口服有效，半衰期延长，雄激素活性减弱，孕激素活性增强。除甲羟孕酮的作用、应用与黄体酮基本相同外，其他药物均为高效能孕激素，主要用作避孕药。

**（二）抗孕激素类药**

米非司酮（mifepristone）

阻断孕激素受体，拮抗孕激素和皮质激素活性，可作为房事后避孕的紧急处理。

### 三、雄激素类药和同化激素类药

**1. 雄激素类药**

天然雄激素主要是睾丸间质细胞分泌的睾酮（testosterone，睾丸素），临床常用合成睾酮及其衍生物，如甲睾酮（methyltestosterone）、丙酸睾酮（testosterone propionate）等。

**【药理作用】**

（1）促进并维持男性性器官和第二性征的发育和成熟，抗雌激素作用。

（2）兴奋骨髓造血功能，使红细胞、白细胞增加。

（3）同化作用，使肌肉发达，体重增加，减少蛋白质分解，降低氮质血症。

（4）促进免疫球蛋白合成，增强机体免疫功能。此外，还有增加肾小管对水、钠再吸收及保留钙的作用。

**【临床应用】**

（1）无睾症或类无睾症 替代疗法。

（2）功能性子宫出血 抗雌激素作用可使子宫平滑肌及其血管收缩，内膜萎缩而止血。

（3）乳腺癌和卵巢癌 可暂时减轻症状。

（4）再生障碍性贫血 用甲睾酮或丙酸睾酮可改善骨髓造血功能。

**【不良反应】**

女性病人长期服用，引起多毛等男性化现象。可引起黄疸和水钠潴留。肾炎、肾病综合征、肝功能不良、高血压及心力衰竭的病人应慎用。孕妇及前列腺癌病人禁用。

**2. 同化激素类药**

同化激素是人工合成的睾酮衍生物。临床常用有司坦唑醇（stanozolol，康力龙）、苯丙酸诺龙（nandrolone phenylpropionate）及美雄诺龙（mestanolone）。

**【作用与应用】**

同化激素使雄激素活性减弱，而蛋白质合成作用增强。用于女性病人，男性化现象明显减轻。主要用于蛋白质合成减少或吸收不足、蛋白质分解亢进或损失过多所致的慢性消耗性疾病，如严重烧伤、骨质疏松症等；也用于再生障碍性贫血、白细胞减少症等。应同时增加食物蛋白。

**【不良反应】**

长期服用可致水钠潴留及女性轻微男性化现象。心衰、肝功能不良和肾炎患者慎用，孕妇及前列腺癌病人禁用。

### 四、避孕药

避孕药是指阻碍受孕或防止妊娠的一类药物，一般以孕激素为主，雌激素为辅。

（一）口服避孕药

**1. 短效口服避孕药**

口服避孕药应用人工合成的雌激素、孕激素配伍组成，目前常用的有炔诺酮（norethistemne）、甲地孕酮（megestrol acetate）、炔诺孕酮（norgestrel）、左炔诺孕酮（levo-norgestrel）等孕激素，与炔雌醇（ethinylestradiol）组成各种复方制剂。

**【作用与应用】**

主要是通过抑制排卵；改变宫颈黏液的黏稠度，阻滞精子穿过；改变子宫内膜的组织形态，不利于孕卵着床而达到避孕目的。国内常用的短效避孕药的复方制剂及其组分与剂量见表 5-3。

表 5-3　国内常用的女用短效口服避孕药

| 药　名 | | 孕激素 | 剂量/mg | 雌激素 | 剂量/μg |
|---|---|---|---|---|---|
| 复方炔诺酮片<br>（口服避孕片 1 号） | 全量<br>1/2 量<br>1/4 量<br>1/8 量 | 炔诺酮 | 2.5<br>1.25<br>0.625<br>0.3 | 炔雌醇 | 50<br>37.5<br>35<br>30 |
| 复方甲地孕酮片<br>（口服避孕片 1 号） | 全量<br>1/2 量<br>1/4 量 | 醋酸甲地孕酮 | 4.0<br>2.0<br>1.0 | 炔雌醇 | 50<br>37.5<br>35 |
| 口服避孕片 0 号 | | 炔诺酮醋酸甲地孕酮 | 0.3<br>0.5 | 炔雌醇 | 35 |
| 复方炔诺孕酮短效避孕片 | | 炔诺孕酮 | 0.3 | 炔雌醇 | 30 |
| 复方左炔诺酮片 | | 左炔诺酮 | 0.15 | 炔雌醇 | 30 |

临床应用从月经周期第 5 天开始，每天服 1 片，共 3 个星期，然后在第 4 个星期不服药而发生撤退性出血。在避孕期间，需按月服药，且应注意不可随意更改服药时间，以保证避孕效果。

**2. 长效口服避孕药**

由人工合成的孕激素和长效雌激素配伍而达到长效避孕目的。目前使用的主要是炔诺孕酮（norgestrel）、氯地孕酮（chlormadinone）或次甲氯地孕酮（methylene chlormadinone）与炔雌醚（quinestrol）配伍。

**【作用与应用】**

这类药物主要利用长效雌激素炔雌醚储存于脂肪组织，以后缓慢释放出炔雌醇，通过抑制下丘脑-脑垂体-卵巢轴抑制排卵，起到长效作用，其中的孕激素促使子宫内膜转化呈分泌现象，然后剥脱，引起撤退性出血，类似一个人工周期。服药一次避孕 1 个月，避孕有效率在 98% 以上。主要长效口服避孕片的组分及剂量见 5-4。

**【临床应用】**

从来月经的当天起，第 5 天午饭后服第一次药，间隔 20d 服第二次药，以后每月服药一次，每次 1 片。一般在服药后 6~12d 来月经。

**3. 探亲避孕药**

由孕激素制成。目前使用的有炔诺酮（norethistemne）、醋酸甲地孕酮（megestrol acetate）、炔诺孕酮（norgestrel）等。

**【作用与应用】**

主要是孕激素影响宫颈黏液，使数量变少而黏稠度增加，拉丝度减少，不利于精子穿透；子宫内膜增殖受抑制或呈非典型分泌，与月经周期不符，不利于受精卵着床；孕激素加速孕卵在输卵管中的运行速度，使其与子宫内膜的发育不同步，从而产生避孕作用。特点是避孕不受经期限制。适用于分居两地的夫妇临时探亲时短期服用。

**诺孕酮**（norethistemne）

于探亲同居的当天晚上开始服用，每晚服一次，同居 1～10d 必须连服 10 片，同居11～14d，连服 14 片，探亲一个月者，服完 14 片后接服短效避孕片，至探亲结束。

表 5-4　国内常用的女用长效口服避孕药

| 药　名 | | 孕激素 | | 雌激素 |
| --- | --- | --- | --- | --- |
| 复方炔诺孕酮 | 全量 | 消旋 18-甲基炔诺酮 | 12mg | 炔雌醚 3mg |
| 长效避孕片 | 减量 | 消旋 18-甲基炔诺酮 | 12mg | 炔雌醚 2mg |
| 复方左炔诺孕酮片 | | 消旋 18-甲基炔诺酮 | 12mg | 炔雌醚 3mg |
| 复方炔雌醚长效避孕片 | 全量 | 氯地孕酮 | 15mg | 炔雌醚 3mg |
| | 减量 | 氯地孕酮 6mg＋消旋 18-甲基炔诺酮 | 6mg | 炔雌醚 2mg |
| 复方 16-次甲基氯地孕酮长效避孕片 | 全量 | 16-次甲基氯地孕酮 | 12mg | 炔雌醚 3mg |
| | 减量 | 16-次甲基氯地孕酮 | 12mg | 炔雌醚 2.5mg |

### （二）外用避孕药

常用的为壬苯醇醚（nonoxinol）、孟苯醇醚（menfegol）、烷苯醇醚（alfenxvnol）。

为非离子型表面活性剂，是目前使用最普遍的外用杀精子药。通过降低精子表面张力，破坏精子膜结构而杀死精子或使精子失去游动、穿透卵子的能力而无法受精。房事前置入阴道的药膜 5min 后溶解成凝胶体，作用保持 2h；栓剂 10min 起效，作用维持 2～10h。不良反应为阴道局部刺激反应，表现为分泌物多、外阴瘙痒，多次使用后可逐渐消失。

### （三）抗早孕药

抗早孕药是在妊娠早期的 12 周期间，能产生完全流产的止孕药物。临床常用米非司酮与米索前列醇序贯配伍用药。其特点是：①完全流产率高；②对母体无明显不良反应；③流产后月经能迅速恢复；④对再次妊娠无影响。

联合应用小剂量的米非司酮和米索前列醇已成为当前最成功的抗早孕药物，适用于终止闭经 49 天内的早期妊娠。首先单次口服米非司酮 200mg 或 25mg/次，2 次/d，连续服用 3d；在第 3 天再口服米索前列醇 600$\mu$g，可获得 95％的完全流产率。

**1. 米非司酮**（mifepristone）

【作用与应用】

米非司酮通过抗孕卵着床，诱导月经，增强子宫收缩活动而抗早孕。可用于抗早孕、胎死宫内的引产，宫内节育器放置和取出，取内膜标本和刮宫术等妇产科手术操作。还可用于紧急避孕和治疗子宫肌瘤。

【不良反应】

（1）一般反应　可有恶心、呕吐、腹痛等。

（2）不完全流产　流产后阴道持续出血或突然大出血，应注意检查是否不完全流产。对于用药无效者或不完全流产，需负压吸宫术人工流产。过敏者忌用，35 岁以上孕妇避免使用。

### 2. 米索前列醇（misoprostol）

**【作用与应用】**

本药为前列腺素 $E_1$ 的衍生物。对妊娠子宫有显著收缩作用，与米非司酮合用，抗早孕效果良好，与其他前列腺素类似药物比较，具有方便、副作用较少等优点。

# 第六章

# 抗病原微生物与寄生虫药物药理

**教学要求** ▶▶

1. 掌握抗生素、化学治疗、抗菌后效应等概念；β-内酰胺类、氨基糖苷类抗生素的抗菌作用、临床应用、主要不良反应和药物相互作用；喹诺酮类药物的发展简史及其抗菌机制；抗结核药的治疗原则及一线抗结核药异烟肼、利福平、乙胺丁醇、链霉素的抗菌作用、作用机制、体内过程特点、主要不良反应及防治；抗疟药的分类及其代表药。

2. 熟悉抗菌药物的作用机制及抗菌药物的合理用药原则；大环内酯类、林可霉素类、万古霉素类的主要抗菌作用、临床应用及不良反应；氟喹诺酮类药物的抗菌作用、临床应用、主要不良反应；常用的抗真菌药对浅、深部真菌感染的作用与应用；氯喹的药理作用、临床应用和主要不良反应。

3. 了解细菌耐药性产生的机制；多黏菌素、四环素类、氯霉素的抗菌作用、临床应用及不良反应；磺胺类药的作用机制及其代表药 SD、SMZ 的药理作用特点与主要不良反应；二线抗结核药如对氨基水杨酸、丙硫异烟胺等的药理作用特点；常用抗病毒药对不同病毒的作用和应用；抗血吸虫病药吡喹酮、抗肠虫药甲苯达唑、抗阿米巴病药甲硝唑及抗绦虫病药物的主要作用。

**教学重点** ▶▶

1. 抗生素、化学治疗、抗菌后效应等概念。
2. β-内酰胺类、氨基糖苷类抗生素的抗菌作用、临床应用和主要不良反应。
3. 喹诺酮类药物的发展简史及其抗菌机制。
4. 抗结核药的治疗原则及一线抗结核药的作用、机制、体内过程及主要不良反应。
5. 抗疟药的分类及其代表药。

## 第一节　抗菌药物概论

对细菌和其他微生物、寄生虫以及癌细胞所致疾病的治疗统称为化学治疗。用于化学治疗的药物称为化疗药物。

抗菌药是对细菌具有抑制或杀灭作用的药物，是目前临床应用最广泛的一类药物，包括抗生素和人工合成的抗菌药。在其长期应用过程中出现了因滥用而造成的药源性疾病及细菌对其产生耐药性的问题。因此，在应用抗菌药物时要充分考虑到人体、病原体、抗菌药物三者之间的关系（图6-1），做到趋利避害，达到最佳治疗效果。

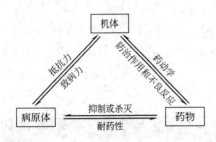

图 6-1 机体、病原体、药物的相互作用关系

## 一、基本概念

（1）抗菌谱 是指抗菌药物的抗菌范围。仅对某一或某些致病微生物有作用的药物称为窄谱抗菌药，如异烟肼仅对结核、麻风杆菌有效；对多种致病微生物有作用的药物称为广谱抗菌药，如四环素、氯霉素等。抗菌谱是临床选药的基础。

（2）抑菌药 指具有抑制细菌生长繁殖而无杀灭细菌作用的药物。

（3）杀菌药 指不但具有抑制细菌生长、繁殖的作用，而且具有杀灭细菌作用的抗菌药物。

（4）抗菌后效应（PAE） 是指抗菌药对细菌抑制作用持续到最低抑菌浓度（MIC）以下或脱离接触之后，细菌的生长仍然受到持续抑制的现象。

（5）抗生素 由微生物产生的，能抑制或杀灭其他病原微生物/肿瘤细胞的化学物质。

## 二、抗菌药物作用机制

根据抗菌药物对细菌结构及功能的干扰或阻断环节不同，将其作用机制分为下列几类（图6-2）。

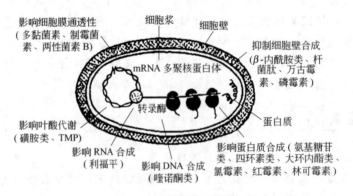

图 6-2 抗菌药作用机制

### 1. 阻碍细菌细胞壁合成

细菌细胞壁具有保护和维持细菌正常形态的功能。当细胞壁缺损时，由于菌体内的高渗透压，使等渗环境中的水分不断渗入，加上自溶酶作用，致使细菌膨胀、变形、破裂、溶解而死亡。阻碍细菌细胞壁合成的抗菌药物有 $\beta$-内酰胺类抗生素、万古霉素、杆菌肽和磷霉素。上述药物通过影响其主要成分黏肽合成的不同环节而影响细菌细胞壁的合成。

### 2. 影响细菌胞浆膜的通透性

多黏菌素类药物结构中的亲水基团与细菌胞浆膜（细胞膜或胞质膜）中的磷脂磷酸基结

合，使膜功能受损；制霉菌素和两性霉素 B 能选择性地与真菌胞浆膜中的麦角固醇结合，形成"微孔"或"通道"，它们均能使胞浆膜通透性增加，导致细菌体内蛋白质、氨基酸、核苷酸等外漏，造成细菌死亡。

**3. 影响细菌蛋白质合成**

细菌为原核细胞，其核蛋白体为 70S，由 30S 和 50S 亚基构成；哺乳类动物为真核细胞，其核蛋白体为 80S，由 40S 和 60S 亚基构成。抗菌药物对细菌的核蛋白体有高度选择毒性，而不影响哺乳动物蛋白质合成。大环内酯类、林可霉素、氯霉素与细菌核蛋白体 50S 亚基结合，使肽链的形成和延伸受阻，可逆性抑制蛋白质合成；四环素类与核蛋白体 30S 亚基结合，阻止氨酰基 t-RNA 进入 30S 亚基 A 位，从而抑制细菌蛋白质合成；氨基糖苷类与细菌核蛋白体 30S 亚基结合，影响蛋白质合成全过程而呈杀菌作用。

**4. 影响叶酸代谢**

磺胺类、甲氧苄啶分别抑制细菌二氢叶酸合成酶及二氢叶酸还原酶，干扰细菌体内的叶酸代谢，从而抑制细菌的生长繁殖。

**5. 抑制核酸代谢**

喹诺酮类药物能抑制 DNA 回旋酶，阻碍敏感菌 DNA 复制而产生杀菌作用。利福平抑制 DNA 依赖的 RNA 多聚酶，阻碍 mRNA 的合成而杀灭细菌。

## 三、抗菌药物的合理应用

伴随着抗菌药物的广泛应用，尤其是大量滥用，不仅带来了严重的经济挑战，而且也引起了各种不良反应和药源性疾病，甚至危及生命。因此，合理应用抗菌药物尤为重要。

**1. 抗菌药物的应用原则**

（1）进行药敏试验，确定感染性疾病的病原诊断。

（2）严格掌握适应证，除考虑抗菌药物抗菌作用的针对性外，还要熟悉药物的药动学参数、药物不良反应与疗效的关系。

（3）根据患者的病理生理等状态合理用药。

（4）给药方案、剂量和疗程要适当。

（5）抗菌药物应严格控制或尽量避免使用的情况：①病毒性感染和发热原因不明者，除并发细菌感染或病情危急外，不要轻易使用抗菌药物。②皮肤和黏膜等局部抗菌，应尽量避免，因易引起耐药性发生。③预防用药和联合用药的指征必须明确，否则尽量不要使用。

**2. 抗菌药物的联合应用**

（1）目的

① 发挥协同作用，提高疗效；

② 减少或延缓耐药性的产生；

③ 扩大抗菌范围；

④ 减少单一药物剂量，降低毒性。

（2）适应证 一般情况下，感染只用一种抗菌药物即可获得控制，只有在以下少数情况下可联合应用：①病因未明的严重感染；②单一抗菌药物不能控制的严重感染或混合感染；③较长期用药，细菌有产生耐药性可能者；④感染部位为一般抗菌药物不易透入者；⑤联合用药使毒性较大药物的剂量得以减少。

（3）根据抗菌药物的作用性质，一般将其分为四大类：Ⅰ类为繁殖期杀菌剂，如青霉素类和头孢菌素类等；Ⅱ类为静止期杀菌剂，如氨基糖苷类和多黏菌素类等；Ⅲ类为速效抑菌剂，如大环内酯类、四环素类和氯霉素类等；Ⅳ类为慢效抑菌剂，如磺胺类。不同的抗菌药物联用时可产生协同或拮抗作用应慎重。

① 协同作用　如青霉素与庆大霉素合用。青霉素破坏细菌细胞壁完整性有利于氨基糖苷类抗生素渗入菌体内。

② 拮抗作用　青霉素与氯霉素或四环素合用时，由于速效抑菌致使细菌迅速处于静止状态，青霉素类药物难以充分发挥其繁殖期杀菌作用。作用机制相同的同一类药物合用时，疗效并不增强，反而可能增加毒性，如氨基糖苷类药物彼此间不能合用；大环内酯类、林可霉素类、氯霉素，因作用机制相似，合用时相互竞争靶位，也会出现拮抗作用。

# 第二节　抗　生　素

抗生素（antibiotics）是某些微生物（包括细菌、真菌、放线菌属）产生的一种具有抑制或杀灭其他微生物或肿瘤细胞作用的化学物质。天然抗生素是由微生物培养液中提取获得，半合成抗生素是通过对天然抗生素化学结构进行改造得到的产品。

## 一、$\beta$-内酰胺类抗生素

$\beta$-内酰胺类抗生素是一类化学结构中具有 $\beta$-内酰胺环的抗生素（图 6-3），包括青霉素类、头孢菌素类和非典型 $\beta$-内酰胺类，如碳青霉烯类、头霉素类、氧头孢烯类、单环 $\beta$-内酰胺类及 $\beta$-内酰胺酶抑制剂等。

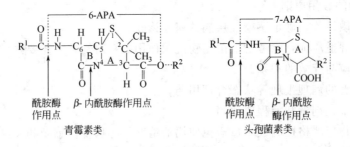

图 6-3　$\beta$-内酰胺类抗生素的基本结构

### （一）青霉素类

青霉素类药物自 20 世纪 40 年代投入使用以来，一直被公认为疗效高、毒性小而应用广泛。其基本结构是由母核 6-氨基青霉烷酸（6-APA）及侧链组成，$\beta$-内酰胺环为抗菌活性必需基团。青霉素类包括青霉素和半合成青霉素。

**1. 青霉素**（penicillin G，青霉素 G，苄青霉素）

青霉素 G 是青霉菌培养液中提取精制获得的，是最早应用于临床的抗生素。因其杀菌力强、毒性低、价格低廉、使用方便等优点，迄今仍是治疗敏感菌所致感染的首选药物。青霉素为一有机酸，常用其钠盐。其干燥粉末在室温中保存数年仍有抗菌活性，但溶于水后不稳定（室温 24h 大部分失效），还产生具有过敏性的青霉烯酸和青霉噻唑，故应现用现配。

**【体内过程】**

青霉素 G 口服易被破坏，故不宜口服，应肌内注射或静脉滴注。注射吸收快而完全，

吸收后广泛分布于各组织中，但不易通过血脑屏障。$t_{1/2}$ 为 $0.5\sim1h$，但因存在 PAE，一般每天给药 1 次即可，严重感染时仍应 $3\sim4h$ 给药一次。

为了延长青霉素 G 的作用时间，可采用普鲁卡因青霉素（procaine benzylpenicillin，双效西林）和苄星青霉素（benzathine benzylpenicillin，bicillin，长效西林），两者为混悬剂和油制剂，肌注后在注射部位缓慢溶解吸收。由于两种制剂的血药浓度均很低，故不适用于急性或重症感染，仅用于轻症病人或风湿病患者预防感染，现少用。

【抗菌谱】

青霉素 G 为繁殖期窄谱杀菌药。主要杀灭：①革兰阳性球菌，如溶血性链球菌、敏感的肺炎链球菌和厌氧的阳性球菌、不产青霉素酶的金黄色葡萄球菌；②革兰阴性球菌，如脑膜炎奈瑟球菌、淋病奈瑟球菌；③革兰阳性杆菌，如白喉棒状杆菌、炭疽芽孢杆菌、破伤风杆菌、产气荚膜杆菌等；④致病的螺旋体，如梅毒螺旋体、钩端螺旋体等；⑤放线菌。

【抗菌机制】

青霉素类药物与青霉素结合蛋白（penicillin binding protein，PBPs）结合后，使其活性丧失，抑制转肽酶活性，阻碍敏感菌体内黏肽的合成，造成细胞壁结构缺损，引起细菌体内重要物质外漏而死亡。

其特点是：①对革兰阳性菌杀菌作用强，对革兰阴性菌作用弱；②对繁殖期细菌作用强，对静止期细菌无作用；③对人及哺乳动物毒性小，对真菌无效。

【耐药性】

多数细菌一般对青霉素不易耐药，但金黄色葡萄球菌例外，因为金黄色葡萄球菌可以产生 $\beta$-内酰胺酶，破坏青霉素化学结构中的 $\beta$-内酰胺环，使其失去抗菌活性。

【临床应用】

（1）革兰阳性球菌感染 为溶血性链球菌、肺炎链球菌、敏感葡萄球菌等革兰阳性球菌感染的首选药；亦是草绿色链球菌和肠球菌引起心内膜炎的首选药。

（2）革兰阳性杆菌感染 治疗白喉、破伤风、气性坏疽应配合特异的抗毒素血清。

（3）革兰阴性球菌感染 是治疗脑膜炎奈瑟菌引起的流行性脑膜炎的首选药。

（4）螺旋体感染 是治疗梅毒、钩端螺旋体病的首选药，必须早期使用。

（5）放线菌病 宜大剂量、长疗程使用，必要时需做外科引流或切开感染灶。

【不良反应】

青霉素的毒性很低，主要不良反应有以下几种。

（1）过敏反应 是青霉素类最常见的不良反应，以皮疹、皮炎、药热、血清病样反应较多见。最严重的是过敏性休克，其发生率为 1/6 万。主要防治措施：①用药前详细询问过敏史；②掌握适应证，避免滥用和局部用药；③初次使用，用药间隔 3d 以上或换批号者必须做皮肤过敏试验；④避免饥饿时注射青霉素，注射后需观察 30min；⑤不在没有急救药物和抢救设备的条件下使用。

（2）神经毒性 青霉素全身用药剂量过大和（或）静脉注射速度过快时可引起反射性肌肉痉挛、抽搐、昏迷等神经系统症状，也称青霉素脑病，是对大脑皮质产生直接刺激引起的。

（3）赫氏反应 治疗梅毒、钩端螺旋体等感染时，可有症状加剧现象，表现为全身不适、寒战、发热、咽痛、肌痛、心跳加快等症状，开始治疗后 $6\sim8h$ 出现，于 $12\sim24h$ 消失。

**【药物相互作用】**

(1) 乙酰水杨酸、吲哚美辛、保泰松、丙磺舒可竞争性抑制青霉素 G 从肾小管的分泌。

(2) 与氨基糖苷类抗生素有协同作用，但不能混合给药。

**【处方分析】**

肖××，女，38 岁，呼吸道感染严重，药敏试验对青霉素与庆大霉素敏感。分析处方用药是否合理，为什么？

R：青霉素 G 钠粉针　　　320 万单位

硫酸庆大霉素注射液　24 万单位　　　×3

10% 葡萄糖注射液　　　1000ml

用法：1 次/d　　静脉滴注

**分析**　处方不合理。原因：①青霉素的 $\beta$-内酰胺环可使庆大霉素部分失活，从而使庆大霉素的疗效显著降低。氨基糖苷类与青霉素类在体外混合时，均产生类似结果。②青霉素 G 钠在近中性水溶液中较稳定，若 pH<5 或 pH>8 极易分解而失去活性，10% 葡萄糖注射液的 pH 为 3.2~5.5，且葡萄糖是一种具有还原性的糖，能使 $\beta$-内酰胺类（青霉素 G 钠）分解。

建议：两药应分别注射，可将庆大霉素肌内注射，青霉素 G 静滴。溶解不宜用葡萄糖注射液，改用生理盐水。

**2. 半合成青霉素**

青霉素 G 虽具有杀菌力强、毒性低等优点，但因抗菌谱窄、不耐酸、不耐酶、易引起过敏反应等缺点，临床应用受限。对青霉素的母核 6-APA 进行结构改造，得到了多种"半合成青霉素"。其抗菌机制、不良反应与青霉素 G 相同。根据其特点可分为以下五类：耐酸青霉素、耐酶青霉素、广谱青霉素、抗铜绿假单胞菌广谱青霉素等。与青霉素 G 有交叉过敏反应，用药前需要用青霉素 G 或同种制剂做皮肤过敏试验，口服制剂同样需做皮肤过敏试验。半合成青霉素的分类和作用特点见表 6-1。

表 6-1　半合成青霉素的分类和作用特点

| 分类及代表药物 | 作用特点 | 不良反应 |
|---|---|---|
| 耐酸青霉素<br>　青霉素 V（penicillin V）<br>　丙匹西林（propicillin）<br>　非奈西林（phenethicillin） | 窄谱，可口服。用于轻度敏感菌感染、恢复期巩固治疗和防止感染复发的预防用药 | 胃肠道反应 |
| 耐酶青霉素<br>　苯唑西林（oxacillin）<br>　双氯西林（dicloxacillin）<br>　氟氯西林（flucloxacillin） | 可口服，抗菌作用不及青霉素，用于耐青霉素 G 金黄色葡萄球菌感染 | 胃肠道反应、皮疹 |
| 广谱青霉素类<br>　氨苄西林（ampicillin）<br>　阿莫西林（amoxicillin） | 对革兰阳性菌、革兰阴性菌均有杀菌作用，对革兰阳性菌优于青霉素 G，对铜绿假单胞菌无效。用于各种敏感菌引起的全身感染 | 胃肠道反应、皮疹 |
| 抗铜绿假单胞菌广谱青霉素<br>　羧苄西林（carbenicibillin）<br>　哌拉西林（piperacillin）<br>　呋苄西林（furbenicillin） | 对革兰阳性菌、革兰阴性菌均有效，不耐酸，仅供注射用。对铜绿假单胞菌、变形杆菌作用强大。用于铜绿假单胞菌及大肠杆菌所引起的各种感染。哌拉西林抗铜绿假单胞菌强度为羧苄西林的 4~16 倍 | 大剂量神经毒性、皮疹、胃肠道反应 |

**（二）头孢菌素类**

头孢菌素类是在头孢菌素的母核 7-氨基头孢烷酸（7-ACA）基础上引入不同侧链而制

成的半合成抗生素（图6-3）。因与青霉素一样具有 $\beta$-内酰胺环，故头孢菌素与青霉素有着相似的理化特性、作用机制。头孢菌素类药物具有抗菌谱广、杀菌力强、耐酶、过敏反应少（与青霉素仅有部分交叉过敏现象）等优点，发展很快，日益受到临床重视。一般可分为四代。

**【体内过程】**

头孢氨苄、头孢拉定耐酸可口服，但多数不耐酸，大部分头孢菌素类药物均需注射给药。吸收后分布广泛，且易透过胎盘；尤其第三代头孢菌素类，穿透力强，分布广，多能分布于前列腺、眼部房水和胆汁，在脑脊液中能达到有效浓度；胆汁浓度以头孢哌酮最高，头孢曲松次之。一般经肾排泄，尿中浓度较高。多数头孢菌素 $t_{1/2}$ 较短（$0.5\sim2.0$h），但头孢曲松 $t_{1/2}$ 可达8h，抗菌作用维持24h。

**【抗菌作用与应用】**

（1）第一代头孢菌素　头孢噻吩（cefalothin）、头孢氨苄（cefalexin）、头孢唑啉（cefazolin）、头孢拉定（cephradine）、头孢匹林（cefapirin）、头孢羟氨苄（cefadroxil）等。

① 特点：

a. 抗菌谱较窄，对革兰阳性（$G^+$）菌抗菌活性高，强于第二代和第三代头孢菌素；对革兰阴性（$G^-$）菌抗菌活性差，不如第二代和第三代头孢菌素；对铜绿假单胞菌、耐药肠杆菌和厌氧菌无效。

b. 对金黄色葡萄球菌产生的 $\beta$-内酰胺酶稳定性高，但仍可被 $G^-$ 菌的 $\beta$-内酰胺酶所破坏。

c. 对肾脏有一定的毒性。

② 应用　主要用于耐青霉素金黄色葡萄球菌及其他敏感菌所致的轻、中度呼吸道感染、软组织感染、尿路感染等。

（2）第二代头孢菌素　头孢孟多（cefamandole）、头孢呋辛（cefuroxime）、头孢呋辛酯（cefuroxnme axetil）、头孢替安（cefotiam）、头孢雷特（ceforanide）、头孢克洛（cefaclor）等。

① 特点

a. 抗菌谱较广，对 $G^+$ 菌的抗菌活性比第一代较低，但比第三代强；对 $G^-$ 杆菌的抗菌活性增强；对厌氧菌有一定作用，对铜绿假单胞菌无效。

b. 对 $\beta$-内酰胺酶比较稳定。

c. 对肾脏毒性小。

② 应用　主要用于一般耐药革兰阴性杆菌和其他敏感菌引起的胆道感染、肺炎、菌血症、尿路感染等，可作为一般革兰阴性杆菌感染的首选药物。

（3）第三代头孢菌素　头孢噻肟（cefotaxime）、头孢曲松（ceftriaxone）、头孢哌酮（cefoperazone）、头孢泊肟酯（cefpodoxim proxetil）、头孢他美酯（cefetamet pivoxil）等。

① 特点

a. 抗菌谱广，对 $G^+$ 菌的抗菌活性大多低于第一代和第二代；对 $G^-$ 杆菌的抗菌活性明显优于第二代和第一代头孢菌素；部分品种对铜绿假单胞菌和厌氧菌也有抗菌作用，如头孢他定为目前抗铜绿假单胞菌作用最强的抗生素。

b. 对 $\beta$-内酰胺酶高度稳定。

c. 对肾脏基本无毒性。

② 应用 主要用于治疗尿路感染以及危及生命的脑膜炎、败血症、肺炎等严重感染。新生儿脑膜炎和肠杆菌科细菌所致的成人脑膜炎需选用头孢他定、头孢曲松。头孢曲松、头孢哌酮也可作为治疗伤寒的首选药物。

（4）第四代头孢菌素 头孢匹罗（cefpirome）、头孢吡肟（cefevime）、头孢利定（cefelidin）、头孢唑兰（cefozopran）、头孢瑟利（cefoselis）等。

① 特点 与第三代相比，增强了抗革兰阳性菌活性，特别对链球菌、肺炎链球菌等有很强的活性。头孢匹罗、头孢唑兰对一般头孢菌素不敏感的粪链球菌亦有较强的作用，头孢瑟利还有较强的抗耐甲氧西林金黄色葡萄球菌（MRSA）的活性。这些品种对铜绿假单胞菌的作用均与头孢他定相似。第四代头孢菌素对产 $\beta$-内酰胺酶的 $G^-$ 杆菌作用强。

② 应用 可用于对第三代头孢菌素耐药的 $G^-$ 杆菌引起的重症感染。由于穿透力强，脑脊液浓度高，对细菌性脑膜炎效果更佳。

**【不良反应】**

（1）毒性低，常为过敏反应，与青霉素类有交叉过敏。

（2）第一代头孢菌素大剂量使用可损害近曲小管细胞，出现肾毒性，应注意给药剂量和间隔。不宜与氨基糖苷类抗生素、强效利尿药合用。肾功能不良患者禁用。

（3）口服给药可发生胃肠反应，静脉给药可发生静脉炎。

（4）双硫仑（"戒酒硫"）样反应 服药期间饮酒可出现此反应，表现为面部潮红、发热、头痛、恶心、呕吐、口中有大蒜样气味等，甚至休克，严重者可致呼吸抑制、心肌梗死、急性心力衰竭、惊厥及死亡，一般在用药与饮酒后 15～30min 发生。故本类药物在治疗期间或停药后 3d 内，均应避免饮酒或进食含乙醇的制品。

（三）非典型 $\beta$-内酰胺类

本类抗生素是一系列与青霉素、头孢菌素结构不同的新发展的具有 $\beta$-内酰胺环的抗生素。包括头霉素类、氧头孢烯类、单环 $\beta$-内酰胺类、碳青霉烯类及 $\beta$-内酰胺酶抑制药。

**1. 头霉素类**

头霉素（cepharmycins）是自链霉菌获得的 $\beta$-内酰胺抗生素，有 A、B、C 三型，C 型最强。其化学结构与头孢菌素相似，主要是在 7-ACA 的 $C_7$ 上增加了一个甲氧基，使其对 $\beta$-内酰胺酶的稳定性较头孢菌素强。目前，临床应用广泛者为头孢西丁（cefoxitin），抗菌谱和抗菌活性与第二代头孢菌素相同。最突出的特点是抗厌氧菌作用强，比所有第三代头孢菌素强。主要用于腹腔、盆腔、妇科的需氧菌和厌氧菌混合感染。本类药物还有头孢美唑、头孢替坦等。

**2. 氧头孢烯类**

已用于临床的代表药有拉氧头孢（latamoxef）和氟氧头孢（flomoxef）。本类药具有与第三代头孢菌素相似的特点，即抗菌谱广和抗菌作用强。对厌氧菌、尤其是脆弱类杆菌的作用甚至超过第三代头孢菌素。临床主要用于尿路感染、呼吸道感染、妇科感染、胆道感染、脑膜炎及败血症。

**3. 单环 $\beta$-内酰胺类**

单环 $\beta$-内酰胺类（monobactams）抗生素是由土壤中多种寄生细菌产生，但不能用于临床，对化学结构进行修饰得到第一个应用于临床的药物——氨曲南（aztreonam）。本品对需氧 G⁻ 菌有强大抗菌作用。并具有耐酶、低毒与青霉素等无交叉过敏性等特点，可用于产酶耐药阴性杆菌包括铜绿假单胞菌引起的各种感染。同类药物还有卡芦莫南（carumonam）。

### 4. 碳青霉烯类

已用于临床的代表药有亚胺培南（imipenem）、帕尼培南（panipenem）、美罗培南（meropenem）。本类药物抗菌谱最广、作用最强、对 β-内酰胺酶高度稳定。对 G⁻ 菌有一定抗菌后效应（PAE），与第三代头孢菌素无交叉耐药性。亚胺培南在体内易被肾脱氢肽酶水解而灭活失效，故需与抑制肾脱氢肽酶的西司他丁按 1∶1（泰能，供静脉滴注）联合应用才能发挥作用。帕尼培南和美罗培南对肾脱氢肽酶稳定，不需与肾脱氢肽酶抑制药联合应用。主要用于多重耐药菌引起的严重感染、医院内感染、严重需氧菌和厌氧菌混合感染。大剂量应用可引起惊厥、抽搐、头痛等中枢神经系统不良反应。

### 5. β-内酰胺酶抑制药

β-内酰胺酶抑制药是通过抑制细菌产生的 β-内酰胺酶而发挥作用。临床常用的有以下几种。

（1）克拉维酸（clavulanic acid，棒酸）　是由链霉菌培养液中获得的，为 β-内酰胺酶抑制药。口服吸收好，且不受食物、牛奶和氢氧化铝等影响。与多种 β-内酰胺类抗生素合用以增强抗菌作用。已上市的有口服克拉维酸/阿莫西林（奥格门汀，augmentin），与替卡西林合用的注射剂有替门汀（timentin），临床主要用于耐药金黄色葡萄球菌引起的感染。

（2）舒巴坦（sulbactam，青霉烷砜）　为半合成的 β-内酰胺酶抑制药，化学稳定性优于克拉维酸。已上市的联合注射剂有舒巴坦/氨苄西林（优立新，unasyn）、舒巴坦/头孢哌酮（舒普深，sulperazone）和舒巴坦/头孢噻肟（新治菌，newcefotoxin）。用于治疗混合性腹内和盆腔感染。

（3）他唑巴坦（tazobactam，三唑巴坦）　他唑巴坦为舒巴坦衍生物，抑酶作用更强，已上市的联合注射剂有他唑巴坦/哌拉西林（他唑星，tazocin）。

## 二、大环内酯类、林可霉素类及万古霉素类抗生素

### （一）大环内酯类抗生素

大环内酯类（macrolides）是一类具有 14～16 元大环内酯的抗生素。包括红霉素、麦迪霉素、螺旋霉素等天然品，以及克拉霉素、罗红霉素、阿奇霉素等半合成品。

### 1. 大环内酯类抗生素的共性

【体内过程】

天然品易被胃酸破坏，口服吸收少。在碱性环境中抗菌活性增强。新型半合成大环内酯类不易被胃酸破坏，生物利用度提高。食物可影响红霉素和阿奇霉素的吸收，但常可增加克拉霉素的吸收。广泛分布到除脑脊液以外的各种体液和组织，如肺、皮下组织、胆汁、前列腺等组织中。部分药物有肝肠循环，克拉霉素经肾排泄，肾功能不良者应适当调整剂量。

【抗菌作用与应用】

天然品抗菌谱较窄，但较青霉素略广，对大多数革兰阳性菌（金黄色葡萄球菌、肺炎链球菌等）、某些阴性菌（如脑膜炎奈瑟菌、百日咳鲍特菌等）、厌氧菌有强大抑菌活性；对军团菌、弯曲菌、支原体、衣原体等有良好作用；对 β-内酰胺类产生耐药的金黄色葡萄球菌也有一定的抗菌活性；半合成品抗菌谱广，对金黄色葡萄球菌、化脓性链球菌具有良好的作用。

抗菌机制：能不可逆地结合到细菌核糖体 50S 亚基靶位上，阻断转肽作用和 mRNA 位移，选择抑制细菌蛋白质的合成。通常为快速抑菌剂。

细菌可通过改变核糖体上的结合靶位、产生灭活酶、改变细胞壁的渗透性或染色体突变或获得耐药质粒产生耐药性。本类抗生素之间存在不完全交叉耐药。

主要用于治疗革兰阳性菌感染，可用于青霉素过敏者。还可治疗衣原体感染，特别是阿奇霉素可代替多西环素治疗尿道、直肠、附睾和子宫内感染。

**【不良反应】**

毒性低，一般很少引起严重不良反应。

（1）胃肠道反应　半合成品胃肠道反应发生率低。

（2）肝损害　大剂量或长期应用可致胆汁淤积、肝损害，红霉素的酯化物更易引起。

（3）心脏毒性　静脉滴注过快易发生，出现恶性心律失常，临床表现晕厥或猝死。

**2. 常用药物的特点**

（1）红霉素（erythromycin）　是由链霉菌培养液中提取，在中性水溶液中稳定，在酸性（pH<5）溶液中不稳定。本品是临床上治疗支原体肺炎、军团菌病、百日咳、白喉带菌者的首选药。常用于治疗耐青霉素的金黄色葡萄球菌感染和对青霉素过敏者。亦用于治疗厌氧菌引起的口腔感染和肺炎支原体、衣原体等非典型病原体所致的呼吸道、泌尿生殖道感染。服用后常见胃肠反应，每日剂量大于 4g 易发生耳毒性。

（2）罗红霉素（roxithromycin）　本品抗菌谱和抗菌作用与红霉素相近。因对胃酸较稳定，故具良好的药动学特性，空腹服用吸收良好，血与组织浓度均明显高于其他大环内酯类，$t_{1/2}$ 长达 12～14h，因此可减少用量及用药次数，肝肾功能不全者半衰期延长。老年人的药动学性质无特殊改变，不需调整剂量。主要用于敏感菌所致的呼吸道、泌尿道、皮肤和软组织、耳鼻咽喉等部位感染。不良反应以胃肠反应为主。

（3）克拉霉素（clarithromycin）　主要特点是口服吸收迅速完全，不受进食影响；分布广泛并且组织中浓度明显高于血中浓度；但首过消除明显，生物利用度仅有 55%。抗菌活性强于红霉素，对革兰阳性菌、嗜肺军团菌、肺炎衣原体的作用是大环内酯类中作用最强者。主要用于呼吸道感染、泌尿生殖系感染及皮肤软组织感染的治疗。不良反应发生率和对细胞色素 P450 影响均较红霉素低。

（4）阿奇霉素（axithromycin）　是唯一半合成的 15 元大环内酯类抗生素。主要特点是口服吸收快，组织分布广，细胞内浓度高及 $t_{1/2}$（35～48h）长等，为大环内酯类中最长者，每日仅需给药一次；对革兰阳性菌具有较高的抗菌活性。对肺炎支原体的作用则为大环内酯类中最强者。主要用于敏感菌所致急性支气管炎、急性扁桃体炎、咽炎、皮肤软组织感染等。儿童皮肤及软组织感染同样有效。不良反应轻。

**（二）林可霉素类**

主要包括林可霉素（洁霉素）和克林霉素（氯洁霉素）。林可霉素自链丝菌中获得，克林霉素为半合成衍生物。由于克林霉素口服吸收、抗菌活性、毒性和临床疗效均优于林可霉素，故临床常用。

**【体内过程】**

克林霉素口服可吸收，在大多数组织中可达有效浓度，骨组织中的药物浓度高是该类药物的一大特点，但不能透过血脑屏障。在肝代谢，经胆汁排入肠道或经肾排泄。停药后，克林霉素在肠道中的抑菌作用一般可持续 5d，对敏感菌可持续 2 周。

**【作用与应用】**

本品为窄谱抑菌剂，抗菌谱与红霉素相似而较窄。最主要的特点是对各类厌氧菌有强大抗菌作用，对革兰阳性菌如金黄色葡萄球菌（包括耐青霉素的菌株）、化脓性链球菌、肺炎链球菌有良好的抗菌作用，对多数革兰阴性菌作用弱或无效。抗菌机制与大环内酯类相同。大多数细菌对林可霉素和克林霉素存在完全交叉耐药性，也与大环内酯类存在部分交叉耐药性，并且它们的耐药机制也相同，不宜联合应用。

主要用于对 $\beta$-内酰胺类抗生素无效或过敏的感染，对金黄色葡萄球菌引起的骨髓炎和关节感染为首选药；亦可用于厌氧菌或厌氧菌与需氧菌的混合感染，如盆腔炎、腹膜炎等。

**【不良反应】**

口服或注射常发生胃肠道反应，一般轻微；严重时可引起假膜性肠炎，这与难辨梭状芽孢杆菌大量繁殖和产生外毒素有关，有致死的可能。大剂量静滴或静注过快，可致血压下降，甚至心跳、呼吸暂停，故不宜大量快速静脉给药。

**【药物相互作用】**

（1）红霉素与青霉素、氨苄西林、头孢噻吩、氯霉素、四环素、细胞色素 C、辅酶 A、氨茶碱等混合易产生沉淀或降低疗效，故红霉素不宜与上述药物在注射器内混合使用。

（2）林可霉素类与红霉素、氯霉素竞争细菌核糖体的结合部位而相互拮抗，故不宜合用。

**【处方分析】**

陈×× 女 42 岁。心内膜炎，青霉素过敏，分析如下用药是否合理，为什么？

R：红霉素片　0.1g×36 片

用法：0.2g/次　po　q8h

林可霉素注射液　0.6g×6 支

用法：0.6g/次　im　bid

**分析**　处方不合理。原因：两种抗生素作用部位基本相同，都在核糖体 50S 亚基、细菌细胞蛋白质合成的生化环节发挥抗菌作用。由于红霉素可与林可霉素竞争核糖体上的结合位置，而且其亲和力大于林可霉素，因此，两者合用出现拮抗，且增强其胃肠道不良反应等。

**（三）万古霉素类**

万古霉素类属糖肽类抗生素，包括万古霉素（vancomycin）、去甲万古霉素（norvancomycin）和替考拉宁（teicoplanin）。过去使用很少，但近年来因耐药性严重而得到广泛应用。

万古霉素和去甲万古霉素口服不吸收，肌注可引起剧烈疼痛和组织坏死，故只宜稀释后缓慢静脉给药。在体内广泛分布于各组织，主要经肾排泄。

抗菌谱窄，对革兰阳性菌有强大的杀菌作用，尤其是耐甲氧西林金黄色葡萄球菌（MRSA）、耐甲氧西林表皮葡萄球菌（MRSE）。抗菌机制是万古霉素与细胞壁前体肽聚糖结合，阻断细胞壁合成，造成细胞壁缺损而杀灭细菌，特别是对正在分裂增殖的细菌呈现快速杀菌作用。一般不易产生耐药性，与其他抗生素也无交叉耐药。但近年来已发现对万古霉素耐药的葡萄球菌、肠球菌及乳酸杆菌，应引起注意。

临床仅用于严重革兰阳性菌感染，特别是 MRSA、MRSE 和肠球菌属所致感染，是当前少有的对 MRSA 有效的抗生素；可用于对其他抗生素无效或 $\beta$-内酰胺类抗生素过敏的严重革兰阳性菌感染患者。

不良反应多且严重，主要表现为耳毒性、肾毒性。耳毒性为本品最严重的毒性反应，大剂量应用出现耳鸣、听力减退甚至耳聋，监测听力常能较早发现耳毒性；及早停药尚能恢复功能，部分病人停药后仍可继续进展至耳聋。有一定肾毒性，与氨基糖苷类药物合用更易发生。其他尚有过敏反应、注射部位静脉炎等。

### 三、氨基糖苷类抗生素

氨基糖苷类（aminoglycosides）抗生素由氨基糖分子和非糖部分的苷元结合而成，主要包括链霉素、庆大霉素、卡那霉素、妥布霉素、大观霉素和小诺霉素等天然类抗生素，以及半合成的阿米卡星、奈替米星等。

#### （一）氨基糖苷类抗生素的共性

【体内过程】

本类药物由于结构中多个氨基的存在，极性大，脂溶性小，口服难吸收。注射给药，吸收迅速完全，30～90min 达到峰浓度。除链霉素外，很少与血浆蛋白结合。穿透力弱，难以透过血脑屏障。主要分布于细胞外液，在肾皮质及内耳内、外淋巴中浓度高，为引起肾、耳毒性的主要原因。可通过胎盘，孕妇慎用。体内不代谢，主要以原形经肾排泄，尿药浓度高而有利于尿路感染治疗。在碱性环境中，抗菌作用增强，$Ca^{2+}$、$Mg^{2+}$ 等阳离子可抑制其抗菌活性。

【抗菌作用】

（1）抗菌谱　对各种革兰阴性杆菌，如大肠埃希菌、肠杆菌属等有强大抗菌活性；对枸橼酸菌属等也有一定的抗菌活性；对革兰阴性球菌如脑膜炎奈瑟菌等作用较差；对厌氧菌无效。

铜绿假单胞菌对庆大霉素、妥布霉素、阿米卡星、奈替米星敏感；结核杆菌对链霉素敏感，对阿米卡星、卡那霉素较敏感。

（2）抗菌机制　主要是能阻碍细菌蛋白质合成的三个环节，抑制蛋白质合成而杀菌，为静止期杀菌剂。

（3）耐药性

① 由耐药菌产生的一系列酶能通过磷酸化、腺苷酰化或乙酰化氨基糖苷类抗生素化学结构的羟基或氨基而使抗生素失活。

② 膜通透性的改变，引起细菌对氨基糖苷类抗生素非特异性耐药。细菌在各药间存在部分或完全交叉耐药性。

【临床应用】

主要用于敏感革兰阴性杆菌所致的全身性感染，如呼吸道感染、泌尿道感染、胃肠道感染、皮肤软组织感染、烧伤感染、创伤感染及骨关节感染等。

【不良反应】

所有氨基糖苷类抗生素均有耳毒性和肾毒性，尤其是儿童和老人更易引起。毒性的产生与服药剂量和时程有关，也随药物不同而异，甚至在停药后，亦可出现不可逆的毒性反应。

（1）耳毒性　目前多数认为与内耳淋巴液中药物浓度持续较高有关。主要引起前庭神经功能损害和耳蜗功能障碍。前者表现为头昏、视力减退、眩晕、恶心、呕吐、眼球震颤和共济失调，多见于链霉素和庆大霉素；后者表现为耳鸣、听力减退和永久性耳聋，多见于阿米卡星和卡那霉素。故用药时应注意观察耳鸣、眩晕等早期症状，一旦发现及早停药，并避免与有耳毒性的高效能利尿药合用。

（2）肾毒性 本类药物是诱发药源性肾衰最常见的因素。由于氨基糖苷类抗生素对肾组织有极高的亲和力，易在肾蓄积，损害肾小管上皮细胞，表现蛋白尿、管型尿、血尿，严重者可致氮质血症及无尿症。绝大部分的肾功能损害是可逆的，但这种损害可导致肾排泄药物降低致使氨基糖苷类血药浓度升高而增强耳毒性。老年人、肾功能不全者慎用，忌与肾毒性药物合用。

（3）神经肌肉阻断作用 常见于静脉滴注过速或大剂量腹膜内或胸膜内应用后，表现为肌肉麻痹，甚至呼吸衰竭而死亡。其机制是药物与突触前膜钙结合部位结合，抑制乙酰胆碱释放，造成神经肌肉接头阻断而出现上述症状。可用钙剂或新斯的明解救。

（4）过敏反应 可出现皮疹、发热、血管神经性水肿，也可引起过敏性休克，尤其是链霉素，其发生率仅次于青霉素，但死亡率高于青霉素，应引起警惕。

**【药物相互作用】**

（1）与强效利尿药、甘露醇、万古霉素、止吐药合用可使耳毒性增强，而抗组胺药苯海拉明、美克洛嗪、布可立秦等则可掩盖其耳毒性，故避免合用。

（2）与头孢菌素、磺胺类、多黏菌素、两性霉素 B、杆菌肽等合用，可增加其肾毒性。

（3）不得与其他药物混合在一个注射器中使用，以免降低疗效。

## （二）常用氨基糖苷类抗生素

**1. 庆大霉素**（gentamicin）

本品是从小单胞菌的培养液中分离获得。由于价廉，疗效可靠，为目前本类中的代表药。是治疗各种革兰阴性菌感染的主要抗菌药，尤其对沙雷菌属作用更强，为氨基糖苷类抗生素中的首选药。临床常用于以下几种情况。

① 革兰阴性杆菌感染 如新生儿败血症、菌血症、尿路感染、呼吸道感染、皮肤软组织感染、骨关节感染等全身感染。

② 铜绿假单胞菌感染 庆大霉素可与羧苄西林或头孢菌素合用，以增强疗效。

③ 心内膜炎 与青霉素或其他抗生素协同作用以提高疗效，但需注意 $\beta$-内酰胺类能使庆大霉素的抗菌活性降低，故不应置于同一容器中混合使用。

④ 肠道感染 口服可用于敏感菌所致的肠炎、胃炎、菌痢及术前清洁肠道。

⑤ 还可局部用于皮肤、黏膜表面感染和眼、耳、鼻部感染。

庆大霉素耐药性产生较慢，但铜绿假单胞菌、变形杆菌、克雷伯菌属及金黄色葡萄球菌的耐药性有逐年增长的趋势，勿滥用。庆大霉素肾损害较多见，耳蜗功能损害较严重，偶有过敏反应，甚至休克。

**2. 阿米卡星**（amikacin）

阿米卡星为本类中抗菌谱最广者，突出优点是对许多氨基糖苷类抗生素钝化酶稳定。适用于耐药菌感染，尤其是铜绿假单胞菌感染。还可用于治疗革兰阴性杆菌所致各种严重感染、葡萄球菌所致的各种感染、结核及其他非典型分枝杆菌感染。

部分氨基糖苷类抗生素特点见表 6-2。

表 6-2　部分氨基糖苷类抗生素特点

| 药　物 | 特点及应用 |
|---|---|
| 妥布霉素（tobramycin） | 抗菌活性与庆大霉素相似，抗铜绿假单胞菌作用较庆大霉素强，对耐庆大霉素的菌株仍有效。耳毒性低于庆大霉素 |
| 奈替米星（netilmicin） | 抗菌谱与庆大霉素相似，耐酶性好，在本类药物中毒性最低 |
| 链霉素（streptomycin） | 主要用于治疗结核病，首选用于治疗鼠疫和兔热病。过敏反应在本类中发生率最高 |
| 卡那霉素（kanamycin） | 耳、肾毒性严重及耐药多见，可口服做腹部术前消毒 |
| 西索米星（sisomicin） | 对铜绿假单胞菌活性及毒性均为庆大霉素 2 倍。临床已少用 |
| 小诺米星（micrnomicin） | 抗菌谱与庆大霉素相似，对中耳炎和胆道感染等有较好疗效 |
| 新霉素（neomycin） | 耳、肾毒性大，禁用于注射给药，仅用于肠道感染及肠道消毒 |

【处方分析】

程××女　42 岁，术后制止出血并预防感染。分析如下处方是否合理，为什么？

R：10％葡萄糖注射液　　　500ml

　　维生素 C 注射液　　　　2g

　　维生素 $K_1$　　　　　　20mg　　　iv gtt

　　庆大霉素注射液　　　16 万单位

**分析**　处方不合理。原因：维生素 C 具有较强的还原性，与醌类药物维生素 $K_1$ 混合后，可发生氧化还原反应，而致维生素 $K_1$ 疗效降低。实验证明：维生素 $K_1$ 与维生素 C 混合放置一定时间后，维生素 $K_1$ 即被完全破坏，而不能发挥治疗效果。而且维生素 $K_1$ 注射液可使庆大霉素对金黄色葡萄球菌、大肠杆菌的抑菌能力降低。

建议：可将维生素 $K_1$ 溶于 10％葡萄糖注射液 500ml 中，维生素 C 溶于 5％葡萄糖注射液 500ml 中，分别静滴，将庆大霉素剂量改为 16 万单位，分 2 次肌注。

## 四、多黏菌素类

多黏菌素类是从多黏杆菌培养液中分离获得的一组多肽类抗生素，含有多黏菌素 A、多黏菌素 B、多黏菌素 C、多黏菌素 D、多黏菌素 E、多黏菌素 M 几种成分，临床使用多黏菌素 B、多黏菌素 E（抗敌素），两者药理特点相似。

本类药物为窄谱抗生素，只对某些革兰阴性杆菌具有强大抗菌活性，如铜绿假单胞菌、大肠埃希菌、流感嗜血杆菌、沙门菌属等，其中特别是对铜绿假单胞菌有强大的抗菌作用。

本类药物主要作用于细菌胞浆膜，通过其结构中带阳电荷的游离氨基，与革兰阴性杆菌细胞膜的磷脂中带阴电荷的磷酸根结合，破坏细胞膜的渗透完整性，使通透性增加，胞内重要营养物质外漏，导致细菌死亡。为慢效杀菌药，对繁殖期和静止期细菌都有杀菌作用。

两药均不易产生耐药性，多黏菌素 B 抗菌活性较多黏菌素 E 略高。

因药物肾损害及神经系统毒性较大，故除局部应用外已很少使用。局部用于敏感菌引起的眼、耳、皮肤、黏膜感染及烧伤铜绿假单胞菌感染。

## 五、四环素类及氯霉素

四环素类（tetracyclines）及氯霉素（chloramphenicols）对革兰阳性菌和阴性菌、立克次体、衣原体、支原体和螺旋体等有抑制作用，为广谱抗生素（broad-spectrum antibiotics）。

（一）四环素类

化学结构中均具有氢化骈四苯的基本母核，为酸碱两性物质，在酸性溶液中较稳定，临床一般用其盐酸盐。天然品有四环素（tetracycline）和土霉素（tetramycin）；半合成品有多西环素（doxycycline）、米诺环素（minocycline，二甲胺四环素）。

四环素

【体内过程】

口服吸收不完全，某些二价和三价阳离子和食物均可影响其吸收；服药量每次超过0.5g，血药浓度并不随剂量而增高，只增加其粪便中的排泄量。主要以原形经肾小球滤过，从肾脏排泄。口服及注射给药均可形成肝肠循环，使作用时间延长。

【作用与应用】

抗菌谱广，对多数革兰阳性菌和阴性菌、立克次体、肺炎支原体、衣原体、螺旋体、某些厌氧菌及放线菌均有抑制作用，对阿米巴原虫也有间接抑制作用。但对病毒、真菌、铜绿假单胞菌无效。对革兰阳性菌作用不如 $\beta$-内酰胺类，对革兰阴性菌作用较氨基糖苷类和氯霉素弱。

抗菌机制：通过与细菌核蛋白体 30S 亚单位结合，阻止氨基酰-tRNA 到达并与 mRNA 核蛋白体复合物 A 位结合，从而阻止肽链延伸。属快速抑菌剂。

耐药性严重，耐药机制主要是通过耐药质粒介导，可传递、诱导其他敏感菌转为耐药菌，耐药菌可使抗生素内流减少而排出增加。

由于耐药性严重，四环素已不再作为本类药物的首选药，但仍为立克次体感染（斑疹伤寒、恙虫病）、支原体肺炎及衣原体感染的首选药。

【不良反应】

不良反应较多。

（1）胃肠道反应 可引起恶心、呕吐、上腹部不适、腹胀、腹泻等症状。

（2）二重感染 正常人的口腔、鼻腔、肠道等处有多种微生物寄生，由于相互拮抗而维持相对平衡的共生状态。长期使用广谱抗生素后，敏感菌株的生长受到抑制，不敏感菌株乘机大量繁殖，从而引起新的感染，此称为二重感染或菌群交替症。多见于婴儿、老年人、抵抗力低的患者，合并应用糖皮质激素、抗代谢药或抗肿瘤药物尤易发生。常见的有白色念珠菌感染，如鹅口疮，一旦发生应立即停药，换用抗真菌药，或用万古霉素、甲硝唑治疗。

（3）对骨和牙齿的影响 四环素类能与形成期牙及骨骼中的沉积钙结合，造成恒齿永久性棕色色素沉着，使牙齿黄染，牙釉质发育不全，称"四环素牙"。孕妇、哺乳期妇女、7～8 岁以下小儿不宜用。

（4）其他 长期大量使用可引起严重肝损伤。还可引起皮疹等过敏反应，并有交叉过敏性。

（二）氯霉素

氯霉素是由链丝菌的培养液中提得。其左旋体具有活性，目前能人工合成。1950 年发现氯霉素有抑制骨髓造血机能这一严重不良反应，临床应用受到极大限制。

【体内过程】

氯霉素穿透力强，口服后吸收迅速而完全。容易通过血脑屏障，脑脊液中能达到治疗浓度。主要在肝代谢，经肾排泄。尿中原形仅 5%～15%，但已达到有效抗菌浓度。$t_{1/2}$ 为

$1.5\sim4h$，肝肾功能低下时，$t_{1/2}$延长。

**【作用与应用】**

为广谱快速抑制剂。对革兰阴性细菌作用较强，特别是对伤寒杆菌、副伤寒杆菌、脑膜炎奈瑟菌作用强，对流感嗜血杆菌、百日咳鲍特菌、痢疾杆菌作用较强，对立克次体、螺旋体、支原体、衣原体有效，对革兰阳性球菌的作用不及青霉素和四环素类。抗菌机制是与核糖体的50S亚基结合，抑制酰酰基转移酶，阻止肽链的延长，从而抑制细菌蛋白质合成。

其耐药性主要与细菌产生钝化酶有关，另与细菌细胞膜通透性发生改变有关。各种细菌都能对氯霉素产生耐药性，但伤寒沙门菌及金黄色葡萄球菌较少产生耐药性。

由于氯霉素可能对造血系统产生严重的毒性作用，一般不作为首选药物使用。现仅用于治疗威胁生命的严重感染。

① 伤寒 氯霉素曾经为首选药，目前多选用氟喹诺酮类或第三代头孢菌素，后两者有速效、低毒、复发少和愈后不带菌等特点。

② 细菌性（流感杆菌）脑膜炎严重感染或立克次体感染（多西环素通常为立克次体感染的首选药） 氯霉素一般不作为首选药，但如无法使用青霉素类药物和多西环素时，可用氯霉素。

③ 其他 与其他抗菌药合用，治疗腹腔或盆腔的厌氧菌感染，也可作为眼科的局部用药，用于沙眼。

**【不良反应】**

（1）抑制骨髓造血功能。为氯霉素最严重的毒性反应。主要表现为以下两方面。

① 可逆性血细胞减少 较常见，发生率和严重程度与剂量或疗程呈正相关，表现为贫血、白细胞或血小板减少症，及时停药可以恢复。

② 再生障碍性贫血 发生率低（1/3万），但死亡率高。发病率与用药剂量、疗程无关。因此，为防止造成毒性，应严格掌握适应证。感染原因不明或可用其他抗菌药能安全有效治疗时，绝不要使用氯霉素。用药时应定期检查血象，一旦出现异常，应立即停药。

（2）灰婴综合征 新生儿特别是早产儿由于肝葡萄糖醛酸转移酶缺乏，肾排泄能力差，导致药物在体内蓄积中毒所致。表现为循环衰竭、呼吸困难、进行性血压下降、皮肤苍白和发绀，故称灰婴综合征。40%的患者在症状表现后2～3d内死亡。

（3）其他 口服可发生胃肠道反应。少数病人有过敏反应（皮疹、药热）、视神经炎、视力障碍等。

**【药物相互作用】**

（1）氯霉素抑制肝药酶，减少华法林、D860、苯妥英钠和氯磺丙脲等的代谢，使后者浓度增高。

（2）利福平或苯巴比妥可促进氯霉素的代谢，降低后者的疗效。

# 第三节 人工合成抗菌药

## 一、喹诺酮类药物

（一）概述

喹诺酮类（quinolones）抗微生物药因其结构中含有4-喹诺酮母核而命名。共分为三代，第一代产品萘啶酸现已不用。第二代产品吡哌酸（pipemidic acid，PPA）对革兰阴性杆菌作用较强，口服后尿中浓度高，主要用于急慢性泌尿道、胆道或肠道感染。第三代产品主要变化是引入氟，称为氟喹诺酮类，口服易吸收广，抗菌谱广、活性强，是广泛应用的抗菌药物。

有人将 1997 年后产品命名为第 4 代，主要是增加了抗厌氧菌的活性。如莫西沙星（moxifloxacin）、吉米沙星（gemifloxacin）、加替沙星（gatifloxacin）等。

【体内过程】

口服吸收好，血药浓度较高；血浆蛋白结合率低，组织穿透力强，可进入骨、关节、前列腺等；半衰期较长，多为 3.5～7h；多数药物经肾排泄。

【抗菌作用】

对革兰阴性菌如痢疾杆菌、变形杆菌等均有强大的抗菌作用。对革兰阳性球菌如金黄色葡萄球菌、链球菌属有较强的抗菌作用。某些品种对铜绿假单胞菌、分枝杆菌属、支原体、衣原体及军团菌、厌氧菌也有抑制作用。

喹诺酮类抗菌药能抑制 DNA 回旋酶，使细菌的 DNA 无法保持正常形态和功能，干扰 DNA 复制而起到杀菌作用。喹诺酮类药物抗菌作用的强弱主要取决于药物与 DNA 回旋酶的亲和性以及细菌细胞外膜对药物的通透性。哺乳动物细胞内也含有生物活性与细菌 DNA 回旋酶相似的酶，称拓扑异构酶Ⅱ（topoisomease Ⅱ）。但治疗量喹诺酮类对人体细胞拓扑异构酶Ⅱ影响较小，不影响人体细胞的生长代谢。

细菌接触本类抗菌药后亦可产生耐药性，耐药机制可能是：细菌 DNA 螺旋酶突变，使药物失去靶位；细菌外膜脂多糖及外膜蛋白发生改变，阻碍药物进入菌体内；细菌体内药物泵出系统将药物泵出等。

【临床应用】

（1）泌尿生殖系统感染　近年来将其广泛用于尿道、前列腺、盆腔感染，淋病，宫颈炎等。

（2）消化系统感染　如细菌性肠炎、菌痢、伤寒、副伤寒以及螺杆菌感染等。

（3）呼吸系统感染　如军团菌、支原体引起的肺炎、支气管炎、咽喉炎等。

（4）其他　如骨、关节、皮肤、软组织感染，耳鼻喉科及外科伤口感染等。

【不良反应】

（1）胃肠道反应　常与剂量有关。

（2）关节病变和影响软骨发育　本类药物可致未成年动物软骨组织损害，出现关节痛、关节肿胀和肌腱炎等症状，故儿童和孕妇不宜使用。

（3）中枢神经系统反应　少数人可出现焦虑、头痛、烦躁、失眠，甚至惊厥等，可能与本类药物进入脑组织阻断 $\gamma$-氨基丁酸（GABA）与受体结合有关。有癫痫病史者禁用。

（4）肝肾损害　大剂量或长期使用易致肝脏损害。在碱性尿液中可析出结晶而损伤肾脏。

（5）过敏反应　可见药疹、瘙痒、红斑、光敏反应等，用药期间应避免阳光直射。

【药物相互作用】

（1）降低胃液酸度的药物，如碱性药、抗胆碱药、$H_2$ 受体阻断药均可减少本类药物的吸收。

（2）环丙沙星、诺氟沙星等部分品种可抑制茶碱、咖啡因、口服抗凝药的代谢，浓度升高。

### （二）常见喹诺酮类药物

**1. 诺氟沙星**（norfloxacin，氟哌酸）

口服血药浓度低，但尿、肠道药物浓度高。对多种革兰阴性菌有高效。对金黄色葡萄球菌等常见革兰阳性菌作用也较强。临床主要用于敏感菌所致泌尿道、肠道、耳鼻喉科、妇科、外科和皮肤科等感染。

**2. 依诺沙星**（enoxacin）

口服吸收好，抗菌谱与诺氟沙星相似而抗菌作用略强于诺氟沙星，主要用于淋病、泌尿道和肺部感染等。

**3. 环丙沙星**（ciprofloxacin）

抗菌谱广，对革兰阴性菌作用强大。对金黄色葡萄球菌、铜绿假单胞菌、流感嗜血杆菌、淋病奈瑟菌、链球菌、军团菌的活性显著优于多数氟喹诺酮类药物。一些对第三代头孢菌素类、氨基苷类抗生素耐药的病菌对本药仍敏感。但对厌氧菌多数无效。适用于敏感菌所致的呼吸道、尿道、消化道、皮肤和软组织、盆腔、眼、耳、鼻、咽喉等部位的感染。

**4. 氧氟沙星**（ofloxacin）

氧氟沙星为高效广谱抗菌药，抗菌作用较诺氟沙星、依诺沙星广而强。对革兰阳性菌和阴性菌如铜绿假单胞菌、耐药金黄色葡萄球菌、厌氧菌、奈瑟菌属及结核分枝杆菌等均有较强的抗菌作用。多数厌氧菌不敏感。药物动力学性能最好。在痰、尿液及胆汁中浓度高。适用于泌尿生殖系、肠道、胆道、呼吸道及皮肤软组织等感染。不良反应少而轻。

**5. 左氧氟沙星**（levofloxacin）

左氧氟沙星是消旋氧氟沙星的左旋体，口服具有极好的生物利用度，抗菌活性为氧氟沙星的 2 倍。不良反应更小。临床上可用于敏感菌引起的全身各系统感染的治疗。左氧氟沙星也具有良好的抗结核分枝杆菌活性，且与其他抗结核药之间无交叉耐药，同等剂量其抗结核活性是氧氟沙星的 2 倍。

**6. 洛美沙星**（lomefloxacin）

抗菌谱及抗菌作用类似氧氟沙星，口服生物利用度高，血药浓度高而持久，半衰期约 7h。分布广泛，胆汁、胰液、精液中药物浓度高于血药浓度，尿液及胆汁中浓度亦较高。光敏反应较其他同类药物多发。

**7. 氟罗沙星**（fleroxacin）

口服生物利用度高，血药浓度及作用持续时间（半衰期约 11h）均强于前述各药。分布广泛，在大多数组织和体液中均可达杀菌浓度，体内抗菌活性强大。临床主要用于泌尿生殖系、呼吸系统等感染。

**8. 曲伐沙星**（trovafloxacin）**和阿拉曲伐沙星**（alatrafloxacin）

1997 年新上市的氟喹诺酮类品种。阿拉曲伐沙星是曲伐沙星的二丙酸衍生物，改善了水溶性，用作静脉给药。两药在保持优异抗革兰阴性菌活性基础上，增强了抗革兰阳性菌活性，对厌氧菌、军团菌、支原体、衣原体等亦有较强作用。两者因肝脏毒性，被限制使用。

**9. 莫西沙星**（moxifloxacin）**和加替沙星**（gatifloxacin）

1999 年上市的最新品种。抗革兰阴性菌活性约比环丙沙星强 4 倍。对厌氧菌、军团菌、支原体、衣原体等亦有作用。莫西沙星对结核杆菌也有很强的作用。

### 二、磺胺类药

磺胺类药是 20 世纪 30 年代人类发现的最早用于防治全身感染的有效药物，虽因耐药及各种高效、低毒抗微生物药的出现使其应用受到限制，但由于其使用方便、价格低廉、性质稳定、抗菌谱广、对某些感染性疾病如流脑、鼠疫等具有特殊疗效，特别是 20 世纪 70 年代中期，与甲氧苄啶合用后，抗菌范围进一步扩大、疗效显著增强，故在抗感染治疗中仍占有一定地位。常见磺胺药的分类、作用特点和临床应用见表 6-3。

表 6-3　常见磺胺药的分类、作用特点和临床应用

| 分 类 | 作用特点及应用 |
| --- | --- |
| **肠道易吸收类** | |
| 短效：磺胺异噁唑（SIZ）（$t_{1/2} < 10h$） | 尿中浓度高，不易析出结晶损害肾脏，主要用于尿路感染 |
| 中效：磺胺嘧啶（SD）（$t_{1/2}$ 10～24h） | 血浆蛋白结合率低，脑脊液中浓度高，抗菌力强，流脑的首选药，也适用于呼吸道和尿路感染 |
| 磺胺甲噁唑（SMZ） | 抗菌力强，尿中浓度也高。适用于呼吸道、皮肤、尿路、肠道等感染。易出现肾脏损害 |
| **肠道难吸收类** | |
| 柳氮磺吡啶（SASP） | 口服吸收少，在肠内水解出有抗菌活性的磺胺噻唑与有抗炎作用的 5-氨基水杨酸。适用于治疗溃疡性结肠炎。易发生恶心、呕吐及过敏反应 |
| 酞磺胺噻唑（PST，泻痢停） | 口服吸收少，在肠内水解出有抗菌活性的磺胺噻唑。适用于治疗细菌性痢疾、肠炎以及肠道术前准备，副作用少 |
| **局部外用类** | |
| 磺胺米隆（SML，甲磺灭脓） | 抗菌谱广，对铜绿假单胞菌和破伤风梭菌有抗菌作用，不受脓液、坏死组织和 PABA 影响。适用于烧伤、外伤创面感染。局部有疼痛、灼烧感 |
| 磺胺嘧啶银（SD-Ag，烧伤宁） | 抗菌谱广，对铜绿假单胞菌和破伤风梭菌有抗菌作用，不受脓液、坏死组织和 PABA 影响。适用于烧伤、外伤创面感染。局部有疼痛、灼烧感 |
| 磺胺醋酰（SA） | 抗菌活性、穿透力均强，可透入眼部晶体及眼内组织，几乎无刺激性。适用于沙眼、结膜炎和角膜炎等 |

【体内过程】

用于全身感染的磺胺药口服迅速吸收，在组织和体液中广泛分布；不同药物与血浆蛋白结合率差别较大，结合率低者如 SD 易透过血脑屏障，脑脊液中浓度高；磺胺药主要经肝脏乙酰化代谢而失活，且溶解度降低，尤其在酸性尿液中易析出结晶而损害肾脏。

【药理作用】

磺胺药抗菌谱广，对大多数革兰阳性菌和阴性菌均有抑制作用，以溶血性链球菌、脑膜炎奈瑟菌、痢疾杆菌最为敏感；对葡萄球菌、肺炎球菌、大肠埃希菌、鼠疫耶尔森菌有良好抑菌效果；对沙眼衣原体、放线菌有抑制作用。此外，磺胺甲噁唑对伤寒沙门菌有抑制作用，磺胺米隆和磺胺嘧啶银对铜绿假单胞菌也有抑制作用。本类药物对病毒、支原体、螺旋体、立克次体无效。

磺胺药的结构与敏感菌的叶酸合成前体物对氨苯甲酸（PABA）相似，因而可与 PABA 竞争二氢叶酸合成酶，阻碍二氢叶酸的合成，最终导致细菌核酸合成障碍，从而产生抑菌作用（图 6-4）。

PABA 与酶的亲和力远大于磺胺药与酶的亲和力，故磺胺药剂量要足够；脓液及坏死组织中含有大量 PABA，要注意排脓清创；局麻药普鲁卡因体内代谢产生 PABA，两者不宜合用。

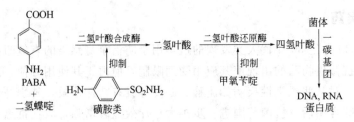

图 6-4　磺胺药和 TMP 抗菌作用机制示意图

细菌对磺胺药易产生耐药性，尤其在用药不规则、用量不足时更易发生，可能与细菌改变代谢途径等有关。各磺胺药之间有交叉耐药性，但与甲氧苄啶（TMP）和其他抗菌药之间无交叉耐药性，与甲氧苄啶合用［如复方磺胺甲噁唑（SMZ co.）］可延缓耐药性的产生。

**【临床应用】**

磺胺药可用于敏感菌所致的泌尿系统、呼吸系统、肠道及局部感染、流脑等，应注意根据不同需要选择适当的药物并与 TMP 合用以增强疗效。

① 呼吸系统及皮肤、软组织感染　选用 SMZ co. 或配合其他药物治疗。

② 泌尿系统感染　选用尿中药物浓度高的 SIZ、SMZ co. 等；流脑首选血浆蛋白结合率低、颅内浓度较高的 SD；伤寒可选 SMZ＋TMP；SD＋链霉素治疗鼠疫。

③ 肠道感染　用 SMZ co. 治疗细菌性痢疾、用 SASP 治疗溃疡性结肠炎。

④ SML、SD-Ag 外用于皮肤黏膜铜绿假单胞菌、大肠杆菌等局部感染。SML 不受脓液及坏死组织影响，常用于烧伤及化脓创面，但抗菌作用较弱、刺激性较大，可引起局部烧灼痛。SD-Ag 对铜绿假单胞菌作用强，刺激性小，并具有收敛作用，适用于烧伤创面感染。SA 呈中性，几无刺激性，适用于沙眼、结膜炎、角膜炎等。

**【不良反应】**

（1）泌尿系统损害　磺胺药及其乙酰化代谢产物在尿中溶解度低，易析出结晶损伤肾小管，出现血尿、结晶尿、管型尿、尿痛，甚至尿闭，尿液呈酸性时更易发生。SD 容易引起该损害，SMZ 大剂量时也可产生该损害。因此，在治疗中宜同服等量碳酸氢钠碱化尿液，多饮水，定期查尿常规。失水、休克、老年患者及肾功能不良者应慎用或禁用。

（2）过敏反应　以药热、皮疹较多见。偶见剥脱性皮炎、多形性红斑，应立即停药并用抗组胺药或糖皮质激素治疗。磺胺类药物之间有交叉过敏反应，有过敏史者禁用。

（3）造血系统反应　偶见粒细胞缺乏、再生障碍性贫血及血小板减少症。对葡萄糖-6-磷酸脱氢酶缺乏者可致溶血性贫血。

（4）其他　可见头晕头痛、全身乏力、精神不振等，服药后不宜进行高速（如驾驶员）、高空作业。

## 三、其他合成抗菌药

### （一）甲氧苄啶（trinethoprim，TMP）

为磺胺增效剂。口服吸收完全，体内分布广泛，半衰期与 SMZ 相近，大部分以原形由肾排泄。

**【作用与应用】**

抗菌谱与磺胺药相似，但抗菌作用较磺胺药强。通过抑制二氢叶酸还原酶，使二氢叶酸不能还原为四氢叶酸，从而干扰细菌的核酸合成（图6-4）。与磺胺药合用，可双重阻断细菌叶酸代谢，使磺胺药的抗菌作用增强数倍至数十倍，甚至出现杀菌作用，并可降低细菌耐药性的产生，对耐磺胺药菌株亦有抗菌作用。

单用易产生耐药性，但与其他抗微生物药之间无交叉耐药性。

本品很少单用，常与SMZ、SD等合用于呼吸道、泌尿道、皮肤软组织及肠道感染。研究发现，TMP不仅可增强磺胺药的抗菌作用，亦可增强多种抗生素的抗菌作用，如四环素、庆大霉素等，故TMP又有"抗菌增效剂"之称。

**【不良反应】**

治疗量下可有较轻微的胃肠反应，偶见变态反应。大剂量或长期应用可出现粒细胞减少、血小板减少及巨幼红细胞性贫血。应注意检查血象，必要时用四氢叶酸治疗。

**（二）硝基咪唑类**

**1. 甲硝唑**（metronidazole，灭滴灵）

对革兰阴性厌氧菌和革兰阳性厌氧菌有较强杀灭作用，包括脆弱类杆菌及难辨梭菌等，临床广泛用于治疗敏感厌氧菌引起的败血症、腹腔和盆腔感染、口腔感染及牙周炎、鼻窦炎、骨髓炎等。本品亦是治疗肠内外阿米巴感染和阴道滴虫病的重要药物（详见第三十四章）。

不良反应常见胃肠反应、神经系统反应、少数病人可发生皮疹、白细胞减少等。

**2. 替硝唑**（tinidazole，甲硝磺酰咪唑）

为甲硝唑的衍生物，相比之下，其半衰期较长，对脆弱类拟杆菌及梭杆菌属作用较甲硝唑强。为厌氧菌感染治疗的常用药物，对肠内外阿米巴感染的疗效与甲硝唑相当，也可用于阴道滴虫病。

不良反应少而轻微，偶见恶心、呕吐、食欲下降、皮疹等。

**（三）硝基呋喃类**

本类药物有许多共同点，如抗菌谱广、不易产生耐药且与其他抗微生物药无交叉耐药性等，但是血药浓度低，不宜用于全身感染。

**1. 呋喃妥因**（nitrofurantoin，呋喃坦啶）

口服吸收迅速，但在组织内很快被破坏，故血药浓度低。40％以原形经肾排泄，尿药浓度较高，特别是在酸性尿中抗菌活性增强，主要用于敏感菌所致的泌尿道感染。不良反应常见胃肠道反应，剂量过大或肾功能不全者可引起周围神经炎。偶见皮疹等过敏反应。

**2. 呋喃唑酮**（furazolidone，痢特灵）

口服极少吸收，肠内浓度高，主要用于菌痢和肠炎等肠道感染。治疗幽门螺杆菌所致胃溃疡亦取得较好效果。不良反应与呋喃妥因相似，但较轻。

# 第四节 抗结核病药

抗结核病药是指能抑制或杀灭结核分枝杆菌的药物。可分为两大类，临床将疗效好、毒性较小、患者易接受的异烟肼、利福平、乙胺丁醇、吡嗪酰胺、链霉素等列为一线药，而将疗效差、毒性大或价格贵的抗结核药列为二线药，如对氨基水杨酸、丙硫异烟胺等，主要用于已对一线药产生耐药的结核杆菌。

## 一、各类抗结核药

**1. 异烟肼**（isoniazid，雷米封）

具有疗效高、毒性小、口服方便、价格低廉等特点，为抗结核病的首选药。

**【体内过程】**

口服吸收迅速而完全。分布广泛，易透过血脑屏障和细胞膜，并能渗透到浆膜腔、纤维化或干酪样病灶中。主要在肝内乙酰化代谢失活，其乙酰化速度有明显的种族和个体差异，分快、慢两种代谢类型，前者半衰期为 0.5～1.6h，后者半衰期为 2～5h。由肾排泄。

**【药理作用】**

异烟肼对结核分枝杆菌、麻风杆菌具有高度的选择性，低浓度抑菌，高浓度杀菌，并对细胞内外结核分枝杆菌有同等杀灭作用。其抗菌机制可能是抑制分枝杆菌细胞壁特有的重要成分分枝菌酸的生物合成，因此，对其他细菌几乎无效。单用易耐药，但与其他抗结核药间无交叉耐药性，故常联合用药以延缓耐药性的产生，并使疗效增强。

**【临床应用】**

首选用于结核病，常需与其他一线抗结核药联用。对急性粟粒性结核和结核性脑膜炎则需增大剂量，必要时采用静脉滴注。

**【不良反应】**

（1）神经系统反应　长期或大剂量应用及慢乙酰化代谢患者可出现周围神经炎和中枢神经症状，表现为四肢麻木、刺痛、震颤，以及头痛、头晕、兴奋，甚至惊厥、精神错乱等，可应用维生素 $B_6$ 防治。

（2）肝毒性　多为暂时性转氨酶升高，极少数人可发生黄疸，严重者可致肝细胞坏死。

（3）其他　有轻微胃肠反应。因可抑制乙醇代谢，故用药期间不宜饮酒。

**【药物相互作用】**

（1）异烟肼为肝药酶抑制剂，可减弱抗凝血药和苯妥英钠等药的代谢，合用时应调整剂量。

（2）降压药肼屈嗪可使异烟肼代谢受阻，毒性增加。

**2. 利福平**（rifampicin，RFP，甲哌利福霉素）

**【体内过程】**

口服吸收迅速而完全，但与食物、对氨基水杨酸同服可减少其吸收，故需空腹服用。穿透力强，可进入细胞、脑脊液、痰液、结核空洞内。主要在肝内代谢，代谢产物呈橘红色，可经尿、粪、泪液、痰和汗液排泄。

**【药理作用】**

为广谱杀菌药，对结核分枝杆菌、麻风杆菌和大多数革兰阳性球菌尤其是耐药金黄色葡萄球菌有强大抗菌作用，对某些革兰阴性菌如大肠埃希菌、变形杆菌、流感嗜血杆菌及沙眼衣原体、某些病毒也有效。抗结核作用与异烟肼相当，且对繁殖期、静止期均有效。单用易耐药，与其他抗结核药之间无交叉耐药性，联合使用既增强疗效，又能延缓耐药性的产生。

作用机制：利福平通过抑制细菌依赖 DNA 的 RNA 多聚酶，阻碍 mRNA 的生成，从而抗菌。对人和动物的该酶无影响。

**【临床应用】**

主要用于各种结核病及重症患者，常与异烟肼等其他抗结核药合用；可用于耐药黄色葡萄球菌及其他敏感菌引起的感染；也可用于沙眼和麻风病等。

【不良反应】

（1）胃肠反应　较常见恶心、呕吐、腹痛、腹泻等。

（2）肝损害　少数病人可见黄疸、转氨酶升高等。

（3）其他　偶见皮疹、药热等过敏反应及溶血性贫血等。对动物有致畸作用。

**3. 链霉素**（streptomycin）

链霉素是第一个有效的抗结核病药。在体内有抑菌作用，抗结核分枝杆菌作用仅次于异烟肼和利福平。穿透力差，不易透过血脑屏障和细胞膜，不能进入纤维化、干酪化及厚壁空洞病灶中。对浸润性肺结核、粟粒性肺结核疗效较好。单用迅速产生耐药性，长期用药耳毒性发生率高，与其他抗结核病药联合应用可延缓耐药性产生并降低耳毒性。

**4. 乙胺丁醇**（ethambutol）

乙胺丁醇为人工合成的抗结核药。口服吸收良好，分布广泛。对胞内外结核分枝杆菌均有较强的抗菌作用，对其他细菌无效。单用可产生耐药性，但较缓慢，与其他抗结核药间无交叉耐药性。常与异烟肼、利福平等合用治疗各种结核病。大剂量可导致视神经炎，表现为视力下降、视野缩小、红绿色盲，为剂量依赖性及可逆性改变，早发现并及时停药可恢复正常。

部分抗结核药特点及临床应用见表6-4。

**表 6-4　部分抗结核药特点及临床应用**

| 药　物 | 作用特点及应用 |
| --- | --- |
| 利福定（rifandin） | 抗菌谱与利福平相同，抗菌效力为利福平3倍以上，$t_{1/2}$为6h。与利福平有交叉耐药。疗效需进一步观察和总结 |
| 利福喷汀（rifapentine） | 抗菌谱与利福平相同。抗菌效力为利福平8倍以上，$t_{1/2}$为30h。疗效需进一步观察和总结 |
| 吡嗪酰胺（pyrazinamide） | 渗透力强，对结核分枝杆菌的作用强于对氨基水杨酸钠，弱于异烟肼和链霉素。单用易耐药，但与其他抗结核药无交叉耐药性。常合用于其他抗结核药治疗失败的复治患者。大剂量、长疗程可见较严重的肝毒性 |
| 对氨基水杨酸钠（sodium para-aminosalicyi ate，PAS-Na） | 渗透力差，抗结核分枝杆菌作用弱，但耐药性产生较慢。与其他抗结核药合用以增强疗效、延缓耐药性产生。常见胃肠反应及过敏反应 |

## 二、抗结核病药的应用原则

**1. 早期用药**

早期病灶内结核菌正处于繁殖期，对药物敏感，加上早期病变以渗出为主，病灶区域血液循环良好，药物易渗入，故疗效显著。

**2. 联合用药**

为了增强疗效、降低毒性、延缓耐药性的产生，临床常将两种或三种抗结核药联合应用。初治病例大多用利福平与异烟肼联用，若病灶广泛、病情严重者，则采用三联或四联用药。

**3. 坚持规律和长期用药**

保证疗效和防止复发的关键是有足够的疗程和剂量。对于单纯性结核的初治，目前广泛采用6～9个月短期强化疗法。即：前2个月给予异烟肼、利福平与吡嗪酰胺联合治疗，病情严重则可四联用药（乙胺丁醇或链霉素），迅速控制病情，以后给予两种抗结核药如异烟肼和利福平等联用巩固治疗。对于病情较重、机体状况较差或复发同时有并发症者，仍需采用长程疗法，开始治疗阶段 3～6 个月选用 3～4 种强效药联合应用，巩固治疗时间 1～1.5 年，可根据病情单用异烟肼，也可采用异烟肼与利福平或其他一线药联合应用，以彻底治疗。

**【药物相互作用】**

（1）抗酸药可影响异烟肼的吸收，故不宜同服。

（2）PAS 与利福平应相隔 6～8min 服药，以免 PAS 的赋形药将利福平吸附而使其吸收下降。

（3）异烟肼、利福平与吡嗪酰胺联合应用会增加肝毒性，应注意病人肝脏功能状态。乙醇亦会加重上述药物的肝毒性。

（4）PAS 可增强抗凝药作用，引起出血，故不宜合用。

# 第五节　抗真菌药和抗病毒药

## 一、抗真菌药

治疗浅部真菌感染的药物有灰黄霉素、咪唑类的克霉唑、咪康唑及丙烯类化合物特比萘芬；主要治疗深部真菌感染的药物有两性霉素 B、咪唑类的氟康唑、嘧啶类的氟胞嘧啶。临床上既可用于浅部也可用于深部真菌感染治疗药物有咪唑类的酮康唑和伊曲康唑等。

### （一）抗生素类

**1. 灰黄霉素**（griseofulvin）

为抗浅部真菌抗生素。口服易吸收，该药为脂溶性，油脂食物可促进其吸收，其分布以皮肤、脂肪、毛发等组织含量高，能渗入并储存在皮肤角质层、毛发及指（趾）甲角质内，从而抵御真菌继续入侵。

对皮肤癣菌抑制较强，但对深部真菌无效。主要用于治疗头癣、体癣、股癣、甲癣等癣病。其中以头癣疗效最好，对指（趾）甲癣疗效较差。因本药不直接杀菌，必须服用数月直至被感染的皮肤、毛发或指甲脱落方可治愈。本品不易透过表皮角质层，故外用无效。

不良反应较多，常见恶心、腹泻、皮疹、头痛等。孕妇、哺乳妇女禁用。

**2. 两性霉素 B**（amphotericin B，庐山霉素）

为多烯类抗深部真菌抗生素。口服和肌注吸收差，且刺激性大，故采用静滴给药；脑脊液中浓度低，脑膜炎时需鞘内注射。

对新型隐球菌、白色念珠菌、荚膜组织胞浆菌、粗球孢子菌等许多深部真菌有强大的抑制作用，目前仍是治疗深部真菌感染的首选药，主要用于治疗真菌性肺炎、心包膜炎、脑膜炎及尿道感染等。

不良反应多且严重，必须住院应用。静滴时可出现寒战、高热、头痛、恶心、呕吐等，静滴过快可引起惊厥、心律失常。故静滴液应新鲜配制、稀释（<0.1mg/ml）并限速滴注，静滴前可预防性服用解热镇痛药和抗组胺药。80％用药者出现肾损害，表现为蛋白尿、管型尿、血尿素氮升高，亦可出现肝损害、听力损害、低血钾、贫血等。用药期间应定期作血钾、血常规、尿常规，以及肝、肾功能和心电图检查。

**3. 制霉菌素**（nystatin）

亦为多烯类抗真菌抗生素，体内过程、抗菌作用与两性霉素 B 相似，对阴道滴虫也有效。但毒性更大，故不作注射给药。口服难吸收，可用于防治消化道念珠菌病；局部用于口腔、皮肤、阴道念珠菌和滴虫感染的治疗。

口服常见恶心、呕吐等胃肠反应，阴道用药可致白带增多。

### （二）唑类抗真菌药

为人工合成的广谱抗真菌药，包括咪唑类和三唑类。前者有克霉唑、咪康唑和酮康唑等；后者有氟康唑、伊曲康唑等。

**1. 克霉唑**（clotrimazole）

抗浅部真菌作用与灰黄霉素接近，抗深部真菌作用不及两性霉素 B。不良反应多，仅作为局部用药治疗浅部真菌病或皮肤黏膜的念珠菌感染，但对头癣无效。局部用药少见不良反应。

**2. 咪康唑**（miconazole）

抗菌谱和抗菌活性与克霉唑相似。口服吸收差，不易透过血脑屏障。静滴用于两性霉素 B 无效或不能耐受时的深部真菌感染。局部用于治疗皮肤、黏膜真菌感染，疗效优于克霉唑。静注可致血栓性静脉炎，也可出现恶心、呕吐、发热及过敏反应等。

**3. 酮康唑**（ketoconazole）

为口服广谱抗真菌药。可用于多种浅、深部真菌感染。疗效类似或优于灰黄霉素、两性霉素 B，但由于肝毒性较大，现多外用。

**4. 氟康唑**（fluconazole）

为新型广谱抗真菌药。抗菌谱与酮康唑相似，但体内活性较酮康唑强 $5 \sim 20$ 倍。本品可供口服和注射用，脑脊液中浓度高。主要用于各种念珠菌、隐球菌、各种真菌引起的脑膜炎及泌尿道感染。不良反应为本类药中最低，可见轻度消化道反应、头痛、头晕及肝功能异常等。

**5. 伊曲康唑**（itraconazole，斯皮仁诺）

为口服抗真菌药。抗菌谱、作用与氟康唑相似。用于治疗浅部真菌感染，包括念珠菌阴道炎及口腔、皮肤真菌感染等；对多种深部真菌病也有良效。不良反应轻，常见胃肠道反应，偶见头痛、头晕、红斑、瘙痒、血管神经性水肿等。

### （三）丙烯胺类

**特比萘芬**（terbinafine）

口服吸收良好，在毛囊、皮肤、毛发等处长时间维持较高的药物浓度。口服和外用都有效，治疗甲癣和其他浅表真菌感染，与咪唑类、两性霉素 B 合用疗效好。不良反应轻微。

### （四）嘧啶类

**氟胞嘧啶**（flucytosine）

本药为人工合成的广谱抗真菌药，通过阻断真菌核酸合成而起作用。适于治疗新型隐球菌、白色念珠菌等真菌所致深部真菌感染，疗效弱于两性霉素 B。易透过血脑屏障，对隐球菌性脑膜炎疗效较好，不单用，常与两性霉素 B 合用。

## 二、抗病毒药

在感染性疾病中，病毒性感染日趋增多，对人类威胁较大，然而疗效确切、安全低毒的高选择性抗病毒药物却很少。目前，治疗病毒感染性疾病还主要依赖于疫苗、抗体、干扰素等免疫学手段，增强宿主细胞抗病毒能力。

### （一）抗人类免疫缺陷病毒药

人类免疫缺陷病毒（HIV）属逆转录病毒。主要有 HIV-1 和 HIV-2 两型。当 HIV 进入 $CD_4^+$ 细胞，即以病毒 RNA 为模板，在反转录酶（RNA 依赖性 DNA 多聚酶）催化下产生互补双螺旋 DNA 并进入宿主细胞核，进而在 HIV 整合酶催化下掺入宿主基因组。病毒 DNA 最后被转录和翻译成一种大分子非功能多肽，随即再经 HIV 蛋白酶裂解成小分子功能蛋白。

抗 HIV 药主要通过抑制反转录酶或 HIV 蛋白酶发挥作用。核苷反转录酶抑制剂有齐多夫定（zidovudine，AZT）、扎西他宾（zalcitabine，ddC）、司他夫定（stavudine。D4T）、拉米夫定（lamivodine，3TC）、去羟肌苷（didanosine，DDI）、阿巴卡韦（abacavir，ABC）；非核苷反转录酶抑制剂有地拉韦定（delavirdine）、奈韦拉平（nevirapine）、依法韦恩茨（efavirenz）。蛋白酶抑制剂有利托那韦（ritonavir）、奈非那韦（nelfinavir）、沙奎那韦（saquinavir）、茚地那韦（indinavir）、安普那韦（amprenavir）。

目前主张抗 HIV 药联合使用，一方面增强持续抑制病毒复制的作用，同时也延缓或阻断 HIV 因变异而产生耐药性，对药物引起的同种病毒变异亦有相互制约的作用。临床证实，一种蛋白酶抑制剂和一种核苷反转录酶抑制剂或两种核苷反转录酶抑制剂同时或序贯联合应用，可减慢发展成艾滋病的速度和降低死亡率。

### （二）其他抗病毒药

抗病毒药的主要作用机制包括：①竞争细胞表面的受体，阻止病毒的吸附，如肝素或带阴电荷的多糖；②阻碍病毒穿入和脱壳；③阻碍病毒生物合成；④增强宿主抗病能力。

**1. 阿昔洛韦**（aciclovir，无环鸟苷）

抗 DNA 病毒药，对 RNA 病毒无效。为疱疹病毒的首选药。主要用于单纯疱疹病毒感染，如角膜炎、皮肤黏膜感染、生殖器疱疹和带状疱疹等，也可用于治疗乙型肝炎。

不良反应少，可见胃肠反应及刺激症状，不宜肌注。孕妇禁用。疱疹病毒易耐药。

**2. 伐昔洛韦**（valaciclovir）

在体内水解为阿昔洛韦发挥作用，故作用及适应证与阿昔洛韦均相同。特点是口服吸收完全、体内持续时间较长。

**3. 利巴韦林**（ribavirin，病毒唑）

对多种 DNA 和 RNA 病毒有效。对流感病毒、鼻病毒、带状疱疹病毒和肝炎病毒均有抑制作用。临床用于防治流感、流行性出血热、腺病毒肺炎、疱疹、麻疹及甲型肝炎等。

可引起腹泻、白细胞减少及可逆性贫血等。致畸性较强，孕妇禁用。

**4. 阿糖腺苷**（vidarabine）

对 DNA 病毒如带状疱疹病毒、单纯疱疹病毒、痘病毒均有效。临床用于单纯疱疹病毒性脑炎、角膜炎、新生儿单纯疱疹，也用于免疫抑制病人的带状疱疹和水痘感染。

其不良反应以眩晕和消化道症状常见，偶见骨髓抑制、白细胞和血小板减少，孕妇禁用。

**5. 碘苷**（idoxuridine，疱疹净）

抗 DNA 病毒药，对 RNA 病毒无效。全身应用毒性大，临床多局部应用治疗急性疱疹性角膜炎。局部不良反应有疼痛、痒、结膜炎和水肿等。长期用药可影响角膜正常代谢。

**6. 金刚烷胺**（amantadine）

金刚烷胺可干扰病毒进入宿主细胞并抑制其复制。主要用于甲型流感病毒的预防，可使50%用药者免于此病毒感染，已发病者可改善症状。亦用于帕金森病的治疗。孕妇、儿童、癫痫患者禁用。

**7. 干扰素**（interferon）

干扰素作用于正常细胞产生抗病毒蛋白，阻止病毒复制。具广谱抗病毒作用，此外，尚具有免疫调节作用和抗肿瘤作用。临床主要用于防治呼吸道病毒感染、疱疹性角膜炎、带状疱疹、单纯疱疹、乙型肝炎、巨细胞病毒感染、恶性肿瘤等。

不良反应少，注射部位可出现硬结，偶见可逆性骨髓抑制。

**8. 聚肌胞**（poly inosinic）

为干扰素诱导剂，具有诱导产生内源性干扰素而发挥抗病毒和免疫调节作用的能力。局部用于疱疹性角膜炎、带状疱疹；肌注用于乙型脑炎、肝炎等。可致过敏。孕妇禁用。

# 第六节　抗寄生虫药

## 一、抗疟药

疟疾是由疟原虫引起的一种传染病，通过已感染疟原虫的雌按蚊叮咬人而传播。使人致病的疟原虫主要有三种：恶性疟、间日疟和三日疟。后两者又称良性疟。抗疟药是一类防治疟疾的药物。现有抗疟药中尚无一种能对疟原虫生活史的各个环节都有杀灭作用。因此，必须了解各种抗疟药对疟原虫生活史不同环节的作用，以便根据不同目的正确选择药物。依据抗疟药的作用环节将其分为三类。

（一）主要用于控制症状的抗疟药

即主要杀灭红内期疟原虫的药物。

**1. 氯喹**（chloroquine）

为人工合成的 4-氨基喹啉类衍生物。

【**药理作用与应用**】

（1）抗疟作用　氯喹对红内期疟原虫的裂殖体有高效、速效、长效的杀灭作用，是控制疟疾症状发作的首选药。多数病例在用药后 24～48h 内发作停止，48～72h 内血中疟原虫消失。由于此药在体内代谢和排泄都很缓慢，加之在内脏组织中的分布量大，停药后可逐渐释放入血，故作用持久。能根治恶性疟和延迟良性疟的复发。缺点是易产生耐药性。对其他各期无效，既不能作病因性预防，也不能根治间日疟。

当前防治疟疾所遇到的最大困难是恶性疟原虫对抗疟药，特别是对氯喹，其次是对奎宁、乙胺嘧啶等产生耐药性。而且耐氯喹的虫株常对乙胺嘧啶和周效磺胺等有交叉耐药性。耐药性产生可能与疟原虫从体内排出药物增多和代谢加速有关。

（2）抗阿米巴作用　由于氯喹对阿米巴原虫有强大杀灭作用，且肝组织内分布的浓度比血药浓度高数百倍，是治疗肠外阿米巴病的常用药。

（3）免疫抑制作用　大剂量氯喹有免疫抑制作用，偶用于治疗自身免疫性疾病，如类风湿关节炎、肾病综合征、红斑狼疮等，有一定疗效。

**【不良反应】**

氯喹用于治疗疟疾时，用量小、疗程短，不良反应少见，仅有轻度头晕、头痛、胃肠不适和皮疹等，停药后迅速消失。其他用途如果大剂量、长疗程用药可引起视力障碍、阿-斯综合征、剥脱性皮炎、白细胞减少、急性溶血性贫血等严重反应，甚至出现肝、肾损害。

**2. 奎宁**（quinine）

奎宁是从金鸡纳树皮中提取的一种生物碱。

**【药理作用与应用】**

奎宁对各种疟原虫的红内期裂殖体有杀灭作用，能控制临床症状。但疗效不及氯喹，而且毒性较大。优点是极少产生抗药性。主要用于耐氯喹或耐多药的恶性疟。在严重的脑型疟不能口服药物时，用奎宁静脉滴注，作用快、疗效显著。

**【不良反应】**

（1）金鸡纳反应　为金鸡纳提取物（奎尼丁、奎宁）过量中毒反应，主要症状：①胃肠反应；②中枢反应：如耳鸣、眩晕、头痛、视力模糊、谵妄等，与水杨酸症状相似。

（2）心肌抑制作用　奎宁静脉注射时可因抑制心肌导致血压下降和致死性心律失常。故严禁静脉推注。用于危急病例时，仅可缓慢静脉滴注。

（3）特异质反应　少数恶性疟患者即使应用很小剂量也能引起急性溶血，发生寒战、高热、背痛、血红蛋白尿（黑尿）和急性肾功能衰竭，甚至死亡。

（4）子宫兴奋作用　奎宁对妊娠子宫有兴奋作用，故孕妇忌用。

**3. 青蒿素**（artemisinin, qinhaosu）**和蒿甲醚**（artemether）

青蒿素是从黄花蒿（*Artemisia annua* L.）中提取的一种倍半萜内酯过氧化物。由于高效、速效、低毒，加上对耐氯喹虫株感染有效，青蒿素受到国内、外广泛重视。

**【药理作用与应用】**

对各型疟原虫红内期裂殖体有杀灭作用，对红外期无效。用于治疗间日疟和恶性疟，特别是对耐氯喹虫株感染仍有良好疗效。易透过血脑屏障，对脑型疟疾有良好抢救效果。缺点是复发率高，可能与其在体内消除快，代谢产物无抗疟活性有关。与伯氨喹合用可降低复发率。

也可诱发耐药性，但比氯喹慢。与周效磺胺或乙胺嘧啶合用，可延缓耐药性的发生。

蒿甲醚为青蒿素的衍生物。溶解度较大，可制成澄明的油针剂注射给药。其活性为青蒿素的10～20倍，复发率比青蒿素低，与伯氨喹合用可降低复发率。不良反应较青蒿素轻。

**（二）主要用于控制复发和传播的药物**

**伯氨喹**（primaquine）

**【作用与应用】**

伯氨喹是人工合成的8-氨基喹啉类衍生物。伯氨喹主要对间日疟红外期及各型疟原虫的配子体有较强的杀灭作用，是根治间日疟和控制疟疾传播的首选药物。对红内期无效，不能控制疟疾症状的发作。通常均需与氯喹等合用。疟原虫对此药很少产生耐药性。

**【不良反应】**

毒性较大，但目前尚无适当药物可以取代。治疗量即可引起头晕、恶心、呕吐、发绀、腹痛等。停药后可消失。严重的反应是少数特异质者发生的急性溶血性贫血和高铁血红蛋白血症。一旦出现溶血，应立即停药，输血、静滴碳酸氢钠和给予糖皮质激素；如发生高铁血红蛋白血症，可静注亚甲蓝或大剂量维生素 C 解救。有药物溶血史、蚕豆病史者禁用。

（三）主要用于病因性预防的抗疟药

**1. 乙胺嘧啶**（pyrimethamine）

【作用与应用】

乙胺嘧啶是目前用于病因性预防的首选药。对恶性疟和间日疟的原发性红外期有抑制作用，为病因性预防药。因排泄慢，作用持久，服药一次，预防作用可维持 1 周以上。此药并不能直接杀灭配子体，但含药血液随配子体被按蚊吸入后，能阻止疟原虫在蚊体内的孢子增殖，起控制传播的作用。可用于群众性预防。

乙胺嘧啶通过抑制疟原虫的二氢叶酸还原酶，影响疟原虫叶酸代谢而发挥作用。与二氢叶酸合成酶抑制剂磺胺类或砜类合用，在叶酸代谢的两个环节上起双重抑制作用，可收协同作用之效，且可延缓耐药性的发生。

【不良反应】

副作用较少。长期大量服用时，因二氢叶酸还原酶受抑制可引起巨幼红细胞性贫血，应采用甲酰四氢叶酸钙治疗。此药略带甜味，易被儿童误服而中毒，表现恶心、呕吐、发热、发绀、惊厥，甚至死亡。

**2. 磺胺类和砜类**

两者均为二氢叶酸合成酶抑制剂，竞争性抑制疟原虫利用 PABA 合成二氢叶酸，从而抑制疟原虫的生长繁殖。单用时效果较差，与乙胺嘧啶或 TMP 等二氢叶酸还原酶抑制剂合用，可增强疗效。主要用于耐氯喹的恶性疟。常用制剂为周效磺胺和氯苯砜。

【处方分析】

刘××女　42 岁，间日疟。分析如下处方是否合理，为什么？

R：磷酸氯喹片　0.25g×8 片
　　用法：首剂 1g，第 2、第 3 日各 0.5g
　　磷酸伯氨喹片　13.2g×6 片
　　用法：26.4g/次　1 次/d

**分析**　处方合理。氯喹作用于红内期疟原虫，是控制疟疾症状发作的首选药，而伯氨喹对间日疟红外期及各型疟原虫的配子体有较强的杀灭作用，是根治间日疟和控制疟疾传播的首选药物。两者合用，对间日疟红内期及红外期同时作用，可起到根治之疗效。

## 二、抗阿米巴病药

抗阿米巴病药是主要用于治疗由溶组织阿米巴原虫感染所引起的阿米巴病的一类药物。根据临床应用不同可将抗阿米巴病药分为三大类。

**1. 治疗肠内、外阿米巴病药**

（1）甲硝唑（metronidazole，灭滴灵）

【体内过程】

甲硝唑为硝基咪唑类衍生物。口服吸收迅速而完全。在体内各组织和体液中分布均匀。半衰期约 8h，主要在肝代谢，约 70% 原形自肾排出，此外，还可通过唾液、乳汁等排出。结肠内浓度偏低。

**【作用与应用】**

① 抗阿米巴　对肠内、外阿米巴大小滋养体均有强大杀灭作用，是治疗急、慢性阿米巴痢疾和肠外阿米巴病的首选药。因在肠腔内浓度低，单用甲硝唑治疗阿米巴痢疾复发率颇高，宜与抗肠内阿米巴药交替治疗。治疗阿米巴肝脓肿时，为提高疗效、降低复发率，宜与氯喹交替使用。

② 抗滴虫　对阴道滴虫亦有直接杀灭作用。口服后可出现于阴道分泌物、精液和尿中，故对男、女泌尿生殖道滴虫感染都有良好疗效。为治疗阴道滴虫症的首选药。对已婚患者，夫妇应同时服药，以求根治。偶有耐药虫株出现。

③ 抗厌氧菌。

**【不良反应】**

甲硝唑不良反应少而轻。主要有以下几种。

① 胃肠反应　常见恶心、食欲下降、腹痛、腹泻和口腔金属味等。一般不影响治疗。

② 神经系统反应　偶见头痛、眩晕、肢体麻木。

③ 其他　少数患者可出现皮疹、白细胞暂时性减少。重复疗程前应作白细胞计数。甲硝唑可干扰乙醛代谢，服药期间应禁酒。动物试验证明，长期大剂量口服甲硝唑有致畸作用。因此，妊娠 3 个月内及哺乳期妇女禁用。

（2）替硝唑（tinidazde）　替硝唑为甲硝唑的衍生物。作用、用途、不良反应均与甲硝唑相似。口服易吸收，半衰期较甲硝唑长（12～24h）。可用于治疗厌氧菌感染、阿米巴病、阴道滴虫病。对阿米巴痢疾和肠外阿米巴病的疗效与甲硝唑相当而毒性略低，可作为治疗阿米巴肝脓肿的首选药。

**2. 抗肠内阿米巴病药**

（1）二氯尼特（diloxanide）　二氯尼特通常用其糠酸酯（diloxanide furoate），能直接杀灭阿米巴原虫和包囊。对于无症状或仅有轻微症状的排包囊者有良好疗效。对肠外阿米巴病无效。对于急性阿米巴痢疾，在用甲硝唑控制症状后再用二氯尼特肃清肠腔内的小滋养体，可有效地预防复发。

（2）卤化喹啉类　本类药包括喹碘仿（chiniofon）、双碘喹啉（diiodohydroxyquinoline）和氯碘羟喹啉（clioquinol）。

此类药物口服吸收较少，肠腔内药物浓度高。可在肠内释放出碘，抑制阿米巴共生菌而间接使滋养体受到抑制。大剂量时亦能直接杀灭肠内的滋养体，起到肃清肠内包囊的作用。

临床用于轻症、慢性阿米巴痢疾及无症状带包囊者。可起到根治与切断传染源的作用。对急性阿米巴痢疾疗效差，与甲硝唑合用可提高根治率。此类药物毒性低，但可致腹泻，不需要停药，数月后可自行消失。个别人产生碘过敏反应。日本曾见引起亚急性脊髓-视神经病，可致视神经萎缩和失明。许多国家已禁止或限制其应用。

（3）巴龙霉素（paromomycin）　属于氨基糖苷类抗生素。口服不吸收，在肠内可抑制阿米巴生长繁殖所必需的共生菌，高浓度还可直接杀灭阿米巴滋养体。

**3. 抗肠外阿米巴病药——氯喹（chloroquine）**

氯喹为抗疟药，也有杀灭阿米巴滋养体的作用。口服吸收迅速，在肝、脾、肺、肾中的浓度比血浆浓度高数百倍，主要用于阿米巴肝脓肿、肺脓肿。而肠壁的分布量很少，对肠阿米巴病无效。

### 三、抗血吸虫病药和抗丝虫病药

#### （一）抗血吸虫病药

抗血吸虫病药长期以来主要依靠酒石酸锑钾，但因其毒性大、疗程长、必须静脉注射等缺点，现已少用。20世纪70年代发现吡喹酮高效、低毒、疗程短、口服有效，现已完全取代酒石酸锑钾。

吡喹酮（praziquantel）

**【体内过程】**

吡喹酮为吡嗪异喹啉衍生物，为广谱抗虫药。口服吸收迅速，于服药后1～2h达血药峰浓度。主要分布于肝、脾等组织，在门静脉中血药浓度较周围静脉高10倍以上。在肝内代谢和肾排泄速度均较快，不易蓄积。晚期血吸虫病患者半衰期则明显延长。

**【作用与应用】**

（1）抗血吸虫　吡喹酮对各种血吸虫均有较强的杀灭作用，具有高效、低毒、疗程短、可以口服等优点，是治疗血吸虫病的首选药。最低有效浓度（0.2～1.0μg/ml）即可使虫体发生痉挛性麻痹，略高浓度时，则可使虫体被形成空泡和破溃，粒细胞和吞噬细胞浸润。动物实验证明，用药后数分钟，肠系膜静脉内95％的血吸虫向肝转移，并在肝内死亡。

其作用机理尚未阐明，有学者认为上述作用可能与其增加血吸虫表膜对 $Ca^{2+}$ 的通透性，干扰虫体内 $Ca^{2+}$ 平衡有密切关系。吡喹酮的作用有高度选择性，对哺乳动物细胞膜无作用。

（2）治疗其他吸虫病　可用于治疗华支睾吸虫、姜片吸虫、肺吸虫病。

（3）治疗绦虫病　对各种绦虫感染和其幼虫引起的囊虫症、包虫病都有不同程度的疗效。

**【不良反应】**

副作用轻微且短暂。可见腹部不适、腹痛、恶心，以及头昏、头痛、肌束颤动等。少数患者可出现心律失常。

#### （二）抗丝虫病药

丝虫病是丝虫寄生在人体淋巴系统所引起的传染病。病原体有班氏丝虫和马来丝虫。我国目前已基本达消灭标准。

**1. 乙胺嗪**（diethylcarbamazine）

**【作用与应用】**

乙胺嗪枸橼酸盐称海群生。乙胺嗪能驱使血中班氏丝虫和马来丝虫的微丝蚴迅速集中到肝微血管内，使之易被吞噬细胞所消灭。大剂量、长疗程对淋巴系统中的成虫也有毒杀作用。为治疗丝虫病的首选药。

**【不良反应】**

本药毒性较低而短暂，可引起厌食、恶心、呕吐、头痛、无力等。丝虫成虫和微丝蚴死亡释出大量异体蛋白可引起过敏反应，表现为皮疹、淋巴结肿大、血管神经性水肿、畏寒、发热、哮喘，以及心率加快、胃肠功能紊乱等。可用抗过敏药物预防和治疗。

**2. 呋喃嘧酮**（furapyrimidone）

呋喃嘧酮为硝基呋喃类衍生物。对班氏丝虫和马来丝虫均有杀灭作用，疗效优于乙胺嗪。不良反应与乙胺嗪相似，但呕吐发生率较高。

### 四、抗肠蠕虫病药

抗肠蠕虫病药是用于驱逐或杀灭寄生于肠道蠕虫的药物。各种蠕虫对不同药物的敏感性不一样，因此，必须针对不同的蠕虫感染正确选药。近年来不断有广谱、高效的驱肠蠕虫药问世，使选药更为方便易行。抗肠蠕虫药的适应证及合理选用见表 6-5。

**表 6-5 抗肠蠕虫药的适应证和合理选用**

| 适应证 | 选 用 药 物 |
| --- | --- |
| 蛔虫 | 甲苯达唑①，阿苯达唑①，噻嘧啶，哌嗪，左旋咪唑 |
| 蛲虫 | 甲苯达唑①，阿苯达唑①，噻嘧啶，扑蛲灵，哌嗪 |
| 钩虫 | 甲苯达唑①，阿苯达唑①，噻嘧啶 |
| 鞭虫 | 甲苯达唑 |
| 绦虫 | 吡喹酮①，氯硝柳胺 |
| 姜片虫 | 吡喹酮 |
| 华支睾吸虫 | 吡喹酮①，阿苯达唑 |

① 表示首选。

**1. 甲苯达唑**（mebendazole）

**【作用与应用】**

本品口服吸收少，肠内浓度高。为较新的广谱驱肠蠕虫药，对蛔虫、蛲虫、鞭虫、钩虫、绦虫感染的治愈率常在 90％以上，尤其适用于上述蠕虫的混合感染，但本药显效缓慢，给药后数日才能将虫排尽。甲苯达唑抑制虫体对葡萄糖的利用，导致虫体糖原耗尽，并减少 ATP 生成，致使寄生虫无法生长、繁殖。

本品对钩虫卵、蛔虫卵和鞭虫卵亦有杀灭作用，有控制传播的重要意义。

**【不良反应】**

无明显不良反应。少数病例可见短暂腹痛、腹泻。儿童用药期间可出现吐蛔虫现象。有致畸可能，故孕妇、哺乳妇、2 岁以下儿童忌用。

**2. 阿苯达唑**（albendazole）

阿苯达唑又名丙硫咪唑、肠虫清，是继甲苯达唑之后又一广谱、高效、低毒的驱肠蠕虫新药。

**【作用与应用】**

阿苯达唑对肠道线虫、绦虫、吸虫均有驱杀作用，可杀灭成虫、蚴虫及虫卵，用于蛔虫、钩虫、蛲虫、鞭虫感染。抗虫机制基本同甲苯达唑。由于阿苯达唑口服后吸收迅速，血药浓度比口服甲苯达唑略高出 100 倍，肝、肾、肺等组织中分布较多，并能进入棘球蚴囊内。因此，对肠道外寄生虫病，如囊虫病、棘球蚴病（包虫病）、旋毛虫病，以及华支睾吸虫病、肺吸虫病及脑囊虫病等也有较好疗效。

**【不良反应】**

副作用轻，一般耐受良好。可出现消化道反应和头晕、头痛、思睡等。常在服药数小时内自行缓解。本品有胚胎毒和致畸作用，孕妇禁用。

**3. 哌嗪**（piperazine）

常用其枸橼酸盐（即驱蛔灵）。哌嗪对蛔虫和蛲虫有较强的驱除作用。主要能改变虫肌细胞膜对离子的通透性，使虫体肌肉超极化，阻碍神经冲动传递，致虫体发生弛缓性麻痹而随肠蠕动排出。蛔虫治愈率可达 70％～80％。由于虫体麻痹前无兴奋现象，故溃疡患者、蛔虫不完全性肠梗阻及早期胆道蛔虫患者均可使用。对蛲虫，需用药 7～10d，远不如使用阿苯达唑等方便。本品不易吸收，副作用少见。

**4. 噻嘧啶**（pyrantel）

噻嘧啶之枸橼酸盐称驱虫灵。为一广谱驱线虫药。可使虫体神经-肌肉去极化，引起虫体痉挛和麻痹，失去附着肠壁的能力而被排出体外。对蛔虫、钩虫、蛲虫和多种肠虫的混合感染均有较好疗效，但对鞭虫无效。

口服不易吸收。不良反应轻而短暂，主要为胃肠不适，其次为头痛、眩晕等。严重心、肝、肾病者慎用。

**5. 氯硝柳胺**（niclosamide）

该药原用于血吸虫病的预防，为杀钉螺药，对血吸虫尾蚴和毛蚴也有杀灭作用。后发现其口服不吸收，在肠内浓度高，是一种广谱的抗绦虫病药，对牛肉绦虫、猪肉绦虫、阔节裂头绦虫和短膜壳绦虫感染都有良好疗效，尤以对牛肉绦虫的疗效为佳。但本品不能消灭虫卵，猪肉绦虫死亡节片被消化后，释出的虫卵逆流入胃，有引起囊虫症的危险。因此，治疗猪肉绦虫时，应先让患者服用止吐药，以避免虫体上逆，并在服药后 2～3min 给予泻药硫酸镁，在虫体未被消化、虫卵尚未释放前彻底清除成熟节片，防止囊虫病。

本品主要抑制绦虫线粒体内氧化磷酸化反应，阻碍产能过程，也抑制葡萄糖摄取，从而杀死其头节和近端节片，但不能杀死节片中的虫卵。

本品口服不易吸收，也无直接刺激作用，仅偶见消化道反应。

**6. 左旋咪唑**（levamisole）

对蛔虫、钩虫、蛲虫有明显驱逐作用，以驱蛔虫效果最佳。临床用于蛔虫、钩虫、蛲虫感染。此外，左旋咪唑有增强机体免疫功能的作用，临床试用于类风湿关节炎、红斑狼疮及肿瘤的辅助治疗。

不良反应轻微，且多为暂时性。偶见头晕、恶心、呕吐、腹痛等。肝功能不全者禁用。

**7. 扑蛲灵**（pyrvinium pamoate）

抗蛲虫作用较强，对钩虫、鞭虫有较弱的作用，对蛔虫无效。不良反应少而轻。

# 第七章

# 抗恶性肿瘤和影响免疫功能药物药理

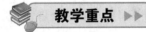
## 第一节　抗恶性肿瘤药

恶性肿瘤是严重威胁人类健康的常见病、多发病。目前，对恶性肿瘤的治疗措施包括手术治疗、放射治疗、药物治疗、免疫治疗和基因治疗等。药物治疗称为化疗，在肿瘤治疗中占有重要地位。近年来，通过积极地研制新型多环节抗肿瘤药物及寻找有效的联合用药方案，药物治疗有了很大发展，使药物抗肿瘤的疗效显著提高，且能降低药物的毒性和肿瘤耐药性。

### 一、抗恶性肿瘤药的作用及分类

（一）抗恶性肿瘤药的作用

抗恶性肿瘤药物的作用主要是干扰或阻遏核酸及蛋白质代谢的生化过程，而发挥抗肿瘤作用，主要表现在以下几方面。

**1. 影响核酸合成**

这类药物的化学结构与核酸代谢的必需物质如叶酸、嘌呤碱、嘧啶碱等相似，可发生特异性的拮抗作用，干扰核酸，特别是干扰 DNA 的生物合成，从而阻止肿瘤细胞的分裂增殖。主要作用于 S 期，属于细胞周期特异性药物。

**2. 影响蛋白质合成**

这类药物通过影响纺锤丝的形成、干扰核蛋白体功能、干扰氨基酸供应以影响蛋白质合成，从而抑制肿瘤细胞的生长繁殖。

（二）抗恶性肿瘤药的分类

**1. 按对细胞增殖周期的作用分类**

（1）周期特异性药物　仅对细胞增殖周期中某一期有较强的杀灭作用，如甲氨蝶呤、氟尿嘧啶、巯嘌呤、阿糖胞苷等作用于 S 期，抑制肿瘤细胞 DNA 合成；长春碱和长春新碱作用于 M 期，抑制肿瘤细胞的有丝分裂。

（2）周期非特异性药物　对增殖细胞群中的各期细胞甚至 $G_0$ 期均有杀灭作用，如环磷酰胺、塞替派等烷化剂及多柔比星等抗肿瘤抗生素，均可作用于 $G_1$ 期、S 期、$G_2$ 期及 M 期。

**2. 按药物的化学性质、来源分类**

（1）烷化剂　药物直接破坏 DNA 并阻止其复制，如环磷酰胺、白消安、塞替派等。

（2）抗代谢药　药物阻止核酸代谢，如氟尿嘧啶、甲氨蝶呤、巯嘌呤、阿糖胞苷等。

（3）抗肿瘤抗生素　药物主要干扰转录过程及阻止 RNA 合成，如多柔比星、柔红霉素、丝裂霉素等。

（4）抗肿瘤植物药　药物影响蛋白质合成，如长春碱、长春新碱等。

（5）激素类药　如肾上腺皮质激素、雄激素、雌激素等。

（6）其他药物　如顺铂等。

**3. 按药物的作用机制分类**

（1）影响核酸合成的药物　如甲氨蝶呤、巯嘌呤、氟尿嘧啶、阿糖胞苷等。

（2）破坏 DNA 结构和功能的药物　如烷化剂、丝裂霉素、顺铂、喜树碱类等。

（3）抑制蛋白质合成的药物　如紫杉醇、长春碱、长春新碱等。

（4）干扰转录过程，阻止 RNA 合成的药物　如柔红霉素、多柔比星等。

（5）调节机体激素平衡的药物　如肾上腺皮质激素、雄激素、雌激素等。

（三）抗恶性肿瘤药的常见不良反应

抗恶性肿瘤药物的选择性较差，在杀死肿瘤细胞的同时对正常细胞也产生毒性，可引起多种不良反应，尤其对快速增殖的骨髓、胃肠黏膜上皮、毛囊等正常组织容易产生不同程度的损害。常见的不良反应有以下几种。

（1）骨髓抑制　有白细胞、血小板减少等，见于大多数抗恶性肿瘤药。而博来霉素、长春新碱、糖皮质激素骨髓毒性小，与它们合用，可提高疗效，减少毒性。

（2）胃肠道反应　几乎所有的抗肿瘤药物在治疗早期，均有不同程度的食欲减退、恶心、呕吐、腹痛、腹泻、便血等胃肠道反应，宜饭后给药。

（3）皮肤和毛发损害　皮肤出现红斑、水肿，以博来霉素多见。色素沉着多见于氟尿嘧啶、环磷酰胺。大多数抗肿瘤药都损伤毛囊上皮细胞，特别是环磷酰胺、甲氨蝶呤、氟尿嘧啶、长春新碱、紫杉醇、多柔比星等。

（4）免疫抑制　多数抗肿瘤药物如巯嘌呤、环磷酰胺、肾上腺皮质激素等具有免疫抑制作用，使机体抵抗力下降而易继发感染。

（5）肝、肾毒性　顺铂及大剂量甲氨蝶呤可直接损伤肾小管上皮细胞，表现为血尿素氮升高、血清肌酐及肌酐酸升高等。环磷酰胺、长春新碱、阿糖胞苷、氟尿嘧啶、甲氨蝶呤、多柔比星等对肝有损害，表现为天冬氨酸氨基转移酶升高、脂肪变性及肝炎等。

（6）其他　博来霉素、环磷酰胺等可引起肺纤维化；环磷酰胺可引起急性出血性膀胱炎；多柔比星、丝裂霉素、顺铂有心肌毒性；长春新碱、紫杉醇及顺铂有周围神经毒性；顺铂有耳毒性，可致耳聋。抗肿瘤药还致突变、致畸及致癌。

## 二、常用的抗肿瘤药物

### （一）影响核酸合成的药物

**1. 甲氨蝶呤**（methotrexate，MTX）

【作用与应用】

甲氨蝶呤化学结构与叶酸相似，抑制二氢叶酸还原酶，使二氢叶酸不能转化为四氢叶酸，影响 DNA 合成，抑制肿瘤细胞增殖，主要作用于 S 期细胞。临床用于急性白血病，对儿童急性淋巴细胞性白血病的疗效尤佳。对绒毛膜上皮癌、乳腺癌、恶性葡萄胎、肺癌有一定的疗效。为联合化疗方案中常用的周期特异性药物。

【不良反应】

主要是骨髓抑制明显，表现为粒细胞减少、血小板减少和全血细胞减少。还可引起口腔及胃肠道黏膜损害，如口腔炎、胃炎、腹泻、溃疡出血，甚至死亡。长期大剂量应用可致肝肾损害及巨幼红细胞性贫血。

**2. 氟尿嘧啶**（fluorouracil，5-FU）

在体内转变为氟尿嘧啶脱氧核苷，可抑制胸腺嘧啶核苷酸合成酶的活性，阻止尿嘧啶脱氧核苷酸甲基化形成胸腺嘧啶核苷酸，从而影响 DNA 的生物合成，导致细胞死亡。此外，氟尿嘧啶还可干扰 RNA 的合成，主要作用于 S 期细胞。对消化系统肿瘤、乳腺癌疗效较好，对卵巢癌、绒毛膜上皮癌、宫颈癌也有一定疗效。

胃肠道反应较常见，重者有血样稀便，危及生命；也可出现骨髓抑制和脱发等不良反应。

**3. 巯嘌呤**（mercaptopurine，6-MP）

在体内转变成 6-巯基嘌呤核苷酸，抑制嘌呤合成及 DNA 合成，作用于 S 期细胞。主要用于儿童急性白血病和绒毛膜上皮癌。不良反应主要为骨髓抑制和消化道反应。

**4. 阿糖胞苷**（cytarabine，Ara-C）

通过与三磷酸脱氧胞苷竞争，抑制 DNA 多聚酶的活性，影响 DNA 合成；也能干扰DNA 的复制和 RNA 的功能，主要作用于 S 期细胞。阿糖胞苷还有强大的免疫抑制作用，对多种病毒也有抑制作用。主要用于成人急性粒细胞白血病及恶性淋巴瘤。常见不良反应有骨髓抑制、消化道反应。

### （二）破坏 DNA 结构和功能的药物

**1. 烷化剂**

烷化剂具有一个或两个烷基，能与细胞 DNA 或蛋白质中的亲核基团（羟基、氨基、羧基和磷酸基等）起烷化作用，形成交叉联结或引起脱嘌呤作用，使 DNA 链断裂，导致 DNA 结构和功能的损害，甚至细胞死亡。属于细胞周期非特异性药物。

（1）环磷酰胺（cyclophosphamide，CTX）

【作用与应用】

环磷酰胺本身无抗肿瘤活性，在肝内经代谢形成中间产物醛磷酰胺，再在肿瘤细胞内分解出磷酰胺氮芥，才与 DNA 起烷化作用，抑制 DNA 的合成。为周期非特异性药物。对恶性淋巴瘤、急性淋巴细胞性白血病疗效显著；对多发性骨髓瘤、乳腺癌、卵巢癌、神经母细胞瘤也有效。

【不良反应】

有骨髓抑制、消化道反应、脱发和出血性膀胱炎等不良反应。

（2）塞替派（thiotepa） 能与细胞内 DNA 的核碱基（如鸟嘌呤）结合，抑制肿瘤细胞分裂。对乳腺癌及卵巢癌有较好的疗效。不良反应较轻，主要是骨髓抑制和消化道反应。

（3）白消安（busulfan，马利兰） 在体内解离后起烷化作用，抑制粒细胞生成，主要治疗慢性粒细胞白血病。不良反应是再生障碍性贫血，久用可致闭经及睾丸萎缩等。

**2. 铂类**

（1）顺铂（cisplatin） 作用类似于烷化剂，在体内将氯解离后，二价铂与 DNA 上的鸟嘌呤、腺嘌呤和胞嘧啶形成交叉联结而破坏了 DNA 的结构和功能。属于周期非特异性药物。主要用于睾丸癌、乳腺癌、卵巢癌、肺癌、膀胱癌。胃肠反应多见，剂量过大可致肾毒性及骨髓抑制。

（2）卡铂（carboplatin，碳铂） 为第二代铂类抗肿瘤药，作用与顺铂相似，但水溶性较好，肾毒性较小，已在临床上广泛使用。

**3. 抗肿瘤抗生素——丝裂霉素**（mitomycin）

可与 DNA 形成交叉联结，抑制 DNA 合成，使已形成的 DNA 崩解，尚可抑制 RNA 合成。属周期非特异性药物，对胃癌、胰腺癌、结肠癌、肺癌、乳腺癌等有一定疗效，与其他抗肿瘤药合用可提高疗效。最严重的毒性是抑制骨髓，胃肠反应较常见。静脉给药不可外漏，以免引起组织坏死。

（三）抑制蛋白质合成的药物

这是一类从植物中提取的、主要干扰肿瘤细胞蛋白合成的抗肿瘤药，属于细胞周期特异性药物。

**1. 长春碱**（vinblastine）**和长春新碱**（vincristine）

【作用与应用】

长春碱和长春新碱是由夹竹桃科植物长春花中提取的生物碱，长春新碱的抗肿瘤作用较长春碱强，两者均可抑制纺锤微管蛋白的聚合，使其变性，影响微管的装配及纺锤丝的形成，使细胞有丝分裂停止。属周期特异性药物，作用于 M 期细胞。长春新碱还能干扰蛋白代谢，并抑制 RNA 多聚酶的活性。长春碱对恶性淋巴瘤疗效显著，对绒毛膜上皮癌、急性单核细胞性白血病等也有效。长春新碱对儿童急性淋巴细胞性白血病疗效较好，对恶性淋巴瘤也有效。

【不良反应】

长春碱骨髓抑制和消化道反应明显，周围神经毒性不明显。长春新碱神经系统毒性明显，表现为指或趾感觉异常、复视、面瘫等；但骨髓抑制和消化道反应较轻。

**2. 紫杉醇**（paclitaxel）

紫杉醇是从红豆杉属植物中提取的有效成分，是一种新型的有丝分裂抑制药，通过抑制细胞有丝分裂，抑制癌细胞增殖。对乳腺癌、卵巢癌、上消化道癌、恶性黑色素瘤等疗效较好。

常见不良反应为骨髓抑制、消化道反应和过敏反应，可见血管神经性水肿、全身荨麻疹、支气管哮喘等，宜用抗组胺药或肾上腺皮质激素预防。

### （四）干扰转录过程和阻止 RNA 合成的药物

**1. 多柔比星**（doxorubicin，阿霉素）

**【作用与应用】**

多柔比星可直接嵌入 DNA 分子，改变 DNA 模板性质，阻止转录过程，抑制 DNA 及 RNA 合成。属周期非特异性药物，对 S 期细胞的作用最强。主要用于急性白血病、淋巴瘤、乳腺癌、肺癌及其他多种实体肿瘤。

**【不良反应】**

主要不良反应是骨髓抑制、心脏毒性和脱发，也可出现消化道反应。

**2. 柔红霉素**（daunorubicin，正定霉素）

能嵌入 DNA 碱基对中，破坏 DNA 模板功能，阻止转录过程，从而抑制 DNA 及 RNA 的合成。主要用于急性淋巴细胞性白血病和急性粒细胞性白血病。其骨髓抑制及心脏毒性较强。

### （五）激素类药物

乳腺癌、前列腺癌等的发生，往往与相应的激素失调有关，通过应用某些激素或激素拮抗药来改变机体的激素平衡，可抑制某些肿瘤的生长，且本类药无骨髓抑制作用。

**1. 糖皮质激素类**

泼尼松、地塞米松等糖皮质激素类药属细胞周期非特异性药物，能抑制淋巴组织，使淋巴细胞溶解。对急性淋巴细胞性白血病及恶性淋巴瘤疗效较好；对淋巴肉瘤亦有效。但作用不持久，易产生耐药性。在联合给药方案中少量短期使用，可缓解肿瘤引起的发热等症状。

**2. 雌激素类**

雌激素可抑制下丘脑及垂体减低促间质细胞激素的分泌，从而减少睾丸间质细胞和肾上腺皮质的雄激素分泌，也可直接对抗雄激素对前列腺癌组织生长的促进作用。己烯雌酚（diethylstibestrol）可用于前列腺癌的治疗。

**3. 抗雌激素类**

常用有他莫昔芬（tamoxifen）、氯米芬（clomiphene）及雷洛昔芬（raloxifen），为人工合成的雌激素受体部分激动药，它能阻断雌激素对乳腺癌的促进作用，抑制乳腺癌细胞生长。用于治疗晚期乳腺癌和卵巢癌，疗效与雄激素相同，但不引起第二性征雄性化的副作用。

**4. 孕激素类**

有甲羟孕酮（medroxyprogesterone）、甲地孕酮（megestrol）等，作用与黄体酮相似，可用于治疗子宫内膜癌、乳腺癌、肾癌等。

**5. 雄激素**

有甲睾酮（methyltestosterone）、丙酸睾酮（testosterone propinate）等，可抑制垂体促卵泡激素的分泌，可减少雌激素生成，抑制乳腺癌生长。睾丸酮可用于女性晚期乳腺癌或乳腺癌有骨转移者。

**6. 抗雄激素药**

有氟他胺（flutamide）、尼鲁米特（nilutamide）等，它们可阻断前列腺细胞上的二氢睾丸素受体而拮抗睾丸素刺激前列腺生长的作用。用于前列腺癌的治疗，且对各期治疗效果均良好。

**7. 芳香化酶抑制药**

氨鲁米特（aminoglutethimide）能特异性地抑制使雄激素转化为雌激素的芳香化酶，减少雌激素的生成，并能刺激肝脏混合功能氧化酶系，加速雌激素的代谢。因绝经期妇女的雌激素主要由雄激素转化而来，故其主要用于绝经后晚期乳腺癌。它还有抑制肾上腺皮质激素合成的作用，用于库欣综合征，可代替肾上腺切除术或垂体切除术，对术后无效者，仍可能有效。

**【处方分析】**

徐×× 男 56岁 中期胃癌，手术切除后发现部分淋巴结转移。分析如下处方是否合理，为什么？

R：西咪替丁 400mg/d 静注至化疗后3d停止

　　卡铂 100mg 静脉滴注 用1～5d

　　丝裂霉素 第1天20mg，第2天10mg静注

　　化疗前后昂丹司琼 8mg/次 3次/d

**分析** 处方合理。原因：①患者为中期胃癌伴淋巴结转移，应手术治疗配合药物治疗。②根据国内外报道西咪替丁有抗肿瘤和免疫增强作用，与抗肿瘤药物合用可增强抗肿瘤药物的作用和减轻副作用。③卡铂和丝裂霉素对胃癌有一定疗效。④昂丹司琼选择性阻断5-$HT_3$受体，可明显对抗抗肿瘤药物引起的呕吐反应。

# 第二节　免疫功能调节药

作用于免疫系统并影响其功能的药物统称免疫功能调节药，又称生物调节药。主要分为两类：一类为免疫功能抑制药，能抑制不利或过度的机体免疫反应，主要用于治疗变态反应、自身免疫性疾病和异体器官移植排斥反应等；另一类为免疫功能调节药，又称免疫增强药，能上调处于低下状态的机体免疫功能，主要用于治疗难治性的细菌或病毒感染、免疫缺陷病和肿瘤等疾病。

## 一、免疫功能抑制药

**1. 环孢素**（ciclosporin，环孢霉素A）

**【体内过程】**

口服吸收不完全，$t_{1/2}$ 为10～27h，血浆蛋白结合率为95%。主要在肝代谢，经胆汁随粪排出，有肝肠循环。

**【作用与应用】**

环孢素具有选择性免疫抑制作用，主要靶细胞是T淋巴细胞，抑制T淋巴细胞产生淋巴因子，并抑制白介素-2（IL-2）的生成，阻断T淋巴细胞对抗原的分化增殖性反应，抑制自然杀伤细胞（NK）杀伤活力，大剂量也作用于B淋巴细胞，抑制抗体的形成。因此，具有抗排斥和抑制自身免疫反应的作用，但不显著影响机体的一般防御能力。

临床主要用于以下两方面。

① 器官移植　主要用于肾、肝、心、肺、角膜和骨髓的移植手术，能预防和治疗排斥反应。常与肾上腺皮质激素合用。

② 自身免疫性疾病　如牛皮癣、红斑狼疮、风湿性关节炎及重症肌无力等。

**【不良反应】**

剂量过大可损伤肾和肝脏，应用过程中宜检测肝、肾功能，长期应用可发生牙龈肥大和牙龈炎，严重影响患者的生活质量。

**【药物相互作用】**

两性霉素 B、氨基糖苷类抗生素、非类固醇类抗炎药等可加重环孢素的肾毒性，应避免合用。因其主要在肝代谢，与肝药酶诱导剂或抑制剂合用时，应注意血药浓度的变化及肝、肾功能监测。

**2. 他克莫司**（tacrolimus）

该药为新一代高效免疫抑制药，其免疫抑制作用机制与环孢素相似，抑制淋巴细胞增殖作用比环孢素强 10～100 倍。主要抑制淋巴细胞产生 IL-2、IL-3 和 γ-干扰素（IFN-γ）。用于防治肝、肾及骨髓等移植后的排斥反应，疗效较好；也可用于自身免疫性疾病的治疗。

治疗量时不良反应较少，大剂量时也可产生肾毒性和神经毒性反应。避免与两性霉素 B、氨基糖苷类抗生素等合用。孕妇禁用。

**3. 肾上腺皮质激素类**（adrenocorticoids）

常用药物有泼尼松（prednisone）、泼尼松龙（prednisolone）、地塞米松（dexamethasone）等。

肾上腺皮质激素类对免疫反应的多个环节均有抑制作用。主要是抑制巨噬细胞对抗原的吞噬和处理；可致外周血淋巴细胞减少；可抑制抗体合成，并干扰抗体与靶细胞的结合。临床主要用于预防器官移植的排斥反应，治疗自身免疫性疾病、变态反应性疾病及肿瘤等。

**4. 环磷酰胺**（cyclophosphamide，CTX）

CTX 对体液及细胞免疫均有抑制作用，能明显抑制机体对各种抗原引起的免疫反应。作用强大、持久，不良反应相对较少且可口服，成为烷化剂中最常用的免疫抑制剂。临床上主要用于糖皮质激素不能缓解的自身免疫性疾病，如系统性红斑狼疮、皮肌炎、难治性类风湿关节炎等及器官移植的排斥反应。

**5. 抗代谢药**（anti-metabolism agents）

常用硫唑嘌呤（azathioprine，AZP）、甲氨蝶呤（methotrexate，MTX）、巯嘌呤（mercaptopurine，6-MP）等，其中 AZP 最为常用。

AZP 为嘌呤类抗代谢药，它通过干扰嘌呤代谢，抑制嘌呤核苷酸生物合成，从而抑制 DNA、RNA 及蛋白质的合成，对细胞免疫和体液免疫均有抑制作用。主要应用于器官移植的排异反应及类风湿关节炎、全身性红斑狼疮等自身免疫性疾病的治疗。

**6. 抗淋巴细胞球蛋白**（antilymphocyte globulin，ALG）

用人的淋巴细胞免疫动物获得的抗淋巴细胞血清，其提纯的 IgG 抗体制剂即为 ALG。为直接抗淋巴细胞的多克隆抗体，属于强效免疫抑制剂，且无骨髓毒性。主要用于预防及治疗器官移植的排斥反应，还用于治疗自身免疫性疾病，一般与其他免疫抑制药如 AZP 或糖皮质激素等合用。

免疫抑制药还有抗胸腺细胞球蛋白（antithymocyte globulin，ATG）、抗淋巴细胞血清（antilymphocyte serum，ALS）等。

### 二、免疫功能调节药

**1. 卡介苗**（bacillus calmette-guerin-vaccine，BCG，结核菌苗）

【作用与应用】

卡介苗为结核分枝杆菌的减毒活菌苗，原用于预防结核病。后来证明卡介苗能刺激多种免疫活性细胞如巨噬细胞、T 淋巴细胞、B 淋巴细胞、K 细胞和 NK 细胞的活性，提高细胞免疫和体液免疫功能，为非特异性免疫增强剂。主要用于白血病、肺癌、恶性黑色素瘤及乳腺癌等肿瘤的辅助治疗。

【不良反应】

不良反应较少，给药部位易发红斑、硬结或溃疡；亦可产生全身不适、寒战、发热；偶见过敏反应。剂量过大可降低免疫功能，甚至促进肿瘤生长。

**2. 干扰素**（interferon，IFN）

干扰素是一组多功能的细胞因子。目前已能用 DNA 重组技术生产，根据来源及抗原特异性不同可分为三种：①α-干扰素；②β-干扰素；③γ-干扰素。

【药理作用】

（1）免疫调节作用　干扰素能增强免疫效应细胞的作用，从而调节免疫功能。作用机制为：①调节自然杀伤细胞的杀伤活性；②激活 B 细胞，促进抗体生成；③激活单核巨噬细胞的吞噬功能；④诱导白细胞介素、肿瘤坏死因子等细胞因子的产生。

（2）抗病毒作用　对所有 RNA 病毒及 DNA 病毒均有抑制作用，一般认为通过细胞膜上的干扰素受体，破坏病毒的复制周期。

（3）抗肿瘤作用　直接抑制肿瘤细胞生长、抑制肿瘤病毒的繁殖、激活抗肿瘤免疫功能而达到抗肿瘤的目的。

【临床应用】

（1）病毒性疾病　急性病毒感染性疾病，如流感、病毒性心肌炎、乙型脑炎等。慢性病毒性感染，如慢性活动性乙型肝炎。

（2）恶性肿瘤　可用于恶性肿瘤的辅助治疗。

（3）其他疾病　可用于治疗获得性免疫缺陷综合征、多发性硬化症和类风湿关节炎等。

【不良反应】

应用早期出现发热、寒战、头痛、全身乏力等症状，并具有剂量依赖性，减量或停药后症状消失。也可出现骨髓抑制、肝功能损害、胃肠道反应及神经系统症状。但停药后可消退。孕妇、哺乳期妇女慎用，严重心、肝、肾功能不全，骨髓抑制者禁用。

**3. 白细胞介素-2**（interleukin-2，IL-2）

【作用与应用】

IL-2 是由 T 淋巴细胞和 NK 细胞产生的重要的细胞因子，具有广谱免疫增强作用。其主要作用有：①促进 T 淋巴细胞增殖与分化；②诱导或增强自然杀伤细胞（NK）的活性；③诱导激活细胞毒性 T 淋巴细胞（LAK）的分化增殖；④促进 B 淋巴细胞的分化、增殖和抗体分泌；⑤诱导或增强杀伤性 T 淋巴细胞、单核细胞、巨噬细胞的活性。临床主要用于慢性乙型肝炎、免疫缺陷病及恶性肿瘤的辅助治疗。

【不良反应】

主要不良反应有寒战、发热、乏力、厌食、腹泻和皮疹。大剂量可致低血压、水肿和肾功能异常。

**4. 胸腺素**（thymosin）

胸腺素可使骨髓产生的干细胞转变成 T 细胞，因而可增强细胞免疫功能。临床上主要用于胸腺依赖性细胞免疫缺陷疾病、重症感染性疾病和晚期肿瘤的治疗。

不良反应有注射部位轻度红肿、皮肤过敏反应，过大剂量可产生免疫抑制。

**5. 转移因子**（transfer factor，TF）

TF 是从人白细胞提取的一种多核苷酸肽，它可将供体的细胞免疫信息转移给受体，使受体的淋巴细胞转化并增殖分化为致敏淋巴细胞，并获得供体的特异性和非特异性细胞免疫功能。但并不转移体液免疫，也不起抗体作用。主要用于原发性和继发性细胞免疫缺陷病的治疗，也可用于自身免疫性疾病、恶性肿瘤及急性病毒感染的辅助治疗。

不良反应少，偶有皮疹、瘙痒、痤疮及一过性发热。

**6. 左旋咪唑**（levamisole，LMS）

LMS 对正常免疫功能者的抗体形成无影响，但能促进免疫功能低下者的抗体生成。可使受抑制的巨噬细胞和 T 细胞功能恢复正常，使细胞免疫功能正常化。它还能诱导 IL-2 的产生，增强免疫应答。临床主要用于免疫功能低下者，可作为肿瘤化疗的辅助治疗，还可改善自身免疫性疾病的免疫功能。

不良反应发生率较低，主要有消化道、神经系统反应和过敏反应，偶见肝功能异常、白细胞及血小板减少等。

# 第八章

# 药物治疗的基本常识

## 第一节　非处方药的遴选、分类与管理

### 一、非处方药的概念

非处方药简称 OTC，为英文 Over The Counter 的缩写，表示某些药不需要医师处方，患者及其家属可直接购买使用，从而使轻微疾病与慢性疾病等能及时得到治愈或缓解。处方药一般作用较强烈，毒副作用明显，安全性相对较差，患者必须去医院，经医生明确诊断后，凭处方取药，并在医护人员的指导或监护下使用。如果说非处方药是常规武器，处方药就是大杀伤力武器，由于其威力太大，极易伤及无辜，必须加倍小心使用。家庭药箱内配备的药物多为非处方药，但家里有慢性病患者时，也可以有一些经医生认可的，需长期服用或在应急时自行使用的处方药。据统计，世界上约有 40％的药物属于自我用药范围。非处方药制度在发达国家和部分发展中国家建立较早，长至四五十年，短的也有二三年时间，但在我国还刚刚开始实施。目前，日本的非处方药约有三千种，德国有二千六百多种，英国有九百余种，而美国则多达三十余万种。

非处方药来自何方？一般皆脱胎于处方药，即通过较长时期（6～10 年）的全面考察，确认某些处方药具有安全性好、疗效确切、使用方便、副反应小、价格合理、质量稳定、易于储存等优点，即可由国家专门机构审批成为非处方药。同时，还要求药品的标签与说明书十分详尽，应印有批准文号、药品名称、主要成分、药理作用、适应证、用法用量与不良反应、禁忌、注意事项、生产日期、有效期、储存条件等。文字皆需通俗易懂，便于患者根据病情与掌握的医药知识作出自我判断，选购药物，然后按照说明书进行治疗。

非处方药的范围，从国外情况看，有感冒药、镇痛药、止咳药、咽喉含片、助消化药、抗胃酸药与消炎药、维生素、驱肠虫药、滋补药、避孕药、通便药、外用药及护肤保健药等。至于我国将哪几类药和哪些药定为非处方药，需由专门委员会进行逐个评选，然后经权威药物管理部门审核，再分批颁布执行。

非处方药虽大多来自处方药，但它们在适应证、剂量等方面会有所不同，甚至同一种药品也可有处方药与非处方药之分。如在英国，布洛芬作处方药时，主要用于治疗类风湿关节炎、脊椎炎、腱鞘炎等，最大剂量为每天 2400mg，需长期服用。而作为非处方药时，它却主要用于头痛、肌肉痛、痛经、高热等症状，最大剂量为每天 1200mg，只能

短期服用。

目前的药品广告普遍存在夸大疗效，回避禁忌证与毒副反应等情况，这样极易造成误导，应加以整顿。为此必须大力普及医药卫生知识，并加强药店人员的专业培训和职业道德教育，规定他们经统考合格后才能持证上岗，为病人提供咨询服务，而且要有执业药师把关。

## 二、非处方药的特点

非处方药既然是无需医生处方、病家自购自用的药品，那么它应具有哪些特点呢？

（1）适用范围明确　主要是常见的或时令性的轻微疾病，症状明显，病人容易自行判断，并能准确选购药品。

（2）应用安全　均为据现有资料与临床使用经验证实为安全性较大的药品，性能平和，只需按常规剂量使用，一般不会产生毒副反应。或有一般反应，病人会自行察觉，并可忍受，且为暂时性的，待停药后，便可迅速自行消退。即使连续应用多日，也不会成瘾。更无潜在毒性，不会因药物在体内吸收多、排泄少而引起蓄积中毒反应。需要强调指出的是，任何药物均有不良反应，只是程度不同而已。所谓非处方药安全性好，是相对而言的，绝不是随意购买服用。

（3）疗效确切　药物作用的针对性强，适应证明确，易被病人掌握与接受。治疗期间不需要经常调整剂量，更无需特殊监测。在较长时间应用后，机体不会产生耐受性，即不会出现为维持疗效药品剂量愈用愈大的现象。同时，用药后也不会掩盖其他疾病。

（4）质量可靠　药品的性质比较稳定，在一般储存条件下，较长时间（如2年以上）内不易变质。药品出售时应明确标出储存条件、有效期及生产批号，包装也应符合规定的要求。

（5）说明详尽　药品说明书及药品包装说明要力求详细，实事求是，准确无误，而且文字要深入浅出、通俗易懂，以利于操作。

（6）应用方便　以口服、外用、吸入等便于病人自行应用的剂型为主。若要分剂量应用，需简便明了，易于掌握。此外，药品价格要合理，易被病家接受。

药理作用强、用于治疗较重疾病、易引起毒副作用的药品，则仍限定为处方药，如抗癫痫药、抗精神病药、降血压药、治冠心病药、治感染性疾病的抗菌药等，以及经注射途径使用的各类药品，均不得在药房、药店或超市内销售，以防应用不当而中毒，危及人们的生命安全。

## 三、药品分类管理与遴选

《处方药与非处方药分类管理办法（试行）》在1999年6月11日经国家药品监督管理局局务会审议通过，发布；自2000年1月1日起施行。

**1. 非处方药遴选原则**

1998年，制定了国家非处方药物遴选原则，具体是：应用安全、疗效确切、质量稳定、使用方便。

**2. 非处方药遴选分类**

（1）西药非处方药分类是参照《国家基本药物目录》，根据非处方药遴选原则与特点，划分为23类：解热镇痛药、镇静催眠药、抗过敏与抗眩晕药、抗酸药与胃黏膜保护药等。

（2）中成药非处方药是参照国家中医药管理局发布的《中医病症诊断疗效标准》，分为7个治疗科：内科、外科、骨伤科、妇科、儿科、皮肤科、五官科。

**3. 遴选结果**

现共发布了4批，共计3100种，其中西药625种，中药2475种。

第一批：1999-6-1，西药23类165个品种（每个品种含有不同剂型）；中成药160个品种。

第二批：2001-5-18，西药205个品种；中成药1352个品种。

第三批：又分二次，（1）2002-9-10，西药50个品种；中成药157个品种；
　　　　　　　　　　（2）2002-11-6，西药47个品种；中成药361个品种。

第四批：又分二次，（1）2002-11-28，西药107个品种；中成药196个品种；
　　　　　　　　　　（2）2003-1-24，西药51个品种；中成药249个品种。

## 四、用药的一般知识

**1. 如何认读医生的处方**

药名＋剂量＋用法＋给药途经

用药剂量单位：g—克，mg—毫克，μg—微克，ml—毫升，U—单位。

用药次数：通常以分式书写，如每日3次写作3/日，每4小时1次写作1/4小时等，或用拉丁文简写，其含义简介如下：qd—1日1次，bid—1日2次，tid—1日3次，qid—1日4次，qw—每周1次，biw—两周1次，qn—每晚睡前1次，q2h—每2小时1次，q8h—每8小时1次，2～3次/d—每日2～3次。

给药途径：皮下（H）—皮下注射（ih），肌肉（m）—肌内注射（im），静注（v）—静脉注射（iv），静滴—静脉滴注（即输液、打吊针、打点滴，iv gtt）。

医生需在处方下端签上全名，处方方可生效。

**2. 如何阅读药品说明书**

在药品包装里面都会提供一份"药品说明书"，以帮助你熟悉了解该药的成分、适应证、禁忌、副作用、用法用量及药品贮藏等各方面的认识。在药品使用之前应仔细阅读。药品的名字，通常可分为商品名或化学名称。商品名是生产药厂为它的产品取的名称。因此，同样成分的药品，或者化学名称相同的药品，可以有很多不同的商品名。而化学名称则是通用的，一般以英文和译文表示。

此外，应注意药品批准文号。药品批准文号格式：国药准字＋1位字母＋8位数字；试生产药品批准文号格式：国药试字＋1位字母＋8位数字。化学药品使用字母"H"，中药使用字母"Z"，通过国家药品监督管理局整顿的保健药品使用字母"B"，生物制品使用字母"S"，体外化学诊断试剂使用字母"T"，药用辅料使用字母"F"，进口分包装药品使用字母"J"。数字第1、第2位为原批准文号的来源代码，其中"10"代表原卫生部批准的药品，"19"、"20"代表2002年1月1日以前国家药品监督管理局批准的药品，其他使用各省行政区划代码前两位的，为原各省级卫生行政部门批准的药品。第3、第4位为换发批准文号之年公元年号的后两位数字，但来源于卫生部和国家药品监督管理局的批准文号仍使用原文号年号的后两位数字。数字第5～8位为顺序号。

# 第二节　老年人用药

## 一、概述

随着科学的进步，生产力的发展，人民生活水平的不断提高及卫生保健事业的改善，人类的出生率与死亡率下降，其结果是人口平均寿命显著延长，在世界范围内出现人口老龄化，按世界卫生组织的标准，60岁以上老年人口占人口总数的10％以上，称人口老化，该国家或地区亦称为老龄化社会。

由于老年人口的迅速增长，老年人的医疗保健成为极重要的问题之一，随着老年医学的发展，老年人疾病药物治疗学的研究已成为关注的课题。因为药物的药理效应是药物造成机体的客观反应，药物的因素是相对固定的。可是，老年人机体本身已发生许多生理、生化功能的变化，甚至存在某些病理状态，从而影响着药物对老年人的药理效应，甚至药物作用性质的改变。临床实践表明，药物的不良反应在老年人中的发生率远较其他年龄组的病人高，老年人一般患有多种疾病需要治疗，慢性病需长期或终身进行药物治疗。

老年药理学就是针对老年人机体的特点，研究药物的药效学、药动学和不良反应的一门新兴的药理学分支学科。其研究目的就是为了提高药物对老年患者的治疗效果，减少或避免药物的毒副作用，解除老年人疾病的痛苦，提高老年人机体和生命素质、改善生活质量，为老年患者合理用药提供科学依据。

## 二、衰老的特征与学说

### 1. 衰老的特征

衰老是指人整个生命过程中成熟后的一个时期，此时期随时间、年龄的增长而机体的细胞、组织、器官乃至整个机体的功能、感受性和活动能力同步地、进行性地普遍下降的一种不可逆的表现，可以说是一种不可抗拒的和不以人们意志为转移的自然发展规律。人的衰老呈现全身逐渐的衰颓和萎缩现象，机体的储备力量减少，免疫功能下降而防御机制易受破坏，受外来有害因素侵袭时易引起疾病，并容易连锁引起其他疾病的状态，这种现象对于老年人来说是普遍存在的（表8-1）。

表 8-1　老年人形态和功能表现

| 形 态 表 现 | 功 能 表 现 |
| --- | --- |
| 皮肤松弛、发皱 | 视力、听力降低 |
| 毛发变白、脱离、稀少 | 记忆力、思维力逐渐减退 |
| 老年斑出现 | 反应迟钝、行为缓慢、适应力下降 |
| 牙齿脱落、齿骨萎缩 | 心肺功能减退 |
| 性腺和肌肉萎缩 | 代谢失调、酶、激素活力下降 |
| 血管硬化 | 免疫功能下降 |
| 肺和支气管的弹力组织萎缩 | 易罹患多种老年病：心血管病、慢性支气管炎、糖尿病、癌症及老年精神病等 |
| 细胞结构改变 | |

### 2. 衰老的学说

关于衰老的基本过程的学说，基本上可以归纳为遗传性和非遗传性两类理论。前者认为衰老是主动的，遗传程序化了的过程；后者则认为衰老是机体成分如 DNA、RNA、蛋白质、脂类等因各种内外环境因素引起的损伤与修复缺陷导致组织细胞损伤累积的结果。现择主要学说简介如下。

（1）遗传程序学说。

（2）自由基学说 由英国学者哈门（Harman，1956）提出，衰老就是由于细胞代谢过程中自由基产物损害作用的结果，故自由基反应是细胞损害的重要因素，从而导致生物体的衰老甚至死亡。

（3）免疫学说 由沃尔伏德（Walford，1962）提出，认为衰老是自身免疫现象对机体自身组织破坏的结果。

（4）交联学说 由布约克斯坦（Bjorksten，1942）提出，认为体内的核酸、蛋白质等大分子可通过共价键交叉联结成难以分解的聚合物，使它们在体内不能发挥正常功能，使酶活性降低，DNA复制及蛋白质合成障碍，细胞营养受限和细胞内废物累积的严重细胞损害，而导致细胞衰老。

（5）端粒缩短学说 奥洛夫尼科夫（Olovnikov，1973）认为，细胞衰老是由端粒的长度随增龄逐渐缩短所致，染色体端粒，又称端区，端粒是真核生物染色体末端的特殊结构，对染色体具有保护作用，端粒不断缩短，缩短至临危点细胞失去活力，濒临死亡。

### 三、老年人机体各系统组织结构与生理、生化功能的变化

**1. 心血管系统的变化**

随着年龄的增长，心脏重量增加，左心室壁增厚，心包膜下脂肪增多。70岁以上多有心脏淀粉样变性，褐色心，主动脉和二尖瓣膜因纤维化和钙化而增厚变硬，导致心功能下降，心输出量降低。左室充盈度降低，心搏出量减少，心肌收缩期延长，收缩力与顺应性减退，致各器官血流分布减少。

随着年龄的增长，主动脉及其他大动脉的弹力组织减少，胶原增多，钙沉积，导致动脉弹性变小、僵硬，内腔狭窄，造成血流速度减慢，使冠脉及脑、肝、肾等主要脏器的血流减少。主动脉和大动脉弹性减弱，外周血管阻力增加，收缩期血压升高，舒张压略有降低，易发生体位性低血压。

**2. 呼吸系统的变化**

呼吸系统随增龄出现退行性改变，功能减退，60岁肺功能为20岁的75％，老年人肺组织萎缩，肺泡数目减少，肺泡壁变薄，肺泡壁毛细血管显著减少，肺组织弹性下降，肺活量随增龄减少约25％，残气量约增加50％。老年患者易胸闷，疲劳思睡，痰液不易咳出。

**3. 消化系统的变化**

老年人牙釉质磨损、变薄、牙齿部分或全部消失，牙龈萎缩，味蕾减少，使味觉减退。唾液分泌减少，唾液中淀粉酶含量明显减少、活性降低，使食物咀嚼消化功能下降。随增龄食管黏膜上皮逐渐萎缩，平滑肌蠕动输送功能减弱，排空延迟，食管扩张，吞咽困难，出现"老年性食管"。

胃变化表现在运动和分泌功能的减退，胃黏膜变薄萎缩，血流量减少，腺体萎缩，多种细胞分泌功能减弱，胃酸、胃蛋白酶分泌减少，排空时间延长。小肠黏膜因增龄而萎缩，腺体萎缩分泌减少，血流量减少，有效吸收面积减小，吸收能力下降，易致便秘。随年龄增长，肝脏血流量减少，影响肝脏的摄取、转运、代谢和排泄功能，肝脏的解毒能力和蛋白质合成能力降低。

### 4. 泌尿系统的变化

老年人肾脏重量减轻，因肾皮质萎缩所致，肾小球萎缩、肾血流减少。肾单位减少，肾小球的滤过率下降，肾小管排泌功能下降，尿浓缩能力每10年约下降5%，导致肌酐清除率和尿比重下降。老年人膀胱肌肉萎缩，肌层变薄，纤维组织增生，容量变小，膀胱括约肌功能减弱，易出现尿频、尿急、尿外溢，甚至尿失禁。

### 5. 神经系统的变化

脑重量随增龄而下降，脑萎缩多发生于大脑皮质的额叶和颞叶，引起蛛网膜下腔增大、脑室扩大、脑沟变宽与脑回变窄。脑萎缩主要是神经元丧失所致，神经细胞浆内脂褐质沉积，胆碱能纤维和多巴胺能纤维退化，乙酰胆碱酯酶活性下降，胆碱能受体数目减少，乙酰胆碱、多巴胺、去甲肾上腺素、5-羟色胺及 $\gamma$-氨基丁酸水平降低，从而减少了突触与突触间的信息传递。有动脉粥样硬化与血脑屏障退化，导致脑供血不足、脑血管破裂或梗死及易发生神经系统感染性疾病。随增龄脊髓重量逐年减轻，细胞脂褐质沉积，深部腱反射减弱，甚至消失。触觉、温觉及震动觉阈值的升高更为明显。

### 6. 内分泌系统的变化

随着增龄，内分泌细胞、内分泌器官、内分泌轴、激素受体会发生结构、功能的改变，如内分泌器官和内分泌轴的病理性减退或生理性下调，激素合成、转运、代谢、活性以及组织对激素敏感性等方面的变化，胰岛素抵抗出现胰岛素升高，每个细胞内的糖皮质激素受体的绝对数和浓度减少，对糖皮质激素反应性降低。

### 7. 免疫功能的变化

随着增龄，机体免疫功能降低，主要表现为参与细胞和体液免疫的 T 细胞、B 细胞的减少，NK 细胞活性下降，淋巴细胞转化率降低，血清免疫球蛋白 IgA、IgG 水平升高，IgM 无明显改变，但血清中天然抗体减少而自身抗体水平明显升高，外周血液中免疫复合物亦不同程度升高，故老年人易罹患严重感染性疾病、免疫性疾病、肿瘤等。

## 四、老年人药动学与药效学的特点

### （一）老年人体内过程

### 1. 药物的吸收

（1）胃 pH 值的影响　老年人胃黏膜萎缩，胃黏膜主细胞、壁细胞等减少，故胃酸分泌减少，胃液 pH 值升高，使巴比妥类、水杨酸类、保泰松、磺胺异噁唑等弱酸性药物在胃中脂溶性降低，解离增多，但吸收几乎与青年人无差异，需经主动吸收的药物如铁、钙、半乳糖、维生素 $B_1$、维生素 $B_6$、维生素 $B_{12}$ 和维生素 C、木糖等，由于吸收所需的酶、糖蛋白等载体分泌减少而使其吸收减少。

（2）胃肠活动度的影响　胃肠道的肌张力和括约肌的功能随着年龄的增长而降低，老年患者易便秘，增加了小肠对药物的转运时间而吸收增加；但若伴有腹泻则可缩短药物在胃肠的滞留时间而减少吸收。

（3）胃肠与肝血流的影响　老年人胃肠道和肝血流量可减少，则对地高辛、奎尼丁、普鲁卡因胺、氢氯噻嗪的吸收显著减少；肠道外肌内、皮下注射药物的吸收，因局部循环差及肌肉萎缩而血流减少，故其吸收速率下降。

### 2. 药物的分布

（1）机体组成成分的影响　老年人细胞内水分减少，骨骼肌、肝、肾、脑重量减少，脂肪组织增加，水溶性药物如安替匹林、乙醇、吗啡、地高辛、哌替啶、西咪替丁等其表观分布容积变小，而有较高的血药峰浓度与较明显的药理效应；脂溶性药物如地西泮、硝西泮、利多卡因、氯丙嗪、苯巴比妥等的表观分布容积变大，药物在体内形成储存蓄积，消除半衰期延长，药理效应持久，因有效血药浓度维持时间延长而可能增加不良反应。

（2）血浆蛋白结合率改变的影响　老年人肝合成白蛋白的功能下降，当营养不良或有慢性病（如肝、肾疾病）时，血浆白蛋白含量下降更为显著，药物游离型增加，表观分布容积增加，药物作用增强；老年人使用华法林时，应酌减剂量。

**3. 药物的代谢**

药物代谢器官是肝，肝对药物的代谢率受很多因素的影响，肝重量的降低及肝细胞数的减少，说明肝代谢能力下降。老年人肝血流量比年轻人少，肝提取率高，且首关效应显著的药物（硝酸甘油、吗啡、水杨酰胺等）生物利用度增加。老年人肝微粒体药酶活性降低，使药物代谢能力下降，代谢减慢，消除半衰期延长，老年人对巴比妥类、利福平、苯妥英钠或吸烟、饮酒引致的肝药酶诱导反应减弱，由于肝药酶诱导是产生药物耐受性的原因之一，故老年人对许多药物较少发生耐受性。

**4. 药物的排泄**

肾脏是大多数药物排泄的重要器官，老年人肾重量降低，肾小球数目减少，肾小管排泌与再吸收功能下降，在使用主要通过肾排泄的药物时仍应注意减量，如氨基糖苷类抗生素、地高辛、苯巴比妥、磺酰脲类降血糖药、别嘌醇、四环素类、普鲁卡因胺、乙胺丁醇等，否则易因排泄缓慢、半衰期延长而导致药物不良反应。

**（二）老年人药效学特点**

**1. 心血管系统变化对药效学的影响**

老年人每搏心输出量、心脏指数及动脉顺应性下降，总外周阻力上升，压力感受器的敏感性降低，对缺氧、儿茶酚胺等刺激的反应明显下降，对β受体激动药和阻断药反应性均降低，应用降压药、利尿药易引起直立性低血压。老年人肝合成凝血因子的能力衰退，血管发生退行性病变，止血反应减弱，故对肝素和口服抗凝血药物非常敏感，一般治疗剂量可引起持久血凝障碍，并有自发性内出血的危险。

**2. 神经系统变化对药效学的影响**

老年人脑萎缩，脑神经细胞数目减少，脑血流量降低，导致中枢神经系统功能减退。中枢抑制药的作用增强，如服用巴比妥类催眠药后，常见兴奋躁狂或次晨的宿醉现象；吗啡的镇痛作用时间显著长于年轻人，呼吸更易抑制；地西泮引起醒后困倦或定位不准反应；中枢抑制性降压药利血平或氯丙嗪、抗组胺药及皮质激素等引起明显的精神抑郁和自杀倾向；氨基糖苷类抗生素、依他尼酸易致听力损害等。

**3. 内分泌系统的变化对药效学的影响**

随着增龄内分泌功能发生改变，各种激素受体数量改变，从而导致对药物反应性的差别。更年期后适当补充性激素可缓解机体的不适症状和防止骨质疏松。但不宜大量长期使用，因为过量的雌激素会引起子宫内膜癌和乳腺癌，雄激素过量可造成前列腺肥大或癌变。老年人对胰岛素和葡萄糖的耐受力下降，大脑对低血糖的耐受力亦差，在使用胰岛素时，易引起低血糖反应或昏迷。老年人的细胞免疫和体液免疫功能减弱，一般主张无肝、肾功能障碍患者，抗菌药物的剂量可稍增加或疗程适当延长以防感染复发。

### 五、老年患者用药的基本原则

老年人药物的体内过程和药理作用明显不同于年轻人，对老年患者的合理用药、提高药物的疗效、减少药物的不良反应，在老年人疾病防治及保健方面具有重要意义。

**1. 选药合理**

老年人在用药前应了解其疾病史、用药史及目前用药情况，在此基础上首先做出正确的疾病诊断，明确用药指征，选择疗效肯定、能缓解症状、纠正病理过程或消除病因的药物，老年人除急症或器质性病变外，应尽量少使用药物。当老年患者必须进行药物治疗时，则应用最少药物最小有效剂量，一般不超过 3～4 种药物，以避免药物相互作用而产生严重的不良反应。

**2. 合适的剂型和恰当的剂量**

老年人用药应从小剂量开始，逐渐增加至个体最合适的获得满意疗效的治疗剂量，应根据年龄、体重、体质情况，以成人用量的 1/5、1/4、1/2、2/3、3/4 顺序用药，最好是监测血药浓度与肾功能并据此调整剂量实行剂量个体化，剂量调整系数 $= 1/F(K_f - 1) + 1$，$K_f$ 表示肾功能降低或肾病患者的肾排泄功能，即其肌酐清除率除以肌酐清除率正常值 (120ml/min) 而得，以下列公式计算调整剂量和给药间隔时间，即：

$$肾功降低者或肾病患者给药剂量 = 正常人剂量/剂量调整系数$$

$$肾功降低者或肾病患者给药间隔时间 = 正常人给药间隔时间×剂量调整系数$$

老年人吞咽片剂或胶囊困难，尤其量较大时，故老年患者宜选用颗粒剂、口服液或喷雾剂，病情紧急者可静注或静滴给药。老年人由于胃肠功能减退和不稳定，将影响缓、控释药物制剂的释放，故不宜使用缓、控释药物制剂。

**3. 掌握用药最佳时间**

对消化道具刺激性的药物如四环素类抗生素、铁剂等一般是在饭后给药，但健胃药、利胆药、抗酸药、胃肠解痉药、驱肠虫药、盐类泻药等宜在饭前服用。掌握最佳时间的用药，是提高药物疗效和减少不良反应的重要措施，老年糖尿病患者的胰岛素治疗，上午 10 点钟用药，降血糖作用强。对需长期应用皮质激素者，待病情控制后，宜将 2d 的给药总量于隔日上午 6～8 点一并给予，既可填补皮质激素每日分泌高峰后出现的低谷期，又可减少对肾上腺皮质功能的抑制，疗效好，不良反应亦较少。

**4. 控制嗜好与饮食**

老年患者用药期间控制烟、酒、茶嗜好及日常饮食颇为重要，吸烟可诱导肝微粒体药酶系统，从而增强尼可刹米、咖啡因、茶碱、非那西汀等药物的代谢，血药浓度降低。酒也是药物代谢酶的诱导物，可加速戊巴比妥、华法林及甲苯磺丁脲等药物的代谢。铁剂和抗精神病药氟奋乃静、氟哌利多不宜与茶饮料同服，因形成沉淀不易吸收。老年人低蛋白血症等营养不良，需给予食物营养补充纠正，否则难以耐受抗癌、抗菌化学治疗药物的治疗，影响疗效。但当服用四环素、多西环素时切忌同饮牛奶，因生成络合物而影响吸收。老年人糖尿病患者若不控制饮食，则降血糖药物是绝不可能取得满意疗效的；强心苷、降血压药要取得较佳的疗效，需限制食物中的盐分；使用利尿药时，应限制含钾盐丰富的食物；食用富含 B 族维生素的食物，可补充饮酒老年患者该类维生素的缺乏，故用药期间注意食物的选择是为了更好地发挥药物的疗效。

**5. 提高对用药的依从性**

依从性是指谨慎地遵照医嘱服药的程度，这是治疗获得成功的关键，它可以用依从指数（CI），即已服药量/处方所开药量×100％，作为判断依从性的参数。CI 愈大，表示用药的依从性愈好。老年患者依从性差的原因较多，首先表现为精神活动功能的减弱和情感的变化，如注意力不集中、记忆力下降、易固执己见和产生偏见或同时有多种疾病，而需用药多且复杂等，特别是阿尔茨海默病、抑郁症或独居孤寡患者，更应警惕防止误服和过量服药。为获得老年患者药物治疗较佳的效果，医务人员应尽量提高其依从性，尽量简化治疗方案，用药宜简单，尽量减少用药次数和合并用药，向其耐心解释处方所开药物的应用目的、剂量、用法及疗程，以免老年患者漏服、忘服、错服和多服而影响疗效和增加不良反应，必须长期用药者，应取得家属、邻居、亲友的协助监督，最好是在社区医疗保健监控下用药。

## 六、老年患者常用治疗药物注意事项

**1. 抗菌药**

老年患者的抗感染治疗原则：①老年患者常有肝功能障碍，主要经肝灭活的抗生素如氯霉素、红霉素、新霉素、四环素等，应慎用或禁用。②老年患者肾功能减退，药物肾清除减慢，易发生具肾毒性的氨基糖苷类、四环素类、氨苄西林、羧苄西林等的蓄积性中毒，尤以第八对脑神经损害最为突出，故应根据肾功能减退情况适当减量或延长给药间隔时间。③老年患者患感染性疾病，宜选用青霉素类和头孢菌素类、氟喹诺酮类杀菌药。抗菌药物一旦选定，在疗效未确定之前疗程不应少于 5d，不超过 14d。

**2. 中枢神经系统药物**

（1）镇静催眠药 老年人对巴比妥类敏感性增高，用后可引起不安、语言迟钝、智能障碍、假性痴呆及药物依赖性等，故尽可能不用，而常用苯二氮䓬类，虽此类药物亦有宿醉现象、药物依赖性等不良反应，但安全范围较大，尤其是替马西泮因其半衰期较短（约 11h），更适于老年人。

（2）抗精神失常药 老年人对吩噻嗪类、硫杂蒽类及丁酰苯类抗精神病药较敏感，易出现不良反应，氟哌利多抗精神病作用强，尤适用于老年人以兴奋躁动、幻觉、妄想为主的精神分裂症，应注意锥体外系不良反应。治疗老年焦虑症常用苯二氮䓬类，安全范围大，地西泮的活性代谢产物奥沙西泮的半衰期长（约 28h），故应从小剂量开始。马普替林对失眠、焦虑具有治疗作用，为抗老年人抑郁症的首选药；抑郁症或抑郁状态的治疗选用阿米替林。帕金森病首选治疗药左旋多巴，常与增效药卡比多巴合用，也可使用金刚烷胺；溴隐亭与左旋多巴合用效果较好。

**3. 心血管系统药物**

老年高血压治疗药首选 β 受体阻断药阿替洛尔、拉贝洛尔及钙拮抗药硝苯地平，降压效果好且安全。老年高血压患者宜采用 β 受体阻断药与噻嗪类利尿药合并使用。老年人由于肾功能减退，对强心苷非常敏感，易产生中毒，失钾可增加强心苷的心脏毒性，故老年人应根据肌酐清除率来调整地高辛的用量。

**4. 内分泌系统药物**

老年人对糖皮质激素反应的个体差异较大。患风湿性关节炎，服用可的松后易发生股骨和胫骨骨折，应合并应用钙剂和维生素 D。老年人糖尿病发病率较高，可口服降血糖药，如甲苯磺丁脲、格列吡嗪、格列喹酮，格列齐特不但降糖作用强，且还具有降低血小板黏附性和改善微循环作用，故最适用于糖尿病伴有心、脑血管并发症的老年患者。

雌激素最常用于老年人的更年期综合征、绝经期后乳腺癌、骨质疏松和前列腺癌转移等，但不良反应较多，使用时需注意，要严格控制适应证。

# 第三节　妊娠期用药

## 一、妊娠期药代动力学特点

因胎儿生长发育的需要，孕妇体内各系统发生一系列适应性的生理变化。胎儿、胎盘的存在及激素的影响，药物在孕妇体内的吸收、分布、代谢和排泄过程，均有不同程度的改变。

（1）药物的吸收　药物口服时，生物利用度与其吸收相关。妊娠期间胃酸分泌减少，胃排空时间延长、胃肠道平滑肌张力减退，肠蠕动减慢、减弱，使口服药物吸收延缓，吸收峰值后推且峰值常偏低。另外，早孕时有些呕吐频繁的孕妇其口服药物的效果更受影响。

（2）药物的分布　妊娠期孕妇血容量增加 35%～50%，血浆增加多于红细胞增加，血液稀释，心排出量增加，体液总量平均增加 8000ml，故妊娠期药物分布容积明显增加。

（3）药物与蛋白结合　妊娠期白蛋白减少，使药物分布容积增大。妊娠期很多蛋白结合部位被内分泌素等物质所占据，游离型药物比例增加，使孕妇用药效力增高。体外试验表明妊娠期药物非结合型增加的常用药有地西泮、苯妥英钠、苯巴比妥、利多卡因、哌替啶、地塞米松、普萘洛尔、水杨酸、磺胺异噁唑等。

（4）药物的代谢　妊娠期肝微粒体酶活性有较大的变化。妊娠期高雌激素水平的影响，使胆汁淤积，药物排出减慢，使肝清除速度减慢；妊娠期苯妥英钠等药物羟化过程加快，可能与妊娠期间胎盘分泌的孕酮有关。

（5）药物的排泄　孕妇随心搏出量和肾血流量的增加，肾小球滤过率增加约 50%，肌酐清除率也相应增加，从肾排出的过程加快，尤其某些主要从尿中排出的药物，如注射用硫酸镁、地高辛和碳酸锂等。但晚期和妊娠高血压综合征患者肾血流量减少，肾功能受影响，又使由肾排出的药物作用延缓，药物排泄减慢减少，反使药物容易在体内蓄积。

## 二、药物在胎盘的转运

在妊娠整个过程中，母体-胎盘-胎儿形成一个生物学和药代动力学单位，三者中胎盘这一胎儿的特殊器官起着重要的传送作用。

**1. 药物在胎盘的转运部位**

胎盘功能极为复杂。它不但有代谢和内分泌功能，且具有生物膜特性，故相当多的药物可通过胎盘屏障进入胎儿体内。药物在胎盘的转运部位是血管合体膜（VSM），膜的厚度与药物的转运呈负相关，与绒毛膜表面积呈正相关。妊娠晚期时 VSM 厚度仅为早期妊娠的 10% 左右。

**2. 胎盘转运药物的方式**

（1）简单扩散作用　葡萄糖等的转运即属此类型。

（2）主动转运　需消耗能量，氨基酸、水溶性维生素及钙、铁等在胎儿血中浓度均高于母血，通过此形式经胎盘转运。

（3）胞饮作用 药物可通过合体细胞吞饮作用进入胎体。

**3. 药物通过胎盘的影响因素**

胎盘对药物转运的程度和速度受以下因素影响。

（1）药物的脂溶性 脂溶性高的药物易经胎盘扩散进入胎儿血循环。如安替比林、硫喷妥钠。

（2）药物分子的大小 小分子量药物比大分子量药物的扩散速度快，易通过胎盘。

（3）药物的离解程度 离子化程度低的药物经胎盘渗透较快。

（4）与蛋白的结合力 药物与蛋白的结合力与通过胎盘的药量成反比。

（5）胎盘血流量 胎盘血流量对药物经胎盘转运有明显影响，如孕妇患感染性疾病，合并糖尿病、妊娠高血压综合征等，使胎盘的渗透及转运发生变化，使正常情况下不易通过胎盘屏障的药物变得容易通过。

## 三、胎儿的药代动力学特点

尤其当并用苯巴比妥时，药酶被诱导，苯妥英钠转化量增多，致畸作用也增强。妊娠 11~14 周开始胎儿肾虽已有排泄功能，但发育未完全，药物易积蓄，可能对胎儿器官造成影响。现在有了一个新课题：为治疗孕妇宫内的胎儿而用药的胎儿治疗学。如给孕妇间断吸 $O_2$ 并用药治疗胎儿心律失常，用肾上腺皮质类固醇促胎肺成熟，防治肺玻璃样变等。

## 四、妊娠期合理用药问题

孕妇用药治疗疾病，使其尽早痊愈，有利于胚胎和胎儿的生长发育，但所用药物有时却对胚胎、胎儿有损害，其损害程度又与用药时的胎龄密切相关。不同孕期用药适应证常常不同，对胎儿的损害也有很大差别。

**1. 妊娠早期用药**

受精卵着床于子宫内膜前谓之着床前期。此期虽然对药物高度敏感，但如果药物损害严重，可造成极早期流产，此期如曾短期服用少量药物，不必过分忧虑。关键在于受孕后的3~12 周，这时是胚胎、胎儿各器官处于高度分化、迅速发育的阶段，药物影响此过程，可能导致某些系统和器官畸形。妊娠 12 周内是药物致畸最敏感的时期，故此期用药应特别慎重。

（1）用药与致畸的关系 畸形主要发生在器官形成期。妊娠 4 个月以后，胎儿绝大多数器官已形成，药物致畸的敏感性降低，虽然不致造成严重畸形，但对尚未分化完全的器官（如生殖系统）仍有可能受损；神经系统在整个妊娠期间持续分化、发育，故药物的影响一直存在。此外，有些药物对胎儿的致畸作用，不表现在新生儿期，而是在若干年后才显示出来。如孕妇服用己烯雌酚致生殖道畸形或阴道腺癌，胎儿出生后，至青春期才明显表现出来。

（2）药物致畸性的评定 致畸因素很多，致畸原因往往不明确，现将经临床实践证明有致畸作用的药物简述如下。

① 乙醇 早孕期日用量超过 2g，先天畸形发生率增加 2~3 倍。

② 抗肿瘤药物 如白消安、苯丁酸氮芥、氮芥、环磷酰胺、甲氨蝶呤、氟尿嘧啶、溶癌灵等。

③ 抗生素 如青霉胺、四环素、氯霉素等。

④ 性甾体激素 如己烯雌酚、氯米芬等。

⑤ 戊酸钠、三甲双酮、苯妥英钠、沙利度胺（反应停）及香豆素类（如华法林）。

这些药物应列为早孕期禁忌之列。但上述列举的资料是不全面的，因未列入的并非无致畸性而已列入的也未必是致畸性最强的。另外，具有致畸性能的药物应用后是否出现畸形与孕妇所用该药的时间长短、剂量大小、胎龄等均有关系。

（3）药物对胎儿危害的分类标准 美国药物和食品管理局于 1979 年，根据动物实验和临床实践经验及对胎儿的不良影响，将药物分为 A、B、C、D、X 五类。

① A 类 动物实验和临床观察未见对胎儿有损害，是最安全的一类，如青霉素钠。

② B 类 动物实验证实对胚胎没有危害，但临床研究未能证实或无临床验证资料。多种临床常用药属此类，如红霉素、磺胺类、地高辛、氯苯那敏等。

③ C 类 仅在动物实验证实对胎仔有致畸或杀胚胎的作用，但在人类缺乏研究资料证实，如硫酸庆大霉素、氯霉素、盐酸异丙嗪等。

④ D 类 临床有一定资料表明对胎儿有危害，但治疗孕妇疾病的疗效肯定，又无代替之药物，其效益明显超过其危害时，再考虑应用，如抗惊厥药苯妥英钠，以及链霉素等。

⑤ X 类 证实对胎儿有危害，为妊娠期禁用的药物。

**2. 中期和晚期妊娠用药问题**

妊娠中晚期，药物对胎儿的致畸可能性减少。药物的不良影响主要表现在牙、神经系统和女性生殖系统，此时期用药要根据用药适应证权衡利弊做出选择。

**3. 妊娠期用药原则**

单药有效的避免联合用药，有疗效肯定的老药避免用尚难确定对胎儿有无不良影响的新药，小剂量有效的避免用大剂量。早孕期间避免使用 C 类、D 类药物。若病情急需，要应用肯定对胎儿有危害的药物，则应先终止妊娠，再用药。

## 五、妊娠期常用药物

市场上的药物品种繁多及妊娠期的特殊性，使临床医师在妊娠期用药的复杂性增加。为叙述方便，将常用的若干药物分别介绍如下。

**1. 抗感染药物**

在妊娠全过程中，孕妇发生细菌性感染、真菌性感染、寄生虫感染或病毒感染的概率并不罕见。

（1）抗生素 大部分抗生素属于 A 类或 B 类，一般来讲对胚胎、胎儿的危害小，可安全应用。但有些抗生素对胎儿的不良影响要引起足够重视，如链霉素、庆大霉素和卡那霉素对听神经有损害；氯霉素可导致"灰婴综合征"；四环素可致乳牙色素沉着和骨骼发育迟缓；呋喃妥因可能导致溶血；磺胺类药物在胎儿体内与胆红素竞争蛋白，可能导致核黄疸。这些药物妊娠期不宜应用。

（2）抗真菌药 应用克霉唑、制霉菌素未见对胎儿有明显不良影响。但灰黄霉素可致连体双胎；酮康唑可对动物致畸，虽人类中无证据，如孕妇确有应用指征（如真菌性败血症危及孕妇生命），需衡量利弊作出决定，本品可分泌到乳汁，增加新生儿核黄疸的概率，应慎。

（3）抗寄生虫病药 甲硝唑在动物有致畸作用，但临床未得到证实，孕早期不用为宜，孕中、晚期可选用。抗疟原虫的奎宁致畸作用较肯定应禁用；而氯喹的安全性相对大些，在东南亚疟疾高发区用的机会多，利大于弊。

（4）抗病毒药　病毒感染的治疗中，抗病毒药物的安全性，临床资料不多。如利巴韦林（病毒唑）、阿昔洛韦、阿糖腺苷、更昔洛韦等可用于重症全身性病毒感染。某些孕期病毒感染可引起胎儿宫内感染，导致流产、畸形、胎死宫内、胎儿宫内发育迟缓、新生儿期感染或青春期发育障碍，孕期是否应用抗病毒治疗值得进一步探讨。

**2. 强心和抗心律失常药**

大多数对胎儿是安全的，常用的洋地黄制剂能迅速经胎盘进入胎儿体内，近年开始用地高辛及抗心律失常药物如奎尼丁、利多卡因等治疗胎儿宫内心动过速、心律失常，并取得疗效。

**3. 抗高血压药**

β肾上腺素能受体阻断药如普萘洛尔常用于治疗妊娠期心动过速，迄今无致畸报道，中枢性抗高血压药如甲基多巴、可乐定等列为 C 类药，孕期慎用；钙拮抗药如硝苯地平及血管舒张剂如肼屈嗪也属 C 类药，新型的不含巯基的血管紧张素转换酶抑制药如螺普利既是一线降压药，也是治疗心衰的一线药，孕期可慎用。

**4. 抗惊厥药**

常用的水合氯醛未发现不良作用；适量应用硫酸镁治疗妊娠高血压综合征，而临床最常用的抗惊厥药是苯妥英钠，一方面实验室及临床资料均证明，长期用药可致畸，分娩过程中应用对新生儿有不同程度的抑制作用，另一方面应用此药抗惊厥可获得显著疗效。故要权衡利弊决定是否应用。

**5. 平喘药**

氨茶碱类平喘药仍为常用药，但应注意剂量和用药时间，属于 C 类药。

**6. 降血糖药**

应用胰岛素使妊娠合并糖尿病的围产婴儿死亡率由 60％左右下降至 3％左右。药物治疗时，甲苯磺丁脲有致畸作用的报道，苯乙双胍（降糖灵）可使新生儿黄疸加重，这些药物均属 D 类药。第二代磺酰脲类口服降血糖药对胎儿的不良影响缺乏临床资料，也为孕妇禁用之药物。胰岛素为 B 类药，安全性大，不能通过胎盘，动物试验无致畸作用，是目前最常用的降血糖药。

**7. 止吐药**

早孕妊娠呕吐剧烈者需要治疗，偶尔短期应用止吐药危害不大，但要选择用药，D 类药禁用，C 类药应慎用，可选用 B 类药美克洛嗪和塞克利嗪。

**8. 肾上腺皮质激素**

孕妇可选用 B 类药泼尼松、泼尼松龙，而地塞米松被列为 C 类药。

**9. 性激素类药**

妊娠期间雄性激素和雌性激素均应不用，因可引起男婴女性化、女婴男性化，孕早期用己烯雌酚可致女婴青春期后阴道腺癌、透明细胞癌的发生。习惯性流产确定是由于孕酮不足而引起流产者，可应用天然的孕激素黄体酮，且不宜大剂量、长时间应用。

## 六、分娩期临床用药

分娩过程中出现合并症、并发症或胎儿出现宫内窘迫时需用药。包括宫缩剂、宫缩抑制剂、解痉镇静剂、血管扩张剂、强心利尿剂及抗生素等。

**1. 产程中镇痛药、麻醉药的应用**

哌替啶是分娩镇痛常用的药物，肌内注射 50～100mg 镇痛作用可持续 4h，血中最高浓度为用药后 2～3h，为使药物对呼吸抑制的副作用降至最低程度，要计算好注射药物到胎儿娩出时间。胎儿娩出时间应避开药物在胎儿体内的浓度高峰，尽可能让出生时新生儿体内的药物浓度处于低水平。故让胎儿在用药后 1h 内或 4h 后娩出为好。

**2. 子宫收缩药和子宫收缩抑制药的应用**

胎儿娩出前不使用麦角制剂，因其导致强直性子宫收缩。诱发宫缩（引产）和促进分娩的常用方法是静脉滴注缩宫素、加强监护、调整药物用量、静滴速度，可保持子宫的节律性收缩。

治疗早产常用的药物有两类：一类是直接抑制子宫收缩药（如硫酸镁、硝苯地平、沙丁胺醇），另一类是前列腺素合成酶抑制药（地诺前列酮、地诺前列素）。

**3. 防治子痫抽搐药物**

先兆子痫和子痫对母胎的危害均很大，首选药物为硫酸镁。

（1）硫酸镁的作用机制　镁离子可抑制运动神经末梢对乙酰胆碱的释放，阻断神经肌肉接头的传导，从而使骨骼肌松弛，尚可使血管内皮合成前列环素（PGI）增多，血管扩张，痉挛解除，血压下降；镁依赖的 ATP 酶恢复功能，有利于钠泵的转运，达到消除脑水肿、降低中枢神经细胞兴奋性、制止抽搐的目的。

（2）用药方法　肌内注射和静脉给药，日总量控制在 20～25g。

（3）毒性反应　硫酸镁过量可使心肌收缩功能和呼吸受抑制，危及生命。

（4）注意事项　用药前及用药中均应密切观察患者，测定血镁浓度；定时检查膝反射，膝反射必须存在；呼吸必须大于 16 次/min，尿量不少于 25ml/h，24h 尿量应大于 600ml。治疗时需备好钙剂作为解毒剂（10% 葡萄糖酸钙），以及 $O_2$、人工呼吸等抢救用品。

## 七、哺乳期临床合理用药

母乳喂养不仅有利于乳儿的生长发育，还可增进母婴感情，但由于相当多的药物可通过乳汁转运被乳儿吸收，有些药物可能影响乳汁的分泌和排泄，故哺乳期临床合理用药日益受到重视。

药物通过母乳进入新生儿体内的数量，与两方面因素有关：一是药物分布到乳汁中的数量；二是新生儿能从母乳中摄入药物的量。

药物分子量小、离解度高、脂溶性高且呈弱碱性者，在乳汁中含量高。如服用甲硝唑、异烟肼、红霉素和磺胺类药物，乳汁中的药物浓度约为乳母血清中该药浓度的 50% 左右，应慎用。

药物进入新生儿体内后，因其血浆白蛋白含量少，与药物结合的能力又差，致使具有药理活性的、游离性药物增多，新生儿肝功能尚未健全，葡萄糖醛酸转移酶活性低，影响了新生儿对多种药物的代谢，新生儿消除药物代谢物的能力低下，易致药物中毒。抗肿瘤药、锂制剂、抗甲状腺药及喹诺酮类，在哺乳期为忌用药；应用抗滴虫和抗厌氧菌感染的药物硝咪唑类及放射性药物时，应暂停哺乳，直至放射性消退后，再开始哺乳，如用放射性钠至少停止哺乳 4d。哺乳期允许应用的药物，也应掌握适应证，适时适量应用。

# 第四节　新生儿用药

## 一、新生儿对药物反应的特点

新生儿指胎儿从出生至生后 28d 的小儿。新生儿的特点：①脏器功能发育不全，酶系统发育尚未成熟，药物代谢及排泄速度慢。②随出生体重、胎龄及生后日龄的改变，药物代谢及排泄速度变化很大。③患儿之间个体差异很大。④在病理状况下，各功能均减弱。

因此，新生儿所用药物剂量及给药间隔、途径等，应随小儿成熟程度和病情不同而不同。

## 二、新生儿药代动力学的特点

### 1. 药物的吸收与给药途径

（1）经胃肠道给药　药物的口服吸收主要取决于胃酸度、胃排空时间和病理状态。

疾病状态如腹泻可进一步减少药物的吸收。胃液 pH 值影响药物的吸收率，而胃排空时间延长可增加药物与胃黏膜接触时间使药物吸收增多。能吃奶的或经鼻饲给药能耐受的新生儿，经胃肠道给药安全。

（2）胃肠道外给药

① 皮下或肌内注射　吸收速度取决于局部血流及药物特性。如地高辛肌注吸收差，苯巴比妥口服吸收差，肌注吸收快。新生儿皮下脂肪少，不适用于皮下注射。较大的新生儿，可用肌内注射。

② 静脉给药　药物直接入血并迅速分布到作用部位，发挥治疗作用，是危重病儿可靠的给药途径，静注高渗药物可引起高渗血症的危险。许多药物具有高渗性，短期大量输入静脉可造成高渗血症，如 10% 葡萄糖液。为预防医源性高渗血症对新生儿的损伤，在用药时应了解所用药物的渗透压，尽量避免在短期内重复、大剂量使用多种高渗药物，必要时监测新生儿血渗量。新生儿静脉给药时应注意：a. 按规定速度给药；b. 有些药物渗出可引起组织坏死；c. 反复应用同一血管可产生血栓性静脉炎，应变换注射部位，并避免用高浓度溶液。

### 2. 药物的分布

药物吸收后经血循环迅速分布到全身，而且与组织大小、脂肪含量、体液的 pH 值、药物的脂溶性和分子量、与蛋白的结合程度及生物屏障等因素有关。

（1）体液及细胞外液容量大　初生时，总体液占体重的 80%，细胞内液 35%，细胞外液 45%，使水溶性药物的分布容积增大，结果血药峰浓度降低而药物最大效应减弱，又使药物代谢与排泄减慢，延长药物作用的维持时间。

（2）脂肪含量低　脂溶性药物浓度增高，脑组织富含脂质，血脑屏障发育未完善，新生儿易出现药物中毒及神经系统反应。

（3）血浆蛋白结合率低　新生儿对药物的蛋白结合率低的原因：①血浆蛋白浓度低；②蛋白与药物的亲和力低；③血 pH 值较低，影响药物与白蛋白结合；④存在竞争物（如胆红素），如水杨酸类、磺胺类可竞争血浆蛋白。

（4）血脑屏障发育不完善　新生儿血脑屏障易被透过，游离药物可自由通过，有助于对细菌性脑膜炎的治疗。但有些药物如磺胺类等与胆红素争夺白蛋白，使游离胆红素增加，透过血脑屏障可引起核黄疸。药物容易穿过向脑组织转运增加的药物有全身麻醉药、镇静催眠药、吗啡等镇痛药。

新生儿最好避免使用吗啡及巴比妥类药物。

**3. 药物的代谢**

药物代谢的脏器是肝，代谢速度取决于肝大小和酶系统的代谢能力。大多数脂溶性药物，需与葡萄糖醛酸、甘氨酸、乙酰基或硫酸盐等结合成为水溶性物质而排出。新生儿葡萄糖醛酸转移酶活性低，药物代谢清除率减慢。与葡萄糖醛酸结合后排泄的药物如吲哚美辛、水杨酸盐和氯霉素，必须减量和延长给药时间间隔。但新生儿的硫酸结合能力好，可对葡萄糖酸结合力不足起补偿作用。影响新生儿药物代谢的因素很多，要全面考虑，综合分析，实现用药个体化。

**4. 药物的排泄**

肾是药物排泄的主要器官，新生儿肾组织结构未发育完全，肾小球数量较少，主要以原形由肾小球滤过及肾小管分泌排泄的药物消除较慢。

### 三、新生儿药物监测的重要性及常用药物

**1. 新生儿药物监测的重要性**

（1）日龄、胎龄、病理等因素使不同的药物代谢有较大差异，即使严格按体重计算剂量投药，血浆中的药物浓度也可能相差很大。而新生儿时期个体差别较任何年龄组均大。

（2）多数常用药物如抗生素、抗惊厥药等不能只根据治疗反应来决定用药。

（3）药物安全及中毒范围较窄，不良反应发生率较儿童及成人高2～3倍。

**2. 需检测血药浓度的常用药物**

如庆大霉素、头孢噻肟钠、地高辛、苯巴比妥、氨茶碱、氯霉素。

### 四、母乳哺养的新生儿用药

药物可通过乳汁进入新生儿体内，但其量很少超过摄入量的1％～2％。但不同的药物在乳汁中的含量可以有较大的差别，服用乙醇、异烟肼及甲硝唑等药物后，则乳汁中其含量高。母亲必须注意服用药物对婴儿的危害性，避免滥用。

（1）哺乳期应禁用的药物 激素类、避孕药、抗代谢药、甲状腺功能抑制药、溴化物、麦角碱类、锂制剂、单胺氧化酶抑制剂、氯霉素、克拉霉素、利福喷丁、甲硝唑、阿苯达唑、噻苯唑、舒林酸、曲酮唑、酮康唑、伊曲康唑、抗焦虑药、苯茚二酮以及有放射性的同位素制剂等药物。如必须进行放射性核素检查时，应待放射性核素排清后再哺乳。

（2）哺乳期应慎用的药物 如镇静剂、抗惊厥药、抗心律失常药或抗精神失常药、阿司匹林、青霉素、磺胺药、广谱抗生素及可吸收的导泻剂等。

（3）暂停授乳的药物 如喹诺酮类、头孢克肟、头孢泊肟酯、磺马曲坦、甲吲洛尔等。

### 五、新生儿用药的特有反应

**（一）对药物有超敏反应**

新生儿中枢神经系统发育尚未健全，对中枢神经系统药物敏感，用吗啡可引起呼吸抑制；常规剂量的洋地黄即可出现中毒。对酸、碱和水、电解质平衡的调节能力差，过量的水杨酸盐可致酸中毒，氯丙嗪易诱发麻痹性肠梗阻，使用糖皮质激素时间长即可诱发胰腺炎。

**（二）药物所致新生儿溶血、黄疸和核黄疸**

生理性黄疸是出生后 2～3d 出现，大约 2 周自然消退。新生儿应用某些药物可使血中游离胆红素升高，加重黄疸，甚或诱发胆红素脑病或核黄疸。

**1. 易引起新生儿溶血或黄疸的药物**

药物引起黄疸或溶血的途径有以下三条。

（1）溶血　红细胞 6-磷酸葡萄糖脱氢酶缺乏的新生儿发生溶血的概率高。水溶性维生素 K、磺胺类、萘啶酸、呋喃唑酮和噻嗪类利尿药，致红细胞还原型谷胱甘肽水平低，易导致溶血性贫血，而加重黄疸。

（2）影响肝细胞处理胆红素的能力。

（3）增加胆红素自肠道再吸收　应用减少肠蠕动的药物或杀灭肠道菌群的药物，使胆红素在肠内的吸收量增多，又使胆红素不能正常地被正常菌群还原为尿胆原，被再吸收入血。

**2. 胆红素脑病发病机制**

迄今发病机制未明，但是多数研究提示血清游离胆红素升高或血脑屏障通透性降低与发病有关。如头孢曲松钠和头孢哌酮钠以及脂肪制剂等药物在体内竞争白蛋白结合位点，可致血清游离胆红素增高；此外，快速滴注高渗葡萄糖或碳酸氢钠可使患者血浆渗透压达到或超过 345mmol/L，可致胆红素沉积于脑组织诱发胆红素脑病。

孕妇用药物后可通过胎盘进入胎儿体内产生不同影响。孕妇分娩时用地西泮，其娩出的新生儿胆红素水平增高。孕妇应用头孢噻啶、头孢噻吩钠、氨苄西林、异烟肼、利福平、苯妥英钠等具有引起免疫性溶血的药物，并产生 IgG 抗体，该抗体可经胎盘进入胎体内，出生后新生儿，用相同药物可发生药物免疫性溶血，使黄疸加深加重。

**3. 新生儿黄疸的药物治疗**

（1）酶诱导剂　因新生儿肝微粒体酶仅为成人的 1%～2%，酶诱导剂可诱导肝细胞微粒体合成葡萄糖醛酸转移酶，提高肝清除胆红素的能力，一般需用药 2～3d 才开始显效。常用药物为苯巴比妥和尼可刹米。苯巴比妥还可增加肝细胞内蛋白含量，使肝细胞膜的通透性提高，从而增加肝细胞膜摄取未结合胆红素的能力。

用药剂量：苯巴比妥 5mg/(kg·d)，分 2～3 次服用。此外，还可应用 10% 活性炭溶液。

（2）抑制溶血过程　常用的药物为泼尼松或氢化可的松。

（3）减少胆红素形成　锡-原卟啉与胆红素结构相似，能抑制微粒体胆红素加氧酶，降低血清胆红素水平，用于新生儿 ABO 溶血也有效。

为减少游离的未结合胆红素，还可输注白蛋白。

**（三）高铁血红蛋白症**

新生儿对易致高铁血红蛋白症的药物极敏感，原因有：一是新生儿红细胞内 6-磷酸葡萄糖脱氢酶和谷胱甘肽还原酶不足；二是由于红细胞内高铁血红蛋白还原酶和促酶活性低，若服用具有氧化作用的药物，不能使高铁血红蛋白还原逆转，可引起高铁血红蛋白症。长效磺胺、亚甲蓝、苯佐卡因以及与其类似的局麻药、硝酸盐、次硝酸铋和经皮吸收的含苯胺或氯苯胺化合物等具有氧化作用的药物有诱发高铁血红蛋白症的可能，应慎用。

**（四）出血**

新生儿肝功能及凝血功能不完善，用药稍不当即可引起出血，如服用阿司匹林等非甾体抗炎药、抗凝血药等可引起消化道出血，应用保泰松、皮质激素类、三氟拉嗪、氯丙嗪、庆大霉素、卡那霉素、多黏菌素、青霉素、磺胺类药、环磷酰胺、秋水仙碱、肝素等，甚至静脉输注高渗溶液均有可能导致颅内出血、出血性坏死性肠炎。

（五）神经系统毒性反应

新生儿的神经系统仍在发育阶段，血脑屏障发育未成熟，药物易透过血脑屏障，直接作用于较脆弱的中枢神经系统，产生不良反应，如吗啡类药物易引起呼吸抑制；抗组胺药、苯丙胺、氨茶碱、阿托品可致昏迷或惊厥；皮质激素易引起手足搐搦；卡那霉素、庆大霉素等氨基糖苷类药物易致听神经损害；呋喃妥因不但引起前额疼痛且可能引起多发性神经根炎。

（六）灰婴综合征

氯霉素应用于新生儿，可能出现厌食、呕吐、腹胀，进而发展为循环衰竭，全身呈灰色称为"灰婴综合征"，其死亡率很高，尤其剂量超过 100mg/(kg·d) 时发生此症的机会更高；近年来由于耐氨苄西林的流感嗜血杆菌出现，氯霉素在新生儿中再度被启用，但必须进行血药浓度监测，其治疗药物血药浓度范围为 10～25mg/L，如无血药浓度监测条件，则尽量不用。

## 六、新生儿常见疾病的合理用药

（一）新生儿窒息

新生儿窒息是新生儿死亡及伤残的主要原因之一，也是出生后常见的紧急情况，必须积极抢救和正确处理，以降低死亡率及预防远期后遗症。

发病的常见原因有胎儿窘迫、呼吸中枢受抑制或损害（胎儿颅内出血及脑组织缺氧时间长）。

新生儿窒息的药物治疗如下。

（1）纠正酸中毒　这是抢救中的主要环节。5％碳酸氢钠 3～5ml/kg 加 25％葡萄糖 10ml，5min 内自脐静脉缓慢注入，注意注射速度过快可引起脑脊液 pH 值改变过速产生呼吸抑制。

（2）心内注射强心剂　无心跳（出生时无心跳或抢救过程中心搏骤停）可心内注射尼可刹米或 1％肾上腺素 0.2～0.5ml。

（3）给氧　一般吸氧至青紫消失，呼吸平稳为止。必要时参考血气分析停止吸氧。

（4）预防感染　需要时应用抗生素预防感染。

（二）新生儿惊厥

惊厥也是新生儿常见危重症状，其常见原因为缺氧缺血性脑病、颅内出血及低血钙。新生儿惊厥的主要治疗措施是积极治疗原发病，纠正生化代谢失调和抗惊厥药物的应用。

**1. 纠正生化代谢失调**

（1）纠正低血糖　先以 25％葡萄糖 2～4ml/kg 于 3～5min 内静脉推注，继而用 10％葡萄糖 5～6ml/(kg·h) 静脉滴注，维持血糖在正常稍高水平。

（2）纠正低血钙　静脉滴注 10％葡萄糖酸钙 1～2ml/kg，同时应监测心率，如因低血钙引起惊厥，在血钙浓度恢复正常后抽搐可停止。

（3）低血镁　血镁浓度低于 0.65mmol/L，可确诊为低血镁，可用 50％硫酸镁 0.2ml/kg 肌注。

（4）纠正维生素 B<sub>6</sub> 缺乏或依赖　静注维生素 B<sub>6</sub> 50mg 试验性治疗而确诊，给药的同时作脑电图监护。

**2. 抗惊厥药物的应用**

经上述病因性治疗后仍反复发作的惊厥，或确诊为颅内器质性病变所致，则需应用抗惊厥药物。

（1）苯巴比妥　为新生儿惊厥的首选药，每次给苯巴比妥 5～7mg/kg，肌注，6～8h 1 次；紧急情况下，可予静脉注射。为保证安全，血药浓度不应超出 40μg/ml。

（2）苯妥英钠　若苯巴比妥负荷量已超过 30mg/kg 而惊厥未得到控制，考虑换用苯妥英钠，要监测血药浓度以随时调整用药剂量。苯巴比妥和苯妥英钠可联合应用，仍未能有效控制惊厥，说明颅内有器质性病变。

（3）地西泮　对控制惊厥持续状态作用迅速，但需缓慢静注，有黄疸的患儿应慎用。

（4）水合氯醛　以上药物疗效不佳时，临时用水合氯醛 25～30mg/kg，肌注或口服，可增加抗惊厥效果。

**（三）新生儿败血症**

新生儿常见的疑难重症，病死率较高。一旦疑为败血症，应及时取血培养，立即治疗。

新生儿感染病情进展快，需迅速控制感染。以静脉用药为宜。在病菌未明确前，选用抗生素时，均应兼顾球菌和杆菌；出生日龄大于 7d 者，可考虑选用阿米卡星加第三代头孢菌素，静脉给药。总之，用药时要全面考虑，做到适量并个体化，在应用广谱抗生素后，可致二重感染。新生儿的血脑屏障功能差，处理不当，易发展为化脓性脑膜炎，其病死率高。

要提高新生儿败血症的治疗效果，加强支持治疗，用血浆或白蛋白扩容，也可考虑用粒细胞集落刺激因子，以增加抗生素功效及提高中性粒细胞的吞噬能力。

**（四）新生儿呼吸窘迫综合征**

新生儿呼吸窘迫综合征是指出生后不久出现进行性呼吸困难，乃至呼吸衰竭。多见于早产儿，也可见于剖宫产儿。病理特点是肺泡壁及细支气管壁上覆以嗜伊红的透明膜和肺不张，又称新生儿透明膜病。病因主要是缺乏肺泡表面活性物质。

此病的治疗是保暖、给氧、纠正电解质紊乱和酸中毒并给予抗生素预防感染，伴水肿者给予降压。常用 20%甘露醇 5～10ml/kg 静脉快速滴注，但用药次数不宜过多。

氧疗时，最好在吸氧前先雾化，以面罩给氧为宜，正压给氧时浓度以 40% 为宜，压力在 0.59～0.79kPa，一旦青紫消失即应停止给氧。若氧浓度过高或持续时间过长，可引起眼晶状体后纤维增生和视网膜脱离，故以间断给氧为宜。

# 第九章

# 常见疾病的药物治疗与合理用药技术

## 第一节 高 血 压

### 一、疾病概述

高血压是一种以体循环动脉压升高为主要特点的临床综合征，动脉压的持续升高可导致靶器官如心脏、肾脏、脑和血管的损害，并伴全身代谢性改变。

高血压可分为原发性高血压（即高血压病）和继发性高血压（即症状性高血压）两大类。原发性高血压占高血压的95%以上。继发性高血压指的是某些确定的疾病和原因引起的血压升高，占高血压的比例不到5%。

2002年卫生部调查资料显示，我国18岁及以上居民高血压患病率为18.8%，估计全国患病人数1.6亿多。

#### （一）病因及发病机制

**1. 病因**

（1）遗传和基因因素　高血压病有明显的遗传倾向，据估计人群中至少20%～40%的血压变异是由遗传决定的。流行病学研究提示高血压发病有明显的家族聚集性，双亲无高血压、一方有高血压或双亲均有高血压者，其子女高血压发生概率分别为3%、28%和46%。高血压被认为是一种多基因疾病，这些基因的突变、缺失、重排和表达水平的差异可能是导致高血压的基础。推测可能参与高血压发病过程的候选基因有5～8种。

（2）环境因素　现在认为高血压可能是遗传易感性和环境因素相互影响的结果。体重超重，膳食中高盐和中度以上饮酒是与高血压发病密切相关的危险因素。

**2. 发病机制**

（1）交感神经活性亢进　长期的精神紧张、焦虑、压抑等所致的反复应激状态使大脑皮质下神经中枢功能紊乱，交感神经和副交感神经之间的平衡失调，交感神经兴奋性增强，其末梢释放儿茶酚胺增多，从而引起小动脉和静脉收缩，心输出量增加，使血压升高。

（2）肾素-血管紧张素-醛固酮系统（RAAS）　体内存在两种RAAS，即循环RAAS和局部 RAAS。血管紧张素 Ⅱ（AT-Ⅱ）是循环 RAAS 最重要的成分，通过强有力地直接收缩小动脉，或通过刺激肾上腺皮质球状带分泌醛固酮而扩大血容量，或促进肾上腺髓质和交感神经末梢释放儿茶酚胺升高血压。

（3）肾脏潴留过多钠盐　肾脏是机体调节钠盐储量最主要的器官，钠盐潴留过多会引起高血压。

（4）血管重建　血管重建既是高血压所致的病理变化，又是高血压维持和加剧的结构基础。

（5）内皮细胞功能受损　血压升高使血管壁剪切力和压力增加，去甲肾上腺素和 AT-Ⅱ等血管活性物质增多，则可明显提高内皮功能。内皮功能障碍是高血压导致靶器官损害及其合并症的重要原因。

（6）胰岛素抵抗　指的是机体组织细胞对胰岛素作用敏感性和（或）反应性降低的一种病理生理反应。高胰岛素血症可使电解质代谢障碍，细胞内钠增加，使 AT-Ⅱ刺激醛固酮产生和作用增强，导致钠的潴留，使血管对升压物质反应增强。

（二）临床表现

**1. 血压变化**

高血压初期血压呈波动性，可暂时性升高，也可自行下降和恢复正常。血压升高与情绪波动、精神紧张、焦虑及体力活动有关，休息或去除诱因血压可以下降。

**2. 症状**

大多数患者起病隐匿，症状缺如或不明显，仅在体检或其他疾病发作时被发现。有的患者可出现头痛、头晕、心悸、后颈部疼痛、后枕部或颞部搏动感，有的有失眠、健忘、记忆力减退、注意力不集中、耳鸣、情绪易激动，以及神经质等。

**3. 合并症的表现**

左心室肥厚的可靠体征为抬举性心尖搏动，表现为心尖搏动明显增强、搏动范围扩大。主动脉瓣区第 2 心音可增强、金属调，合并冠心病时可伴心绞痛、心肌梗死或猝死。晚期可发生心力衰竭。

脑血管合并症表现早期可有一过性脑缺血发作（TIA），还可发生脑血栓形成、高血压脑病，以及颅内出血等。如病变仅累及一侧大脑半球，对侧肢体出现乏力或瘫痪；如病变累及大脑皮质，可出现失语和癫痫样发作；病变累及脑干和小脑，可有双侧肢体乏力、感觉缺失、小脑性共济失调、眼球震颤和复视。

肾脏受累时尿液中可有少量蛋白和红细胞，严重者肾衰竭。眼内血管被累及可出现视力进行性减退。

## 二、药物治疗原则与方法

（一）药物治疗原则

（1）采用较小的有效剂量以获得可能有的疗效而使不良反应最小，如有效但不满意，可逐步增加剂量以获得最佳疗效。

（2）为了有效地防止靶器官损害，要求每天 24h 血压稳定于目标范围内，如此可以防止从夜间较低血压到清晨血压突然升高而致猝死、卒中或心脏病发作。要达到此目的，最好使用每天 1 次给药而又持续 24h 作用的药物，此类药物还可增加治疗的依从性。

（3）为使降压效果增大而不增加不良反应，用低剂量单药治疗疗效不满意的可以采用两种或多种降压药物联合治疗。

（二）药物作用和机制

目前常用的降压药物有 5 类，即利尿药、β受体阻断药、血管紧张素转换酶抑制药（ACEI）、血管紧张素Ⅱ受体拮抗药（ARB）和钙拮抗药。

（1）利尿药

① 噻嗪类利尿药　通过排钠利尿造成体内钠、水平衡，使细胞外液和血容量减少，从而使心排出量减少和血压下降。

② 髓袢利尿药　主要抑制髓袢升支粗段对 $Na^+$、$Cl^-$ 的重吸收。

③ 保钾利尿药　作用在肾远曲小管和集合管的皮质段，抑制 $K^+$、$Cl^-$ 的重吸收，增加 $Na^+$ 和 $Cl^-$ 的排出，起利尿作用。同时抑制 $Na^+$-$K^+$ 和 $Na^+$-$H^+$ 的交换，使 $Na^+$、$H^+$ 分泌减少，起保钾作用。

④ 醛固酮受体拮抗药　与醛固酮有类似的化学结构，两者在远曲小管和集合管的皮质段部位起竞争作用，干扰钠的重吸收，促进 $Na^+$、$Cl^-$ 的排出而产生利尿作用。

（2）β受体阻断药　可与β受体结合而产生拮抗神经递质或β受体激动的效应。

（3）血管紧张素转换酶抑制药（ACEI）　抑制血管紧张素转换酶活性、降低血管紧张素Ⅱ水平，舒张动脉。

（4）血管紧张素Ⅱ受体拮抗药（ARB）　抑制血管紧张素Ⅱ与受体亚型 AT-结合而产生的升压作用。

（5）钙拮抗药　阻滞 $Ca^{2+}$ 进入细胞内，降低细胞内 $Ca^{2+}$ 浓度，从而抑制 $Ca^{2+}$ 调节细胞功能，如对心脏的负性肌力、负性频率及负性传导作用和对血管平滑肌的舒张作用。

### 三、治疗药物的合理选用

（1）降压治疗的收益主要来自降压本身，要了解各类降压药在安全性保证下的降压能力。

（2）不同类别降压药的各药物之间作用不同，即个体作用，对于不同患者药物的疗效或耐受性会有差别。正是药物的不同作用为针对不同治疗情况的患者选用药物提供了依据。

（3）五类主要降压药，即利尿药、β受体阻断药、ACEI、ARB、钙拮抗剂，都可以作为降压治疗的起始用药和维持用药。

（4）降压药的选用应根据治疗对象的个体状况，药物的作用、代谢、不良反应和药物相互作用做出决定。

① 治疗对象有无心血管危险因素。

② 治疗对象有无靶器官损害、心血管疾病、肾病、糖尿病。

③ 治疗对象有无受降压药影响的其他疾病。

④ 与治疗其他并存疾病的药物之间有无相互作用。

⑤ 选用的药物是否有减少心血管病发病率和死亡率的证据及其力度。

⑥ 所在地区降压药物品种供应与价格状况，以及治疗对象的支付能力。

⑦ 患者及使用者的经验和意愿。

主要降压药物选用的临床参考见表 9-1。

表 9-1 主要降压药物选用的临床参考

| 类别 | 适应证 | 禁忌证 | |
|---|---|---|---|
| | | 强制 | 可能 |
| 利尿药(噻嗪类) | 充血性心力衰竭,老年高血压,单纯收缩期高血压 | 痛风 | 妊娠 |
| 利尿药(袢利尿药) | 肾功能不全,充血性心力衰竭 | | |
| 利尿药(抗醛固酮药) | 充血性心力衰竭,心肌梗死后 | 肾衰竭,高血钾 | |
| β受体阻断药 | 心绞痛,心肌梗死后,快速心律失常,充血性心力衰竭,妊娠 | Ⅱ~Ⅲ度房室传导滞,哮喘,慢性阻塞性肺病 | 周围血管病,糖耐量减低,经常运动者 |
| 钙拮抗药(二氢吡啶) | 老年高血压,周围血管病,妊娠,单纯收缩期高血压,心绞痛,颈动脉粥样硬化 | | 快速心律失常,充血性心衰 |
| 钙拮抗药(维拉帕米,地尔硫䓬) | 心绞痛,颈动脉粥样硬化,室上性心动过速 | Ⅱ~Ⅲ度房室传导滞,充血性心力衰竭 | |
| 血管紧张素转换酶抑制药 | 充血性心力衰竭,心肌梗死后左室功能不全,非糖尿病肾病,1型糖尿病肾病,蛋白尿 | 妊娠,高血钾,双侧肾动脉狭窄 | |
| 血管紧张素Ⅱ受体拮抗药 | 2型糖尿病肾病,蛋白尿,糖尿病微量白蛋白尿,左室肥厚,ACEI所致咳嗽 | 妊娠,高血钾双侧肾动脉狭窄 | |
| α受体阻断药 | 前列腺增生,高血脂 | 直立性低血压 | 充血性心衰 |

## 四、常见药物不良反应及处理

(1)利尿药 可使血钾、血钠降低,血尿酸升高,长期应用者应适量补钾(每天1~3g),鼓励多吃水果和富含钾的绿色蔬菜。伴糖尿病或糖耐量降低、痛风或高尿酸血症以及肾功能不全者不宜应用利尿药;伴高脂血症者应慎用。

(2)β受体阻断药 常见不良反应有疲乏和肢体冷感,可出现激动不安、胃肠功能不良等,还可能影响糖代谢、脂代谢以及诱发高尿酸血症。伴有心脏传导阻滞、哮喘、慢性阻塞性肺部疾病及周围血管疾病患者为禁忌证;胰岛素依赖型糖尿病患者慎用。长期应用者突然停药可发生反跳现象,故应逐步减量。

(3)钙拮抗药(CCB) 主要不良反应为头痛、颜面部潮红和踝部水肿,发生率在10%以下,需要停药的只占极少数。踝部水肿系由于毛细血管前血管扩张而非水钠潴留所致。硝苯地平的不良反应较明显且可引起反射性心率加快,但若从小剂量开始逐步加大剂量,仍可明显减少这些反应。维拉帕米的负性肌力和负性频率作用较明显,可抑制心脏传导系统和引起便秘。

(4)血管紧张素Ⅰ转化酶抑制药(ACEI) 最常见的不良反应是刺激性干咳,发生率为3%~32%。多见于用药早期(数天至几周),亦可出现于治疗的后期。其机制可能是由于ACEI抑制了激肽酶Ⅱ,增加缓激肽和前列腺素的形成。症状不重者应坚持服药,半数可在2~3个月内咳嗽消失。其他不良反应有低血压、高钾血症、血管神经性水肿、皮疹以及味觉障碍。

(5)血管紧张素Ⅱ受体拮抗药(ARB) 不良反应轻微而短暂,主要为头晕、与剂量有关的直立性低血压、皮疹、血管神经性水肿、腹泻、肝功能异常、肌痛和偏头痛。

（6）$\alpha_1$ 受体阻断药　主要不良反应为"首剂现象"，多见于首次给药后 $30\sim90min$，表现为严重的直立性低血压、眩晕、晕厥、心悸等。首剂现象以哌唑嗪较多见，特拉唑嗪较少见。合用 $\beta$ 受体阻断药、低钠饮食或曾用过利尿药较易发生。防治方法是首剂剂量减半，临睡前服用，服用后平卧或半卧休息 $60\sim90min$，并在给药前至少 1d 停用利尿药。其他不良反应有头痛、嗜睡、口干、心悸、鼻塞、乏力、性功能障碍等，常可在连续用药过程中自行减轻或缓解。

# 第二节　心　绞　痛

## 一、疾病概述

冠状动脉粥样硬化性心脏病是指冠状动脉粥样硬化使管腔阻塞，导致心肌缺血、缺氧而引起的心肌病，它和冠状动脉功能性改变（痉挛）一起统称为冠状动脉性心脏病，简称冠心病，亦称缺血性心脏病。心肌缺血临床表现为心绞痛、心肌梗死、心律失常和心力衰竭，本病可以无明显临床症状。文献中常提到的"急性冠状动脉综合征"（ACS）一词，其临床表现为不稳定型心绞痛、急性心肌梗死或心源性猝死，约占冠心病的 50% 以上。

### 1. 病因

本病的病因尚不完全清楚，大量的研究表明本病是多因素作用所致，这些因素称为危险因素。

（1）血脂异常　是指循环血液中的脂质或脂蛋白的组成成分浓度异常，可由遗传基因和（或）环境条件引起，使循环血浆中脂蛋白的形成、分解和清除发生改变。

（2）吸烟　我国 10 组队列人群前瞻性研究表明，吸烟者冠心病的相对危险比不吸烟者增高 2 倍，总死亡危险增高 21%。北京资料表明，吸烟总量每增加 1 倍，急性心肌梗死发病危险就增加 4 倍。

（3）高血压　北京首钢公司男性冠心病危险因素的前瞻性研究显示，收缩压 $120\sim130mmHg$ 时，冠心病相对危险比 $<120mmHg$ 者增高 40%，$140\sim149mmHg$ 者增加 1.3 倍，同样证明血压升高在中国人群中对冠心病发病的作用。血压急剧升高可诱发急性心肌梗死。

（4）糖尿病　糖尿病是动脉粥样硬化性疾病的明确危险因素，也是冠心病的危症。

（5）体力活动减少　不同职业的发病率回顾性研究表明，久坐的职业人员与积极活动的职业人员相比，冠心病的相对危险增加 1.9 倍。从事中等度体育活动的人冠心病死亡率比活动少的人降低近 1/3。

（6）遗传因素　研究表明，经年龄、性别、血压、总胆固醇、吸烟、糖尿病、左心室肥大等分层控制后，冠心病患者的亲属比对照组的亲属患冠心病的危险增加 $2.0\sim3.9$ 倍，双亲中有 70 岁前患心肌梗死的男性患者心肌梗死的相对危险指数是 2.2。

（7）年龄　北京 $35\sim74$ 岁居民，年龄每增长 10 岁，冠心病发病率增高 $1\sim3$ 倍。

（8）性别　男性冠心病死亡率为女性的 2 倍，男性发病年龄较女性早 10 岁，但绝经期后女性的冠心病发生率迅速增加。

### 2. 发病机制

动脉粥样硬化的损伤反应学说认为，某种类型的"损伤"可发生于动脉壁上特殊解剖部位的内皮细胞。内皮损伤可表现为多种内皮功能紊乱，如干扰内膜的渗透屏障作用，改变内皮表面抗血栓形成的特性，增加内膜的促凝血特性或增加释放血管收缩因子或血管扩张因子，这些均代表功能紊乱和损伤。此外，维持内皮表面的连贯性和动脉系统中多数部位内皮细胞正常的低转换率，对维持体内自身稳定状态非常重要，一旦内皮转换加快，就可能导致内皮的一系列改变，包括血管活性物质、脂解酶和生长因子等由内皮细胞合成和分泌的物质。因此，内皮损伤可引起内皮细胞的许多活性功能改变，进而引起严重的细胞间相互作用并逐渐形成动脉粥样硬化病变。

临床上常见的有稳定型心绞痛、不稳定型心绞痛，现分别描述。

## 二、稳定型心绞痛

稳定型心绞痛是由于劳累引起心肌缺血，造成的胸部及附近部位的不适症状，伴心肌功能障碍，但没有心肌坏死。

### （一）病因及发病机制

当冠状动脉的供血与心肌的需血之间发生矛盾，冠状动脉血流量不能满足心肌代谢的需要，引起心肌急剧的、暂时的缺血缺氧时，即产生心绞痛。

### （二）临床表现

**1. 症状**

发作性胸痛为心绞痛的主要临床表现。

（1）疼痛部位　主要在胸骨体上段或中段之后，可波及心前区，有手掌大小范围，甚至横贯前胸，界限不很清楚。常放射至左肩、左臂内侧达无名指和小指，或至颈、咽或下颌部。

（2）疼痛性质　常为压迫、发闷或紧缩性疼痛，也可有烧灼感，但不尖锐，不像针刺或刀扎样痛，偶伴濒死的恐惧感觉。

（3）诱因　常由体力劳动或情绪激动（如愤怒、焦急、过度兴奋等）所诱发，饱食、寒冷、吸烟、心动过速、休克等亦可诱发。疼痛发生于劳动或激动的当时，而不是在一天劳累之后。典型的心绞痛常在相似的条件下发生。

（4）持续时间　发作由轻到重，在高峰可持续数分钟。如诱因消除，可逐渐缓解，一般持续 3~5min，超过 30min 则少见。一般在停止原来诱发症状的活动后即缓解，舌下含化硝酸甘油也能在几分钟内缓解。

**2. 体征**

通常认为，稳定型心绞痛患者体检无特殊异常发现。心绞痛发作时常见心率增快、血压升高、表情焦虑、皮肤冷或出汗，有时出现第 4 或第 3 心音奔马律。可以出现肺部啰音。

### （三）药物治疗原则与方法

**1. 药物治疗原则**

减低心肌耗氧量，增加心肌供血，防止血小板聚集，促使冠状动脉侧支循环的形成。

**2. 药物作用和机制**

目前抗心绞痛药物包括硝酸酯类、β受体阻断药、钙拮抗药、抗血小板药物和调脂药物。

（1）硝酸酯类　除扩张冠状动脉，降低阻力，增加冠状循环的血流量外，还通过对周围血管的扩张作用，减少静脉回流心脏的血量，降低心室容量、心腔内压、心排血量和血压，减低心脏前后负荷和心脏的需氧，从而缓解心绞痛。

（2）β受体阻断药　阻断拟交感胺类对心率和心肌收缩力受体的刺激作用，减慢心率，降低血压，降低心肌收缩力和氧耗量，从而缓解心绞痛的发作。

（3）钙拮抗药　抑制钙离子进入细胞内，也抑制心肌细胞兴奋-收缩耦联中钙离子的作用。抑制心肌收缩，减少心肌氧耗；扩张冠状动脉，解除冠状动脉痉挛，改善心内膜下心肌的供血；扩张周围血管，降低动脉压，减轻心脏负荷。

（4）抗血小板药物　阿司匹林可以抑制血小板，防止在动脉粥样硬化斑块上形成血栓，同时也通过抑制血栓素 $A_2$（$TXA_2$）的形成，抑制 $TXA_2$ 所导致的血管痉挛。氯吡格雷是通过 ADP 受体抑制血小板内 $Ca^{2+}$ 活性，并抑制血小板之间纤维蛋白原桥的形成。

（5）调脂药物　在治疗冠状动脉粥样硬化时可以改善内皮细胞的功能，使粥样斑块消退。主要以他汀类为主。

### （四）治疗药物的合理选用

**1. 硝酸酯类**

（1）硝酸异山梨酯　3 次/d，每次 5～20mg，服后半小时起作用，持续 3～5h，缓释制剂药效可维持 12h，可用 20mg，2 次/d。单硝酸异山梨酯多为长效制剂，每日 20～50mg，1～2 次/d。

（2）长效硝酸甘油制剂　服用长效片剂，硝酸甘油持续而缓慢释放，口服半小时后起作用，药效可持续 8～12h，可每 8h 服 1 次，每次 2.5mg。用 2% 硝酸甘油膏或橡皮膏贴片（含 5～10mg）涂或贴在胸前或上臂皮肤而缓慢吸收，适于预防夜间心绞痛发作。

在心绞痛发作当时，可使用作用较快的硝酸酯制剂。

① 硝酸甘油　可用 0.3～0.6mg 舌下含化，迅速为唾液溶解而吸收，1～2min 即开始起作用，约半小时后作用消失。对约 92% 的患者有效，其中 76% 在 3min 内见效。延迟见效或完全无效时提示患者并非患冠心病或冠心病病情严重，也可能所含的药物已失效或未溶解。

② 硝酸异山梨酯　可用 5～10mg，舌下含化，2～5min 见效，作用维持 2～3h。

**2. β受体阻断药**

常用制剂有美托洛尔（倍他乐克）12.5～50mg，2 次/d；普萘洛尔（心得安）10mg，3～4 次/d；阿替洛尔（氨酰心安）12.5～25mg，2 次/d。

**3. 钙拮抗药**

常用制剂有维拉帕米（异搏定）80mg，3 次/d，或缓释制剂 240mg/d；硝苯地平（心痛定）10～20mg，3 次/d，亦可舌下含用，缓释制剂 20～40mg，1～2 次/d。同类制剂有尼卡地平、非洛地平、氨氯地平等；地尔硫䓬 30～90mg，3 次/d，缓释制剂 45～90mg，2 次/d。治疗变异型心绞痛以钙拮抗药的疗效最好。

**4. 抗血小板药物**

常用制剂有阿司匹林 75～150mg/d；氯吡格雷，首剂 300mg/d，以后 75mg/d。

**5. 调脂药物**（他汀类）

常用制剂有洛伐他汀（20mg/d）、氟伐他汀（40mg/d，最大量 80mg/d）、普伐他汀（20mg/d）、辛伐他汀（20mg/d）、阿托伐他汀（10～20mg/d）、瑞舒伐他汀（10mg/d）。

### （五）常见药物不良反应及处理

（1）硝酸酯制剂　常见副作用有头昏、头胀痛、头部跳动感、面红、心悸等，偶有血压下降。初次用药可先含半片以避免和减轻副作用。

（2）β受体阻断药　常见副作用有乏力、嗜睡、头晕、失眠、恶心、腹胀、皮疹、低血压及心动过缓等。忌用于哮喘、窦性心动过缓、重度房室传导阻滞、心源性休克、低血压患者。个体差异较大，宜从小剂量逐渐加量应用。长期用药不能突然停药以免产生"撤药综合征"。

（3）钙拮抗药　二氢吡啶类常见副作用有头痛、头晕、乏力、血压下降及心率增快等，症状重者应停用及改用其他药物，可与β受体阻断药同服。非二氢吡啶类如维拉帕米和地尔硫䓬与β受体阻断药合用时有过度抑制心脏的危险，不宜联用。

（4）抗血小板药物　阿司匹林的常见副作用是消化道出血区及出血性卒中。若与抗凝剂或溶栓剂合用，则出血的危险性增加。如用西咪替丁或抗酸药可能减少胃肠道副作用。

氯吡格雷常见副作用为消化道出血、中性或碱性粒细胞减少、腹痛、食欲减退、胃炎、便秘、皮疹等。对本品过敏者、溃疡病患者及颅内出血患者禁用。

（5）调脂药物（他汀类）　不良反应较轻、少、短暂，如头痛、倦怠、胃肠道反应、皮疹、肌病及肝功能异常。儿童、孕妇及哺乳期妇女忌用。与烟酸、吉非贝齐、环孢素、环磷酰胺及雷公藤等合用可引起严重的肌病和肝肾损害。

### 三、不稳定型心绞痛

目前不稳定型心绞痛的定义根据以下现病史特征作出：①在相对稳定的劳力相关性心绞痛基础上出现逐渐增强的心绞痛（更重、持续时间更长或更频繁）；②初发的心绞痛（通常在1个月内），由轻微的劳力活动即引起心绞痛，在静息和很轻劳力时出现的心绞痛；③缺血性不稳定型心绞痛发作与明显的诱发因素有关，如贫血、感冒、甲亢或心律失常等，称为继发性不稳定型心绞痛。

（一）病因及发病机制

不稳定型心绞痛是由于斑块破裂或糜烂并发血栓形成、血管收缩、微血管栓塞所导致的急性或亚急性心肌缺氧所致。

**1. 斑块破裂和糜烂**

突发的和不可预见的心绞痛发生通常与斑块破裂有关，如果动脉粥样硬化斑块含有较大的脂核，较少的平滑肌细胞含量，富含单核巨噬细胞，以及较薄的纤维帽和大量的组织因子，容易发生破裂。

**2. 免疫**

病理观察表明，破裂斑块中巨噬细胞是稳定性斑块的6～9倍，这些细胞可以分泌金属蛋白酶消化细胞外的基质，另外在斑块破裂处可见到激活的T淋巴细胞，这些T淋巴细胞可以释放能激活巨噬细胞并刺激平滑肌细胞增生的细胞因子。

**3. 血栓形成**

通常发生在斑块破裂或糜烂处，从而导致管腔狭窄程度的急剧变化，进一步导致管腔的不完全性或完全性闭塞。

**4. 血管收缩**

富含血小板的血栓可释放许多缩血管物质，如血清素、血栓素$A_2$，而引起斑块破裂部位及远端血管的收缩。

（二）临床表现

**1. 症状**

下列线索有助于不稳定型心绞痛的诊断：诱发心绞痛的体力活动阈值突然或持久降低；心绞痛发生频率、严重程度和持续时间增加，出现静息性或夜间性心绞痛；胸痛放射至附近或新的部位；发作时伴有新的相关体征，如出汗、恶心、呕吐、心悸或呼吸困难。

**2. 体征**

可发现一过性的第 3 心音或第 4 心音，以及一过性的由于二尖瓣反流引起的收缩期杂音。

（三）药物治疗原则与方法

**1. 药物治疗原则**

不稳定型心绞痛是严重的、具有潜在危险性的疾病。对可疑不稳定型心绞痛的治疗关键的第一步就是在急诊室中恰当地进行检查评估，并立即开始抗心肌缺血治疗。低危患者在经过一段时间观察后进行运动试验，若运动试验结果为阳性但并非"高危性"，可以出院继续进行药物治疗，大部分不稳定型心绞痛患者应入院治疗。

**2. 药物作用和机制**

（1）硝酸酯类　与稳定型心绞痛相同。

（2）β受体阻断药　与稳定型心绞痛相同。

（3）钙拮抗药　与稳定型心绞痛相同。

（4）抗血栓药物

① 肝素和低分子肝素　肝素通过激活抗凝血酶Ⅲ（ATⅢ）而发挥抗凝血作用。低分子肝素通过与 ATⅢ 及其复合物结合，加强对 $X_a$ 因子和凝血酶的抑制作用，但由于其分子链较短，对抗 $X_a$ 的活性较强而久，对凝血酶抑制作用较弱。

② 抗血小板制剂

a. 阿司匹林　见稳定型心绞痛。

b. 二磷酸腺苷（ADP）受体拮抗剂　见稳定型心绞痛。

c. 血小板糖蛋白Ⅱb/Ⅲa 受体拮抗剂激活的糖蛋白Ⅱb/Ⅲa 受体与纤维蛋白原结合，形成激活血小板之间的桥梁，导致血小板血栓的形成。

③ 纤溶药物　尿激酶是从健康人尿中提取的一种蛋白水解酶，亦可由人肾细胞培养制取，无抗原性，可直接使纤维蛋白溶酶原转变为纤维蛋白溶酶，因而可溶解血栓。

组织型纤维蛋白溶酶原激活剂（t-PA），可由人体正常细胞培养方法生产，用 DNA 重组技术合成 rt-PA。它可通过赖氨酸残基与纤维蛋白结合，并激活与纤维蛋白结合的纤溶酶原，转变为纤溶酶。

（5）调脂药物（他汀类）　与稳定型心绞痛相同。

（四）治疗药物的合理选用

（1）硝酸酯类　与稳定型心绞痛相同。

（2）β受体阻断药　与稳定型心绞痛相同。

（3）钙拮抗药　与稳定型心绞痛相同。

（4）抗血栓药物

① 肝素和低分子肝素　肝素推荐用量是先给予 80U/kg 静脉注射，然后以 18U/（kg·h）

的速度静脉滴注维持，治疗过程中需注意开始用药或调整剂量后 6h 测定部分激活凝血酶时间（APTT），根据 APTT 调整肝素用药，使 APTT 控制在 45～70s。低分子肝素（依诺肝素钠，法安明）根据体重调节剂量皮下应用，不需要实验室检测。临床观察表明，低分子肝素较普通肝素有疗效肯定、使用方便的优点。

② 抗血小板制剂

a. 阿司匹林　用量为 75～325mg/d。

b. ADP 受体拮抗剂　氯吡格雷首剂 300mg/d，维持剂量 75mg/d。

c. 血小板糖蛋白 $Ⅱ_b/Ⅲ_a$ 受体拮抗剂　阿昔单抗，主要用于计划 24h 内行介入治疗的患者，对于非介入治疗的患者不建议应用阿昔单抗。

③ 纤溶药物　研究证明纤溶药物会增加不稳定型心绞痛患者心肌梗死的发病率及死亡率，因此在不稳定型心绞痛患者不推荐应用溶栓疗法。

（5）他汀类药物　与稳定型心绞痛相同。研究表明，他汀类可降低病死率及心血管事件发生率，建议长期使用。

**（五）常见药物不良反应及处理**

（1）硝酸酯类　同稳定型心绞痛。

（2）β受体阻断药　同稳定型心绞痛。

（3）钙拮抗药　同稳定型心绞痛。

（4）抗血栓药物

① 肝素及低分子肝素　肝素的不良反应有哮喘、荨麻疹、结膜炎和发热等。长期用药可致脱发和短暂的可逆性秃头症、骨质疏松和自发性骨折。对肝素过敏、有出血倾向及凝血机制障碍者，患血小板减少症、血友病、消化性溃疡、严重肝肾功能不全、严重高血压、颅内出血、细菌性心内膜炎、活动性结核、先兆流产或产后、内脏肿痛、外伤及手术后禁用肝素。低分子肝素的副作用有皮肤、黏膜、牙龈出血，偶见血小板减少，肝氨基转移酶升高及皮肤过敏。禁忌证与肝素相同。阿司匹林、非甾体抗炎药、抗血小板药、维生素 K 拮抗剂及葡萄糖等可能加强本品的抗凝作用。

② 抗血小板制剂

a. 阿司匹林　同稳定型心绞痛。

b. ADP 受体拮抗剂　常见不良反应为消化道出血、中性或碱性粒细胞减少、腹痛、食欲减退、胃炎、便秘、皮疹等。对本品过敏者、湿疹患者及颅内出血患者禁用。

c. 血小板 $Ⅱ_b/Ⅲ_a$ 受体拮抗剂　主要副作用是出血和血小板减少症。一旦发生，停药或输注血小板。

（5）他汀类药物　同稳定型心绞痛。

# 第三节　心力衰竭

## 一、疾病概述

心力衰竭是指一种病理生理状态，此时心脏不能泵出足够的血液以满足组织代谢需要，或仅在提高充盈压后方能泵出组织代谢所需要的相应血量。通常它是由于心肌收缩力下降即心肌衰竭所致的一种临床综合征，临床上以肺循环和（或）体循环淤血以及组织血液灌注不足为主要特征，又称充血性心力衰竭。

（一）病因和发病机制

**1. 病因**

（1）基本病因

① 原发性心肌舒缩功能障碍

a. 心肌病变　主要见于节段性心肌损害如心肌梗死、心肌缺血，弥漫性心肌损害如心肌炎、扩张型心肌病、肥厚型和限制型心肌病及结缔组织病的心肌损害等。

b. 心肌原发或继发性代谢障碍　常见于冠心病、肺心病、休克和严重贫血等各种疾病。

② 心脏负荷过度

a. 压力负荷过度　又称后负荷过度，是指心肌在收缩时所承受的阻抗负荷增加。左室压力负荷过度常见于高血压、主动脉瓣狭窄、主动脉缩窄；右室压力负荷过度常见于肺动脉高压、肺动脉狭窄、阻塞性肺病及肺栓塞等。

b. 容量负荷过度　又称前负荷过度，是指心肌舒张期所承受的容量负荷过大。左室容量负荷过度常见于主动脉瓣、二尖瓣关闭不全；右室容量负荷过度常见于房间隔缺损、肺动脉瓣或三尖瓣关闭不全等；双室容量负荷过度常见于严重贫血、甲状腺功能亢进、脚气性心脏病等。

c. 心脏舒张受限。

（2）诱因

① 感染　呼吸道感染占首位。

② 心律失常　快速性心律失常，如心房颤动使心排血量降低，严重心动过缓使心排血量下降。

③ 肺栓塞。

④ 劳力过度。

⑤ 妊娠和分娩。

⑥ 贫血和出血。

⑦ 其他。

**2. 发病机制**

充血性心力衰竭发生时，肾素-血管紧张素系统（RAS）和交感-肾上腺素能系统（SAS）过度激活产生一系列病理生理反应。

（二）临床分型

**1. 急性心力衰竭和慢性心力衰竭**

慢性心力衰竭占多数，急性左心衰竭较常见。

**2. 左心衰竭、右心衰竭和全心衰竭**

左心衰竭的特征是肺循环淤血。右心衰竭以体循环淤血为主要表现。左心衰竭的进一步发展可出现右心衰竭，即全心衰竭。

**3. 低排血量型心力衰竭和高排血量型心力衰竭**

低排血量型心力衰竭的特征是外周循环异常的临床表现，如全身血管收缩、发冷、苍白等。高排血量型心力衰竭的特征是四肢温暖、洪脉、脉压差增大等。

**4. 收缩性心力衰竭和舒张性心力衰竭**

收缩性心力衰竭的主要临床特点源于心排血量不足、收缩早期容量增大、射血分数降低和心脏扩大。舒张性心力衰竭是起因于非扩张性纤维组织代替了正常可扩张的心肌组织，使心室顺应性下降，心搏出量降低，射血分数正常。

## 二、慢性心力衰竭

其临床表现如下。

**1. 左心衰竭**

主要表现为肺循环淤血和心排血量降低所致的临床综合征。

（1）症状

① 呼吸困难

a. 劳力性呼吸困难　症状最先仅发生在重体力活动时，休息后可自行缓解。

b. 夜间阵发性呼吸困难　常在夜间发作，患者突然醒来，感到严重的窒息感和恐怖感，并迅速坐起，需 30min 或更长时间后方能缓解。常伴有两肺哮鸣音，称为心源性哮喘。

c. 端坐呼吸　卧位时很快出现呼吸困难，常在卧位 1～2min 出现，需用枕头抬高头部。

d. 急性肺水肿　是心源性哮喘的进一步发展。

② 咳嗽、咳痰和咯血。

③ 体力下降、乏力和虚弱。

④ 泌尿系统症状　早期夜尿增多，随后肾血流减少出现少尿，或血尿素氮、肌酐升高，并有肾功能不全的表现。

（2）体征

① 一般体征　发绀、黄疸、颧部潮红、脉压减小、心率快、四肢末梢苍白、发冷、窦性心动过速及心律失常等。

② 心脏体征　左心室增大、舒张早期奔马律、第 2 心音亢进及心尖部收缩期杂音。

③ 肺部体征　肺底湿啰音、双肺哮鸣音及胸腔积液。

**2. 右心衰竭**

主要表现为体循环淤血的综合征。

（1）症状

① 胃肠道症状　食欲不振、腹胀、恶心、呕吐及便秘等。

② 肾脏症状　肾功能减退，白天尿少，夜尿增多。

③ 肝区疼痛　肝脏淤血肿大，肝包膜被扩张，肝区疼痛，长期可发生心源性肝硬化。

④ 呼吸困难　呼吸困难，没有左心衰竭明显。

（2）体征

① 心脏体征　右心衰竭多由左心衰竭引起，全心扩大。

② 肝-颈静脉反流征　轻度心力衰竭患者休息时颈静脉压可以正常，但按压右上腹时上升至异常水平，称肝-颈静脉反流征。

③ 淤血性肝大和压痛。

④ 水肿　是右心衰竭的典型体征。首先出现在足、踝、胫骨前且较明显，向上延及全身，发展缓慢。早期白天出现水肿，睡前水肿程度最重，睡后消失。晚期可出现全身性、对称性、凹陷性水肿。

⑤ 胸腔积液和腹水　一般以双侧胸腔积液多见，常以右侧胸腔积液量较多。

⑥ 其他　发绀为周围性或混合性，即中心性与周围性发绀并存，严重而持久的右心衰

竭可有心包积液、脉压降低或奇脉等。

### 3. 全心衰竭

同时具有左、右心衰竭的临床表现。

## 三、药物治疗原则与方法

### (一) 药物治疗原则

改善生活质量和延长寿命，防治临床综合征的进展。争取长期的综合性治疗措施，包括对原发疾病的病因和诱因的治疗，调节神经体液因子的过度激活及改善心室功能等，达到提高运动耐量、改善生活质量、防治左室进行性扩大、纠正血流动力学异常、缓解症状及降低死亡率的目的。

### (二) 药物作用和机制

#### 1. 减轻心脏负荷

(1) 利尿药　可减少血容量、减轻周围组织和内脏水肿、减轻心脏前负荷、减轻肺淤血。利尿后大量排 $Na^+$，使血管壁张力降低，减轻心脏后负荷，增加心排血量而改善左室功能。

(2) 血管扩张药

① 硝普钠　均衡扩张小动脉和小静脉，降低体循环和肺血管阻力，减轻心脏前后负荷，增加心排血量，减轻肝淤血症状。

② 硝酸酯类　直接作用于血管平滑肌，扩张外周静脉、肺小动脉及冠状动脉，对外周小动脉的扩张作用较弱。

③ 血管紧张素转换酶抑制药 (ACEI) 和血管紧张素 II 受体拮抗药 (ARB)　ACEI 和 ARB 均可同时抑制 RAS 和交感神经系统 (SNS)，兼有扩张小动脉和小静脉的作用，抑制醛固酮生成，促进水钠排出和利尿，减轻心脏前后负荷，抑制心脏的 RAS，逆转心室肥厚，防止和延缓心室重构。

#### 2. 增加心排血量

(1) 洋地黄类药物　通过抑制心肌细胞膜 $Na^+$-$K^+$-ATP 酶，使细胞内 $Na^+$ 升高、$K^+$ 降低，$Na^+$ 与 $Ca^{2+}$ 交换，使细胞内 $Ca^{2+}$ 升高，从而增加肌节缩短的速率和幅度，使心肌收缩力增强。应用洋地黄制剂后，心排血量增加，肾血流量增加，交感神经活力降低，使周围血管扩张，总外周阻力降低。降低 RAS 活性，减轻醛固酮的水钠潴留作用及兴奋迷走神经，降低窦房结自律性，减慢窦性心率，使房室交界区有效不应期延长，从而减慢心房扑动和心房颤动的心室率。

(2) 非强心苷类正性肌力药物

① β 受体激动药　通过兴奋 $\beta_1$ 受体使心率加快、心肌收缩力增强和冠脉扩张；$\beta_2$ 受体兴奋剂可扩张周围动脉，产生有利的心血管效应。

② 磷酸二酯酶抑制药　抑制 cAMP 降解而升高心肌细胞内 cAMP，cAMP 活化细胞膜通道，使 $Ca^{2+}$ 从肌浆网及钙池中动员出来，心肌细胞 $Ca^{2+}$ 浓度升高而增加心肌收缩力。

(3) 醛固酮受体拮抗药　可与醛固酮竞争与其受体结合，阻止醛固酮受体复合物的形成，抑制醛固酮发挥的对心血管系统的有害作用，如心肌纤维化和心律失常。

(4) β 受体阻断药　可减轻儿茶酚胺对心肌的毒性作用，使 β 受体上调，增加心肌收缩反应性，改善舒张功能；减少心肌细胞 $Ca^{2+}$ 内流，减少心肌耗氧量；减慢心率和控制心律失常；防止、减缓和逆转肾上腺素所介导的心肌重塑和内源性心肌细胞收缩功能的异常。

### 四、治疗药物的合理选用

**1. 减轻心脏负荷**

（1）利尿药选用与原则　急性心力衰竭或肺水肿，首选呋塞米静脉注射，伴有心源性休克，则不宜应用；轻度心力衰竭首选噻嗪类利尿药，常可获满意疗效；中度心力衰竭一般多需加用潴钾利尿药，无效时祥利尿药；重度心力衰竭则祥利尿药与潴钾利尿药合用，效果不佳时加用噻嗪类，或间断给予呋塞米肌内或静脉注射，或丁脲酸口服；顽固性水肿可用大量呋塞米，80～120mg 静脉注射，每日 1～2 次，或联合应用噻嗪类和 ACEI。表 9-2 为常用利尿剂。

**表 9-2　常用利尿剂**

| 利尿剂 | 作用部位和机制 | 剂量/（mg/d） | 作用持续时间/h |
| --- | --- | --- | --- |
| 排钾类 | | | |
| 氢氯噻嗪（hydrochlorothiazide） | 远曲小管：抑制 NaCl 共转运 | 25～100，口服 | 12～18 |
| 美托拉宗（metolazone） | 远曲小管：抑制 NaCl 共转运 | 5～20，口服 | 12～24 |
| 氯噻酮（chlothalidone） | 远曲小管：抑制 NaCl 共转运 | 25～100，口服 | 24～72 |
| 呋塞米（furosemide） | Here 祥上升支：抑制 Na-K-Cl 转运 | 20～100，口服/静脉注射 | 4～6 |
| 布美他尼（丁尿酸）（bumetanide） | Here 祥上升支：抑制 Na-K-Cl 转运 | 1～10，口服 | 4～6 |
| 潴钾类 | | | |
| 螺内酯（spironolactone） | 集合管：醛固酮受体拮抗药 | 20～100，口服 | 24～96 |
| 氨苯蝶啶（triamterene） | 集合管：抑制 Na 重吸收 | 50～100，口服 | 12～16 |
| 阿米洛利（amiloride） | 集合管：抑制 Na 重吸收 | 5～20，口服 | 12～18 |

（2）血管扩张剂的选择　患者以前负荷过度心力衰竭为主，应选择扩张静脉为主的药物；以后负荷过度心力衰竭为主，应选用扩张小动脉为主的药物；若后负荷和前负荷过度的心力衰竭都存在，则选用均衡扩张动、静脉的药物或以两类药物联合应用效果较好。表 9-3 为临床常用血管扩张剂。

**2. 增加心排血量**

（1）洋地黄类药物选择

**表 9-3　临床常用血管扩张剂**

| 药物 | 机制 | 前负荷 | 后负荷 | 常用剂量 | 作用时间 | | |
| --- | --- | --- | --- | --- | --- | --- | --- |
| | | | | | 开始 | 高峰 | 持续 |
| 硝酸盐血管扩张药 | | | | | | | |
| 硝酸甘油 | | +++ | + | 0.2～10$\mu$g/（kg·min）iv | 2min | 5～15min | <30min |
| | | | | 5～6mg，经皮 | 15～20min | 1h | 4h |
| 二硝酸异山梨醇酯 | NO 供者 | +++ | + | 0～20mg 舌下 | 5min | 15～30min | 3h |
| | | | | 2～7mg/h iv | 3～5min | 2h | 3h |
| 硝普钠 | | +++ | +++ | 0.1～0.3$\mu$g/（kg·min）iv | 几乎立即 | | 停药 2～5min 消失 |

续表

| 药物 | 机制 | 前负荷 | 后负荷 | 常用剂量 | 作用时间 | | |
|---|---|---|---|---|---|---|---|
| | | | | | 开始 | 高峰 | 持续 |
| 交感神经阻滞药 | | | | | | | |
| 酚妥拉明 | α受体阻滞药 | ++ | ++ | 0.5~1.0mg/min iv | 15~20min | | 3~4h |
| 哌唑嗪 | α₁受体阻滞药 | +++ | ++ | 1~6mg po tid | 30min | 1~3h | 6h |
| 肾素-血管紧张素系统拮抗药 | | | | | | | |
| 卡托普利 | 抑制 ACE | ++ | ++ | 6.25~50mg po q8h | 15~30min | 1~2h | 4~6h |
| 依那普利 | | ++ | ++ | 5~10mg po bid | 2h | 4~6h | 24h |
| 赖诺普利 | | ++ | ++ | 2.5~20mg po q12~24h | | 6~8h | 12h |
| 雷米普利 | | ++ | ++ | 1.25~5mg po qd | 1~2h | 3~6h | 24h |
| 氯沙坦 | 阻断血管紧张素Ⅱ(AT₁受体) | ++ | ++ | 25~50mg po q12h | | 5~6h | 24h |

① 速效作用类　适用于急性心力衰竭或慢性心力衰竭急性加重。常用（去乙酰）毛花苷丙，每次 0.2~0.4mg 稀释后静脉注射，如病情需要 24h 总量可达 0.8~1.2mg，维持量 0.2~0.4mg/d；毒毛花苷 K，每次 0.125~0.25mg 稀释后静脉注射，如病情需要 24h 总量可达 0.5mg，维持量 0.125~0.25mg/d。

② 中效和慢效作用类　适用于中度心力衰竭或维持治疗。最常用地高辛，0.125~0.25mg/d。

（2）非强心苷类正性肌力药物

① β受体激动药　常用制剂多巴胺，小剂量 1~5μg/（kg·min）可降低心脏前后负荷，减轻肺淤血，增加心排血量。大剂量>10μg/（kg·min）使外周血管收缩，增加心脏后负荷。多巴酚丁胺，2~7.5μg/（kg·min）。

② 磷酸二酯酶抑制药　常用制剂氨力农，主要用于其他药物治疗效果不佳的难治性心力衰竭、急性心力衰竭及扩张型心肌病伴有心力衰竭。见效量 0.75μg/（kg·min），继以 4~10μg/（kg·min）滴注。米力农见效量 50μg/kg，10min 内给予，然后以 0.25~0.5μg/（kg·min）静脉滴注。

（3）醛固酮受体拮抗药　常用螺内酯，20~40mg/d。

（4）β受体阻断药　常用琥珀酸美托洛尔、比索洛尔、卡维地洛（见表9-4）。

**表 9-4　β受体阻断药治疗心力衰竭的常用剂量**

| 药　物 | 初始剂量（每日） | 目标剂量（每日） |
|---|---|---|
| 比索洛尔 | 1.25mg，1 次/d | 10mg，1 次/d |
| 卡维地洛 | 3.125mg，2 次/d | 体重≤80kg，25mg，2 次/d<br>体重>80kg，50mg，2 次/d |
| 缓释琥珀酸美托洛尔 | 12.5~25mg，1 次/d | 200mg，1 次/d |
| 酒石酸美托洛尔 | 6.25mg，2~3 次/d | 50mg，2~3 次/d |

## 五、常见药物不良反应及处理

**1. 利尿剂**

见本章第一节高血压。

**2. 血管扩张药**

（1）硝普钠　恶心、呕吐、精神不安、肌肉痉挛、头痛、厌食、皮疹、出汗及发热等。肾功能衰竭患者可引起硫氰化物蓄积，导致甲状腺功能低下，可引起低血压。开始剂量宜小，逐渐增量，严密监测血压、心率，孕妇禁用，肾功能不全及甲状腺功能低下者慎用。

（2）硝酸酯类　同冠心病、心绞痛。

（3）ACEI 和 ARB　同高血压。

**3. 洋地黄类药物**

洋地黄中毒不良反应有以下几种。

① 胃肠道症状　厌食、恶心及呕吐等。

② 心脏表现　多源性室早二联律、三联律，鱼钩样 ST-T 改变。

③ 神经系统症状　头痛、头晕、乏力、烦躁、失眠等。

一旦出现不良反应，处理原则：①立即停用洋地黄及导致钾盐丢失的药物，如利尿药、胰岛素及糖皮质激素等；②补充钾盐及镁盐，轻者可以口服氯化钾，病情较重可静脉滴注，肾功能不全、高血钾、窦房结传导阻滞、窦性停搏及 Ⅱ～Ⅲ 度房室传导阻滞者禁用；③快速型心律失常可用利多卡因或苯妥英钠。利多卡因 50～100mg 溶于葡萄糖盐水 20ml 中，每 5～10min 静脉缓慢推注 1 次，总量不超过 300mg，然后以 1～4mg/min 静脉滴注维持。

**4. 非强心苷类正性肌力药物**

（1）β 受体激动药　多巴胺，大剂量可使呼吸加速、心律失常，停药即可迅速消失；多巴酚丁胺，可见心悸、恶心、呕吐、头痛、胸痛及气短等不良反应。

（2）磷酸二酯酶抑制药　氨力农，快速静脉注射可致室性早搏、室性心动过速，大剂量长期使用可有血小板减少，常见用药 2～4 周后出现，减量或停药后即好转，每日剂量不超过 300mg 不常发生。与丙吡胺同用时可导致血压过低。静脉注射液不能用右旋糖酐或葡萄糖溶液稀释。

**5. 醛固酮受体拮抗药**

（1）高钾血症　以心律失常为首发表现，用药期间必须密切监测血钾和心电图，一旦出现应立即停药。

（2）胃肠道反应　进食时或餐后服药。

（3）少见不良反应

① 低钠血症。

② 男性乳房发育、性功能低下，女性乳房胀痛、声音变粗、毛发增多、月经失调，停用后可消失。

③ 中枢神经系统表现，如头痛、嗜睡、精神紊乱及运动失调。

**6. β 受体阻断药**

（1）体液潴留和心力衰竭恶化　密切监测患者体重增加和心衰恶化的征象，如体重增加，应增加利尿剂，一般不需停止 β 受体阻断药或减量使用。

（2）乏力　患者有乏力和虚弱的感觉，多数不需要治疗，数周后可自行消失。症状严重者可减量或停用。

（3）心动过缓和传导阻滞　没有症状的一般不需要处理。如伴有头晕及出现 Ⅱ 度或 Ⅲ 度房室传导阻滞时，应减少剂量或停用，同时植入起搏器或进行心肌再同步化治疗（CRT）。

（4）低血压　β 受体阻断药特别是同时阻断 α₁ 受体的制剂可引起低血压、视力模糊，常在初始或开始增加剂量的24~48h内出现。一天中不同时间服用扩血管药物可减少低血压危险，容量不足的患者减少利尿药剂量也会缓解低血压的症状。

# 第四节 心律失常

## 一、疾病概述

心律失常是指心脏激动的起源、频率、节律、传导速度和传导顺序等异常。

### （一）病因和发病机制

**1. 病因与诱因**

（1）某些生理情况 健康人有时可发生心律失常，如窦房结性心律失常和早搏等。此类一般不会对人体产生危害。

（2）器质性心脏病 各种器质性心脏病如心肌缺血、缺氧、炎症、损伤、坏死和瘢痕形成等均可导致心肌细胞的电生理出现异常，产生相关心律失常。严重者可致血流动力学障碍甚至死亡。

（3）非心源性疾病 慢性阻塞性肺病、急性胰腺炎、急性脑血管疾病、妊娠高血压综合征等均可引起心律失常。

（4）电解质紊乱和酸碱平衡失调 各种原因引起的低钾血症、高钾血症等电解质紊乱和酸碱平衡失调均可致心律失常。

（5）物理和化学因素的作用与中毒 中暑、电击伤等物理因素，有机溶剂、农药、动物毒素和有毒植物均可引起心律失常。

**2. 发病机制**

包括心脏激动起源异常、传导异常及心脏激动起源与传导均异常。

（1）心脏激动起源异常

① 窦性激动异常。

② 异位激动异常。

③ 触发性激动异常。

（2）心脏激动传导异常

① 折返激动。

② 传导阻滞。

### （二）心律失常分类

**1. 快速性心律失常**

（1）窦性心动过速。

（2）过早搏动（窦性、窦房交界性、房性、房室交界性、室性）。

（3）非阵发性（自主性）心动过速（室上性、室性）。

（4）阵发性心动过速（室上性、室性）。

（5）并行心律性心动过速（窦性、房性、房室交界性、室性）。

（6）扑动（心房、心室）。

（7）颤动（心房、心室）。

（8）可引起快速性心律失常的预激综合征。

**2. 缓慢性心律失常**

（1）窦性缓慢性心律失常

① 窦性心动过缓。

② 窦性停搏。

③ 病态窦房结综合征。

（2）逸搏与逸搏心律（房性、房室交界性、室性）。

（3）传导缓慢性心律失常

① 窦房传导阻滞。

② 房内传导阻滞。

③ 房室传导阻滞

a. Ⅰ度房室传导阻滞；

b. Ⅱ度房室传导阻滞；

c. Ⅲ度房室传导阻滞。

④ 心室内传导阻滞

a. 右束支传导阻滞（不完全性、完全性）；

b. 左束支传导阻滞（不完全性、完全性）；

c. 双束支传导阻滞；

d. 分支传导阻滞（左前分支传导阻滞、左后分支传导阻滞、左间隔分支传导阻滞）；

e. 束支传导阻滞伴分支传导阻滞（三分支传导阻滞）。

**3. 快速性伴缓慢性心律失常**

（1）快慢综合征。

（2）慢快综合征。

（3）其他。

## 二、抗心律失常药物分类

根据抗心律失常药物的临床应用，可分为抗快速性心律失常药物和抗慢速性心律失常药物两大类。

### （一）抗快速性心律失常药物

目前临床应用 Vaughan william 分类法，将抗快速性心律失常药物分为 4 类。

（1）Ⅰ类——钠通道阻滞药 又称为膜稳定剂，主要阻滞钠离子快通道，降低心肌细胞对 $Na^+$ 的通透性，使动作电位 0 相上升最大速率（$V_{max}$）减慢和幅度降低，延长动作电位时程（ADP）和有效不应期（ERP）。

该类药物又分为三个亚类。

① Ⅰ$_a$ 类 显著减慢 $V_{max}$，一般延长 APD 和 ERP，包括奎尼丁、普鲁卡因胺、丙吡胺、阿义马林、安他唑啉等，用于治疗室上性和室性快速性心律失常。

② Ⅰ$_b$ 类 轻度减慢 $V_{max}$，不延长或缩短 APD 和 ERP，包括利多卡因、美西律、妥卡尼、苯妥英钠、莫雷西嗪、阿普林定等，主要用于治疗室性快速性心律失常。

③ Ⅰ$_c$ 类 显著减慢 $V_{max}$，不延长 APD 和 ERP，包括普罗帕酮、氟卡尼、劳卡尼等，用于治疗室上性和室性快速性心律失常。

（2）Ⅱ类——β受体阻断药　主要通过竞争性阻滞β肾上腺素受体，减慢 $V_{max}$，抑制 4 相自动去极化，相对延长 ERP。用于治疗室上性及室性快速性心律失常。该类药物包括普萘洛尔、阿替洛尔、美托洛尔、艾司洛尔。

（3）Ⅲ类——延长动作电位时程药　又称为钾通道阻滞药，主要抑制电压依赖性钾通道，使外向钾电流受抑，APD 和 ERP 延长。包括胺碘酮、索他洛尔、溴苄胺等。用于治疗室上性和室性快速性心律失常。

（4）Ⅳ类——钙拮抗药　主要阻滞 L 型钙通道，使 L 型钙通道（$I_{ca-L}$）下降，抑制 4 相自动去极化，延长 APD。由于 $I_{ca-L}$ 主要存在于慢反应细胞，故该类药物主要用于室上性快速性心律失常。包括维拉帕米、地尔硫草等。

（二）抗缓慢性心律失常药物

该类药物能增强窦房结的自律性，促进房室传导，对抗某些药物对心脏的抑制作用。主要可分为以下 3 类。

（1）β肾上腺素能受体兴奋药　包括异丙肾上腺素、沙丁胺醇（舒喘灵）、麻黄碱、肾上腺素等。后者亦用于心室颤动和心电-机械分离时的心脏复苏。

（2）M胆碱受体阻断药　包括阿托品、普鲁苯辛、颠茄、山莨菪碱（654-2）等。

（3）非特异性兴奋、传导促进药　包括皮质激素、烟酰胺、乳酸钠、氨茶碱、硝苯地平、甲状腺素等。

### 三、治疗药物的合理选用及常见不良反应

（一）抗快速性心律失常药物

（1）奎尼丁（quinidine）　为有效的广谱抗快速性心律失常药，但由于有严重的副作用，目前已较少应用。主要副作用有：①胃肠道反应。如恶心、呕吐、腹泻等。②金鸡纳反应：眩晕、耳鸣、精神失常等。③过敏反应：发热、皮疹、血小板减少等。④心血管反应：QRS 波增宽、Q-T 间期延长、房室传导阻滞、低血压、心力衰竭。严重者表现为尖端扭转型室速、心室颤动、心脏颤动、晕厥，称为奎尼丁晕厥。如出现收缩压＜90mmHg、心率＜60 次/min，QRS 时限延长 25%～50% 或 QTc＞0.5s 等严重反应时，均需停药。

（2）普鲁卡因胺（procainamide）　作用与奎尼丁相似，为有效的广谱抗快速性心律失常药，但以室性心律失常疗效较好。紧急应用时，每 5min 静脉注射 100mg，直至有效或总量达 1000mg，有效后继以 1～4mg/min 静脉滴注维持。口服剂量为 250～500mg，q4～6h。副作用较奎尼丁少，但亦可出现消化道反应和心血管反应，长期用药者可引起白细胞减少和狼疮样综合征。用药期间监测指标和停药指征与奎尼丁相同，并对长期服药者监测血常规和抗核抗体等。

（3）丙吡胺（disopyramide，达舒平）　作用与奎尼丁相似，为有效的广谱抗快速性心律失常药，但以室上性心律失常疗效较好。常用口服剂量每次 100～200mg，每日 3～4 次；房颤复律时，200mg，q2h，共 5 次，维持量为每次 100mg，每日 3 次；静脉应用时每次 2mg/kg，在 5～15min 内注入，一次量不超过 150mg，然后以 20～30mg/h 静脉滴注维持，每日总量不超过 800mg。主要副作用有恶心、腹胀、口干、视物模糊、排尿不畅等。

（4）利多卡因（lidocaine）　为速效抗快速性室性心律失常药，尤适用于急性心肌梗死伴室性心动过速等紧急情况。常用剂量静脉注射每次 50～100mg，必要时 5～10min 后重

复，1h 内总量不宜超过 300mg，有效后以 1～4mg/min 静脉滴注维持。副作用较小，主要有嗜睡、头晕，较大剂量（血药浓度＞6～10μg/ml）时可出现精神症状、低血压和呼吸抑制等。

（5）美西律（mexiletine，慢心律）　作用与利多卡因相似，主要用于室性快速性心律失常。常用剂量口服 100～200mg，q6～8h，维持量为 100mg，每日 2～3 次；静脉注射时首剂 100～200mg，10min 注完，必要时 2～3h 后重复，维持量为 1～2mg/min 静脉滴注。主要副作用有头晕、恶心、震颤，偶可引起血细胞减少等，大剂量静脉应用时可引起精神症状和心血管抑制作用（心动过缓、传导阻滞、心力衰竭、低血压等）。

（6）莫雷西嗪（moracizine，乙吗噻嗪）　基本上属于 I_b 类抗心律失常药，但兼有 I_c 类抗心律失常作用。适用于室性及室上性早搏和各类心动过速。常用剂量口服 150～200mg，每日 3 次，维持量为 100mg，每日 3 次；静脉应用时每次 1～3mg/kg，稀释后 5min 内缓慢静脉注射。主要副作用有恶心、呕吐等消化道反应与嗜睡、头晕、震颤等神经系统反应，大剂量时有心血管抑制作用。

（7）普罗帕酮（propafenone，心律平）　为广谱抗快速性心律失常药，对各型早搏、心动过速和预激综合征有较好的疗效。常用剂量口服 150～200mg，每日 3 次，维持量 100mg，每日 3 次；静脉应用时，1～1.5mg/kg，稀释后 5min 内缓慢静脉注射，必要时 10～20min 后重复，有效后改为 0.5～1mg/min 静脉滴注。主要副作用有头晕、头痛、口干及消化道反应，大剂量时有心血管抑制作用。

（8）普萘洛尔（propranolol，心得安）　为非选择性 β 受体阻断药，对各型早搏和心动过速有一定疗效，尤适用于因交感神经兴奋引起的心律失常。常用剂量口服 10mg，每日 3～5 次，无效时每日总量可增至 100mg；静脉应用时 1～3mg 稀释后于 10～20min 静脉注射，主要副作用有窦性心动过缓和消化道反应，可诱发房室传导阻滞、低血压、心力衰竭和支气管哮喘等。

（9）美托洛尔（metroprolol，美多心安，倍他洛克）　为选择性 β_1 受体阻断药，较适用于高血压及冠心病伴早搏和心动过速者。常用剂量口服 12.5～50mg，每日 2 次；静脉应用 5mg 稀释后 5min 静脉注射，必要时 5min 后重复。主要副作用有失眠、肢端发冷、腹胀或便秘等，大剂量时有心血管抑制作用。

（10）胺碘酮（amiodarone）　为有效的广谱抗心律失常药，对各型早搏、心动过速、房扑、房颤和预激综合征等有较好的疗效。常用剂量口服 200mg，每日 2～3 次，维持量每日 100～200mg；静脉应用 2.5～5mg/kg，稀释后缓慢静脉注射（5min 以上），有效后以 0.5～1.0mg/min 静脉滴注维持。主要副作用有消化道反应、角膜微小沉淀、甲状腺功能紊乱和肺间质纤维化等，尤其长期服用者易于发生，大剂量时可引起心血管抑制作用和尖端扭转型室性心动过速等。但该药心律失常作用发生率低，又能扩张冠状动脉和减轻心脏前后负荷等，故越来越广泛地应用于临床。

（11）索他洛尔（sotalol，甲磺胺心安）　为广谱抗快速性心律失常药，并具有较强的非选择性 β 受体阻滞作用。对快速性室性心律失常有较好的疗效，对预激综合征伴发的室上性快速性心律失常有一定疗效。常用剂量口服 40～240mg，每日 2 次，常从小剂量开始；静脉应用时 0.5～2.0mg/kg，稀释后缓慢静脉注射（＞10min），有效后 10mg/h 静脉滴注维持。主要副作用有心动过缓、低血压、支气管痉挛等，偶可引起尖端扭转型室速等心律失常。

（12）溴苄胺（bretylium，特兰新）　为抗快速性室性心律失常药，目前。常用剂量为250～300mg（5～10mg/kg），静脉注射，必要时10～15min重复，直至最大剂量达25mg/kg。主要副作用有低血压、头晕、畏寒、恶心、呕吐、排尿困难等。

（13）维拉帕米（verapamil，异搏停）　为抗快速性心律失常药，主要用于室上性早搏、室上性心动过速和减慢心房颤动、心房扑动的心室率，偶也用于触发激动引起的室性心律失常。但需慎用或禁用于显性预激综合征伴室上性心动过速、心房颤动或心房扑动患者，以防房室结区不应期延长，而旁道不应期不变或缩短，使更多的心房激动经旁道传至心室，以致心室率增快，甚至诱发心室颤动。常用剂量口服40～80mg，每日3次；静脉应用每次5～10mg，稀释后于5～10min缓慢静脉注射，无效时30min后可重复静脉注射1次。主要副作用有头晕、头痛和消化道反应，静脉注射时可致心动过缓、房室传导阻滞、低血压等。

（14）地尔硫䓬（diltiazem，硫氮䓬酮，合心爽）　抗心律失常效应与维拉帕米相似，但作用较弱和副作用较轻。常用剂量口服30～60mg，每日3次；静脉应用每次75～150$\mu$g/kg，稀释后缓慢静脉注射。副作用有眩晕、口干、心动过缓和低血压等。

### （二）抗缓慢性心律失常药物

（1）异丙肾上腺素（isoprenaline）　为$\beta$受体激动药，为强有力的抗缓慢性心律失常药，并有增强心肌收缩力、降低周围血管阻力和扩张支气管平滑肌等作用。主要用于窦性静止、窦房阻滞、高度或完全性房室传导阻滞和心脏骤停等，亦可治疗后天获得性Q-T间期延长所致的长间歇依赖型尖端扭转型室性心动过速等。常用剂量舌下含服10～15mg（喘息定片），必要时每3～4h 1次；静脉应用1～3$\mu$g/min滴注，根据心室率调节滴速，一般维持心率在60次/min左右。主要副作用有头痛、眩晕、震颤、心悸、诱发和加重快速性心律失常、心绞痛及心肌梗死等，故应慎用于冠心病和心力衰竭等患者。

（2）肾上腺素（epinephrine）　为$\alpha$和$\beta$受体激动药，具有兴奋心脏、收缩血管和扩张支气管等作用，是心脑肺复苏时救治心脏停搏、心电-机械分离和心室颤动的主要药物。常用剂量为3～5mg静脉滴注或气管内滴入，无效时3～5min后重复静脉注射和增大剂量。主要副作用有头痛、心悸、震颤、血压急剧升高和诱发快速性心律失常等，故慎用于高血压病和冠心病等患者。

（3）阿托品（atropine）　为M受体拮抗药，通过消除迷走神经对心脏的抑制作用，使窦房结自律性增高和改善房室传导等。适用于严重窦性心动过缓、窦性停搏、窦房阻滞和房室传导阻滞等，也用于Q-T间期延长及酒石酸锑钾等引起的快速性室性心律失常。常用剂量口服0.3～0.6mg，每日3次；皮下或静脉注射每次1～2mg，必要时15～30min后重复使用。主要副作用有口干、皮肤潮红、腹胀、排尿困难、视力模糊、心动过速等，过量时可出现兴奋、烦躁、谵妄或惊厥等。禁用于前列腺肥大、青光眼、幽门梗阻等患者。作用与阿托品相似的药物有克朗宁（冠脉苏），含东莨菪碱、山莨菪碱和樟柳碱。常用剂量口服2～3粒，每日3～4次。主要副作用有口干、排尿不畅等。

（4）氨茶碱（aminophylline）　为磷酸二酯酶抑制剂，促进$Ca^{2+}$内流和抑制$K^+$外流，提高慢反应细胞的自律性和传导性。常用剂量口服0.1～0.2g，每日3次；静脉应用0.5g加入5%葡萄糖液500ml中滴注。主要副作用有食欲减退、呕吐、失眠等，静脉用量过大和滴速过快时可致惊厥和快速性心律失常。

# 第五节　精神分裂症

## 一、疾病概述

精神分裂症是一组病因未明的精神疾病，具有思维、情感、行为等多方面的障碍，以精神活动和环境不协调为特征。通常意识清晰，智能尚好，部分患者可出现认知功能损害。多起病于青壮年，常缓慢起病，病程迁延，有慢性化倾向和衰退的可能，但部分病人可保持痊愈或基本痊愈状态。

精神分裂症发病高峰集中在成年早期：男性为 15～25 岁，女性稍晚。我国流行病学调查资料显示：精神分裂症的终生患病率 1993 年为 6.55‰（与 1982 年 5.69‰相比差别不大）；女性患病率高于男性，性别差异在 35 岁以上年龄组较明显；城市患病率高于农村；患病率与家庭经济水平呈负相关。我国目前有近 700 万人患精神分裂症。

### （一）病因及发病机制

目前，精神分裂症的病因和发病机制尚未完全阐明。遗传因素和心理社会因素在精神分裂症的发病中均起重要作用，遗传因素可能是精神分裂症发病的素质基础，而心理社会因素可能是精神分裂症发病的促发因素。

**1. 遗传因素**

国内外家系调查发现本病患者近亲中的患病率要比一般人群高数倍，且血缘关系越近，发病率越高。双生子研究发现同卵双生的同病率是异卵双生的 4～6 倍。寄养子研究发现精神分裂症母亲所生子女寄养于正常家庭环境中，成年后仍有较高的患病率。这表明遗传因素在本病发病中占主要作用。

**2. 心理社会因素**

精神分裂症发病与社会阶层、经济状况、病前性格、生活事件有关。临床上发现大多数精神分裂症患者具有内向、孤僻、敏感多疑的病前性格，并且病前 6 个月可追溯到相应的生活事件。这表明心理社会因素在本病发病中仍具有一定作用。

**3. 神经生化病理假说**

有关精神分裂症的神经生化研究形成了多巴胺（DA）假说、5-羟色胺（5-HT）假说、谷氨酸假说等，其中最主要的是 DA 假说。DA 假说于 20 世纪 60 年代提出，认为精神分裂症患者中枢 DA 功能亢进。该假说的支持证据如下：一个无任何精神病遗传背景的人长期使用可卡因或苯丙胺（主要神经药理学作用是升高大脑神经突触间隙 DA 水平）会产生幻觉和妄想；阻断多巴胺 $D_2$ 受体的药物可治疗精神分裂症阳性症状；精神分裂症患者血清高香草酸（DA 的主要代谢产物，HVA）增高，尸体脑组织中 DA 或 HVA 高于对照组；PET 研究发现未经抗精神病药物治疗的患者纹状体 $D_2$ 受体数量增加。5-HT 假说认为精神分裂症可能与中枢 5-HT 功能障碍有关，非典型抗精神病药物的 $5\text{-HT}_{2A}$ 受体拮抗作用可能与其改善阴性症状、认知缺陷症状及较少引起锥体外系反应有关。

### （二）临床表现

精神分裂症在发病初期可出现个性改变、类神经症症状、难以理解的行为等非特异性症状，随着疾病进展，在感知、思维、情感和意志行为等多个方面就会出现明显的病理现象。

**1. 感知觉障碍**

精神分裂症最常出现的感知觉障碍是幻觉。幻觉是指没有现实刺激作用于感觉器官时出现的知觉体验，是一种虚幻的知觉。依据所涉及的感官分为幻听、幻视、幻嗅、幻味、幻触和内脏性幻觉。言语性幻听是精神分裂症最常出现的幻觉。言语性幻听内容若是争论性的、评论性的，或命令性的，则对精神分裂症的诊断具有重要价值。

**2. 思维障碍**

(1) 思维内容障碍　妄想是精神分裂症患者思维内容障碍的常见表现形式，并具有内容荒谬、泛化的特点。妄想是一种病理性的歪曲信念，是病态的推理和判断。有以下特征：①信念的内容与事实不符，没有客观现实基础，但患者坚信不移；②妄想内容均涉及患者本人，总是与个人利害有关；③妄想具有个人独特性；④妄想内容因文化背景和个人经历而有所差异，但常有浓厚的时代色彩。

妄想按其内容有以下类别。①关系妄想：患者将周围环境中与自己无关的事情都认为与他有关；②被害妄想：患者坚信自己被跟踪、被监视、被诽谤、被隔离、被投毒等；③物理影响妄想：又称被控制感，患者觉得自己的思想、情感和意志行为受到外界某种力量的控制而不能自主；④被洞悉感：患者认为其内心所想的事，未经语言文字表达就被别人知道了；⑤另外，还可出现嫉妒妄想、钟情妄想、夸大妄想、疑病妄想、罪恶妄想与虚无妄想等。

妄想若突然发生，内容不可理解，与既往经历、当前处境无关，也不来源于其他异常心理活动，则称为原发性妄想。原发性妄想是精神分裂症的特征性症状，对诊断具有重要价值。若妄想发生在其他病理心理基础上，或在某些妄想基础上产生另一种妄想，则称为继发性妄想。

(2) 思维联想障碍　思维联想过程缺乏连贯性和逻辑性是精神分裂症具有诊断意义的症状。有以下表现形式。①思维散漫：患者的联想松弛，内容散漫，缺乏主题，一个问题与另外一个问题之间缺乏联系；②思维破裂：患者的言语或书写内容有结构完整的句子，但各句含义互不相关，变成语句堆积，整段内容令人不能理解；③思维中断：患者在无意识障碍又无外界干扰等原因的情况下，思维过程突然出现中断；④思维插入：患者体验到有不属于自己的某种思想被强行塞入其脑中，不受其意志所支配；⑤强制性思维：患者体验到脑中不由自主地涌现大量无现实意义的联想；⑥病理性象征性思维：以无关的具体概念代替某一抽象概念，不经患者解释，旁人无法理解，如患者以反穿衣服表示自己"表里合一、心地坦白"；⑦语词新作：患者自创一些新的符号、图形、文字或语言并赋予特殊的概念，如"犭市"代表狼心狗肺；⑧逻辑倒错性思维：推理缺乏逻辑性，既无前提也无根据，或因果倒置，推理离奇古怪，不可理解；⑨思维贫乏：患者体验到脑子空洞无物，没有什么东西可想。

**3. 情感障碍**

(1) 情感淡漠　指对外界刺激缺乏相应的情感反应，即使对自身有密切利害关系的事情也如此。患者对周围发生的事物漠不关心，面部表情呆板，内心体验贫乏。程度较轻时称情感迟钝或平淡。

(2) 情感倒错　指情感表现与其内心体验或处境不相协调。如在描述自己遭受迫害时，却表现为愉快的表情。

**4. 意志与行为障碍**

(1) 意志缺乏　表现为对任何活动缺乏动机和要求，生活处于被动状态，处处需要别人督促和管理。程度较轻时称意志减退。

(2) 紧张综合征　包括紧张性木僵和紧张性兴奋两种状态，两者可交替出现，是精神分裂症紧张型的典型表现。紧张性木僵时以缄默、随意运动减少或缺失、精神运动无反应为特征。紧张性兴奋时以动作单调杂乱、无动机及目的性、使人难以理解、与外界环境的不协调为特征。

（3）怪异或愚蠢行为　如患者做出各种古怪、愚蠢、幼稚的动作、姿势、步态与表情等。

上述临床症状可划分为阳性症状群和阴性症状群。阳性症状指精神功能的异常或亢进，包括幻觉、妄想、明显的思维联想障碍、反复的行为紊乱和失控。阴性症状指精神功能的减退或缺失，包括情感平淡或淡漠、思维贫乏、意志减退或缺乏等。

患者常丧失对自己精神病理现象的认识和判断能力（自知力丧失），他们不认为自己有病，更不承认有精神病，因而拒绝接受治疗。有无自知力及自知力恢复的程度是临床上判定病情轻重和疾病好转程度的重要指标。

**5. 临床分型**

依据精神病理学特征可将精神分裂症划分为以下几个亚型。①偏执型：以相对稳定的妄想为主要表现，往往伴有幻觉，言语、情感、意志、行为障碍不突出；②紧张型：以紧张综合征为主要表现，可交替出现紧张性木僵与紧张性兴奋，或自动性顺从与违拗；③青春型：以明显的思维、情感、行为障碍或紊乱为主要表现；④单纯型：以思维贫乏、情感淡漠，或意志减退等阴性症状为主要表现，无明显的阳性症状；⑤未分化型：同时具备一种以上亚型的特点，但没有明显的分组特征，无法被归入上述分型中的任一类别。

20 世纪 80 年代初，Crow 将精神分裂症按阳性、阴性症状群进行分型。Ⅰ型精神分裂症以阳性症状为特征，对抗精神病药物反应良好，无认知功能改变，预后良好，生物学基础是多巴胺功能亢进。Ⅱ型精神分裂症以阴性症状为主，对抗精神病药物反应差，伴有认知功能改变，预后差，脑细胞丧失退化，多巴胺功能没有特别变化。混合型精神分裂症包括不符合Ⅰ型和Ⅱ型精神分裂症的标准或同时符合的患者。

精神分裂症的诊断主要依据病史、临床表现和精神检查。为了提高诊断的准确性和一致性，临床上常参照中国精神障碍分类与诊断标准第三版（CCMD-3）中精神分裂症的诊断标准。精神分裂症各亚型的诊断可依据不同亚型的临床特征进行判断。

## 二、临床治疗基本原则

精神分裂症的治疗以抗精神病药物治疗为主，并结合心理社会康复措施等。一般来讲，在急性期以药物治疗为主，在慢性阶段则结合心理社会康复，以预防复发，减少功能残缺，提高患者的社会适应能力。对极度兴奋躁动、冲动伤人、强烈自伤自杀、拒食、紧张性木僵、药物治疗无效的患者可采用电抽搐治疗。

## 三、药物治疗原则与方法

### （一）药物治疗原则

精神分裂症的治疗以抗精神病药物治疗为主，部分情况下可合并使用心境稳定剂、抗抑郁药和其他药物。药物治疗的目的是消除或减轻精神症状及其对心理社会功能的不良影响、最大限度地维持缓解期的社会功能以使患者能够良好地回归社会、减少复发。

抗精神病药物治疗中应遵循以下原则。①药物选择原则：根据临床症状、药物作用特点、药物不良反应、患者个体特征等选用第一代和第二代抗精神病药物；②单一药物治疗原则：一般主张单一用药，如疗效不满意且无严重不良反应，则在治疗剂量范围内适当增加剂量；③个体化用药原则：药物种类、剂量和用法均应注意治疗个体化；④缓慢加减药物剂量与安全原则：治疗中应缓慢调整剂量，密切观察，正确评价疗效，注意药物不良反应并及时适当处理，保证安全；⑤换药与合并用药原则：单一药物治疗无效者，可换用或合并使用另一类化学结构或药理作用不同的抗精神病药物；⑥全程治疗原则：包括急性治疗期、巩固治疗期和维持治疗期。

（二）药物作用和机制

抗精神病药物的治疗作用可归于三个方面：①抗精神病作用，即抗幻觉、妄想及各种思维形式障碍作用（治疗阳性症状）和激活作用（治疗阴性症状）；②非特异性镇静作用，即有效减轻兴奋躁动及行为紊乱作用；③预防疾病复发作用。

目前认为，抗精神病药物主要通过阻断脑内 DA 受体和 5-HT 受体而具有抗精神病作用。多巴胺受体阻断作用主要是阻断 $D_2$ 受体。脑内多巴胺能系统有 4 条投射通路，其中阻断中脑边缘和中脑皮质通路与抗精神病作用有关，阻断黑质纹状体通路与锥体外系不良反应有关，阻断下丘脑至垂体的结节漏斗通路与催乳素水平升高相关不良反应有关。5-羟色胺受体阻断作用主要是阻断 5-$HT_{2A}$ 受体，具有潜在的抗精神病作用，5-$HT_2$/$D_2$ 受体阻断比值高者，锥体外系症状发生率低并能改善阴性症状。抗精神病药物同时还对其他脑内多种受体具有阻断作用而产生种种不良反应。

### 四、治疗药物的合理选用

#### 1. 抗精神病药物及其分类

抗精神病药物可按化学结构和药理作用分类。按化学结构可分为：①吩噻嗪类；②硫杂蒽类；③丁酰苯类；④苯甲酰胺类；⑤苯二氮䓬类；⑥其他。按药理作用可分为第一代抗精神病药物和第二代抗精神病药物。第一代抗精神病药物又称典型抗精神病药物，主要阻断中枢多巴胺 $D_2$ 受体，治疗中可产生锥体外系不良反应和催乳素水平升高，代表药物有氯丙嗪、氟哌利多等。第二代抗精神病药物又称非典型抗精神病药物，主要阻断 5-$HT_{2A}$ 和 $D_2$ 受体，治疗中较少产生锥体外系不良反应和引起催乳素水平升高，代表药物有氯氮平、利培酮、奥氮平、喹硫平等。第一代抗精神病药物可进一步按临床作用特点分为低效价和高效价两类。低效价者以氯丙嗪为代表，镇静作用强，抗胆碱能作用明显，对心血管和肝脏毒性较大，锥体外系不良反应较小，治疗剂量较大；高效价者以氟哌利多为代表，抗幻觉妄想作用突出，镇静作用较弱，对心血管和肝脏毒性小，锥体外系不良反应较大，治疗剂量较小。常用抗精神病药物的作用特点及剂量范围见表 9-5。

表 9-5　常用抗精神病药物的作用特点及剂量范围

| 分类 | 药　名 | 镇静作用 | 直立性低血压 | 抗胆碱作用 | 锥体外系反应 | 剂量范围/（mg/d） |
|---|---|---|---|---|---|---|
| 第一代抗精神病药 | | | | | | |
| 吩噻嗪类 | | | | | | |
| 脂肪胺类 | 氯丙嗪（chlorpromazine） | 高 | 高 | 中 | 中 | 200～600 |
| 哌啶类 | 硫利达嗪（thioridazine） | 高 | 高 | 高 | | 200～600 |
| | 奋乃静（perphenazine） | 低 | 低 | 低 | | 8～50 |

续表

| 分类 | 药 名 | 镇静作用 | 直立性低血压 | 抗胆碱作用 | 锥体外系反应 | 剂量范围/(mg/d) |
|------|-------|---------|-------------|-----------|-------------|----------------|
| | 三氟拉嗪（trifluoperazine） | 低 | 低 | 低 | 高 | 5～40 |
| | 氟奋乃静（fluphenazine） | 低 | 低 | 低 | 高 | 2～20 |
| | 癸氟奋乃静（FD） | 低 | 低 | 低 | 高 | 12.5～50mg/2周 |
| | 棕榈哌泊噻嗪（pipotiazine palmitate） | 低 | 低 | 低 | 高 | 50～100mg/4周 |
| 硫杂蒽类 | 氯普噻吨（chlorprothixene） | 高 | 高 | 中 | 中 | 50～600 |
| | 氟哌噻吨（flupenthixol） | 低 | 低 | 低 | 高 | 5～40 |
| | 氯哌噻吨（clopenthixol） | 中 | 中 | 中 | 高 | 20～150 |
| | 替沃噻吨（thiothixene） | 低 | 低 | 低 | 高 | 5～30 |
| 丁酰苯类 | 氟哌啶醇（haloperidol） | 低 | 低 | 低 | 高 | 6～40 |
| | 氟哌啶醇癸酸酯（HD） | 低 | 低 | 低 | 高 | 50～200mg/4周 |
| | 五氟利多（penfluridol） | 低 | 低 | 低 | 高 | 20～120mg/周 |
| 苯甲酰胺类 | 舒必利（sulpiride） | 低 | 低 | 低 | 低 | 200～800 |
| 第二代抗精神病药 | | | | | | |
| 苯二氮䓬类 | 氯氮平（clozapine） | 高 | 高 | 高 | 低 | 100～450 |
| | 奥氮平（olanzapine） | 中 | 中 | 中 | 低 | 5～20 |
| 苯硫氮䓬类 | 喹硫平（quetiapine） | 高 | 高 | 低 | 低 | 300～800 |
| 苯丙异噁唑类 | 利培酮（risperidone） | 低 | 中 | 低 | 中 | 2～6 |
| 苯异硫唑类 | 齐哌西酮（ziprasidone） | 中 | 低 | 低 | 低 | 80～160 |
| | 阿立哌唑（aripiprazole） | 低 | 低 | 低 | 低 | 10～30 |

注：引自 Kane JM，et al. J Clin Psychiatry. 2003，64（Suppl 12）.

**2. 抗精神病药物的选择**

应综合考虑临床症状特点、药物作用特点、药物不良反应、患者个体因素、经济因素、医生临床经验等来选择合适的抗精神病药物。

（1）临床症状特点 患者的临床症状特点是药物选择的基础。

① 以幻觉妄想阳性症状为主要表现的患者可以选择第一代抗精神病药物中的氟哌利多、氯丙嗪、奋乃静等；也可选择第二代抗精神病药物，如利培酮、奥氮平、喹硫平等；两类药物对阳性症状的疗效相当；治疗合作者以口服为主，不合作患者可肌内注射、缓慢静脉注射或静脉滴注。

② 以阴性症状为主要表现的患者首选第二代抗精神病药物或谨慎使用氯氮平，治疗无效可考虑换用另一种第二代抗精神病药物或选用氯氮平；大量临床研究证实第二代抗精神病药物对阴性症状的疗效优于第一代抗精神病药物。

③ 以兴奋、激越为主要表现的患者选用有镇静作用的第一代抗精神病药物，如氟哌利多、氯丙嗪肌内注射或口服第二代抗精神病药物合并注射苯二氮䓬类药物，也可谨慎使用氯氮平；若治疗有效则继续口服药物治疗，治疗过程与幻觉妄想症状合作患者相同；若治疗无效可换用氯氮平或合并使用心境稳定剂如丙戊酸钠。

④ 伴有抑郁症状的精神分裂症患者，宜选用第二代抗精神病药物如利培酮、奥氮平、喹硫平或第一代抗精神病药物舒必利、硫利达嗪，或谨慎使用氯氮平；若治疗无效可换用另一种第二代抗精神病药物；若单用抗精神病药物不能完全改善抑郁症状时可合并使用抗抑郁药物。

⑤ 伴有躁狂症状的精神分裂症患者可首选第二代抗精神病药物（近年临床研究证实其具有心境稳定作用），也可选择第一代抗精神病药物如氟哌利多、氯丙嗪等；若治疗无效可合并使用心境稳定剂如碳酸锂、丙戊酸钠或卡马西平或换用另一种第一代或第二代抗精神病药物。

⑥ 以紧张症状群（木僵状态）为主的患者首选静脉滴注或肌注舒必利，3～5d 内滴定至治疗剂量（200～600mg/d），持续 1～2 周；若治疗有效则继续口服舒必利或第二代抗精神病药物，治疗过程与幻觉妄想症状合作患者相同。

⑦ 精神分裂症复发患者在药物选择上可参考既往用药史，首选既往治疗反应最好的药物和有效剂量，也可适当增加药物剂量，若治疗有效则继续治疗；若治疗无效则可换用其他抗精神病药物。

（2）药物作用特点　第一代抗精神病药物以改善阳性症状和控制兴奋为主，药物不良反应比较明显，尤其是锥体外系反应。第二代抗精神病药物作用谱较广，除对阳性症状有效外，对阴性症状、伴发的情感症状、认知障碍等也有明显改善作用，且较少引起锥体外系反应、迟发性运动障碍、催乳素增高等。因此，第二代抗精神病药物更适用于首发患者、阴性症状明显患者、伴有明显情感症状的患者、对药物耐受性差的老年患者、儿童以及青少年患者、躯体情况差或伴有躯体疾病的患者。

（3）药物不良反应　首发患者对药物不良反应较敏感，药物不良反应的大小直接影响患者的合作程度和依从性，因此，首发患者应尽量选择药物不良反应小的药物，如第二代抗精神病药物或第一代抗精神病药物中的奋乃静、硫利达嗪等。

（4）患者个体因素　老年人、未成年人，或伴有心脏疾病、肝脏疾病、肾脏疾病等躯体疾病的患者，宜选用疗效肯定、不良反应小、与躯体疾病治疗药物之间药物相互作用小的第二代抗精神病药物，并且起始剂量宜低，增加剂量应缓慢，尽量做到用药个体化。对妊娠或哺乳患者，应权衡利弊，若必须使用抗精神病药物时，建议选择最小有效剂量的第二代抗精神病药物或高效价第一代抗精神病药物如氟哌利多。

（5）经济因素　第二代抗精神病药物的价格远高于第一代抗精神病药物，根据经济状况选择患者能够承担的药物费用。医生在选择药物时必须重视并考虑到患者巩固期和维持期的长期治疗。

目前，《中国精神分裂症防治指南》中建议第一代和第二代抗精神病药物均可作为一线药物使用，氯氮平谨慎使用。《英国 2001 精神药物处方指南（第六版）》中建议首发患者的一线药物是第二代抗精神病药物，如利培酮、奥氮平和喹硫平。《美国精神病学会推荐的治疗指南》中建议第一代和第二代抗精神病药物（除氯氮平外）均可作为一线药物使用。

**3. 给药方式的选择**

主要根据患者合作程度和疾病严重程度选择不同的给药方式。一般情况下，治疗合作的患者选择口服给药，病情严重、敌对不合作、拒绝接受治疗的患者宜首选肌内注射或静脉给药。选择静脉滴注要慎重，若必须使用时，应严格限定剂量和疗程，以氯丙嗪为例，每天的剂量不宜超过 50～200mg，一旦症状改善即可改为口服治疗。

**4. 药物治疗分期**

通常分为急性治疗期、巩固治疗期和维持治疗期。

（1）急性治疗期　目的是尽快缓解阳性症状、阴性症状、激越兴奋、抑郁焦虑和认知功能减退，争取最佳预后，并预防自杀及防止危害自身或他人的冲动行为的发生。该期药物剂量应充分，重点强调疗效，不能因为能耐受的药物不良反应而减小剂量或缩短疗程。根据各种药物的特点和常规推荐剂量，以获取最大疗效和最小不良反应为适宜剂量，争取最大限度地缓解精神症状，防止病情波动。抗精神病药物的起效时间一般为 2～4 周，不应在短于 4 周时终止已开始的治疗；除非出现严重的、无法耐受的不良反应时，否则应避免频繁换药。急性期一般不建议使用长效制剂。急性期疗程一般为 6～8 周。

（2）巩固治疗期　目的是巩固疗效，防止已缓解的症状复燃或波动，控制和预防精神分裂症后抑郁和强迫症状，预防自杀，促进社会功能恢复，为回归社会做准备，控制和预防长期用药带来的常见药物不良反应的发生。该期药物剂量原则上维持急性期的药物剂量。但当患者因药物不良反应直接影响服药依从性和医患关系，或出现较为明显的、无法耐受的不良反应时，可以适当调整剂量并严密观察病情变化。巩固期疗程一般持续 3～6 个月。慢性患者疗程可适当延长，6 个月至 1 年。难治性精神分裂症患者以最有效药物有效剂量继续治疗，以稳定疗效，疗程 1～2 年。但当患者因药物不良反应无法耐受或其他原因时，可以适当缩短疗程。

（3）维持治疗期　目的是预防和延缓精神症状复发，提高治疗依从性，恢复社会功能，回归社会。该期药物剂量可以减量，但减量宜慢，减至原巩固剂量的 1/3～1/2；也可以每 6 个月减少原剂量的 20%，直至最小有效维持剂量。在能够耐受药物不良反应的前提下，最好每天单次给药，提高治疗依从性。若患者服药依从性差，监护困难，不能口服药物或口服用药肠道吸收差时，建议使用口服长效制剂（代表药物是五氟利多）和注射长效制剂（代表药物有氟奋乃静癸酸酯、氟哌啶醇癸酸酯、哌普噻嗪棕榈酸酯、三氟噻吨癸酸酯）维持治疗。长效制剂一般需 3 个月左右才能达到稳态血药浓度，故换用长效制剂后的几周内口服抗精神病药物应继续使用，并逐渐撤除。用长效制剂治疗时，通常首次剂量减半，以避免不良反应发生，而一旦出现不良反应则持续时间比较长。维持期疗程长短不一。1989 年的国际共识建议首发患者维持期在 1～2 年，复发患者至少 5 年。《中国精神分裂症防治指南》中规定维持期的长短根据患者情况决定，一般不少于 2～5 年。对多次复发患者、有严重自杀企图、暴力行为和攻击行为病史的患者，维持期的治疗应适当延长。

**5. 治疗中的换药问题**

以下情况可考虑换药：当现用治疗药物剂量充分、疗程充足前提下疗效仍不满意时；或患者遵嘱服药，在无明显应激因素情况下精神症状依然复发时；出现难以克服的、严重的、无法耐受的药物不良反应时；现给药途径不为患者接受时；没有经济承受能力时。换药应遵循以下原则：①换用与原用药物作用机制不同的药物；②换用与原用药物化学结构不同的药物；③换用与原用药物主要不良反应不同的药物，尤其是因为严重不良反应而换药的时候；④换用给药途径不同的药物或长效制剂，适用于依从性差的患者。

**6. 治疗中的合并用药问题**

在单一用药不能取得满意疗效时可以考虑合并用药，目的是协同药物的疗效，降低药物的不良反应。合用时应适当减小合用药物的剂量，并应特别注意药物之间的相互作用。选择合并用药时，应选择作用机制、不良反应不同的药物，或口服短效药物加用长效肌注制剂。

**7. 难治性精神分裂症的处理**

难治性精神分裂症的概念多年来一直难有定论。《中国精神分裂症防治指南》中将其界定为：按通常方法进行治疗而不能获得理想疗效的一群患者，包括过去 5 年对 3 种药物剂量和疗程适当的抗精神病药物（3 种中至少有 2 种化学结构是不同的）治疗反应不佳；或不能耐受抗精神病药物的不良反应；或即使有充分的维持治疗，病情仍然复发或恶化的患者。

《中国精神分裂症防治指南》中建议，难治性精神分裂症首选第二代抗精神病药物氯氮平（也可试选用利培酮、奥氮平、喹硫平或注射长效抗精神病药物如氟奋乃静癸酸酯等）；或者合并使用抗精神病药和增效剂，如苯二氮䓬类药物、心境稳定剂或抗抑郁药；上述治疗无效，采用电抽搐治疗。

氯氮平是目前公认的唯一治疗难治性精神分裂症的药物。常规治疗剂量为 200～600mg/d。疗程一般在 3 个月以上。氯氮平治疗时需特别关注白细胞减少问题，治疗初期应每周复查白细胞，4 周后可适当延长复查间隔时间。

**8. 预后**

精神分裂症的结局有三种：一是经过治疗后得到彻底缓解；二是经过治疗症状得到部分控制，残留部分症状，社会功能受到部分损害；三是病情恶化，走向衰退和精神残疾。调查表明，以上三种结局各占患者总数的 1/3。

## 五、常见药物不良反应及处理

**1. 锥体外系反应**

与抗精神病药物对脑内多巴胺能系统的黑质纹状体通路阻断作用有关，有四种表现形式。

（1）急性肌张力障碍　表现为不自主的眼上翻、斜颈、颈后倾、面部怪相和扭曲、吐舌、张口困难、角弓反张和脊柱侧弯等。处理：肌注东莨菪碱 0.3mg 或异丙嗪 25～50mg；缓解后加服抗胆碱能药盐酸苯海索；必要时减量或换药。

（2）静坐不能　表现为无法控制的激越不安、不能静坐、反复走动或原地踏步。处理：苯二氮䓬类药和 β 受体阻断药如普萘洛尔等有效，而抗胆碱能药效果较差；必要时减量或换药。

（3）类帕金森综合征　表现为运动不能、肌张力高、震颤和自主神经功能紊乱。处理：加服盐酸苯海索 2～12mg/d，使用数月后应逐渐停用；缓慢加大抗精神病药物剂量或使用最低有效量。

（4）迟发性运动障碍　多见于持续用药几年后。表现为不自主的、有节律的刻板式运动。处理：尚无有效治疗药物，关键在于预防；可作对症处理或神经营养支持治疗，或换用第二代抗精神病药物。

**2. 其他神经系统不良反应**

（1）恶性综合征　是一种少见的、严重的不良反应。临床特征是：意识障碍、肌肉强直、高热和自主神经功能不稳定。处理：一旦确诊应立即停药，并给予支持治疗，如补液、降温、预防感染、抗痉挛、吸氧等；使用肌肉松弛剂丹曲林 $100 \sim 400mg/d$ 和促进中枢多巴胺功能的溴隐亭 $7.5 \sim 20mg/d$ 分次服用或肌注 $5 \sim 60mg/d$ 治疗，大剂量胞磷胆碱可增加 DA 受体活性。

（2）癫痫发作　抗精神病药物能降低抽搐阈值而诱发癫痫，多见于氯氮平、氯丙嗪等抗胆碱能作用强的药物治疗时。处理：减量或换用较少引起癫痫发作的药物，如氟哌利多和氟奋乃静等。

**3. 自主神经系统不良反应**

（1）抗胆碱能不良反应　由抗精神病药物的胆碱能受体阻断作用（主要是 $M_1$ 受体）所致。表现为口干、视力模糊、排尿困难、便秘、青光眼加剧、尿潴留、麻痹性肠梗阻等。处理：避免抗胆碱能药物的使用，严重时停药并按急诊处理。

（2）抗肾上腺素能不良反应　由抗精神病药物的 α 肾上腺素能阻滞作用（主要是 $\alpha_1$ 受体）所致。表现为直立性低血压、反射性心动过速以及射精的延迟或抑制。处理：嘱咐病人起床或起立时动作要缓慢；让病人头低脚高位卧床；严重病例应输液并给予去甲肾上腺素、间羟胺等升压，禁用肾上腺素。

**4. 内分泌与代谢不良反应**

（1）催乳素分泌增加　与抗精神病药物对脑内多巴胺能系统的结节漏斗通路阻断作用有关。女性常见溢乳、闭经和性快感减弱，男性常见性欲丧失、勃起困难和射精抑制，其发生与药物剂量相关。处理：可减少药物剂量或换药；或合并中医辨证治疗如乌鸡白凤丸；或人工周期后中药维持治疗。

（2）糖代谢障碍　抗精神药物可引起糖耐量异常、血糖升高和尿糖阳性，导致糖尿病的产生。其机制可能与抑制胰岛素分泌有关。第二代抗精神病药物较第一代多见。处理：治疗过程中检测血糖，若发生糖代谢障碍可换药。

（3）脂代谢障碍与体重增加　其机制可能与组胺受体阻断（主要是 $H_1$ 受体）以及通过下丘脑机制中介的糖耐量和胰岛素释放改变有关。第二代抗精神病药物（如氯氮平）和低效价第一代抗精神病药物较常见。处理：患者应节制饮食并多参加活动；治疗过程中检测体重及血脂，若发生脂代谢障碍与体重增加可换药。

**5. 粒细胞减少与缺乏**

氯氮平发生率较高。当外周血白细胞计数持续低于 $4.0 \times 10^9/L$ 时称白细胞减少症，中性粒细胞绝对值低于 $2.0 \times 10^9/L$ 时称粒细胞减少症，中性粒细胞绝对值低于 $0.5 \times 10^9/L$ 时称粒细胞缺乏症。若发生粒细胞缺乏应立即停药，隔离并严防感染，使用升白细胞药物，加强支持治疗，并检测血象。

**6. 精神方面的不良反应**

许多抗精神病药物产生过度镇静作用，通常很快因耐受而消失。头晕和迟钝常是由于直立性低血压引起。哌嗪类吩噻嗪、苯甲酰胺类和利培酮有轻度激活或振奋作用，可以产生焦虑、激越作用。抗胆碱能作用强的抗精神病药物如氯氮平、氯丙嗪等撤药时较易出现失眠、焦虑和不安等反应。

**7. 其他不良反应**

抗精神病药可引起一过性丙氨酸氨基转移酶升高，多可自行恢复，轻者不必停药，合并护肝治疗；重者或出现黄疸者应立即停药，加强护肝治疗。严重的药疹可发生剥脱性皮炎，应立即停药并积极处理。

## 六、常见药物相互作用

在抗精神病药物治疗过程中，时刻应关注并避免不良药物相互作用的发生。

**1. 抗精神病药物与抗抑郁剂**

（1）吩噻嗪类药物与单胺氧化酶抑制剂合用可增加药源性恶性综合征发生的危险；增加抗胆碱能和锥体外系不良反应。

（2）抗精神病药物可以增加三环类抗抑郁药血药浓度，诱发癫痫、加剧抗胆碱不良反应，并增强中枢神经系统抑制作用。

（3）某些选择性 5-羟色胺再摄取抑制剂可抑制肝脏药物代谢酶（特别是 CYP2D6 酶），增加抗精神病药物的血药浓度，导致不良反应发生或加剧，如氟西汀、帕罗西汀和氟伏沙明。西酞普兰和舍曲林抑制 CYP2D6 酶的作用较弱，与抗精神病药物的相互作用较轻，可供选用。

**2. 抗精神病药物与锂盐**

氟哌利多与锂盐合用有神经毒性反应报道。锂盐可明显降低氯丙嗪和氯氮平的血药浓度，并增加氯氮平等发生药源性恶性综合征的危险。锂盐与氟奋乃静、硫利达嗪等合并用药时可能增加锥体外系反应。

**3. 抗精神病药物与卡马西平**

合用时应注意以下问题：①抗精神病药物可减低痉挛阈，影响卡马西平抗痉挛效果；②卡马西平是肝酶诱导剂，会降低抗精神病药物浓度；③两药合用有发生神经毒性的报道及增加发生粒细胞缺乏的危险性；④与氟哌利多合用有发生 Q-T 间期延长的报道；⑤卡马西平可增加利培酮的清除率。

**4. 抗精神病药物与中枢神经抑制药**

抗精神病药物与中枢神经抑制药，尤其是与吸入全麻药或巴比妥类等静脉全麻药并用时可彼此增效，用量应减少。与苯二氮䓬类药物合用一般是安全的，但会增强各自的镇静作用，并损害精神运动功能。

**5. 抗精神病药物与 β 受体阻断药及钙拮抗药**

两类药合用可增加两类药的血药浓度而导致低血压。有报道硫利达嗪或氯丙嗪与 β 受体阻断药合用，前两者的血药浓度可增加 $100\% \sim 500\%$。抗精神病药物与钙拮抗药合用，前者浓度升高，或加重低血压。

**6. 抗精神病药物与抗胆碱能药物**

两类药物合用可使抗胆碱作用相互加强，可能增加药源性恶性症候群的危险，可降低阳性症状的改善程度。

**7. 抗精神病药物与酒精**

抗精神病药物与酒精合用增强中枢抑制作用，导致注意力、定向力、判断力损害以及昏昏欲睡和懒散，也可以发生低血压、呼吸抑制及肝脏毒性。

**8. 其他**

抗精神病药物可以逆转肾上腺素的升压作用，减弱抗高血压药胍乙啶的降压作用；可以加强利尿药的作用；可以减弱苯丙胺类药物的效应；可以对抗左旋多巴的抗帕金森病作用。抗酸药可以影响抗精神病药物的吸收；吸烟可以降低某些抗精神病药如氯氮平的血药浓度。

# 第六节 癫 痫

## 一、疾病概述

癫痫是神经系统最常见的慢性脑部疾患之一，是由大脑神经元反复放电引起的发作性、短暂性脑功能紊乱。

近期流行病学调查结果估算，我国现有癫痫患者约 900 万，其中 500 万～600 万为活动性癫痫，每年有新发病例 40 万。儿童和青少年仍是癫痫高发人群，在年龄构成上 0～9 岁者占 38.5%，10～29 岁者约占 40%，癫痫发作的类型 80% 是全身性（大）发作。

癫痫不仅给患者本人造成痛苦，同时也给其家庭和社会带来相当的负担，不仅是医疗问题，也是一项重要的公共卫生问题。世界卫生组织（WHO）已将癫痫列为五个重点防治的精神疾病之一。

癫痫可根据病因不同、表现不同、脑电图变化不同、患者年龄不同或发作诱因不同进行分类。如根据病因不同，癫痫可分为原发性（特发性）癫痫和继发性（症状性）癫痫两大类。由于病变部位不同、放电部位和播散范围不同，临床表现也不同，可简单归结为全身性发作和局限性发作两大类。

### （一）病因和发病机制

一般认为，癫痫发病与下列四种因素有关。

① 遗传因素　在一些有癫痫病史或有先天性中枢神经系统或心脏畸形的病人家族中容易出现癫痫。

② 脑损害与脑损伤　在胚胎发育中受到病毒感染、放射线照射或其他原因引起的胚胎发育不良可以引起癫痫；胎儿生产过程中，产伤也是引起癫痫的一个主要原因；颅脑外伤也可引起癫痫。

③ 颅脑其他疾病　脑瘤、脑血管疾病、颅内感染等。

④ 环境因素　据调查显示，男性患者稍多于女性患者，农村发病率高于城市，另外，发热、精神刺激等也是癫痫发生的诱因。

根据目前研究，癫痫的发生机制可以简单归结为：不同病因通过引起相关基因表达异常、神经递质功能异常、离子通道结构及功能异常，最终导致病灶神经元异常放电。在癫痫灶内，发作期单个神经元产生反复的去极化，引起持续时间较长的高波幅和高频率棘波放电（即所谓发作性去极化偏移，PDS），当放电扩散，使脑某一局部或全脑神经元以一种异常同步化的形式被激活则产生相应临床症状（发作）。

### （二）临床表现

癫痫是多种病因引起的长期反复发作性的大脑功能失调。其特征为发作时大脑局部病灶神经元突发性的异常高频放电并向周围组织扩散，出现短暂的大脑功能失调。表现为突然发作性的短暂的运动、感觉、意识和自主神经功能异常，伴有脑电图改变。

临床上癫痫发作主要分为两种类型。

**1. 局限性发作**

包括单纯局限性发作、复合局限性发作和局限性发作继发全身性强直阵挛性发作。

**2. 全身性发作**

主要包括强直阵挛发作与癫痫持续状态（又称癫痫大发作）、失神性发作、非典型失神性发作、肌阵挛性发作和婴儿肌阵挛性发作。

上述各类癫痫中以大发作最为常见，亦有部分患者可同时伴有两种类型的混合性发作。

## 二、临床治疗基本原则

目前，对于癫痫的治疗包括药物治疗和外科治疗等措施，以药物治疗为主要手段。治疗目的是完全控制发作，不良反应最少，提高生活质量。对于儿童患者尚应注重心理健康，保护智力发育。

## 三、药物治疗原则与方法

### （一）药物治疗原则

对于原发性癫痫及尚不能去除原发病因的继发性癫痫，临床药物治疗目的在于减少和制止发作。对于绝大多数患者，因需长期用药，药物应用的安全、有效、合理极为重要，可遵循以下原则。

（1）早期用药　癫痫药物治疗预后的好坏与用药时间密切相关。尽早用药可最大限度地减少惊厥性脑损伤，防止智力减退。

（2）正确选择药物，单一用药和合理的多药治疗　根据正确诊断发作类型，选用相应有效的抗癫痫药物。对单一型发作患者，应用单一有效药物治疗除可减少药物的不良反应、防止药物间相互影响外，尚可降低患者负担。若单一用药确实达不到治疗目的，可考虑联合用药。对于复合型患者则治疗初始就需要合理地联合用药。

（3）恰当的用药剂量和用法　癫痫治疗需掌握由小剂量开始的原则，并应根据患者个体差异及年龄特点，及时调整剂量，直至发作得到有效控制。必要时应作治疗药物浓度监测。服药要定时定量，以维持稳定的有效浓度。对发作时间（如月经期、睡眠期等）较固定的患者，可在此期适当增加用量，提高血药浓度以覆盖这一时间段。

（4）坚持连续服药，严格掌握停药指征　癫痫为慢性病，不规律用药将导致治疗困难，病情向不可逆方向发展，故用药过程中不可随意减量、漏服甚至停用。药物治疗期间，从最后一次发作算起，需连续3年不发作，复查脑电图正常，才可考虑逐渐减量至停用药物。巩固治疗时间越长，日后复发的机会越小。

（5）交替过渡换药　治疗过程中不宜频繁换药。如一种药物已达治疗浓度而确实无效或出现严重不良反应时，应更换其他种药物。换药应在继续服用原药的基础上加新药，重叠服用一段时间后，逐步减少原药至完全撤除，此措施可避免因血药浓度波动而引起癫痫发作。

（6）严密观察不良反应　目前临床所用抗癫痫药物都有一定的不良反应，用药期间需注意观察。对部分药物应定期监测血药浓度和血象、肝肾功能等，如出现过敏、中毒症状时应及时停药并对症处理。

（7）避免药物相互作用干扰治疗效果　当癫痫患者应用一种药物确实不能有效控制发作，或患有其他疾病，需联合用药时，要注意药物间相互作用的影响。抗癫痫药物合用时应避免药理作用相同、不良反应相似的药物。与其他疾病治疗药物合用时应注意其对抗癫痫药物药动学过程的影响进而影响癫痫治疗，如某些抗菌药物可加速抗癫痫药物的生物转化而影响疗效；含钙、镁、铝的抗酸药可降低肠道对苯妥英钠的吸收；异烟肼、氯丙嗪、普萘洛尔等可抑制苯妥英钠的代谢等。

在执行上述治疗原则的同时，要注意不同年龄段患者发作及药物治疗的特点，如儿童癫痫患者有可能自动缓解，而大多抗癫痫药物对智力发育有不良影响等，综合考虑药物选择和治疗方案的确定。

### （二）药物作用机制

抗癫痫药物可根据发展和结构分为传统抗癫痫药物和新型抗癫痫药物两大类；或根据药物对癫痫类型的选择性分为选择性抗癫痫药和广谱抗癫痫药两类。药物基本的药理作用是抑制癫痫病灶神经元的过度放电，或（和）作用于病灶周围正常神经元，抑制异常放电的扩散。

（1）增强 GABA 介导的突触抑制作用　苯二氮䓬类（benzodiazepines，BZs）和苯巴比妥（phenobarbital）可激动 GABA 受体，促进 GABA 介导的 $Cl^-$ 通道开放；噻加宾（tiagabine）抑制 GABA 的摄取、增加突触后膜的 GABA 浓度；氨己烯酸（vigabatrin）不可逆地抑制 GABA 转氨酶活性、减少 GABA 的降解。

（2）阻滞离子通道　苯妥英（phenytoin，PHT）、卡马西平（carbamazepine，CBZ，酰胺咪嗪）、丙戊酸钠（valproate，VPA）和拉莫三嗪（lamotrigine）可阻滞细胞膜电压依赖性 $Na^+$ 通道；氟桂利嗪（flunarizine）、苯妥英、苯巴比妥和乙琥胺（ethosuximide，ESM）可阻滞电压依赖性 $Ca^{2+}$ 通道。

（3）其他抗痫灵（antiepilepsirine）的抗癫痫作用与增加脑内 5-HT 含量有关。

因药物作用机制的差异，对不同类型癫痫的治疗效果亦不同。如苯妥英对大发作等有效，但对小发作无效，认为与其对电压依赖性 $T-Ca^{2+}$ 通道无作用有关。

## 四、治疗药物的合理选用

正确判断癫痫发作的类型对于药物的选择、长期治疗方案的制定以及预后判断至关重要。癫痫的诊断一旦成立，而又无对因治疗指征，且每年发作二次以上者，需长期正规、合理服用抗癫痫药物。对于原发性癫痫，通常只需单药治疗，而且应用中、小剂量便能产生满意疗效，很少需要多药联合治疗。对于继发性癫痫，则可能单药治疗难以控制而需要联合用药。国内临床常见癫痫发作分类、临床特征及药物选择见表 9-6。

**表 9-6　常见癫痫发作分类、临床特征及药物选择**

| 发作类型 | 临床特征 | 首选药物 | 其他药物 |
| --- | --- | --- | --- |
| 局限性发作 | | | |
| 单纯局限性发作 | 表现随病变部位不同而多样，发作时无意识障碍。每次持续 20～60s | 卡马西平、丙戊酸 | 苯妥英、苯巴比妥、托吡酯、氨己烯酸、噻加宾、拉莫三嗪等 |
| 复合局限性发作 | 发作时影响意识，伴无意识活动，每次发作持续 30s～2min | 卡马西平、苯妥英 | 丙戊酸、氨己烯酸、扑米酮、加巴喷丁、拉莫三嗪、托吡酯 |
| 局限性发作继发全身性强直阵挛性发作 | 上述两种发作继发展为伴有意识丧失的全身性大发作，继而进入收缩-松弛状态，可持续 1～2min | 卡马西平、苯妥英、丙戊酸 | 苯巴比妥、托吡酯、拉莫三嗪、加巴喷丁 |

续表

| 发作类型 | 临床特征 | 首选药物 | 其他药物 |
|---|---|---|---|
| **全身性发作** | | | |
| 失神性发作（小发作） | 突然短暂的意识丧失，可伴有对称的阵挛活动，特定的 EEG 改变，每次约持续 30s | 乙琥胺、丙戊酸 | 乙酰醋胺、奥沙西泮、非氨酯、拉莫三嗪、托吡酯、硝基西泮等 |
| 非典型失神性发作 | 与失神发作比较，发作和终止过程较慢，EEG 改变多样化 | 乙琥胺、丙戊酸 | 乙酰醋胺、奥沙西泮、非氨酯、拉莫三嗪、托吡酯、硝基西泮等 |
| 肌阵挛性发作 | 发生于幼儿。意识丧失，全身骨骼肌节律性、阵挛性收缩，并有明显的自主神经症状 | 丙戊酸 | 乙酰醋胺、糖皮质激素、奥沙西泮、氯硝西泮、非氨酯、拉莫三嗪 |
| 强直阵挛性发作与癫痫持续状态（大发作） | 意识丧失，全身骨骼肌强烈的强直性痉挛，持续 10～15s 后进入匀称的阵挛性抽搐，约 30s 后逐渐恢复 | 丙戊酸、卡马西平、苯妥英 | 奥沙西泮、加巴喷丁、拉莫三嗪、苯巴比妥、扑米酮、噻加宾、托吡酯、氨己烯酸等 |

国际抗癫痫联盟（ILAE）治疗指南推荐抗癫痫药物选用见表 9-7。

**表 9-7 国际抗癫痫联盟（ILAE）治疗指南推荐抗癫痫药物选用**

| 发作类型 | 一线用药 | 二线用药 |
|---|---|---|
| **全身性发作** | | |
| 失神性发作 | 乙琥胺（EMS）、丙戊酸（VPA） | 拉莫三嗪（LTG） |
| 青少年肌阵挛性发作 | 丙戊酸 | 拉莫三嗪、托吡酯（TPM） |
| 大发作 | 丙戊酸 | 拉莫三嗪、托吡酯 |
| 局限性发作及继发性全身性发作 | 卡马西平（CBZ）。亦可首选拉莫三嗪、奥卡西平（OXP）、苯妥英（PHT）、托吡酯、丙戊酸等，或当卡马西平无效时作为替代 | 拉莫三嗪、奥卡西平、苯妥英、托吡酯或丙戊酸 |

**1. 癫痫大发作**

（1）发作时处理　强直阵挛发作时，扶持患者取侧卧位，将衣领、腰带解开，以利分泌物流出和呼吸通畅；将柔软物垫在齿间，防止舌咬伤；不要按压抽动的肢体，防止骨折，对自动症病人防止自伤或伤人。

（2）常用药物　丙戊酸、苯妥英、卡马西平、苯巴比妥、扑米酮、氯硝西泮等。均应自较小剂量开始，逐渐调整至能控制发作而又不出现严重不良反应的剂量。苯巴比妥有疗效好、易为儿童接受、不良反应相对轻等优点，为 5 岁以下儿童大发作最常用的药物。

**2. 失神性发作**

儿童患者多见，一般原则是单纯小发作首选乙琥胺，若疗效不佳时用丙戊酸。小发作伴全身强直阵挛发作首选丙戊酸。丙戊酸因肝脏方面的不良反应限制其应用，尤其对儿童患者。氯硝西泮易产生耐受性，不作为首选。

**3. 部分性发作**

部分性发作（局限性发作）首选卡马西平，其余可用苯妥英、扑米酮、丙戊酸、托吡酯等。

**4. 癫痫持续状态**

给氧的同时选用以下药物。

（1）地西泮（DZP）　10～20mg 稀释后静脉注射，速度不超过 2mg/min。有效而复发者可在半小时后重复注射。儿童一次静注量为每千克体重 0.25～0.5mg，不超过 10mg，需要时可重复。应密切观察呼吸和血压，应有抢救措施。

（2）苯妥英（PHT） 在注射地西泮控制后，通常需要防止其复发，以每千克体重 $10\sim$ $20mg$ 稀释于生理盐水中作静脉注射，速度不超过 $50mg/min$。

（3）异戊巴比妥（AB） $0.5g$ 溶于注射用水 $10ml$ 作静脉注射，速度不超过 $0.1g/min$。儿童 1 岁为 $0.12g$，5 岁为 $0.2g$。发生脑水肿可静脉快滴甘露醇等。

**5. 部分症状性癫痫的药物治疗**

症状性癫痫的发生具有明确的原发疾病。此类癫痫的治疗特点是：①病因治疗为主，抗癫痫治疗为辅。治疗原发病可消除癫痫发作。②可能单药不易控制，需联合用药。③用药剂量较原发性癫痫一般偏高。④一般症状控制后即可停用，不必长期维持治疗。

（1）糖尿病性癫痫 可有多种类型发作，以局限性或局限性运动性发作为主。发作持续时间较原发性癫痫长。治疗应以积极控制血糖为主。抗癫痫药物可选用卡马西平，连续局限性癫痫状态可选用地西泮。苯妥英能降低胰岛素释放，进一步升高血糖，反而可能加重癫痫发作，不可用于此类癫痫的控制。

（2）脑卒中后癫痫 各种脑血管病均可导致癫痫，是 65 岁以上老年患者癫痫发作的主要病因。脑卒中后 2 周内发生癫痫为早期癫痫，超过 2 周发生为迟发性癫痫。抗癫痫药物选择根据癫痫发作类型而定，尤需注意所用药物对原发病的影响，如中枢抑制作用、呼吸影响情况等。一般首选卡马西平，余可选用丙戊酸、苯妥英、苯巴比妥、地西泮等。药物应用时间视发作情况而定。一般早期癫痫可能随原发病好转而自行缓解，不需长期用药，而迟发性癫痫则大多需要长期用药。

（3）药源性癫痫 多种药物可导致癫痫发作，以全身强直或阵挛或强直阵挛型最常见。药源性癫痫多有自限性，及时停用诱发药物是最有效的治疗措施。一般无需长期用药。可根据诱发药物引起癫痫发作的机制及发作类型选择适当的药物，如异烟肼引起的癫痫应立即给予维生素 $B_6$；抗胆碱药物中毒引起癫痫发作，可考虑应用新斯的明治疗。对于发作频繁、甚至癫痫持续者，地西泮静脉注射效果良好，必要时用丙戊酸静脉内给药或水合氯醛灌肠。同时注意脑部并发症、感染等的预防和治疗。

① 丙戊酸 为广谱抗癫痫药，对各型癫痫均有不同程度的疗效，以大发作、局限性发作、各型失神性发作和肌阵挛性发作效果明显。控制发作的稳态血浓度为 $30\sim100\mu g/ml$；血浆浓度超过 $120\mu g/ml$ 可出现明显不良反应。成人应用 $200\sim400mg/$次，3 次$/d$。儿童每日 $20\sim30mg/kg$，分 3 次口服。

② 苯妥英 对癫痫大发作、单纯局限性发作和精神运动性发作疗效较好。对小发作无效，甚至可能加重病情。应用时需从小剂量开始，有效血浓度为 $10\sim20\mu g/ml$。血浆浓度超过 $20\mu g/ml$ 可出现轻度中毒反应，$30\sim40\mu g/ml$ 出现严重中毒症状。成人 $50\sim100mg/$次，$2\sim3$ 次$/d$，儿童 $5\sim8mg/(d\cdot kg)$，分 $3\sim4$ 次服用。

③ 卡马西平 为广谱抗癫痫药。对各类型癫痫均有效，其中对精神运动性发作、大发作和单纯局限性发作疗效好，对小发作和肌阵挛性发作效果差或无效。有效血浓度为 $6\sim$ $8\mu g/ml$（亦有报道 $4\mu g/ml$，还应仔细观察患者反应，根据情况调整用药剂量）。超过 $9\mu g/ml$ 可出现中枢神经系统不良反应。成人由 $200mg/$次，2 次$/d$ 开始，根据情况可逐渐递增至 $600\sim1200mg/d$，分次口服。儿童用量根据体重控制在每日 $20\sim40mg/kg$，分 $3\sim4$ 次口服。

④ 苯巴比妥 为广谱抗癫痫药物，对各型癫痫的治疗效果依次为：大发作、持续状态＞局限性、精神运动性发作＞小发作。不仅可防止惊厥的发生，还可消除先兆症状。本药

也是防止大发作（尤其是儿童）的首选药。有效血浓度为 $10\mu g/ml$，为预防复发，尤其是部分顽固性病例，血浆浓度需维持在 $10\sim35\mu g/ml$，超过 $60\mu g/ml$，可出现明显的毒性反应。本药用于治疗大发作型癫痫时，成人由 $15\sim20mg/$次、2 次/d 开始，后可逐渐增量至 $60mg/$次、2 次/d。婴儿 $3\sim5mg/$（kg·d），年长儿 $2\sim4mg/$（kg·d）。

⑤ 扑米酮（primidone，PRM） 本药对除小发作外的所有癫痫均有效。对癫痫大发作疗效优于 PB，但对部分性发作疗效不及 PHT 和 CBZ。作用的产生除扑米酮本身外，还与其活性代谢产物 PB 及 PEMA（苯乙基丙二酰胺）有关。标准治疗量稳态血浓度时，血浆中以 PB 浓度最高，为 $2\sim4\mu g/ml$；PRM 最低，为 $0.5\sim1\mu g/ml$；PEMA 浓度则介于前两者之间。当血浆中 PEMA 浓度大于 $10\mu g/ml$ 时，毒性反应明显。成人应用从 $100\sim150mg/d$ 开始，后每 3d 增量 125mg，可至 $750\sim1500mg/d$，总量不超过 1500mg/d，分次口服。

⑥ 乙琥胺 是治疗小发作的首选药。有效血药浓度为 $40\sim100\mu g/ml$，患者一般可耐受 $160\mu g/ml$。血药浓度与发作的控制有明显关联，但与不良反应间的关系不甚明显。应用需从小剂量开始逐渐增量至控制发作。$3\sim6$ 岁儿童由 250mg/d 开始，以每周增加 250mg，可达 $750\sim1000mg/d$。6 岁以上儿童及成人由 500mg/d 开始，后 250mg/周增量，可至 1500mg/d。分次口服。

⑦ 苯二氮䓬类 多种衍生物对癫痫有效，目前广泛用于各型癫痫的治疗。

a. 地西泮 用于各型癫痫持续状态、长时间惊厥反复发作等。有效血浓度 $0.3\sim0.7\mu g/ml$，个体差异大。小儿：$0.2\sim0.3mg/kg$，一次用量不超过 10mg；成人 $0.15\sim0.25mg/kg$。

b. 氯硝西泮 用于各型癫痫发作，尤适用于失神性发作、肌阵挛性发作、婴儿痉挛等，可用于长期治疗，但易产生耐受性。有效血浓度 $5\sim70ng/ml$。成人：开始不超过 10mg/d，分 $3\sim4$ 次口服，后每隔 3d 增加 $0.5\sim1.0mg/d$，直至有效。维持量 $0.05\sim0.2mg/$（kg·d），最大不超过 20mg/d。儿童：$0.01\sim0.03mg/$（kg·d），以后每隔 3d 增加 $0.25\sim0.5mg/d$，直至有效。维持量为 $0.1\sim0.2mg/$（kg·d），分 $3\sim4$ 次口服。

c. 硝西泮 对各种癫痫放电均有明显抑制作用。可用于婴儿痉挛、肌阵挛性发作、失神性发作、复杂局限性发作等。有效血浓度 $200\sim220\mu g/ml$。口服用药：成人 15~60mg/d；学龄儿童 $5\sim30mg/d$；幼儿 $5\sim15mg/d$；婴儿 $2.5\sim7.5mg/d$。老年人对本药耐受能力低，服用不应超过 5mg/d。

⑧ 托吡酯（topiramate，TPM） 属广谱抗癫痫药物。对多种癫痫发作有效。与传统药物比较，本药有较好的药代动力学过程，如较高的生物利用度、较低血浆蛋白结合率、易通过血脑屏障、体内很少蓄积、药酶活性对药物体内过程影响较小等。用于部分性发作、全身性发作及顽固性癫痫等的治疗。成人从每晚口服 50mg 开始，服用 1 周，随后，每周增加剂量 $50\sim100mg$，分 2 次服用，至达到有效量，此过程不应小于 4 周。临床研究显示 200mg/d 是产生疗效的最小有效剂量。常用量为 $200\sim400mg/d$，分 2 次口服，个别患者口服剂量可高达 1600mg/d。应用本药治疗时，不必监测血浆托吡酯浓度。

## 五、常见药物不良反应及处理

抗癫痫药物是通过影响中枢神经系统兴奋性产生治疗作用的，故本类药物共同的不良反应主要表现在神经精神方面，如嗜睡、头晕、共济失调等，部分药物还可能出现锥体外系症状、精神错乱等。抗癫痫药物另一个共同的不良反应是引起癫痫发作。经典抗癫痫药多有影响血液造血功能的不良反应。部分药物有肝功能损害或（和）致畸作用等。癫痫治疗需长期用药，而多数抗癫痫药物长期应用可引起诸多方面的不良反应，应在整个治疗过程中密切注意，一般应做到治疗前了解血液、肝脏、肾脏等功能，进入治疗后应定期复查，以便及时了解不良反应发生的情况，及时处理。对于安全范围小的药物应进行治疗药物监测（TDM）。对于不良反应的处理措施主要在甄别不良反应性质及产生原因的基础上，调整用量或他药替换，对症治疗。部分抗癫痫药物主要不良反应及处理见表9-8。

表 9-8　部分抗癫痫药物主要不良反应及处理

| 药物 | CNS | 消化系统 | 血液系统 | 其他 | 处理 |
|---|---|---|---|---|---|
| 卡马西平 | 头晕、嗜睡、共济失调 | 恶心、食欲不振、呕吐等 | 白细胞缺乏（初治阶段） | 致畸 | — |
| 丙戊酸 | 头晕、嗜睡、共济失调，少数有锥体外系症状，精神错乱 | 最常见 | 白细胞、血小板、淋巴细胞减少；红细胞增多；骨髓抑制 | 致畸 | — |
| 苯妥英 | 头晕、嗜睡、共济失调，少数有锥体外系症状，精神错乱，严重者可致昏迷、抽搐等 | — | 白细胞、血小板减少；巨幼红细胞性贫血等 | 结缔组织病、过敏反应、心肌损害、软骨病等 | 治疗药物浓度监测可降低不良反应发生率 |
| 苯巴比妥 | 催眠或兴奋、行为障碍、停药反应等 | 肝损害，较少见 | 可引起凝血障碍 | 致畸，长期应用可致骨质软化 | 调整用量，补充维生素K、维生素D |
| 乙琥胺 | 嗜睡、眼球震颤、共济失调等。可激发其他各种发作类型 | 食欲减退、恶心、呕吐等 | 粒细胞、血小板减少 | 心包炎、心肌炎、甲状腺炎等，少见 | 调整用药量，混合型发作者合用苯妥英或苯巴比妥或首选丙戊酸 |
| 苯二氮䓬类 | 嗜睡、共济失调等，也可有心理、行为异常等 | — | — | 呼吸抑制等 | 控制用药量及给药速度，注意血压、呼吸等 |

## 六、常见药物相互作用

抗癫痫药物临床应用时间长，抗癫痫药物之间及与其他合用药物之间可出现相互作用而影响治疗效果，甚至出现严重不良反应。相互作用机制主要在药代动力学及药效动力学两方面。如血浆蛋白的竞争性结合、药物体内转化酶活性的高低、作用受体的竞争性结合等，均可影响药物浓度和作用的发挥，联合用药时均应慎重考虑。

# 第七节　帕金森病

## 一、疾病概述

帕金森病（PD）是临床常见的中枢神经系统退行性疾病的一种，好发于中老年人，55岁以上人群患病率高达1%。约10%的患者小于50岁，5%患者小于40岁，而25岁以下患者非常少见。据统计，我国约有帕金森病患者200多万，患病率仅次于脑血管疾病。

本病最早由英国医生 James Parkinson 描述为"震颤麻痹"，后由现代精神病学奠基人Charcot 完善，并提议以帕金森病命名。

帕金森综合征是在更广义基础上描述了由不同原因引起的，症状与帕金森病相似的一组临床症候群。根据目前国际分类，帕金森综合征依发病原因分为四大类。①原发性帕金森综合征，即帕金森病，占帕金森综合征的80％以上；②因感染、药物、毒物等引起的为继发性帕金森综合征；③由遗传变性病，如路易体病、亨廷顿病、肝豆状核变性病等引起的称为遗传变性型帕金森综合征；④因中枢神经系统其他退行性疾病，如进行性核上性麻痹、阿尔茨海默病（老年痴呆）等引起的，称为帕金森叠加综合征。本节重点介绍帕金森病的药物治疗。

（一）病因及发病机制

目前对于帕金森病的病因尚不十分明确，发病机制则与脑内基底神经节多巴胺缺乏密切相关。研究发现，当基底神经节多巴胺水平降低至正常水平的80％左右时即可出现帕金森病的临床表现。目前普遍认为，帕金森病并非单一因素所致，可能有多种因素参与。遗传因素可使患者的易感性增加，但只有在环境因素及年龄老化的共同作用下，通过氧化应激、线粒体功能障碍、兴奋性氨基酸的神经毒性、细胞凋亡、炎症反应及坏死等诸多机制才导致多巴胺能神经元大量变性，多巴胺浓度降低使乙酰胆碱功能脱抑制，产生一系列临床症状。

（二）临床表现

帕金森病的临床特征为静止性震颤、肌僵直、运动徐缓、姿势反射障碍。

（1）震颤　肢体和头面部不自主抖动，这种抖动在精神紧张时和安静时尤为明显，病情严重时抖动呈持续性，只有在睡眠后消失。

（2）肌肉僵直，肌张力增高　表现手指伸直，掌指关节屈曲，拇指内收，腕关节伸直，头前倾，躯干俯屈，髋关节和膝关节屈曲等特殊姿势。

（3）运动障碍　运动减少，动作缓慢，写字越写越小，精细动作不能完成，开步困难，慌张步态、走路前冲，呈碎步，面部缺乏表情。

（4）其他　多汗、便秘、油脂脸、直立性低血压、精神抑郁症状等，部分病人合并有智力减退等。

根据帕金森病临床表现，帕金森病主要分为震颤型、僵直型和混合型。临床以混合型占大多数，患者同时有震颤和肌僵直表现，即震颤-僵直型或僵直-震颤型，帕金森病病情可根据以下标准进行分级，Ⅰ级最轻，Ⅴ级最重。

Ⅰ级：一侧症状，轻度功能障碍。

Ⅱ级：两侧肢体和躯干症状，姿势反应正常。

Ⅲ级：轻度姿势反应障碍，生活自理，劳动力丧失。

Ⅳ级：明显姿势反应障碍，生活和劳动能力丧失，可站立，稍可步行。

Ⅴ级：帮助起床，限于轮椅生活。

## 二、临床治疗基本原则

药物治疗是帕金森病的主要治疗手段，其他尚有外科手术治疗、康复治疗等。

## 三、药物治疗原则与方法

（一）药物治疗原则

由于帕金森病病因不清，目前临床用药主要通过改善脑内多巴胺神经功能和胆碱能神经功能间的平衡达到治疗目的。因此，药物治疗帕金森病的基本原则是：①补偿帕金森病患者脑中多巴胺水平的不足，以及降低乙酰胆碱水平。②保护变性的多巴胺神经元，修复发生变性的神经系统。因本病的治疗是一个长期的过程，而后期大多数患者对药物的反应逐渐降低，加之药物的不良反应，所以，在药物治疗过程中，应尽量掌握从小剂量开始，缓慢递增，尽量以较小剂量取得较满意的疗效，治疗方案个体化的原则。

### （二）药物作用和机制

常用药物根据作用机制分为三大类：拟多巴胺类药物、中枢抗胆碱药物和神经保护药物。

**1. 拟多巴胺类药物**

本类药物包括左旋多巴、多巴脱羧酶抑制剂、单胺氧化酶抑制剂、儿茶酚-氧位-甲基转移酶抑制剂（COMT）及多巴胺受体激动药、促中枢多巴胺能神经元末梢释放药物等。

左旋多巴可通过血脑屏障，在中枢经多巴脱羧酶的作用转变为多巴胺，直接补充多巴胺的不足。

卡比多巴、苄丝肼等多巴脱羧酶抑制剂则因不易通过血脑屏障，在与左旋多巴联合应用时，通过抑制外周多巴脱羧酶，使左旋多巴在外周转变减少而增加了左旋多巴进入中枢发挥作用的机会。结果，一方面可相应减少药物用量；另一方面因外周多巴胺生成减少而不良反应降低。

血中90％的左旋多巴被 COMT 转化为无治疗作用的 3-OMD。COMTI 是通过抑制 COMT 酶阻止左旋多巴甲基化而减少 3-OMD 生成，增加左旋多巴的可利用度。已知 3-OMD 可与左旋多巴竞争入脑，而 3-OMD 减少可增加左旋多巴入脑。服用复方左旋多巴的同时加服 COMTI 能进一步降低左旋多巴在外周的分解代谢，使更多的左旋多巴进入中枢，也增加脑内左旋多巴的利用度。在脑内 DA 的最终失活主要取决于单胺氧化酶（MAO）和 COMT。通过 COMTI 抑制脑内 DA 的甲基化，从而阻止其降解，使脑内的 DA 增加，提高其利用度。COMTI 在中枢还可降低尾状核、豆状核内的 DA 分解代谢。

单胺氧化酶（MAO）抑制药司来吉兰等可选择性抑制中枢单胺氧化酶-B（MAO-B），减少多巴胺的降解代谢，另外，已发现此药尚有抗氧化作用，能延迟神经元变性和帕金森病发展。

恩他卡朋（entacapone）和托卡朋（tolcapone）是儿茶酚-氧位-甲基转移酶（COMT）抑制剂，通过延长左旋多巴的半衰期使剂末现象得到缓解。

溴隐亭、罗匹尼罗等多巴胺受体激动药可选择性兴奋 $D_2$ 受体，而对 $D_1$ 受体无作用、甚或有拮抗作用。与左旋多巴合用可增强疗效，降低后者"开-关反应"等严重不良反应。

金刚烷胺等药物可增加多巴胺合成、促进末梢释放及减少突触前膜再摄取等，增加突触部位多巴胺浓度，另发现其有拮抗中枢兴奋性氨基酸受体作用。

**2. 中枢抗胆碱药物**

苯海索、丙环定等 M 胆碱受体拮抗药可降低因多巴胺功能降低，胆碱能神经脱抑制，乙酰胆碱释放增加引起的临床症状。本类药物抗震颤效果好，但改善僵直和运动迟缓的效果差。临床应与拟多巴胺类药物联合应用。

**3. 神经保护药物**

维生素 E、辅酶 Q、司来吉兰等药物具有抗氧化作用，可对损伤的神经元产生保护作用。

### 四、治疗药物的合理选用

虽然药物治疗仅能缓解症状而不能根治帕金森病，但临床已证实，经过合理的药物治疗可使患者能在较长时间保持工作和生活自理。

早期患者如症状轻微，尚未出现功能障碍，可暂不服用抗帕金森病药物，或服用一些神经保护药物，如维生素 E、辅酶 $Q_{10}$ 等，MAO-B 抑制剂司来吉兰可能具有抗氧化、神经保护作用，临床试验发现辅酶 $Q_{10}$ 300~1200mg/d，可推迟左旋多巴的应用，目前主张可早期试用。

如果已经出现运动功能障碍，则应给予对症治疗药物。药物选择应根据患者年龄综合考虑，对于年龄较轻者（≤65 岁）可先采取非多巴胺治疗，以推迟多巴胺的应用，延长患者药物治疗的维持时间。

（1）金刚烷胺　本药治疗作用不及左旋多巴，疗效维持时间较短，震颤症状缓解明显，对运动减少亦有一定作用。用量以每日不超过 0.2g 为宜。口服用药 48h 生效，约 70%患者震颤症状可得到有效改善。

（2）中枢抗胆碱药物　本类药物主要用于以震颤为主的早期患者，对帕金森病的少动症状无明显缓解作用。可口服苯海索片，由 1~2mg/d 始，以 3~5d 增量 1 次（2mg），直至疗效最好且不出现明显不良反应的剂量，维持用药。因可引起记忆和认知功能障碍，对年长（＞65 岁）或有记忆、认知功能降低患者应避免应用。

（3）多巴胺受体激动药　对早期患者，单独应用本类药物可推迟左旋多巴的应用，并可能有一定的神经保护作用，对＜40 岁的年轻患者尤应应用。对于中晚期患者，应与 L-多巴制剂合用，以减少后者用量并降低后者的剂末现象、"开-关"现象等不良反应。

① 培高利特　多巴胺受体激动剂，对 $D_2$ 作用强于 $D_1$，动物试验尚有降低脑内多巴胺代谢转化的作用。治疗帕金森病起始剂量为 0.05mg/d，维持 2~3d；后以 0.05mg/次逐渐增加剂量，直至最佳有效量，最大可增至 0.2mg/d。

② 罗匹尼罗、普拉克索　此两药比培高利特对 $D_2$ 受体选择性高，适应证同培高利特。

（4）多巴胺替代疗法　多巴胺替代疗法至今仍被认为是帕金森病治疗的"金指标"，但对于绝大多数患者，随着用药时间的推移，治疗效应会逐渐降低。临床将治疗效应好的一段时间称为"蜜月期"。

① 左旋多巴　开始剂量 125~250mg，3 次/d，每隔 3~5d 增加 250mg，调整剂量，以较好疗效、较小不良反应为佳。通常日剂量为 3g，一般不超过 5g，分 4~6 次于饭后口服。对肌强直和运动徐缓比震颤效果为好。

② 美多巴　是左旋多巴和外周脱羧酶抑制剂卡比多巴的复方制剂。美多巴"125"含左旋多巴 100mg 和苄丝肼 25mg，相当于左旋多巴 500mg。第一周 1 片/d 口服，以后每隔 1 周每日增加 1 片，一般日剂量 8 片，分次服用。

③ 森纳梅脱　是左旋多巴与卡比多巴的复方制剂。有 10/100、25/100、25/250（卡比多巴/左旋多巴，含量均以 mg 计）三种片剂。一般以 10/100 半片，2~3 次/d 开始，以后每 3~7d 增加 0.5~1 片，每日剂量为 6~8 片。顽固难治病例可用 25/100 片剂，日剂量不超过 4 片（左旋多巴 400~500mg/d）。

（5）儿茶酚-氧位-甲基转移酶抑制剂（COMTI）及单胺氧化酶 B 抑制剂（MAO-BI）

① 恩他卡朋、托卡朋　可延长左旋多巴作用持续时间，减轻"剂末现象"。

② 雷沙吉兰　2006 年 FDA 批准用于单一药物治疗早期帕金森病和作为中、晚期帕金森病左旋多巴疗法的附加用药。0.5～1mg/次，每日用药 1 次即可。

## 五、常见药物不良反应及处理

左旋多巴长期应用不良反应较多见，一般有胃肠道反应（用吗丁啉可抑制），直立性低血压，过度出汗，头、面部、舌、上肢和身体上部的异常不随意运动，精神抑郁，排尿困难等。特殊不良反应主要是异动症，即开-关现象。

① 开期异动症（峰剂量异动症，出现在血药浓度峰值期）　可根据患者对左旋多巴药代动力学特点，调整给药方案，如换用缓释剂型，或者降低左旋多巴的剂量和增加多巴胺受体激动剂，加用 COMT 抑制剂，停用 MAO-B 抑制剂等措施，以降低峰浓度，增加其波谷浓度。有报道认为可用少量的抗精神病药物如舒必利或氯氮平控制峰剂量异动症。

② 关期异动症（出现在每剂左旋多巴疗效消退时）　可选择性增加药物用量，或改用长效制剂。

③ 双相异动症（血药浓度变化速度过快，由突触前受体的变化所介导）　处理较困难。增加多巴胺受体激动剂，可以避免左旋多巴的快速变化和与左旋多巴药代动力学相关的运动困难。

左旋多巴禁用于有严重精神疾患、严重心律失常、心力衰竭、青光眼、消化性溃疡、惊厥病史的患者，妊娠和哺乳期妇女亦禁用。

培高利特可出现恶心、呕吐、头晕、乏力、鼻塞、皮肤瘙痒、便秘等不良反应，严重时需停药。国外文献报道，个别患者口服发生精神症状、直立性低血压、窦性心动过速伴房性期前收缩。对本品或其他麦角类衍生物过敏者禁用。

## 六、常见药物相互作用

左旋多巴与非选择性单胺氧化酶抑制剂合用可致急性肾上腺危象；罂粟碱、维生素 $B_6$、乙酰螺旋霉素、利血平等药物可降低左旋多巴的血药浓度和（或）药物效应减弱，应避免合用；与抗精神病药物在受体水平互相拮抗，避免合用。与甲基多巴合用，可增加本品的不良反应并使甲基多巴的抗高血压作用增强。还需注意的是，动物蛋白尤其是奶制品中含有丰富的中性氨基酸，可与左旋多巴在肠道和血脑屏障处竞争主动转运系统，而明显降低左旋多巴的生物利用度。

# 第八节　甲状腺功能亢进症

## 一、疾病概述

甲状腺功能亢进症（简称甲亢）是由于甲状腺分泌过多的甲状腺激素，引起体内氧化过程加速、代谢率增高的一种疾病。目前，一般认为本病是一种自身免疫疾病。

（一）病因及发病机制

据研究证明甲亢是在遗传基础上，因感染、应激、精神创伤等应激因素而诱发，属于抑制性 T 淋巴细胞功能缺陷所导致的一种器官特异性自身免疫病，与自身免疫性甲状腺炎等同属自身免疫性甲状腺疾病。

## （二）临床表现

甲亢的临床表现可轻可重，有的表现为典型甲亢，有的为亚临床甲亢，多见于女性，男女发病之比为 1 :（4~6），以 20~40 岁为多。

### 1. 症状

典型的表现为疲乏无力，活动后更加明显，怕热多汗，尤其在夏季重症患者会大汗淋漓、心悸胸闷，患者经常有饥饿感，进食多反而体重减轻，烦躁易怒，有的出现性情改变，睡眠差、失眠多梦。甲亢时可出现手颤或肌颤、肌无力，大便次数增多。甲亢还会影响性腺功能，女性常有月经减少或闭经，男性有阳痿。

### 2. 体征

皮肤温暖潮湿，少数患者出现低热。收缩压可升高，脉压差增大，出现颈动脉搏动、水冲脉等周围血管征。可有手颤或舌颤。部分患者有不同程度的突眼，突眼严重者可出现流泪、角膜炎等，突眼度＜18mm 者为非浸润性突眼，突眼度＞18mm 者为浸润性突眼。甲状腺呈弥漫性、对称性肿大，质地软，久病者质地较韧，还可出现结节，有些患者甲状腺左右叶上下极有震颤或血管杂音。甲亢时还有心率增快，第 1 心音亢进，少数患者，尤其是老年患者可出现房性心律失常如心房纤颤，久病患者可出现心浊音界扩大，心尖区闻及收缩期杂音。肠鸣音活跃或亢进，少数患者有胫前黏液性水肿。

### 3. 诊断

经详细询问病史，依靠临床表现即可拟诊。Graves 病甲亢时血清总甲状腺素（$TT_4$）、血清总三碘甲状腺原氨酸（$TT_3$）、血清游离甲状腺素（$FT_4$）、游离三碘甲状腺原氨酸（$TT_3$）升高，促甲状腺激素（TSH）降低，促甲状腺激素受体抗体（TRAb）和甲状腺刺激抗体（TSAb）升高。

## 二、临床治疗基本原则

甲亢的治疗包括一般治疗、抗甲状腺药物及辅助药物治疗、放射性碘治疗及手术治疗，应根据患者的具体情况，选用适当的治疗方案，这里主要介绍药物治疗。

## 三、药物治疗原则与方法

### （一）药物治疗原则

（1）长期用药原则　甲亢一经确诊一般要进行至少 1.5~2 年的治疗，如果维持时间不够容易引起复发。个别情况如更年期、老年人甲亢要维持更长时间。

（2）规则用药原则　甲亢治疗分为初治期、减量期及维持期，每一期都有明确进入下一步的指标，不能随意更改药物剂量，不然容易导致病情不稳定。

（3）安全用药原则　抗甲状腺药物非常严重的副作用是骨髓抑制，在使用药物前后一定要检查白细胞数目并进行连续监测。

### （二）药物作用和机制

抗甲状腺常用药物有硫脲类：甲基硫氧嘧啶（MTU）及丙基硫氧嘧啶（PTU）；咪唑类：甲巯咪唑（MMI）、卡比马唑（CMZ）。这些抗甲状腺药物通过抑制甲状腺过氧化物酶活性，抑制碘化物形成活性碘，影响酪氨酸残基碘化，抑制碘化酪氨酸偶联形成碘甲状腺原氨酸，从而抑制甲状腺素的合成。抗甲状腺药物还可抑制免疫球蛋白的生成，使甲状腺中淋巴细胞减少，甲状腺刺激抗体（TSAb）下降。PTU 在外周组织还能抑制脱碘酶，从而阻抑 T4 向 T3 的转换，所以在重症甲亢及甲状腺危象时首选应用。

### 四、治疗药物的合理选用

**1. 抗甲状腺药物**

抗甲状腺药物治疗是甲亢的基础治疗，也用于手术和放射碘治疗前的准备阶段。抗甲状腺药物治疗适应证：①病情轻、甲状腺较小者；②年龄在 20 岁以下，妇女妊娠期、年迈体弱或合并严重心、肝、肾等疾病而不宜手术者；③术前准备；④甲状腺次全切除后复发而不宜用碘 131 治疗者；⑤作为放射性碘 131 治疗前的辅助治疗。

治疗分初治期、减量期及维持期，按病情轻重决定剂量。

（1）初治期 MTU 或 PTU 常规剂量为 $300\sim450mg/d$ 或 MMI、CMZ $30\sim40mg/d$，分 $2\sim3$ 次口服。病情中度或轻症者，开始可服用 MTU 或 PTU $300mg/d$，重症甲亢患者开始服药剂量为 $400\sim600mg/d$，个别重症或甲状腺危象前期患者初始药物剂量可达 $600\sim750mg/d$。妊娠期甲亢患者以选择 PTU 为宜。初治期治疗至症状缓解或 T3、T4、$FT_3$、$FT_4$、TSH 恢复正常或接近正常时即可进入减量期。

（2）减量期 根据病情及症状控制情况每 $2\sim4$ 周减量 1 次。MTU 或 PTU 每次减 $50\sim100mg$，MMI 或 CMZ 每次减 $5\sim10mg$。如为桥本甲亢患者，在服药期间应严密监测病情及甲状腺功能，及时调整药物剂量，防止用药过量。待症状完全消除、体征明显好转后再逐渐减量至最小维持量。

（3）维持期 经逐渐减少药物剂量至最小剂量后，患者的病情又比较稳定，此时则进入维持期。维持期一般 MTU 或 PTU $50\sim100mg/d$，MM 或 CMZ $5\sim10mg/d$，症状完全缓解，T3、T4、$FT_3$、$FT_4$、TSH 恢复正常，在维持期维持治疗 $1.5\sim2$ 年。之后根据患者实际情况（如更年期、老年期等）还可在停药前将维持剂量减半，继续维持 $0.5\sim1$ 年然后停药。

疗程中除非有较严重反应，一般不宜中断，并定期随访。

复发与停药问题：复发主要指甲亢经药物治疗后病情完全缓解，在停药后又有复发者。复发主要发生在停药后的第 $1\sim2$ 年，3 年后复发率降低。甲亢复发后要寻找复发的诱因，以控制诱因，并可继续药物治疗，对药物治疗有不良反应者，或不能坚持服药者，应考虑改用放射或手术等其他治疗。

甲亢经用药物治疗完全缓解后何时停药，应考虑以下指标：①甲亢的症状消失；②突眼、甲状腺肿等体征得到缓解；③检测甲状腺功能已多次正常，T3、T4、$FT_3$、$FT_4$、r-T3 等长期稳定在正常范围；④TSH 恢复正常且稳定；⑤TsAb 降至正常。达到以上指标后再停药，停药后复发率小。

**2. 复方碘溶液**

仅用于术前准备和甲状腺危象。其作用为减少甲状腺充血，阻抑甲状腺激素释放，也抑制甲状腺激素合成，但属暂时性抑制。一般给药后 $2\sim3$ 周内症状逐渐减轻，但以后甲亢症状又逐渐加重，并影响抗甲状腺药物的疗效。

**3. 普萘洛尔**

普萘洛尔可以阻断甲状腺激素对心脏的兴奋作用，改善心悸等症状疗效显著，还有阻抑 T4 转换成 T3 的作用。此药可与碘剂等合用于术前准备，也可用于碘 131 治疗前后及甲状腺危象。哮喘患者禁用，可用阿替洛尔、美托洛尔代替。甲亢初治期一般剂量为 10～20mg/次，每日 3～4 次。

### 4. 甲状腺素

甲亢治疗过程中加用甲状腺素的主要目的是预防药物性甲减，甲状腺素还可反馈抑制 TSH 的分泌，防止甲状腺肿大和突眼，一般在抗甲状腺药物减量期开始应用。治疗期间如症状缓解而甲状腺肿或突眼症状反而加重时，抗甲状腺药物可酌情减量，并可考虑加用甲状腺片 40～60mg/d，以后根据患者的具体病情决定抗甲状腺药物和甲状腺素的剂量。有的患者在加用甲状腺素后突眼和甲状腺肿得到缓解，而有些患者则在甲状腺素用量过大后导致心悸、出汗、甲亢症状加重，此时需停用甲状腺素，调整抗甲状腺药物剂量。

## 五、常见药物不良反应及处理

### 1. 粒细胞减少

粒细胞减少是常见的不良反应，发生率较高，在治疗过程中应经常检测血常规，部分患者在服用抗甲状腺药物期间出现白细胞减少，如白细胞总数在 $3.0×10^9$/L 以下时，可减少抗甲状腺药物剂量，同时使用促进白细胞增生的药物，常用的有：①维生素 $B_4$，是核酸的组成成分，参与 RNA 和 DNA 的合成，能促进白细胞的增生。口服每次 10～20mg，每日 3 次。②鲨肝醇：有促进白细胞增生及抗放射作用，口服每次 50mg，每日 3 次。③利血生：为半胱氨酸的衍生物，能促进骨髓内粒细胞的生长和成熟，刺激白细胞及血小板增生，每次 20mg 口服，每日 3 次。

如白细胞低于 $3.0×10^9$/L 或中性粒细胞低于 $1.5×10^9$ 则应考虑停药，并应加强观察，除使用升白细胞药物如维生素 $B_4$、鲨肝醇、利血生外，必要时给予泼尼松 30mg/d 口服和使用重组人粒细胞集落刺激因子（G-CSF）。重组人粒细胞集落刺激因子主要用于粒细胞系造血祖细胞的增殖、分化、成熟及释放，作用迅速，每日 $75\mu g$ 皮下注射，使白细胞上升后再继续用药或改用另一种抗甲状腺药物，有过敏反应者禁用。用促进白细胞增生的药物应定期监测血象。粒细胞缺乏伴发热、咽痛、皮疹时，需立即停药抢救。

### 2. 药疹

较常见，可用抗组胺药控制，不必停药，但应严密观察，如皮疹加重，则应立即停药，以免发生剥脱性皮炎。如发生中毒性肝炎则应立即停药抢救。

治疗中应防止服药时间过长而未调整剂量，导致甲状腺功能减退、突眼及甲状腺肿加重。

## 六、常见药物相互作用

磺胺类、对氨水杨酸、保泰松、巴比妥类、酚妥拉明、妥拉唑啉、维生素 $B_{12}$、磺酰脲类等都有抑制甲状腺功能和引起甲状腺肿大的作用，与硫脲类药物合用时需注意，用硫脲类药物前不宜使用碘剂。

【拓展提高】甲状腺危象的防治

甲亢的及时治疗、防治感染和充分的术前准备是防止发生甲亢危象的关键。一旦发生甲亢危象则需立即抢救。

（1）抑制 T4、T3 合成和 T4 转化为 T3　甲状腺危象时首选 PTU，首次剂量 600mg 口服或经胃管注入，如无 PTU 时可用等量 MTU 或 MMI60mg，以后每日用量 400～600mg，症状控制后减量至常用治疗量。

（2）抑制 T4、T3 释放　病情严重者在服 PTU 后 1～2h 可再加用复方碘溶液，首剂 30～60 滴，以后每 6～8h 服用 5～10 滴；或用碘化钠 0.5～1.0g 加入 5％葡萄糖盐水中，静脉点滴 12～24h，以后视病情好转而逐渐减量，一般使用 3～7d 停药。如患者对碘剂过敏，可改用碳酸锂 0.5～1.0g/d，分 3 次口服，连服 3～7d。

（3）降低周围组织对甲状腺激素的反应　选用肾上腺素能阻断剂，如无心功能不全者可大剂量使用普萘洛尔，每次 20～30mg，每 6～8h 口服 1 次，或 1mg 经稀释后缓慢静脉注射，视需要可间断给药 3～5 次；或用利血平 1mg，每 6～8h 肌内注射 1 次。应从小剂量开始，监测心率并注意窦房结功能，防止心率过慢，发生心功能不全者停用，及时监测心率及血压。

（4）拮抗应激　可给予氢化可的松 100mg 加入液体中静脉滴注，每 6～8h 1 次，也可用相当量的地塞米松静脉滴注。

（5）对症治疗　高热者进行物理降温或药物降温，试用异丙嗪、哌替啶各 50mg 静脉滴注，供氧，同时监护心、肾功能，注意改善微循环，防治感染，纠正电解质、酸碱平衡紊乱，及时处理各种并发症。

# 第九节　糖　尿　病

## 一、疾病概述

糖尿病是一组以慢性高血糖为特征的代谢疾病。高血糖是由于胰岛素分泌缺陷和（或）胰岛素作用缺陷而引起。糖尿病可导致三大营养物质（碳水化合物、蛋白质、脂肪）的代谢异常，病情控制不佳时可引起急性并发症（酮症酸中毒、高渗性昏迷、乳酸性酸中毒等）和慢性并发症（大血管病变、微血管病变、神经病变、眼底其他病变、糖尿病足）。

糖尿病是常见病、多发病，其患病率正随人们生活水平的提高、人口老化、生活方式的改变而迅速增加。据估计全世界现有 1.94 亿糖尿病患者，另有 3.14 亿糖耐量异常人群，预计到 2025 年全世界将有 3.33 亿糖尿病患者；我国现有 4000 万糖尿病患者和同等数量的糖耐量异常人群，居世界第二位（第一位为印度，第三位为美国）。糖尿病给社会和家庭带来沉重的经济负担，随糖尿病而来的各种糖尿病合并症也相应增多，如糖尿病者合并冠心病者比非糖尿病者增加 3 倍，合并脑卒中者增加 4～10 倍，合并高血压者增加 1 倍，合并肾病致尿毒症者增加 17 倍，合并视网膜病变致失明者增加 25 倍，合并下肢坏疽致截肢者增加 20 倍，因此，糖尿病已经成为威胁人类健康的严重公共卫生问题。联合国于 2006 年 12 月将 11 月 14 日确定为世界糖尿病日，以督促各国加强对糖尿病的防治工作。

（一）分类

糖尿病分为四种类型，即 1 型糖尿病、2 型糖尿病、其他特殊类型的糖尿病和妊娠期糖尿病。

### 1. 1 型糖尿病

（1）免疫介导性 1 型糖尿病

① 青少年发病 1 型糖尿病　青少年发病者发病较急，症状明显，体形消瘦，存在酮症酸中毒倾向，胰岛 B 细胞胰岛素分泌不足，体液中存在针对胰岛 B 细胞的抗体如谷氨酸脱羧酶自身抗体（GAD-Ab）、酪氨酸磷酸酶样蛋白抗体（IA-2）、胰岛细胞自身抗体（ICAs）、

胰岛素自身抗体（IAA）等，伴随其他自身免疫疾病如 Graves 病、桥本甲状腺炎、Addison 病。

② 成人隐匿自身免疫糖尿病（LADA） 发病缓慢，症状隐匿，病情进展相对慢，得病多年也不容易出现酮症酸中毒，胰岛 B 细胞功能逐渐减退，最终需要胰岛素治疗，体液中存在针对胰岛 B 细胞的抗体如谷氨酸脱羧酶自身抗体（GAD-Ab）、酪氨酸磷酸酶样蛋白抗体（IA-2）、胰岛细胞自身抗体（ICAs）、胰岛素自身抗体（IAA）等。

（2）特发性 1 型糖尿病 存在明显的家族史，起病较早，初发时可有酮症需要胰岛素治疗，在病程中胰岛 B 细胞功能可能保持较好，很长一段时间内不需要胰岛素治疗，体液中没有针对胰岛 B 细胞的抗体。

**2. 2 型糖尿病**

主要病理生理改变为从以胰岛素抵抗为主伴胰岛素分泌不足到以胰岛素分泌不足为主伴胰岛素抵抗。

多在 40 岁以后发病，常有家族史，起病缓慢，症状轻微甚至没有症状，很多患者因为慢性并发症、伴发病或健康体检时发现，体形肥胖，很少自发性发生酮症酸中毒，在感染等应激情况下可能发生酮症酸中毒，一般情况下不需要胰岛素治疗，仅在发生并发症的情况下需要使用胰岛素。

**3. 其他特殊类型的糖尿病**

（1）胰岛 B 细胞功能遗传性缺陷

① 青年人中的成年发病型糖尿病（MODY） 是一组高度异质性的单基因遗传病。

a. 主要临床特征

Ⅰ. 有三代或以上家族发病史，并且符合常染色体显性遗传规律；

Ⅱ. 发病年龄小于 25 岁；

Ⅲ. 没有酮症倾向，至少 5 年以内不需要胰岛素治疗。

b. 现在发现的亚型 $MODY_1$/肝细胞核因子 $4\alpha$（HNF-$4\alpha$）；$MODY_2$/葡萄糖激酶（GCK）；$MODY_3$/肝细胞核因子 $1\alpha$（HNF-$1\alpha$）；$MODY_4$/胰岛素启动子（$IPF_1$）；$MODY_5$/肝细胞核因子 $1\beta$（HNF-$1\beta$）；$MODY_6$/神经源性分化因子 1（Neuro $D_1$/$BETA_2$）。

② 线粒体基因突变糖尿病 临床特点：a. 母系遗传，即家族中女性患者的子女均可能患病，而男性患者的子女均不患病；b. 发病早，胰岛 B 细胞功能逐渐减退；c. 自身抗体阴性；d. 常常伴有神经性耳聋或其他神经肌肉表现。

（2）胰岛素作用遗传性缺陷。

（3）胰腺外分泌疾病。

（4）内分泌疾病。

（5）药物或化学品所致糖尿病。

（6）感染。

（7）不常见的免疫介导糖尿病。

（8）其他

**4. 妊娠期糖尿病**（GDM）

即妊娠过程中初次发现的任何程度的糖耐量异常。GDM 患者中可能存在其他类型糖尿病，只是在妊娠期间显现出来，因此应该在产后 6 周以上给予复查，重新按照常规诊断标准再确定其归属。

## （二）病因和发病机制

糖尿病的病因和发病机制较为复杂，至今未明。不同类型糖尿病之间，甚或同一类型不同亚型之间也存在异质性。一般而言，遗传因素和环境因素共同参与糖尿病的发病过程。

### 1. 1 型糖尿病

（1）第一期——遗传学易感性 人类 HLA 位于第六对染色体短臂上，分为三类：Ⅰ类基因包括 A、B、C；Ⅱ类基因包括 DR、DQ、DP；Ⅲ类基因主要编码补体、肿瘤坏死因子等。业已发现，Ⅰ类等位基因 B15、B8、B18 出现频率高，而 B7 出现频率低；Ⅱ类基因中 DR3、DR4 与 1 型糖尿病呈高度阳性相关性，DR2 呈阴性相关性；DQA52 为精氨酸（Arg$^+$）和 DQB57 为非门冬氨酸（Asp$^-$）有肯定的易感作用，当然也存在地理和种族的差异。

（2）第二期——启动自身免疫反应 某些环境因素如病毒感染等可以启动胰岛 B 细胞的自身免疫反应，已知的病毒有柯萨奇 B$_4$ 病毒、腮腺炎病毒、风疹病毒、巨细胞病毒、脑炎心肌炎病毒等。

（3）第三期——免疫学异常 在自身免疫反应的活动期会存在某些自身抗体，如谷氨酸脱羧酶自身抗体（GAD-Ab）、胰岛细胞自身抗体（ICA）、胰岛素自身抗体（IAA）、酪氨酸磷酸酶样蛋白质抗体（IA-2）、胰岛细胞表面抗体（ICSA）、胰岛细胞胞浆抗体（ICCA）、细胞毒性的胰岛细胞抗体（cAMC）、结合补体的胰岛细胞抗体（CF-ICA）、胰岛素受体抗体（IRAA）等。

（4）第四期——进行性胰岛 B 细胞功能丧失 首先出现胰岛素分泌第一相降低，然后胰岛 B 细胞功能减少，胰岛分泌功能下降，血糖逐渐升高。

（5）第五期——临床糖尿病 只残存少量胰岛 B 细胞（大约 10%），血糖明显升高，出现糖尿病的症状。

（6）第六期——出现慢性并发症 胰岛 B 细胞基本被破坏，胰岛素水平极低，长期处于高血糖状态，出现慢性并发症。

### 2. 2 型糖尿病

（1）遗传易感性 业已发现许多与 2 型糖尿病有关的基因，但是尚不清楚致病的主要基因。目前认为，2 型糖尿病是多基因遗传疾病。

（2）环境因素 如人口老龄化、营养因素、中心性肥胖、体力活动不足、都市化程度、子宫内环境、应激等。

（3）糖调节受损 糖耐量减低和空腹血糖过高统称为糖调节受损，均为发生糖尿病的危险因素，也是发生心血管病的危险标志。

（4）胰岛素抵抗和胰岛 B 细胞的功能缺陷 胰岛素抵抗早已存在，胰岛 B 细胞缺陷不能代偿时才出现血糖升高。胰岛素抵抗是指机体对于一定量胰岛素的生物学反应低于预计正常水平的一种现象。胰岛素分泌反应缺陷时，第一时相缺失或减弱，第二个胰岛素高峰延迟。

## （三）临床表现

### 1. 代谢紊乱症状群

血糖升高以后因为渗透性利尿引起多尿，继而因为口渴而多饮水。患者外周组织对葡萄糖利用障碍，脂肪分解增多，蛋白质代谢负平衡，患者肌肉逐渐消瘦，疲乏无力，体重减轻，儿童生长发育受阻。为了补偿损失的糖分，维持机体活动，患者容易饥饿，多食，出现典型的"三多一少"，即多尿、多饮、多食、体重减轻。

如果存在"三多一少"的糖尿病症状，加上任意时间血浆葡萄糖水平大于 11.1mmol/L，或空腹血浆葡萄糖水平大于 7.0mmol/L，或口服葡萄糖耐量试验（OGTT）中 2h 血糖（PG）水平大于 11.1mmol/L，就可诊断为糖尿病。对于没有急性代谢紊乱表现，仅一次血糖值达到糖尿病诊断标准者，必须在另一天复测核实。如果空腹血糖水平在 5.6～7.0mmol/L，或 OGTT 试验中 2h PG 水平为 7.8～11.1mmol/L，可诊断为糖调节受损。

**2. 并发症和（或）伴发病**

（1）急性并发症　包括糖尿病酮症酸中毒、高渗性非酮症糖尿病昏迷、乳酸性酸中毒等。

① 糖尿病酮症酸中毒（DKA）

a. 诱发因素　感染、胰岛素治疗中断或不适当减量、饮食不当、应激因素（如创伤、手术、妊娠、分娩等）。

b. 临床症状　首先出现"三多一少"症状加重或乏力，随后出现食欲减退、恶心、呕吐、腹痛，常常伴有头痛、嗜睡、烦躁、呼吸深快，典型患者出现尿量减少，呼吸中有烂苹果味。

c. 体征　眼球下陷、皮肤弹性差、脉细速、血压下降，晚期可以出现各种反射迟钝甚至消失，嗜睡以至昏迷。

d. 实验室检查　尿酮阳性，血酮体升高；$pH < 7.35$，$CO_2$ 结合力降低，$PaCO_2$ 降低，碱剩余负值增大，阴离子间隙增大与碳酸氢盐降低大致相等；血糖升高，为 16.7～33.3mmol/L；血钾正常或偏低，血钠、血氯降低；血尿素氮和肌酐偏高；血白细胞升高，中性粒细胞比例升高。

② 高渗性非酮症糖尿病昏迷　多见于老年人，男女比例相似，大约 2/3 患者发病以前没有糖尿病病史。

a. 诱因　感染、脱水（如急性胃肠炎、血液透析、腹膜透析、不合理限制水分、使用利尿药物等）、胰腺炎、脑血管意外、使用某些药物（如糖皮质激素、免疫抑制药、β 受体阻断药等）、大量使用葡萄糖液、大量饮用含糖饮料等。

b. 症状　多尿、多饮，食欲减退；神经精神症状，如嗜睡、幻觉、定向障碍、偏盲、上肢拍击样粗震颤、癫痫样抽搐、昏迷。

c. 体征　显著脱水体征、甚至休克、定向障碍、偏盲、上肢拍击样粗震颤。

d. 实验室检查　血糖明显增高，一般为 33.3～66.6mmol/L；血钠升高，可达 155mmol/L；血浆渗透压显著升高，可达 330～460mmol/L；尿糖强阳性，尿酮阴性或弱阳性；血尿素氮和肌酐升高。

（2）慢性并发症

① 大血管病变　糖尿病患者群中动脉粥样硬化的患病率较高，发病年龄较轻，病情进展较快。大、中动脉粥样硬化主要侵犯主动脉、冠状动脉、脑动脉、肾动脉和肢体外周动脉等，引起冠心病、缺血性或出血性脑血管病、肾动脉硬化、肢体动脉硬化等。

② 微血管病变　微血管病变主要表现在视网膜、肾、神经、心肌组织。

a. 糖尿病肾病　毛细血管间肾小球硬化症是 1 型糖尿病患者的主要死亡原因，在 2 型糖尿病患者中仅次于冠状动脉和脑血管动脉粥样硬化病变。

病理类型：Ⅰ. 结节性肾小球硬化型病变，有高度特异性；Ⅱ. 弥漫性肾小球硬化型病变，最常见，对肾功能影响最大，但是特异性较低，也可见于系膜毛细血管性肾小球肾炎和系统性红斑狼疮性肾炎中；Ⅲ. 渗出性病变，特异性不高，也可见于慢性肾小球肾炎。

临床分期：Ⅰ期，肾体积增大，肾小球滤过率升高；Ⅱ期，肾小球毛细血管基底膜增厚，运动后出现尿微量白蛋白；Ⅲ期，尿微量白蛋白持续在 $20\sim199\mu g/min$；Ⅳ期，尿蛋白增多，肾小球滤过率下降，浮肿，高血压，肾功能逐渐减退；Ⅴ期，尿毒症，血压明显升高，肾功能明显升高。

b. 糖尿病性视网膜病变　糖尿病病程超过 10 年，大部分患者合并程度不等的视网膜病变，是失明的主要原因之一。

眼底分期：Ⅰ期，微血管瘤，出血；Ⅱ期，硬性渗出；Ⅲ期，软性渗出；Ⅳ期，形成新生血管；Ⅴ期，机化物增生；Ⅵ期，继发性视网膜脱落，失明。以上Ⅰ～Ⅲ期为背景性视网膜病变，Ⅳ～Ⅵ期为增殖性视网膜病变。

c. 糖尿病心肌病　心脏微血管病变和心肌代谢紊乱可引起心肌广泛灶性坏死等损害，诱发心力衰竭、心律失常、心源性休克和猝死。

③ 神经病变　周围神经病变最常见，对称性发病，下肢比上肢严重，病情进展缓慢，首先出现肢端感觉异常，伴有麻木、针刺、灼热或踏棉垫感，随后出现隐痛、刺痛或烧灼样痛，夜间及寒冷季节加重。后期可有运动神经受累，出现肌张力减弱、肌力减弱以至肌萎缩和瘫痪。检查发现早期腱反射亢进，后期减弱或消失，震动感减弱或消失，触觉和温度觉也有不同程度降低。电生理检查可发现感觉和运动神经传导速度减慢。

自主神经病变包括瞳孔改变、排汗异常、胃肠功能异常、直立性低血压、心动过速、尿失禁等。

④ 眼部的其他病变　白内障、青光眼、屈光改变、虹膜睫状体病变、黄斑病等。

⑤ 糖尿病足　为与下肢远端神经异常和不同程度的周围血管病变相关的足部感染、溃疡和（或）深部组织破坏，是截肢、致残的主要原因。

（3）反应性低血糖　部分 2 型糖尿病进食以后胰岛素分泌高峰延迟，餐后 $3\sim5h$ 血浆胰岛素水平不适当地升高，其所引起的反应性低血糖可成为首发症状。

（4）其他　某些患者因为体检或化验而发现糖尿病，并无明显症状。

## 二、临床治疗基本原则

目前强调早期治疗、长期治疗、综合治疗、治疗措施个体化的原则。

国际糖尿病联盟（IDF）提出糖尿病现代治疗的 5 个要点，即糖尿病教育、饮食控制、运动治疗、血糖监测、药物治疗。

治疗目标是纠正代谢紊乱，消除糖尿病及其相关问题的症状，防止或延缓并发症的发生，维持良好健康和劳动学习能力，保障儿童生长发育，延长寿命，降低病死率，提高生活质量。

## 三、药物治疗原则与方法

（一）药物治疗原则

糖尿病防治策略应全面治疗心血管危险因素，包括强调早期干预。除积极控制高血糖外，还应该纠正脂代谢紊乱、严格控制血压、抗血小板治疗、减肥、戒烟、减轻胰岛素抵抗等并达标。

理想控制目标为：①空腹血浆葡萄糖 $4.4 \sim 6.1$ mmol/L，非空腹状态血浆葡萄糖 $4.4 \sim 8.0$ mmol/L，$HbA_1c < 6.5\%$；②血压 $< 130/80$ mmHg；③男性体质指数 $< 25$ kg/m$^2$，女性体质指数 $< 24$ kg/m$^2$；④总胆固醇 $< 4.5$ mmol/L，HDL-C $> 1.1$ mmol/L，甘油三酯 $< 1.5$ mmol/L，LDL-C $< 3.0$ mmol/L。

### （二）药物作用和机制

**1. 胰岛素治疗**

胰岛素制剂具有三个主要特征，即作用时间、纯度和来源。按照起效作用快慢和维持作用时间，胰岛素制剂可以分为速效（短效）、中效和长效（慢效）三类。速效胰岛素有普通（正规）胰岛素，皮下注射后发生作用快（起效时间半小时、高峰时间 $2 \sim 4$h），但是持续时间短（$6 \sim 8$h），是唯一可以经过静脉注射的胰岛素。中效胰岛素有低精蛋白胰岛素（NPH）和胰岛素锌混悬液（起效时间 $1 \sim 3$h、高峰时间 $6 \sim 12$h、持续时间 $16 \sim 24$h）。长效胰岛素有精蛋白锌胰岛素注射液（PZI）和特慢胰岛素锌混悬液（起效时间 $3 \sim 8$h、高峰时间 $14 \sim 24$h、持续时间 $24 \sim 36$h）。

胰岛素类似物包括快速胰岛素制剂和长效胰岛素类似物。快速胰岛素制剂包括赖谷胰岛素、门冬胰岛素和赖脯胰岛素，赖谷胰岛素是用赖氨酸替代 $B_3$ 位天冬酰胺，谷氨酸替代 $B_{29}$ 位赖氨酸。门冬胰岛素是胰岛素 B 链 28 位的脯氨酸由门冬氨酸取代，起效时间 $10 \sim 20$min、达峰时间 40min、持续时间 $3 \sim 5$h。赖脯胰岛素是将胰岛素 B 链 28、29 位的脯氨酸、赖氨酸位置互换，起效时间 15min、达峰时间 $30 \sim 60$min、持续 $4 \sim 5$h。长效胰岛素类似物包括甘精胰岛素和地特胰岛素。甘精胰岛素为胰岛素 A 链 21 位的门冬氨酸转换为甘氨酸，并在胰岛素 B 链 C 末端加两分子精氨酸，皮下吸收缓慢，持续时间 24h，没有明显高峰。地特胰岛素是去掉胰岛素 B 链 30 位的氨基酸，在胰岛素 B 链 29 位赖氨酸上加一个游离脂肪酸侧链，从而延长作用时间。

按纯度和来源可以分为动物胰岛素、单组分胰岛素和人胰岛素。牛胰岛素的抗原性最强，其次为猪胰岛素，人胰岛素最弱，因此，人胰岛素比动物来源的胰岛素更少引起免疫反应。

无论哪一种类型的糖尿病，胰岛素治疗均应在一般治疗和饮食治疗的基础上进行，并应监测病情变化，根据患者对治疗的反应情况和治疗需要进行药物剂量和方案的调整。

**2. 口服降糖药物**

（1）双胍类　主要作用机制是：①提高外周组织对葡萄糖的摄取和利用；②抑制糖原异生和糖原分解，降低过高的肝脏葡萄糖输出；③降低脂肪酸氧化率；④提高葡萄糖的转运能力；⑤改善胰岛素敏感性，减轻胰岛素抵抗。

（2）促胰岛素分泌剂

① 磺酰脲类药物（SUs）　SUs 作用的主要靶部位是 ATP 敏感型钾通道（$K_{ATP}$）。$K_{ATP}$ 由磺酰脲类受体（SUR）和内向整流型钾离子通道（Kir）组成。SUR 有 $SUR_1$ 和 $SUR_2$ 两个类型，$SUR_2$ 又分为 $SUR_{2A}$ 和 $SUR_{2B}$。$SUR_1$ 位于胰岛 B 细胞，$SUR_{2A}$ 位于心肌细胞，$SUR_{2B}$ 位于血管平滑肌细胞。当血浆葡萄糖水平升高时，葡萄糖被胰岛 B 细胞摄取并代谢，代谢产物 ATP 增多使 ATP/ADP 比值升高，使 $K_{ATP}$ 关闭，胰岛 B 细胞除极，从而触发了依赖电压的 $Ca^{2+}$ 通道，引起 $Ca^{2+}$ 内流，细胞内的 $Ca^{2+}$ 水平升高，刺激含有胰岛素的颗粒分泌到细胞外，血中胰岛素水平升高，使血糖下降。SUs 与 SUR 结合，作用于

$K_{ATP}$，产生相同的过程，启动胰岛素分泌的链式反应而降低血糖，其作用不依赖血糖浓度。

② 非磺酰脲类　这类药物也作用在胰岛 B 细胞膜上的 $K_{ATP}$，但是结合位点与 SUs 不同，降低血糖作用快而短，较好地模拟了胰岛素的生理性分泌。

（3）噻唑烷二酮类　主要作用机制是通过结合和活化过氧化物体增殖物激活受体 γ，诱导脂肪生成酶和与糖代谢调节相关蛋白的表达，促进脂肪细胞和其他细胞的分化，并提高细胞对胰岛素作用的敏感性，从而减轻胰岛素抵抗。

（4）α-葡萄糖苷酶抑制剂　主要作用机制是抑制小肠黏膜刷状缘的 α-葡萄糖苷酶，从而延迟碳水化合物的吸收，降低餐后的高血糖。

### 四、治疗药物的合理选用

胰岛素治疗适用于：①所有的 1 型糖尿病；②糖尿病发生急性并发症时，如糖尿病酮症酸中毒、高渗性非酮症糖尿病昏迷、乳酸性酸中毒；③合并急性感染、消耗性疾病、急性心肌梗死、脑卒中、慢性并发症（如糖尿病视网膜病变、糖尿病肾病、糖尿病神经病变等）；④外科手术的围手术期；⑤妊娠和分娩；⑥2 型糖尿病经饮食和口服药物治疗未获良好控制，特别是胰岛 B 细胞功能不佳者；⑦全胰腺切除引起的继发性糖尿病。

双胍类适用于 2 型糖尿病尤其是肥胖的 2 型糖尿病患者，其次是在 1 型糖尿病血糖波动比较大时；促胰岛素分泌剂适用于没有急性并发症的 2 型糖尿病；噻唑烷二酮类适用于 2 型糖尿病患者，尤其胰岛素抵抗明显者；α-葡萄糖苷酶抑制剂适用于餐后血糖明显升高的患者。

**1. 胰岛素治疗**

强化治疗方案：①超短效胰岛素类似物＋长效胰岛素类似物，如三餐前注射门冬胰岛素或赖脯胰岛素、睡前注射甘精胰岛素；②速效胰岛素＋中效胰岛素，如三餐前注射普通（正规）胰岛素、睡前注射低精蛋白胰岛素（NPH）；③速效胰岛素＋长效胰岛素，如三餐前注射普通（正规）胰岛素、睡前注射精蛋白锌胰岛素注射液（PZI）；④预混胰岛素＋中效胰岛素，早餐前和晚餐前注射预混胰岛素，如 30% 速效胰岛素和 70% 中效胰岛素的制剂，或 50% 速效胰岛素和 50% 中效胰岛素的制剂，睡前注射中效胰岛素；⑤预混胰岛素，早餐前和晚餐前注射预混胰岛素，如 30% 速效胰岛素和 70% 中效胰岛素的制剂，或 50% 速效胰岛素和 50% 中效胰岛素的制剂；⑥持续皮下胰岛素输注（胰岛素泵）治疗。

采用强化胰岛素治疗方案以后，清晨空腹血糖仍然比较高的原因可能是：①夜间胰岛素作用不足；②黎明现象，即夜间血糖控制良好，也无低血糖发生，仅仅于黎明一段短时间出现高血糖，可能与皮质醇、生长激素等胰岛素拮抗激素分泌增多所致；③Somogyi 现象，即夜间曾发生过低血糖，在睡眠中未被察觉，但是导致体内升高血糖的激素分泌增多，继而发生低血糖后的反应性高血糖。

对于妊娠妇女应该选用速效胰岛素和中效胰岛素，禁止使用口服降血糖药物。应根据血糖变化调整胰岛素用量，在妊娠中期和后期由于胰岛素敏感性降低使胰岛素用量增加，在分娩以后其胰岛素敏感性恢复应及时减少胰岛素剂量。

对于糖尿病酮症酸中毒患者应采用小剂量速效胰岛素治疗 0.1U/（kg·h）。通常将速效（普通）胰岛素加入生理盐水中持续静脉点滴（应另外建立输液途径），也可采用间歇静脉注射或间歇肌内注射，剂量为 0.1U/（kg·d）。以上三种方案均可加用首次负荷量，静脉注射普通胰岛素 10～20U。在输液及胰岛素治疗过程中，需要每 1～2h 检测血糖、血钾、血钠、尿酮等。当血糖在 13.9mmol/L 以上时，可以输入生理盐水加入普通胰岛素；当血糖在 13.9mmol/L 以下时，可以输入 5%葡萄糖液加入胰岛素（按 3～4g 葡萄糖加 1U 胰岛素）。血糖下降速度一般以每小时降低 3.9～6.1mmol/L 为宜。

对于高渗性非酮症糖尿病昏迷的抢救措施基本上与酮症酸中毒相同。静脉注射普通胰岛素首次负荷量以后，继续持续静脉点滴速效（普通）胰岛素（应另外建立输液途径），剂量为 0.1U/（kg·d）。当血糖在 16.7mmol/L 以上时，可以输入生理盐水加入普通胰岛素；当血糖在 16.7mmol/L 以下时，可以输入 5%葡萄糖液加入胰岛素（按 3～4g 葡萄糖加 1U 胰岛素）。血糖下降速度不宜过快。

胰岛素注射方式包括皮下注射、静脉点滴、经肺吸入、经黏膜吸入、经鼻腔黏膜吸入等。胰岛素制剂类型、种类、注射技术、注射部位、患者反应性的差异、胰岛素抗体形成等均可以影响胰岛素的起效时间、作用强度和作用维持时间。一般而言，腹壁注射吸收最快，其次为上臂、大腿和臀部。

**2. 双胍类**

主要包括二甲双胍、苯乙双胍等。二甲双胍（metformin）通常每次 250～500mg，每日 2～3 次，最大剂量不超过 2000mg 为宜。苯乙双胍（phenformin）因可引起乳酸性酸中毒而在许多国家禁止使用。双胍类药物禁止用于糖尿病急性并发症、妊娠妇女、急性感染、心力衰竭、肝肾功能不全或其他存在缺氧状态者。老年患者慎用，在静脉注射碘造影剂检查前应事先停止服用。

**3. 促胰岛素分泌剂**

（1）磺酰脲类药物（SUs） SUs 有多种，第一代药物有甲苯磺丁脲、氯磺丙脲、醋磺己脲、妥拉磺脲等，第二代药物有格列本脲、格列吡嗪、格列齐特、格列波脲、格列喹酮、格列美脲等。格列本脲（glibenclamide）每次 2.5～5mg，每日 3 次；格列吡嗪（glipizide）每次 2.5～5mg，每日 3 次，控释药片每日 1 次；格列齐特（gliclazide）每次 40～80mg，每日 3 次，控释药片每日 1 次；格列波脲（glibornuride）每次 12.5～25mg，每日 3 次；格列喹酮（gliquidone）每次 30mg，每日 3 次；格列美脲（glimepiride）每次 1～2mg，每日 1 次。

应该根据病情轻重、患者年龄、肝肾功能、药物半衰期等情况选择药物，通常选用第二代药物。一般在餐前半小时服用。

（2）非磺酰脲类 主要包括瑞格列奈、那格列奈等，餐前 15min 或餐时服用。瑞格列奈（repaglinide）通常每次 0.5～1mg，每日 3 次；那格列奈（nateglinide）每次 120mg，每日 3 次。

**4. 噻唑烷二酮类**

主要包括罗格列酮、吡格列酮、曲格列酮等。罗格列酮（rosiglitazone）每次 4～8mg，每日 1 次；吡格列酮（pioglitazone）每次 15～30mg，每日 1 次。曲格列酮（troglitazone）因为肝脏损害已经停止使用。不宜用于 1 型糖尿病、孕妇、哺乳期妇女和儿童。有心力衰竭倾向或肝病患者不用或慎用。

**5. α-葡萄糖苷酶抑制剂**

主要包括阿卡波糖、伏格列波糖等。阿卡波糖（acarbose）每次 50～100mg，每日 3 次；伏格列波糖（voglibose）每次 0.2μg，每日 3 次。应在进食第一口食物后服用，饮食中应有一定量的碳水化合物。对肝、肾功能不全者慎用。不宜用于胃肠功能紊乱者，也不宜用于孕妇、哺乳期妇女和儿童。

**6. 常用治疗方案的选用**

（1）根据世界糖尿病联盟（IDF）2005 年的指南，IDF 将治疗分成三个等级：第一是标准治疗；第二是基本治疗；第三是全面治疗。

标准治疗基于当前循证医学证据和费用/效益比，适用于医疗服务发展良好和医疗保健系统占据了国家适当资源的国家或地区。强调标准治疗对于所有的糖尿病病人来说都是适用的，应该成为所有的健全的医疗体系所应达到的目标。由于目前很多国家还不能达到标准治疗，所以 IDF 还设定了基本治疗的概念，基本治疗的主要目的就是达到糖尿病控制，主要适用于经济欠发达、医疗欠发达的国家。基本治疗应该是糖尿病患者得到的最基本的治疗。与基本治疗相对的是全面治疗，这种方法往往需要花费更多的资源，运用一些更新的技术以达到更好的治疗。但是其循证医学的证据不是很充分。

当一个患者如果单纯的生活方式干预不能够维持血糖在目标水平时，就应该开始口服降糖药的治疗。当然开始口服降糖药后，也应继续给患者进行饮食控制以及生活方式的干预。①除非有肾损坏的证据或风险，患者应一开始就使用二甲双胍治疗，最初的数周应使用较小剂量以防止胃肠道不能耐受而中止使用。②磺酰脲类药物可在二甲双胍不能将血糖浓度控制在目标水平时使用，或作为非超重糖尿病患者的一线药物。可选择成本较低的药物，但在使用时要小心个体患者发生低血糖或者肾损坏的危险。③PPARγ 激动剂可在血糖浓度无法控制在目标水平时代替磺酰脲类与二甲双胍联合用药，或当二甲双胍不能耐受时，或与二甲双胍和磺酰脲类药物联合用药。有心血管禁忌证患者小心使用，提醒糖尿病患者可能发生明显水肿。④α-葡萄糖苷酶抑制剂可作为下一步治疗选择。在不能耐受其他药物的患者中应用这类药物，可能也有一定的作用。⑤以适当的给药间隔逐步增加剂量和增加口服降糖药物，以使血糖达标。尽管有上述措施，血糖控制恶化的可能性依然存在，应考虑这是否提示有必要早期应用胰岛素。

胰岛素治疗方案包括：①胰岛素单药治疗，如每日 1 次（包括睡前胰岛素）；每日 2 次；多次胰岛素注射治疗，每日 3 次或每日 4 次。②联合口服降糖药，如睡前应用胰岛素，白天应用口服降糖药片剂；二甲双胍；磺酰脲类药物；α-葡萄糖苷酶抑制剂；格列酮类。③胰岛素泵治疗。当优化的口服降糖药物和生活方式的干预不足以将血糖控制在目标水平（参见血糖控制水平）时开始胰岛素治疗。建议患者在应用胰岛素后还需要坚持生活方式的治疗。每次开始胰岛素治疗或调整其剂量都视为一种尝试，需要监测其反应。出于安全考虑，起始胰岛素用量较低，但是最终的胰岛素用量可能会到达 $50\sim100U/d$。在血糖恶化前就应开始胰岛素治疗，一般而言，当 DCCT 校正后的 $HbA_1c$ 恶化，大于 $7.5\%$（被证实的）时应在最大剂量口服用药中加入胰岛素。每日 1 次基础胰岛素治疗，如甘精胰岛素、地特胰岛素或 NPH（NPH 发生低血糖的危险高些），或尤其在 $HbA_1c$ 较高时应用每日 2 次预混胰岛素（双峰胰岛素）治疗，或如果应用其他制剂控制不理想或者进食不规律时可以应用每日多次胰岛素注射（餐时和基础胰岛素）。糖尿病患者的心血管风险较无糖尿病患者明显升高，早期控制糖尿病患者的心血管风险至关重要，其中血压、血脂的控制都很重要。除了积极的生活方式干预外，积极的药物治疗对于大多数患者都很必要，能显著降低心血管风险。在降脂治疗中，循证医学证据表明，他汀类处于核心地位。在降压治疗中，循证医学证据表明，ACEI 和 ARB 是最佳选择，而 ACEI 有更理想的性价比。

（2）美国糖尿病学会/欧洲糖尿病联合会（ADA/EASD）专家共识　2006 年发表的

ADA/EASD 专家共识提出了高血糖的控制策略，2007 年 ADA 糖尿病临床指南中首次在控制高血糖的策略中推荐了具体的降糖药使用的前后顺序和路径。同时 2006 年发表的"美国糖尿病学会/欧洲糖尿病联合会（ADA/EASD）专家共识"提出了胰岛素调整剂量的策略。

### 五、常见药物不良反应及处理

**1. 胰岛素的抗药性和不良反应**

（1）胰岛素抗药性　即在无酮症酸中毒也无拮抗胰岛素因素存在的情况下，每日胰岛素需要量超过 100U 或 200U。

（2）胰岛素的主要不良反应是低血糖反应，与胰岛素剂量过大和（或）饮食过少、运动过多等因素有关；脂肪萎缩或脂肪增厚，常由于重复注射同一部位引起；局部过敏反应表现为注射部位有红斑及瘙痒，继续注射常可消失；全身过敏反应可产生荨麻疹、血管神经性水肿等；胰岛素治疗初期可引起钠水潴留导致水肿，多为轻度，不必中断治疗；血糖降低以后可使晶体的折光性发生改变引起视力模糊，一般在几周内自行缓解。

**2. 双胍类的不良反应**

主要为胃肠道反应，如恶心、食欲减退、腹泻、腹痛、呕吐、口苦、口干等，一般将药物在餐中服用可有效减轻此反应；有时可有乏力、疲倦、头晕、皮疹等；引起吸收不良；减少胃肠道吸收维生素 $B_{12}$，偶可引起巨幼红细胞性贫血。

**3. 促胰岛素分泌剂的不良反应**

（1）磺酰脲类药物（SUs）　SUs 的不良反应主要是低血糖，与使用长效制剂、进食较少、运动较多、药物剂量较大、同时应用增强 SUs 降低血糖的药物有关，尤其多见于肝肾功能不全和老年患者。其他不良反应少见，包括恶心、呕吐；肝功能损害；溶血性贫血、血小板减少；皮疹、皮肤瘙痒；白细胞减少；消化不良、胆汁淤积性黄疸等。

（2）非磺酰脲类药物　低血糖较轻微，通常给予碳水化合物就容易纠正；暂时性视觉异常；胃肠道反应，如腹痛、腹泻、恶心、呕吐、便秘等；轻度的暂时性的肝功酶学指标升高；皮肤过敏反应。

**4. 噻唑烷二酮类的不良反应**

主要不良反应是水肿，因此有心力衰竭倾向或肝脏疾病者尽量不用。女性患者可能引发骨折；少数患者出现丙氨酸氨基转移酶水平升高；个别出现轻度贫血；单独应用甚少引起低血糖。

**5. $\alpha$-葡萄糖苷酶抑制剂的不良反应**

主要不良反应为胃肠道反应，如腹胀、排气增多、腹泻等，一般经过一段时间可以减轻；单独使用很少出现低血糖，如果与磺酰脲类或胰岛素合用可能出现低血糖，此时进食双糖或淀粉类食物无效，应该直接静脉应用葡萄糖进行处理；个别可能出现红斑、皮疹、荨麻疹等皮肤过敏反应。

### 六、常见药物相互作用

**1. 胰岛素与其他药物的相互作用**

普萘洛尔能阻断糖原分解，延长胰岛素作用，从而引起低血糖，同时掩盖心动过速和出汗等低血糖症状，因此，在老年患者中应慎用；阿司匹林抑制糖异生，可以增强胰岛素作用，合用时应减少胰岛素的用量；促胰岛素分泌剂可以刺激内源性胰岛素的释放，联合应用时可增强降糖作用；双胍类与胰岛素联合应用以后，不仅可以增强降糖作用，而且可以使原先单用胰岛素的 1 型糖尿病患者不稳定的血糖平稳；糖皮质激素、胰升糖素、生长激素、肾上腺素、雌激素、甲状腺素、口服避孕药等可以拮抗胰岛素的作用，不应同时应用。

**2. 双胍类药物与其他药物的相互作用**

双胍类药物可增强抗凝药物的抗凝血作用，导致出血倾向，合用时应减少剂量；西咪替丁可增加双胍类药物的生物利用度，减少肾脏清除率，因此应减少剂量；与胰岛素合用，降血糖作用加强，应调整剂量。

**3. 促胰岛素分泌剂与其他药物的相互作用**

使用 SUs 治疗时可能与其他药物发生相互作用。某些药物如水杨酸类、磺胺类、保泰松、氯霉素、胍乙啶、利血平、β受体阻断药等，可以增强 SUs 的降低血糖效应，其机制是通过减少葡萄糖异生、降低磺酰脲类药物与血浆蛋白结合、降低药物在肝脏代谢和肾脏排泄等而实现。另外一些药物如噻嗪类利尿药、呋塞米、依他尼酸、糖皮质激素等，可以降低 SUs 的降低血糖效应，其机制是抑制胰岛素释放、或者拮抗胰岛素作用，或者促进 SUs 在肝脏降解等。

**4. 噻唑烷二酮类与其他药物的相互作用**

噻唑烷二酮类与葡萄甘露聚糖合用可加强降血糖作用；与桉树属植物、胡芦巴、人参、车前草、圣约翰草、苦瓜、胍胶合用可导致低血糖；与阔叶灌木丛类、聚合草、石蚕属植物、金不换、薄荷合用可导致血清氨基转移酶水平升高。

**5. α-葡萄糖苷酶抑制剂与其他药物的相互作用**

α-葡萄糖苷酶抑制剂如果与磺酰脲类、双胍类、胰岛素合用可能出现低血糖，应减少药物剂量；避免同时服用抗酸剂、考来烯胺、肠道吸附剂、消化酶类制剂，以免影响疗效；服用新霉素可使餐后血糖降低更为明显，同时可使胃肠反应加剧。

## 七、药物治疗研究进展

**1. 胰高血糖素样肽-1（GLP-1）**

主要由肠道 L 细胞分泌。GLP-1 由胰高糖素原基因表达，在胰岛 A 细胞，胰高糖素原基因的主要表达产物是胰高血糖素，而在肠黏膜的 L 细胞，前激素转换酶将胰高血糖素剪切后，其羧基端的肽链序列为 GLP-1。GLP-1 有两种生物活性形式：GLP-1（7-37）和 GLP-1（7-36），它们仅有一个氨基酸不同，其中约 80% 循环活性是由 GLP-1（7-36）酰胺介导的。

许多实验证明，GLP-1 以葡萄糖依赖作用于胰岛 B 细胞，促进胰岛素基因的转录，增加胰岛素的合成和分泌；刺激 B 细胞的增殖和分化，抑制凋亡，增加胰岛 B 细胞数量；强烈地抑制胰岛 A 细胞的胰高血糖素的分泌；还促进胰岛 D 细胞生长抑素分泌，生长抑素又作为旁分泌激素参与抑制胰高血糖素的分泌；抑制食欲及摄食；延缓胃内容物排空等。

GLP-1 在体内迅速被二肽基肽酶 IV（DPP-IV）降解而失去生物活性，其半衰期不足 2min，必须持续静脉滴注或持续皮下注射，这大大限制了其临床应用。通过对天然 GLP-1 进行化学修饰，可延长其半衰期。

利拉鲁肽、CJC1131（conjuchem）和艾塞那肽现正在进行 III 期临床试验，ZP10（zeal-

and and aventis）正在进行早期临床试验。

### 2. 二肽基肽酶Ⅳ（DPP-Ⅳ）

二肽基肽酶是一同源二聚体的跨膜丝氨酸蛋白酶，属脯氨酰寡肽酶家族。它能对体内多种激素进行灭活，包括肠促胰岛素（即 GIP 和 GLP-1）。DPP-Ⅳ抑制剂主要通过与 DPP-Ⅳ 活性部位的 205 位和 206 位谷氨酸形成盐桥而抑制 DPP-Ⅳ 的活性。研究发现，DPP-Ⅳ抑制剂可保护内源性 GLP-1 免受 DPP-Ⅳ 的迅速降解，使血清 GLP-1 水平升高，导致葡萄糖刺激的胰岛素分泌增加。

DPP-Ⅳ抑制剂 LAF237、p93P01、p32P98 也在进行Ⅱ、Ⅲ期临床试验。

# 第十节　脂质异常血症

## 一、疾病概述

血脂是血液中脂质的总称，总脂量约为 600mg/dl。血脂主要由总胆固醇（TC）、甘油三酯（TG）、磷脂（PL）、游离脂肪酸（FFA）、脂溶性维生素、固醇类激素等组成。脂质不溶于水，必须与蛋白质结合后以脂蛋白形式存在才能在血循环中运转。

脂蛋白是由蛋白质、胆固醇、甘油三酯和磷脂所组成的球形大分子复合体。由于其外壳分子中部分具有水溶性，部分为脂溶性，故能介于水脂的交界面，使脂蛋白溶于血浆，运送到全身组织进行代谢。用超速离心方法可将脂蛋白分成高密度脂蛋白（HDL）、中间密度脂蛋白（IDL）、低密度脂蛋白（LDL）、极低密度脂蛋白（VLDL）和乳糜微粒（CM）。

脂蛋白的蛋白部分是一种特殊蛋白，因与脂质结合担负在血浆中运转脂类的功能，故称载脂蛋白（Apo），现已发现载脂蛋白（Apo）有 A、B、C、D、E、F、G、H、J 等十几类二十多种。载脂蛋白除了作为转运脂类的载体外，还参与酶活动的调节以及脂蛋白与细胞膜受体的识别和结合反应。血脂、脂蛋白、载脂蛋白在人体代谢中起着重要的作用。

人体血液中脂质一种或几种成分的升高或降低称脂质异常血症。脂质异常易诱发动脉粥样硬化（AS）和冠心病（CHD），损害身体健康。其中血液中某些脂质成分升高称高脂血症或高脂蛋白血症。

### （一）病因及发病机制

#### 1. 遗传因素

一般而言，有脂质代谢异常家族史者后代出现脂质异常的机会较多。

#### 2. 环境因素

（1）肥胖　单纯性肥胖尤其是中心型肥胖者随着体重指数的增加，血清 TC、LDL-C、TG、Apo-B 升高，HDL-C 和 Apo-AI 降低，TC/HDL-C 比值升高。

（2）膳食结构　含饱和脂肪酸为主的食物可升高血清 TC、LDL-C；含 18 个碳原子和 10 个及以上碳原子的饱和脂肪酸食物对血清 TC 浓度影响不大。用单价不饱和脂肪酸的橄榄油和其他植物油替代膳食中的饱和脂肪可降低血清 LDL-C 水平而保持 HDL-C 水平。含多价不饱和脂肪酸的食品可降低血清 TC，尤其是 LDL-C 和 TG。膳食中每日摄入胆固醇含量在 300~600mg 者可使血清 TC 升高。

（3）运动和体力活动　国外研究认为运动可使血清 TC、TG 降低而 HDL-C 升高。我国调查表明重体力劳动者血清 TC、LDL-C 水平比轻体力劳动者低，而 HDL-C 及 TG 无明显差异。

（4）药物　甲状腺激素可使血清 TC 降低，氢氯噻嗪能增加血清 TC 和 TG 水平，呋塞米（速尿）使血清 HDL-C 水平降低，普萘洛尔使血清 TG 升高而 HDL-C 降低，利血平可增加血清 TC 而降低 HDL-C，哌唑嗪使血清 TG 降低而 HDL-C 升高，绝经后妇女服用女性激素替代治疗者能使血清 TC 降低而 HDL-C 水平升高。

（5）其他因素

① 年龄　随年龄增加血清 TC 和 TG 水平也升高，60～70 岁以后升高的趋势逐渐减少。

② 性别　绝经前妇女的血清 HDL-C 水平高于同龄男性；TC 低于男性，绝经后，同龄的两性 HDL-C 水平相似，女性的血清 TC 水平高于男性。

脂质代谢异常对血凝、纤溶、血小板、前列环素和血管内皮细胞功能会造成一定影响，血液中一些凝血因子活性、纤维蛋白原含量与血清 TC、TG 水平呈正相关；脂质代谢异常者的血管内皮细胞功能受到影响，其功能异常可涉及多种疾病的发生和发展；血清 TC 升高使内皮细胞中前列环素合成减少，也会对机体产生一系列的不良作用。

（二）临床表现

脂质异常血症早期不一定出现临床症状和体征，其主要表现有两方面，即脂质在真皮内沉积引起黄色瘤以及脂质在血管内皮沉积引起动脉粥样硬化、冠心病、脑血管病和周围血管病。应注意询问病史，包括个人生活、饮食习惯、引起脂质异常血症的药物应用史和家族史，体格检查时应注意有无黄色瘤、角膜环和脂质异常血症的眼底病变。实验室检查发现脂质异常是诊断的主要依据，结合临床脂质异常血症诊断不难。

## 二、临床治疗基本原则

治疗脂质异常血症的目的是预防动脉粥样硬化的发生和发展，甚至逆转已形成的粥样斑块的进展，降低冠心病和心肌梗死的发病率和死亡率。脂质异常血症的非药物治疗原则如下。

（1）改变不良的生活方式　生活要有规律，戒烟，避免暴饮暴食，不能过度饮酒，消除过度紧张情绪。

（2）调整饮食结构　低热量、低胆固醇、低脂、低糖和高纤维素的"四低一高"的饮食结构较为合理。

（3）加强体力活动　加强体力劳动和体育锻炼不仅可减轻体重，调节体内异常血脂，可降低血清 TG、TC 和升高 HDL-C，同时可降低血压和减少患糖尿病的危险性。

## 三、药物治疗原则与方法

### 1. 药物治疗原则

饮食治疗和体力活动坚持 3～6 个月后，血脂仍达不到理想水平时，或已患冠心病或其他动脉粥样硬化性疾病者，应考虑应用调节脂质异常血症的药物治疗。原发性脂质异常往往与遗传因素及环境因素有关，治疗需要长期进行，治疗期间应监测血脂水平，服药治疗达到正常血脂水平后还要减量长期维持治疗。

### 2. 药物作用和机制

脂质异常血症调节的主要作用途径有：①阻止脂质或胆酸从肠道的吸收，并促进排泄；②抑制体内脂质的合成或加速降解代谢；③增强脂质代谢中有关酶或受体的活性。

### 四、治疗药物的合理选用及常见不良反应

选药原则：轻度的脂质异常血症可选用单一药物，严重的脂质异常血症需联合用药方可取得较满意的效果。有抗凝血、减少血小板聚集的降血脂药与抗凝药联合应用时，应适当减少抗凝药剂量。

**1. 羟甲基戊二酸单酰辅酶 A（HMG CoA）还原酶抑制剂**

又称他汀类。HMG CoA 还原酶是胆固醇生物合成的限速酶，此类药物通过抑制该酶，减少细胞内游离胆固醇，反馈性上调细胞表面 LDL 受体的表达，使细胞 LDL 受体数目增多、活性增强，加速循环中 VLDL 残粒和 LDL 的清除。此外，还可以抑制肝内 VLDL 的合成。这类药降低 TC 和 LDL-C 作用较明显，同时也降低 TG 和升高 HDL-C，因此，主要适用于高胆固醇血症，对轻、中度高甘油三酯也有一定疗效。临床上常用各种他汀类药物及剂量为：洛伐他汀 20～80mg（常用 20mg）、普伐他汀 10～40mg（常用 20mg）、辛伐他汀 10～80mg（常用 20mg）、氟伐他汀 20～40mg（常用 20mg）、阿伐他汀 10～40mg（常用 10mg）。除阿伐他汀可以在任何时间服药外，其余制剂均为晚上一次口服。不良反应有恶心、胃肠功能紊乱、失眠、乏力及皮疹，少数患者可有转氨酶升高、肌肉疼痛、血清肌酸激酶（CK）升高，严重者可引起横纹肌溶解、急性肾衰竭，尤其与其他调节血脂药合用时，应特别小心。与免疫抑制剂（如环孢霉素）、吉非贝齐、烟酸联合使用时可发生横纹肌溶解症；与红霉素合用可致肾损害；可中度提高香豆素类药物的抗凝效果。

**2. 氯贝丁酯类和苯氧乙酸类**

又称贝特类。该类药物能增强蛋白脂酶的活性，并通过激活过氧化物酶体增殖物激活受体 α（PPARα），在转录水平诱导脂蛋白脂酶表达，促进 VLDL、CM、LDL 等富含甘油三酯的脂蛋白颗粒中甘油三酯成分的水解，并减少肝脏内的 VLDL 的合成与分泌，有效控制血浆甘油三酯水平。主要适用于高甘油三酯血症和以高甘油三酯升高为主的混合型高脂血症患者。临床上常用各种贝特类药物及剂量为：氯贝丁酯 0.25～0.5g，3 次/d；苯扎贝特 0.2g，3 次/d；苯扎贝特缓释片 0.4g，每日 1 次，晚餐时服用；吉非贝齐 0.6g，2 次/d；非诺贝特 0.1g，3 次/d；微粒化非诺贝特 0.2g，每日 1 次，晚餐时服用。此类药物不良反应以胃肠道反应为主，如中上腹不适、恶心、食欲下降，一过性血清转氨酶升高。偶有大肌群疼痛，阳痿和血清 CK 升高。此类药可加强抗凝药作用，两药合用，抗凝药剂量宜减少 1/3～1/2。吉非贝齐与 HMG CoA 还原酶抑制剂合用时肌病的发病率增加。氯贝丁酯可增加胆结石患病率和冠心病患者血管栓塞的危险性。

**3. 胆汁螯合树脂类**

又称胆酸搁置剂。这是一类阴离子碱性树脂，在肠道不被吸收却能与胆酸呈不可逆地结合并随粪便排出，使肠道胆汁酸回吸收减少，一方面加速肝内利用胆固醇降解成更多的胆汁酸，另一方面也使肠道吸收胆固醇减少，从而降低了体内胆固醇水平；通过反馈调节增强了肝细胞表面 LDL 受体活性，摄取更多 LDL 进行分解代谢，因而降低血浆 LDL-C 水平。这类药物适用于除纯合子家族性高胆固醇症以外的任何类型的高胆固醇血症患者。临床常用药物剂量为：考来烯胺，每次 4～5g，2～4 次/d；考来替泊，每次 4～5g，2 次/d。有不良反应者可从小剂量开始。主要不良反应有腹胀、上腹部不适、恶心、便秘，偶见腹泻、呕吐，一般可自行消失。还有眩晕、头痛、视力模糊、皮疹。长期大量服药可影响维生素 D、维生素 A、维生素 K 及钙盐的吸收，必须及时补充。个别患者可增加 VLDL 的分泌，导致血清 TG 升高。

#### 4. 烟酸类

烟酸属 B 族维生素，其用量超过维生素常用量时，有明显调脂作用。该类药通过抑制脂肪组织中的脂解作用并降低血浆中的游离脂肪酸浓度，阻碍肝脏利用辅酶 A 合成胆固醇和减少 VLDL 的合成，促进胆固醇随胆汁的排出，激活 LDL 的活性而加速 CM 的降解代谢等途径而调节脂质异常，适合于各种类型的脂质异常者。临床常用药物剂量为：烟酸每次 0.1~2g，3 次/d；阿昔莫司为烟酸衍生物，饭后服每次 0.25g，2~3 次/d。药物调节脂质作用呈剂量依赖性，开始服用时宜从小剂量开始，以后酌情增加剂量。饭后服药，服药时少饮水可减轻不良反应。主要不良反应有面部潮红、皮肤瘙痒和胃部不适。皮肤潮红可服小剂量阿司匹林对抗。烟酸还有血尿酸升高及痛风发作、皮疹、糖耐量异常、消化性溃疡、药物性肝炎、黑棘皮病等少见不良反应。阿昔莫司可以改善糖耐量异常，适用于糖尿病患者。

#### 5. 其他

（1）鱼油制剂 $\omega$-3 脂肪酸　是海洋鱼油制剂，含有大量二十碳五烯酸（EPA）和二十二碳六烯酸（DHA）。通过抑制肝内脂质、蛋白质和 TG 合成，促进脂肪酸的氧化而降低血清 TG 水平。国产制剂有多烯康（0.48g/粒）3 次/d，每次 4 粒，脉乐康（0.45g/粒）3 次/d，每次 2 粒。此类制剂极易氧化成致动脉粥样硬化的有害物质，故在制作工艺过程中必须加抗氧化剂。目前的不良反应只发现服后有暂时性鱼腥味，余未见异常。

（2）血脂康　是国内近几年开始研制的一种新型的血脂调节剂，以大米为原料，由真菌发酵加工而成。含有 HMG CoA 还原酶抑制剂、人体必需的氨基酸、多种不饱和脂肪酸等有效物质，其中最有效成分是洛伐他汀。不良反应很少，可见个别胃肠道反应，故严重胃病或活动性溃疡病者慎用。

（3）普罗布考　能竞争性抑制 HMG CoA，减少 TC 合成，并通过受体或非受体机制促进胆固醇分解。当本药结合适当的饮食治疗时，可降低血清 HDL-C，有助于动脉壁脂质的清除。该药适用于高胆固醇血症患者，也可用于纯合子及杂合子家族性高胆固醇血症及糖尿病。每次 0.5g，2 次/d。不良反应有腹泻、消化不良和恶心，长期服用可出现心电图 Q-T 间期延长，也能降低血清 HDL-C 水平。有室上性心律失常或 Q-T 间期延长者慎用或禁用。本药与各类调脂药合用时调脂作用增强，不宜与氯贝丁酯合用。

（4）弹性酶　由胰脏提取或由微生物发酵制成，是一种能溶解弹性蛋白的酶。它能阻止胆固醇在体内合成并促进胆固醇转化成胆汁酸而降低血清 TC 水平，并有防止动脉粥样硬化及脂肪肝的作用，但作用较弱。每次 300U，3 次/d。不良反应较少，尚有促进血凝、加强子宫收缩等作用。

（5）泛硫乙胺　为泛酸类似物，但更近似于辅酶 A。可加速肝内脂肪酸的 $\beta$ 氧化，加速血清 TG 分解代谢；增强脂质代谢中酶的活性，减少血清 TC 向血管壁的沉积，抑制血小板聚集以缓解动脉粥样硬化的发生和发展。每次 0.2g，3 次/d。不良反应有胃肠道不适如腹泻、食欲不振、腹胀等。

### 五、常见药物相互作用

（1）胆汁螯合树脂类用药的相互作用　胆汁螯合树脂类能与氢氯噻嗪、双香豆素、叶酸、普罗布考、贝特类、华法林、苯巴比妥、甲状腺素、保泰松、四环素、洋地黄、铁等结合，妨碍其吸收。

（2）他汀类用药的相互作用　多数他汀类药物口服后需经 P450 同工酶 3A4 结合后代

谢，若与他汀类药物合用的药物也需要这一同工酶代谢，则会影响他汀类药物的代谢，增加他汀类药物的毒性，甚至引起横纹肌溶解症。已知他汀类与红霉素等大环内酯类抗生素、酮康唑等抗真菌药、环孢霉素、贝特类药物以及烟酸类药物合用，易发生危及生命的横纹肌溶解症。调脂药物联合应用时，应采用小剂量联合用药，用药过程中应定期监测血清转氨酶、磷酸肌酸激酶，一旦出现不良反应，即及时停药并做相应处理。

（3）贝特类用药的相互作用　贝特类有促凝血作用，与抗凝剂合用时要调整抗凝剂的剂量。苯扎贝特能加强胰岛素和磺脲类降血糖药物的作用，合用时要注意血糖变化。

# 第十一节　急性上呼吸道感染（感冒）

## 一、疾病概述

急性上呼吸道感染是鼻腔、咽或喉部急性炎症的概称。常见病原体为病毒，少数由细菌引起。一般病情较轻，病程较短，预后良好。

急性上呼吸道感染全年皆可发病，冬春季节多发，可通过含有病毒的飞沫或被污染的手和用具传播，常为散发，但可在气候突变时流行。由于病毒的类型较多，人体对各种病毒感染后产生的免疫力较弱且短暂，并无交叉免疫，同时在健康人群中有病毒携带者，故一个人一年内可有多次发病。急性上呼吸道感染的发病无年龄、性别、职业和地区差异，但发病率高，具有一定的传染性，有时可引起严重并发症，应积极防治。

### （一）病因和发病机制

急性上呼吸道感染 70％～80％ 由病毒引起，常见的病毒有鼻病毒、冠状病毒、呼吸道合胞病毒、流感病毒、副流感病毒、埃可病毒和柯萨奇病毒等。细菌感染可直接或继发于病毒感染之后发生，以溶血性链球菌多见，其次为流感嗜血杆菌、肺炎链球菌和葡萄球菌等。当有受凉、淋雨、过度疲劳等诱发因素，使全身或呼吸道局部防御功能降低时，原已存在于鼻、咽等部位或从外界侵入的病毒或细菌可以在上呼吸道内迅速繁殖，引起本病，尤其是老幼体弱或有慢性呼吸道疾病如慢性鼻窦炎、扁桃体炎者更易患病。

### （二）临床表现

根据病因不同，临床表现亦有不同类型。

**1. 普通感冒**

简称感冒，俗称"伤风"，是急性上呼吸道病毒感染中最常见的类型，以鼻咽部卡他症状为主要表现。起病较急，初期有咽干、咽痒或烧灼感，发病同时或数小时后，可有喷嚏、鼻塞、流清水样鼻涕，2～3d 后鼻涕变稠。可伴咽痛，有时由于咽鼓管炎致听力减退，也可出现流泪、味觉迟钝、呼吸不畅、声嘶、轻微咳嗽等。一般无发热及全身症状，或仅有低热、周身不适、肌肉酸痛、轻度畏寒和头痛。检查可见鼻腔黏膜充血、水肿、有分泌物，咽部轻度充血。感冒多为自限性，如无并发症，一般经 4～10d 痊愈。

**2. 病毒性咽炎和喉炎**

急性病毒性咽炎以咽部发痒和灼热感为主要临床特征，咽痛不明显，咳嗽少见。当咽部有吞咽疼痛时，常提示有链球菌感染。急性喉炎主要表现为声嘶、说话困难、咳嗽时疼痛，常有发热、咽痛或咳嗽。体格检查可见咽、喉部充血、水肿，局部淋巴结轻度肿大和触痛，喉炎有时可闻及喉部的喘鸣音。

**3. 疱疹性咽峡炎**

表现为明显咽痛、发热，病程约为 1 周。检查可见咽部充血，软腭、悬雍垂、咽及扁桃体表面有灰白色疱疹及浅表溃疡，周围有红晕。常于夏季发作，多见于儿童，偶见于成人。

**4. 咽结膜热**

临床表现有发热、咽痛、畏光、流泪、咽及结膜明显充血。病程 4～6d，常发生于夏季，通过游泳传播，儿童多见。

**5. 细菌性咽-扁桃体炎**

起病急，明显咽痛、畏寒、发热，体温可达 39℃ 以上。体检可见咽部明显充血、扁桃体肿大、充血，表面有黄色点状渗出物，颌下淋巴结肿大、压痛，肺部无异常体征。

由病毒引起的急性上呼吸道感染，周围血中白细胞计数多正常或偏低，淋巴细胞比例升高；细菌引起的急性上呼吸道感染，周围血中白细胞计数和中性粒细胞比例多升高，有时出现核左移。无并发症时，胸部 X 线检查正常。

一般根据病史、流行情况、鼻咽部症状和体征，结合周围血象及胸部 X 线检查，可以做出急性上呼吸道感染的诊断。进行细菌培养和病毒分离，或病毒血清学检查，如免疫荧光法、酶联免疫吸附法、血凝抑制试验等，有助于病因诊断。

## 二、临床治疗基本原则

以对症处理、休息、戒烟、多饮水、保持室内空气流通和防治继发细菌感染为主。

## 三、药物治疗原则与方法

### （一）药物治疗原则

急性上呼吸道感染以对症治疗为主。早期应用抗病毒药物可能有一定效果，因此应在发病初期（48h 之内）尽早服用抗病毒药物如利巴韦林、金刚烷胺、奥司他韦等。对有细菌感染者，可根据病原选用敏感抗菌药治疗。对于有发热、头痛等全身症状明显的患者，可适当应用解热镇痛药物如对乙酰氨基酚或抗感冒复合制剂。有喷嚏、鼻塞、流涕、流泪等时，可使用抗组胺药。如果有咳嗽、咳痰，可应用止咳、祛痰药。

### （二）药物作用和机制

抗病毒药利巴韦林是一种核苷化合物，有较广的抗病毒谱，体外具有抑制呼吸道合胞病毒、流感病毒、腺病毒等多种病毒生长的作用，通过抑制病毒 RNA 和蛋白合成，抑制病毒复制与传播。金刚烷胺是离子通道 $M_2$ 抑制剂，对甲型流感病毒的各种毒株均有效，可阻止甲型流感病毒穿透宿主细胞，并有阻断病毒脱壳及释放核酸的作用。奥司他韦为神经氨酸酶抑制剂，通过抑制甲型、乙型流感病毒神经氨酸酶阻止病毒复制。抗菌药可以杀菌或抑菌，具有控制细菌感染作用。解热镇痛药对乙酰氨基酚可抑制下丘脑体温调节中枢，促进散热，抑制前列腺素的合成以及阻断痛觉神经末梢冲动而发挥解热镇痛作用。氯苯那敏为烃胺类抗组胺药，可与组胺竞争性拮抗 $H_1$ 受体，从而抑制组胺介导的过敏反应，减轻鼻黏膜充血，缓解卡他症状。氯苯那敏常与解热镇痛药合用制成复方制剂。

## 四、治疗药物的合理选用

**1. 对症治疗药物**

对于发热、头痛、肌肉酸痛等全身症状，可选解热镇痛药，如对乙酰氨基酚，成人

0.3～0.6g；有喷嚏、鼻塞、流涕等黏膜卡他症状时，可选用减少鼻咽充血和分泌物的抗组胺药，如氯苯那敏；上述症状也可应用抗感冒合剂如酚麻伪敏。剧烈干咳者，可给予镇咳药，如可待因（codeine），成人 15～30mg；右美沙芬（dextromethorphan），成人 10～20mg 等，也可选用止咳复方制剂。

**2. 抗病毒药物**

在发病 48h 内应用抗病毒药有一定效果。常用口服抗病毒药有利巴韦林，成人 100～200mg，每日 3 次，疗程 7d；金刚烷胺，成人 100mg，每日 2 次，65 岁以上患者剂量减半，疗程 3～5d；奥司他韦，成人 75mg，每日 2 次，连服 5d。也可选用抗病毒中成药。

**3. 抗菌药**

抗菌药不作为常规用药。如有细菌感染，可根据感染的病原体及药物敏感试验选择抗菌药治疗。对于弱、幼、老人及患有心肺基础疾病易合并细菌感染者，可凭经验用抗菌药，常选用青霉素、第一代头孢菌素、大环内酯类或喹诺酮类。多数患者口服抗菌药即可。

## 五、常见药物不良反应及处理

利巴韦林毒副作用较少，常见的不良反应有溶血、贫血、血红蛋白减少及乏力等，停药后可消失，大剂量应用时可有头痛、失眠、食欲减退及恶心等。孕妇及老年人不宜应用。金刚烷胺常见的不良反应有头晕目眩、注意力不集中、头痛、失眠、焦虑等中枢神经系统症状和食欲减退、恶心等胃肠道症状。1 岁以下婴儿不宜应用。奥司他韦的主要不良反应有恶心、呕吐、腹痛、失眠、头痛等，宜饭后服用。解热镇痛剂对乙酰氨基酚主要可引起恶心、呕吐等胃肠道不良反应。氯苯那敏常见不良反应有嗜睡、疲劳、口干、咽干、咽痛等。用药过程中如出现不良反应，应根据病情和不良反应严重程度，对治疗用药进行及时减量或停药，并积极给予相应的对症治疗。

## 六、常见药物相互作用

利巴韦林可抑制齐多夫定转变成活性型的磷酸齐多夫定，故两者合用时有拮抗作用。金刚烷胺服药期间不宜饮用含酒精饮料，因可增加中枢神经系统的不良反应；与抗帕金森病药、抗组胺药、三环类抗抑郁药合用，可增强抗胆碱作用；与中枢神经兴奋药合用，中枢神经系统兴奋性增加，严重者可引起惊厥或心律失常。奥司他韦与丙磺舒合用，可使血药浓度提高 2 倍，但因其安全浓度范围较大，一般两药合用时不必调整剂量。对乙酰氨基酚大量或长期应用时，可减少凝血因子在肝内的合成，有增强抗凝的作用，故合用抗凝药时应根据凝血酶原时间调整剂量；与巴比妥类合用时有发生肝脏毒性的危险；与齐多夫定合用时毒性增加，应避免合用。氯苯那敏与中枢神经系统抑制药合用时，其中枢抑制作用加强；与奎尼丁合用时，其抗胆碱作用增强；氯苯那敏可增强金刚烷胺、氟哌啶醇、抗胆碱药、三环类抑郁药、吩噻嗪类以及拟交感神经药的药效。

# 第十二节　肺　结　核

## 一、疾病概述

肺结核是由结核分枝杆菌引起的慢性肺部感染性疾病，占各器官结核病总数的 70%～80%。肺结核在临床上多呈慢性过程，表现为低热、乏力、消瘦等全身症状和咳嗽、咳痰、咯血等呼吸系统症状。若能及时诊断并合理治疗，大多可获临床痊愈。

结核病在 20 世纪仍然是严重危害人类健康的主要传染病，20 世纪 80 年代中期以来，全球结核病疫情开始回升，1993 年世界卫生组织（WHO）宣布结核病处于"全球紧急状态"，把印度、中国、俄罗斯、南非、秘鲁等 22 个国家列为结核病高负担、高危险国家。疫情加重的原因为人免疫缺陷病毒（HIV）感染的流行、多重耐药结核分枝杆菌感染的增多、贫困、人口增长、移民、难民增多以及一些国家政府对结核病干预措施放松等。我国结核病流行形势也十分严峻，2000 年我国第四次全国结核病流行病学调查显示，近一半人口受结核分枝杆菌感染，其中儿童约占 1/5；2000 年活动性肺结核患病率、痰涂片阳性肺结核患病率和结核分枝杆菌阳性（含涂片阳性和培养阳性）肺结核患病率分别为 367/10 万、122/10 万和 160/10 万，且耐药率高，死亡人数多，每年约有 13 万人死于结核病。

### （一）病因和发病机制

结核病的病原菌为结核分枝杆菌，结核分枝杆菌属放线菌目、分枝杆菌科、分枝杆菌属。人肺结核的致病菌 90％以上为人型结核分枝杆菌，少数为牛型和非洲型分枝杆菌。结核分枝杆菌镜检呈细长、稍弯曲、两端圆形的杆菌，其耐酸染色呈红色，可抵抗盐酸、酒精的脱色作用，故称为抗酸杆菌。结核分枝杆菌生长缓慢，增代时间为 14～20h，培养时间一般为 2～8 周。结核分枝杆菌对干燥、冷、酸、碱等抵抗力强，在干燥的环境中可存活数月或数年，阴湿处能生存 5 个月以上，但在阳光暴晒 2～7h、70％酒精接触 2min，即可被杀灭。最简便的灭菌方法是直接焚毁带有结核分枝杆菌的痰纸。

结核病在人群中的传染源主要是排菌的肺结核患者。传染性的大小取决于痰内菌量的多少。结核分枝杆菌主要通过咳嗽、喷嚏、大笑、大声谈话等方式把含有结核分枝杆菌的微滴排到空气中而传播，飞沫传播是肺结核最重要的传播途径。当人体首次吸入含有结核分枝杆菌的微滴后，如果细菌的毒力较强或未及时被肺泡巨噬细胞吞噬杀灭，结核分枝杆菌则在肺泡巨噬细胞内外生长繁殖，使肺组织出现炎性病变，称为原发病灶。原发病灶中的结核分枝杆菌沿着肺内引流淋巴管到达肺门淋巴结，引起淋巴结肿大。原发病灶和肿大的气管支气管淋巴结称为原发综合征或原发性肺结核。原发病灶继续扩大，可直接或经血流播散到邻近组织器官，发生结核病。

### （二）临床表现

**1. 症状**

（1）呼吸系统症状

① 咳嗽、咳痰　是肺结核最常见的症状，咳嗽较轻，干咳或少量黏液痰。有空洞形成时，痰量增多，若合并细菌感染，痰可呈脓性。若合并支气管结核，表现为刺激性咳嗽。

② 咯血　1/3～1/2 的患者有咯血。咯血量多少不定，多数患者为少量咯血，少数为大咯血。

③ 胸痛　肺结核累及胸膜时可出现胸痛，为胸膜炎性胸痛，可随呼吸运动和咳嗽加重。

④ 呼吸困难　多见于干酪样肺炎、大量胸腔积液、纤维空洞形成的患者。

（2）全身症状　发热为最常见的症状，多为长期午后低热，次日凌晨前退热。部分患者有倦怠乏力、盗汗、食欲减退和体重减轻等。孕龄女性患者可以有月经不调或闭经。

**2. 体征**

取决于病变性质和范围。早期病变范围较小时，可无异常体征，有时在咳嗽或深吸气后，在病变的相应区，尤其是肩胛间区、后背中部可听到捻发音、细湿啰音。若渗出性病变范围较大或干酪样坏死时，则可以有肺实变体征，如触觉语颤增强、叩诊浊音、听诊闻及支气管呼吸音和细湿啰音。较大的空洞性病变听诊也可以闻及支气管呼吸音。当有较大范围的纤维条索形成或广泛胸膜肥厚时，气管向患侧移位，患侧胸廓塌陷、叩诊浊音、听诊呼吸音减弱。

痰结核杆菌检查是确诊肺结核病的主要方法，也是制定化疗方案和判断疗效的主要依据。胸部 X 线检查是诊断肺结核的重要方法，常见 X 线特点是：①多发生在肺上叶尖后段、肺下叶背段、后基底段；②病变可局限也可多段侵犯；③X 线影像可呈多形态表现，即同时呈现渗出、增殖、纤维和干酪性变，也可伴有钙化；④易合并空洞；⑤可伴有支气管播散；⑥可伴胸腔积液、胸膜增厚与粘连；⑦呈球形病灶（结核球）时直径多在 3cm 以内，周围可有卫星病灶，内侧端可有引流支气管征；⑧病变吸收慢，1 个月以内变化较小。结核菌素试验阳性有助于判断曾经有过结核分枝杆菌感染。

结核病可分为以下 5 类（1999 年结核病分类标准）。

（1）原发型肺结核　为原发结核感染所致的临床病症，包括原发综合征及胸内淋巴结结核。

（2）血行播散型肺结核　包括急性血行播散型肺结核（急性粟粒型肺结核）、亚急性血行播散型肺结核、慢性血行播散型肺结核。

（3）继发型肺结核　是肺结核中的一个主要类型，包括浸润性、纤维空洞及干酪性肺炎等。

（4）结核性胸膜炎　临床上已排除其他原因引起的胸膜炎，包括结核性干性胸膜炎、结核性渗出性胸膜炎、结核性脓胸。

（5）其他肺外结核　按部位及脏器命名，如骨关节结核、结核性脑膜炎、肠结核等。

## 二、临床治疗基本原则

主要应用抗结核药物进行化学治疗。化学治疗（简称化疗）是结核病最基本的治疗方法，是控制结核病的关键措施。根据不同的病情，在化疗的基础上可合并采用对症治疗、手术治疗、免疫治疗等措施。肺结核的一般症状在合理化疗下很快减轻或消失者，无须特殊处理。如果有咯血，应及时有效地止血，患侧卧位，预防和抢救因咯血所致的窒息并防止肺结核的播散。肺结核经合理化疗无效、多重耐药的厚壁空洞、大块干酪灶、结核性脓胸、支气管胸膜瘘和大咯血治疗无效者，可采用外科手术治疗。

## 三、药物治疗原则与方法

### 1. 药物治疗原则

肺结核药物治疗原则是早期、规律、全程、适量、联合。整个治疗方案分为强化治疗和巩固治疗两个阶段。

（1）早期　对所有检出和确诊患者均应立即给予化学治疗。早期化学治疗有利于迅速发挥早期杀菌作用，促使病变吸收和减少传染性。

（2）规律　严格遵照医嘱要求规律用药，不漏服、不停药，以避免耐药性的产生。

（3）全程　保证完成规定的治疗期是提高治愈率和减少复发率的重要措施。

（4）适量　严格遵照适当的药物剂量用药，药物剂量过低不能达到有效的血浓度，影响疗效和易产生耐药性，剂量过大易发生药物毒副作用。

（5）联合　联合用药系指同时采用多种抗结核药物治疗，可提高疗效，同时通过交叉杀菌作用减少或防止耐药性的产生。

**2. 药物作用和机制**

抗结核药物种类较多，各种抗结核药物通过不同的作用机制对结核分枝杆菌起到杀菌或抑菌作用。根据作用于结核分枝杆菌的部位不同，抗结核药物作用机制分为以下几种。

（1）阻碍细胞壁的合成　异烟肼、吡嗪酰胺等多种抗结核药物可破坏菌体内酶的活性，影响细胞壁某一成分的合成，使细胞壁失去其韧性、坚固性，通透性增加，导致菌体破裂，从而发挥杀菌（如异烟肼）和抑菌（如吡嗪酰胺）作用。

（2）阻碍蛋白质的合成　氨基糖苷类抗结核药（如链霉素、卡那霉素）通过干扰细菌蛋白质的合成发挥杀菌作用。

（3）阻碍核糖核酸（RNA）的合成　利福平通过与依赖 DNA 的 RNA 多聚酶结合，抑制细菌 RNA 的合成，阻断 RNA 的转录过程，起到杀菌作用。乙胺丁醇通过干扰 RNA 的合成，抑制细菌的繁殖。

（4）干扰菌体代谢　异烟肼、链霉素、吡嗪酰胺等还可通过影响结核分枝杆菌氧的运输和传递，导致结核分枝杆菌摄氧减少，干扰细菌正常代谢。乙胺丁醇可妨碍细菌戊糖的合成，从而干扰核苷酸的合成。

## 四、治疗药物的合理选用

**1. 常用抗结核药物**

（1）异烟肼（isoniazid，INH，H）　对细胞内外的结核分枝杆菌均具有杀菌作用，是各器官系统、各类型结核病和结核病预防治疗的首选药物，适用于初治、复治的各型肺结核和各种肺外结核，需与其他抗结核药物联合应用。成人 300mg，每日 1 次，空腹顿服，儿童 5～10mg/（kg·d）（每日不超过 300mg）。急性粟粒型肺结核、结核性脑膜炎可适当增加剂量（成人 400～600mg/d）。常规用量无须并用维生素 $B_6$，以免降低异烟肼的抗菌能力。肝功能不良者、孕妇、嗜酒者需慎用，有精神病、癫痫病病史者禁用。

（2）利福平（rifampicin，RFP，R）　是广谱抗菌药，对细胞内外代谢旺盛及偶尔繁殖的结核分枝杆菌均有快速杀菌作用，常与异烟肼联合应用。适用于各类型初治、复治肺结核及肺外结核和各种非结核分枝杆菌病的治疗。成人 450～600mg，每日 1 次，空腹顿服，儿童每日 10～20mg/kg。间歇用药为 600～900mg，每周 2 次或 3 次，空腹口服。应于服药后 2h 进餐。慢性肝病、肝功能不全者和 3 个月以上孕妇慎用，严重肝损害、胆道梗阻者和 3 个月以内孕妇禁用。

（3）吡嗪酰胺（pyrazinamide，PZA，Z）　主要杀灭细胞内酸性环境中的结核分枝杆菌，适用于治疗各系统、各类型的结核病，常与异烟肼、利福平联合用于初治肺结核的强化期，起到协同杀菌作用，是短程化疗的主要用药之一。对于新发现初治涂阳患者，吡嗪酰胺常在头 2 个月使用，因为使用 4 个月和 6 个月的效果与 2 个月相同。成人 1.5g/d，1 次顿服或分 2～3 次口服。每周 3 次用药为 1.5～2.0g/d，儿童每日为 30～40mg/kg。单用易产生耐药性，需与其他抗结核药物伍用。慢性肝病、高尿酸血症、糖尿病、肾功能不全、血卟啉症患者慎用，孕妇和痛风患者禁用。

（4）乙胺丁醇（ethambutol，EMB，E）　用于各型肺结核和肺外结核，尤其适用于不能耐受链霉素注射的患者，与异烟肼、利福平、吡嗪酰胺联合应用于强化期，有取代链霉素的作用。成人 0.75～1.0g/d，1 次顿服，或每周 3 次用药，1.0～1.25g/d。乙胺丁醇需与其他抗结核药物配伍使用，以增加疗效，减少耐药性的发生。肾功能不全、慢性酒精中毒、高尿酸血症、孕妇、老年人、糖尿病患者应慎用，糖尿病已发生眼底病变者、乳幼儿禁用。

（5）链霉素（streptomycin，SM，S）　对细胞外碱性环境中的结核分枝杆菌有杀菌作用，适用于治疗各系统的各种结核病，采用短程化疗时多用于肺结核的强化期。成人 0.75g/d，肌内注射，每周 5 次。间歇用药为 0.75～1.0g，每周 2～3 次，肌内注射。链霉素不易透过血脑屏障，不能作为鞘内注射用药。儿童、孕妇、老年人、听力障碍、肾功不全者应慎用或不用。

**2. 统一标准化学治疗方案**

结核病治疗最重要的是制定化学治疗方案和确定疗程。化学治疗方案需依据患者的病期（即初治或复治）、既往治疗情况（既往抗结核药物配伍和应用情况、耐药情况和有无伴发疾病、并发症等）、排菌情况和病变范围确定治疗方针和采取治疗措施。统一标准化疗方案是在全面考虑到方案的疗效、不良反应、治疗费用、患者接受性和药源供应等条件下，经国内外严格对照研究证实的化疗方案。整个治疗方案分强化和巩固两个阶段。

（1）初治涂阳肺结核治疗方案（含初治涂阴有空洞形成或粟粒型肺结核）

① 每日用药方案

a. 强化期　INH、RFP、PZA、EMB，顿服，2 个月。

b. 巩固期　INH、RFP，顿服，4 个月。

简写为：2HRZE/4HR。对粟粒型肺结核可适当延长疗程。

② 间歇用药方案

a. 强化期　INH、RFP、PZA、EMB，隔日 1 次或每周 3 次口服，2 个月。

b. 巩固期　INH、RFP，隔日 1 次或每周 3 次口服，4 个月。

简写为：$2H_3R_3Z_3E_3/4H_3R_3$。

（2）复治涂阳肺结核治疗方案

① 每日用药方案

a. 强化期　INH、RFP、PZA、SM、EMB，2 个月。

b. 巩固期　INH、RFP、EMB，顿服，4～6 个月。巩固期治疗 4 个月时，痰菌未阴转，可继续延长治疗期 2 个月。

简写为：2HRZSE/4～6HRE。

② 间歇用药方案

a. 强化期　INH、RFP、PZA、SM、EMB，隔日 1 次或每周 3 次，2 个月。

b. 巩固期　INH、RFP、EMB，隔日 1 次或每周 3 次口服，6 个月。

简写为：$2H_3R_3Z_3S_3E_3/6H_3R_3E_3$。

（3）初治涂阴肺结核治疗方案

① 每日用药方案

a. 强化期　INH、RFP、PZA，顿服，2 个月。

b. 巩固期　INH、RFP，顿服，4 个月。

简写为：2HRZ/4HR。

② 间歇用药方案

a. 强化期　INH、RFP、PZA，隔日 1 次或每周 3 次口服，2 个月。

b. 巩固期　INH、RFP，隔日 1 次或每周 3 次口服，4 个月。

简写为：$2H_3R_3Z_3/4H_3R_3$。

上述间歇方案为我国结核病规划所采用，但必须采用全程督导化疗管理，以保证患者不间断地规律用药。

**3. 耐药肺结核的治疗**

最好依据药物敏感性检测结果，详细询问既往用药史，选择至少 2～3 种敏感或未使用过的抗结核药物。强化期最好由 5 种药物组成，巩固期至少有 3 种药物，主张采用每日用药，实施全程督导化疗管理完成治疗。一般在痰菌阴转后，继续治疗 18～24 个月。

## 五、常见药物不良反应及处理

（1）异烟肼　常见不良反应有步态不稳或麻木针刺感、烧灼感或手脚疼痛（周围神经炎）、深色尿、眼或皮肤黄染、食欲不佳、异常乏力或软弱、恶心或呕吐等。

（2）利福平　主要不良反应有胃肠道反应（恶心、呕吐、食欲减退、腹痛、腹泻等）、肝毒性（皮肤、巩膜黄染及肝功能异常等）及发热、畏寒、寒战、头痛、呼吸困难、肌肉酸痛等类似感冒的症状。

（3）吡嗪酰胺　主要不良反应为关节酸痛、肿胀、强直、活动受限、血尿酸增加，少见不良反应为食欲减退、发热、乏力、皮肤、巩膜黄染等。

（4）乙胺丁醇　主要可引起视力疲劳、视物模糊、眼痛、红绿色盲或视力减退、视野缩小等视神经炎表现。

（5）链霉素　主要不良反应为耳毒性（耳鸣、听力减退、耳部饱满感、耳聋、步履不稳、眩晕等）、肾毒性（血尿、蛋白尿、管型尿、排尿次数减少或尿量减少、食欲减退、极度口渴等）、周围神经炎（麻木、针刺感或面部烧灼感）、恶心、呕吐等。

用药过程中如出现不良反应，应根据病情及不良反应程度，及时减量或停药，并积极给予对症处理。

## 六、常见药物相互作用

（1）异烟肼为肝药酶抑制剂，可使双香豆素类抗凝血药、苯妥英钠及交感胺的代谢减缓，血药浓度升高，合用时应调整剂量；饮酒或与利福平合用均可增加对肝脏的毒性作用；与肾上腺皮质激素合用，血药浓度降低；抗酸药如氢氧化铝等有抑制异烟肼和乙胺丁醇吸收的作用，不宜同服。

（2）利福平是肝药酶诱导剂，可加速洋地黄、奎尼丁、普萘洛尔、维拉帕米、巴比妥类药物、口服抗凝血药、氯贝丁酯、美沙酮及磺酰脲类口服降糖药、口服避孕药、糖皮质激素和茶碱等多种药物的代谢，降低其药效。

（3）吡嗪酰胺可升高血尿酸，而使别嘌醇、秋水仙碱、丙磺舒、磺吡酮对痛风的疗效降低，可使环孢素血浓度降低，与上述药物合用时需调整剂量。

（4）乙胺丁醇与乙硫异烟胺合用可增加不良反应，与可能引起神经系统不良反应的药物合用时神经系统毒性（如视神经炎或周围神经炎）增加；氢氧化铝能减少乙胺丁醇的吸收，合用时应调节剂量。

（5）链霉素与其他氨基苷糖类抗菌药同用或先后连续应用，可增加肾毒性、耳毒性及神经肌肉阻滞作用；与神经肌肉阻滞剂合用可加重神经肌肉阻滞作用，导致肌肉软弱、呼吸抑制或呼吸麻痹，与卷曲霉素、顺铂、依他尼酸、万古霉素等合用耳、肾毒性增加，与头孢噻吩、多黏菌素合用肾毒性增加。

# 第十三节　病毒性肝炎

## 一、疾病概述

病毒性肝炎是由多种肝炎病毒引起的一组以肝脏损害为主的常见传染病，具有传染性强、传播途径复杂、流行面广、发病率较高等特点。目前病毒性肝炎分甲型肝炎、乙型肝炎、丙型肝炎、丁型肝炎和戊型肝炎五种，分别由相应的病毒引起。其中还有两种病毒是否引起肝炎尚未有定论，分别是庚型肝炎病毒和输血传播病毒。我国是病毒性肝炎的高发区。成年人抗 HAV-IgG 检出率约为 80%；全球 HBsAg 携带者和丙型肝炎病毒（HCV）感染者分别约 3.5 亿和 1.7 亿，其中我国分别约 1.2 亿和 3000 万；丁型肝炎人群流行率约 1%，戊型肝炎约 17%。各种病毒性肝炎临床表现相似，以疲乏、食欲减退、厌油、肝脾肿大为主，部分病例可出现黄疸。甲型肝炎病毒、戊型肝炎病毒主要经过消化道传播，表现为急性肝炎；乙型肝炎病毒、丙型肝炎病毒、丁型肝炎病毒主要经胃肠外途径传播，大部分患者呈慢性感染，并可发展为肝硬化和肝细胞癌。

### （一）病因和发病机制

甲型病毒性肝炎（简称甲型肝炎）主要经粪口途径，通过消化道传播，患者因感染甲型肝炎病毒（HAV）而患病。甲型肝炎病毒属于 RNA 病毒。甲型肝炎的发病机制尚未完全阐明。目前认为，其发病机制倾向于以宿主免疫反应为主。发病早期，可能由于 HAV 在肝细胞中大量增殖及 $CD_8^+$ 细胞毒性 T 细胞杀伤作用共同造成肝细胞损害，发病后期可能以免疫病理损害为主。

乙型病毒性肝炎是由乙型肝炎病毒（HBV）感染所致，该病毒属于 DNA 病毒。HBV 主要有母婴传播、血液和性接触传播、医源性传播、日常生活密切接触等传播途径，其中有些传播途径是重叠的，实际都可能与血液途径有关；另外，蚊、臭虫等吸血昆虫在 HBV 传播中的作用尚无确实的证据。乙型肝炎慢性化的发生机制非常复杂，迄今尚未完全阐明。目前认为其肝细胞损伤不是 HBV 在肝细胞内复制的结果，而是由 T 细胞毒反应所致。人感染 HBV 后，可引起细胞免疫和体液免疫应答，并激发自身免疫反应及免疫调节功能紊乱。免疫耐受也是关键因素之一，可溶性抗原 HBeAg 的大量产生可能导致免疫耐受。在严重肝损害的乙型肝炎患者血清中，肿瘤坏死因子（TNF）及白细胞介素 1、白细胞介素 6（IL-1、IL-6）水平均显著高于健康人及慢性乙型肝炎轻度患者。

丙型病毒性肝炎（HC）是由丙型肝炎病毒（HCV）感染，主要通过血液传播，少数通过密切接触传播途径所引起的急性肝脏炎症。丙型肝炎引起肝细胞破坏的机制有两种可能性。①丙型肝炎病毒直接破坏肝细胞：病毒在复制过程中可能直接损伤肝细胞的细胞器，促使肝细胞膜对转氨酶的通透性增强。②免疫因素：肝组织内存在 HCV 特异性细胞毒性 T 淋巴细胞，可供给 HCV 感染的肝细胞。$CD_4^+$ Th 细胞被致敏后分泌的细胞因子，在协助清除 HCV 的同时，也导致免疫损伤。

丁型病毒性肝炎与 HBV 以同时感染或重叠感染形式存在，但以重叠感染为主。丁型肝炎病毒（HDV）是一种缺陷病毒，必须有 HBV 或其他嗜肝病毒的辅助下才能复制、表达抗原及引起肝损害。发病机制还不十分清楚，HDV 的复制率高，感染的肝细胞内含有大量 HDV，HDV 本身及其表达产物对肝细胞有直接作用，但缺乏确切证据。另外，HDV 的抗原性较强，有资料显示其是特异性 $CD_8^+$ T 细胞攻击的靶抗原。因此，宿主的免疫反应参与了肝细胞的损伤。

戊型肝炎病毒（HEV）属于 RNA 病毒。戊型肝炎的流行特点与甲型肝炎相似，但其传染性较甲型肝炎低。戊型肝炎在潜伏期末和黄疸前数日是病毒排泄的高峰，传染性最强。粪口途径是戊型肝炎的主要传播途径，此外，还有日常生活接触和以水、食物污染为媒介的传播等途径。戊型肝炎孕妇常发生流产和宫内死胎。发病机制尚不清楚，细胞免疫引起肝细胞损伤可能是主要原因。

（二）临床表现

本病的潜伏期：甲肝为 2～6 周，乙肝为 1～6 个月，其他肝炎介于两者之间。

**1. 急性肝炎**

各种类型的肝炎病毒均可引起。

（1）急性黄疸型肝炎　包括黄疸前期、黄疸期和恢复期。此型起病较急，有畏寒、发热、乏力、食欲减退、厌油、恶心、呕吐等表现，黄疸前期末出现尿色深黄，继而巩膜、皮肤出现黄染，约 1 周达高峰，皮肤可有瘙痒，整个黄疸期持续 2～6 周。此时患者胃肠道症状加重，肝脾均可肿大，肝触痛、叩痛明显。此后随着病人的黄疸或其他症状逐渐消退，精神、食欲好转，肝脾肿大也逐渐消退，病程 1～2 个月。

（2）急性无黄疸型肝炎　本型较黄疸型多，大多缓慢起病。主要症状为全身乏力、食欲不振、腹胀、肝区痛等，部分病人可有恶心、呕吐、腹泻等。关节酸痛多见于乙型肝炎。部分病人可无任何症状，只在普查或体检时偶被发现 ALT 升高或肝脏肿大。

**2. 慢性肝炎**

仅见于乙型肝炎、丙型肝炎和丁型肝炎。急性肝炎病程超过半年，有乏力、食欲不振、肝区隐痛、腹胀等症状，肝功能轻度异常，或反复波动，一般可持续数月至数年，还可出现肝外多脏器损害，如关节炎和慢性肾炎等。部分病人可有皮肤黝黑、进行性脾肿大、蜘蛛痣、肝掌等表现。临床上分为轻、中、重型。

**3. 重症肝炎**

（1）急性重症肝炎　常以急性黄疸型肝炎起病，病情在 2 周内迅速恶化，出现黄疸迅速加深，肝萎缩，伴明显肝臭和出血倾向，凝血酶原时间（PT）活动度（PTA）＜40％，并可出现神经系统症状，如烦躁、谵妄、定向力和计算力障碍，嗜睡以至昏迷。可因肝功能衰竭、肝肾综合征、脑水肿而死亡。

（2）亚急性重症肝炎　与急性重症肝炎相似，于发病 15d～24 周出现肝衰竭，主要症状有黄疸进行性加深（胆红素每日上升≥17.1$\mu$mol/L 或大于正常 10 倍）、出血倾向（PTA＜40％）、腹水、肝缩小、烦躁或嗜睡、高度乏力及明显的食欲减退和顽固的恶心、呕吐等。本型亦可因发生肝性脑病、肝肾综合征而死亡，或发展成坏死后肝硬化。

（3）慢性重症肝炎　临床表现与亚急性重症肝炎相似，但有如下的发病基础：①慢性肝炎或肝硬化病史；②慢性 HBV 携带史；③无肝病史，无 HBsAg 携带史，但有慢性肝病体征（如肝掌、蜘蛛痣等），影像学改变如脾大及生化检测改变者（如 A/G 比值下降或倒置）；

④肝穿刺检查支持慢性肝炎。

### 4. 淤胆型肝炎

淤胆型肝炎是以肝内淤胆为主要表现的一种特殊临床类型。急性淤胆型肝炎起病类似急性黄疸型肝炎，但自觉症状较轻，黄疸较深，持续3周以上。患者可有皮肤瘙痒、大便颜色变浅、肝大。血清胆红素明显升高，以结合胆红素为主，PTA＞60％。在慢性肝炎或肝硬化基础上发生上述表现者，称为慢性淤胆型肝炎。慢性肝炎发病率多于急性肝炎，且预后较差。

### 5. 肝炎肝硬化

根据肝组织病理及临床表现分为代偿性肝硬化和失代偿性肝硬化。代偿性肝硬化：早期肝硬化，Child-Pugh A级，白蛋白（A）≥35g/L、胆红素（Bil）＜35$\mu$mol/L、PTA＞60％，可有门脉高压征，但无腹水、肝性脑病或上消化道出血；失代偿性肝硬化：中晚期肝硬化，Child-Pugh B、C级，有明显肝功能异常及失代偿征象，白蛋白＜35g/L，A/G（白蛋白与球蛋白之比）＜1.0，胆红素＞35$\mu$mol/L，PTA＜60％，可有腹水、肝性脑病或门脉高压引起的上消化道出血。

## 二、临床治疗基本原则

本病尚缺乏特效治疗，治疗原则以适当休息、合理营养为主，药物疗法为辅。应避免饮酒及使用对肝脏有害的药物，根据病情适当选用中西药物治疗有助于病人恢复。

## 三、药物治疗原则与方法

### （一）药物治疗原则

急性肝炎以一般治疗和对症支持治疗为主，辅以改善和恢复肝功能药物，急性丙型肝炎尚需抗病毒治疗。肝炎病人用药宜简不宜繁，用药过多反会增加肝脏负担。慢性肝炎则根据病人具体情况采用综合治疗方案，给予改善和恢复肝功能药物以及调节机体免疫、抗病毒、抗纤维化等药物。重型肝炎采用以支持和对症疗法为基础的综合性治疗，促进肝细胞再生，预防和治疗各种并发症，合理选用降血氨药物、抑酸药、抗菌药物；避免肾损伤、肝损伤药物，有条件的可采用人工肝支持系统，争取行肝移植。淤胆型肝炎早期治疗同急性黄疸型肝炎，黄疸持续不退，可加用泼尼松口服或静脉滴注地塞米松。肝炎肝硬化参照慢性肝炎和重症肝炎治疗。

### （二）药物的作用和机制

#### 1. 抗病毒药物

（1）干扰素　是病毒进入机体后诱导宿主细胞产生的反应物，它从细胞释放后可促使其他细胞抵抗病毒的感染。干扰素是一类具有多种生物活性的糖蛋白，不被免疫血清中和，也不被核酸酶灭活。干扰素能增强免疫功能，机制在于：调节机体的免疫监视、防御和稳定功能，使杀伤细胞的杀伤作用增强；使吞噬细胞吞噬能力增强；诱导外周血中单核细胞的2′,5′-寡腺苷酸合成酶的活性；增加或诱导细胞表面主要组织相容复合物抗原的表达。

（2）核苷类抗病毒药

① 拉米夫定（lamivudine）　是一种化学合成的核苷类抗病毒药，同时也是一种逆转录酶抑制剂，患者口服吸收后，在外周单核细胞和肝细胞内经磷酸激酶的作用，形成具有抗病

毒作用的活性形式 5′-三磷酸拉米夫定。后者通过竞争抑制作用，终止 DNA 链延长，从而抑制 HBV 的逆转录酶和 HBV 聚合酶，阻止 HBV 的 DNA 合成和病毒复制。长期治疗可以减轻炎症，降低肝纤维化、肝硬化和原发性肝癌（HCC）的发生率。对于失代偿期肝硬化患者也能改善肝功能，延长生存期。

② 阿德福韦酯（adefovir dipivoxil） 是一种单磷酸腺苷的无环核苷类似物，在细胞激酶的作用下被磷酸化为有活性的代谢产物即阿德福韦二磷酸盐。阿德福韦二磷酸盐通过下列两种方式来抑制 HBV DNA 多聚酶（逆转录酶）：一是与自然底物脱氧腺苷三磷酸竞争；二是整合到病毒 DNA 后使 DNA 链延长终止。阿德福韦二磷酸盐对 HBV DNA 多聚酶的抑制作用较强，但对人类 DNA 多聚酶 α 和 γ 的抑制作用较弱。

③ 恩替卡韦（entecavir） 是鸟嘌呤核苷类似物，对乙肝病毒（HBV）多聚酶具有抑制作用。它能够通过磷酸化成为具有活性的三磷酸盐，与 HBV 多聚酶的天然底物三磷酸脱氧鸟嘌呤核苷竞争。

**2. 改善和恢复肝功能的药物**

① 非特异性护肝药物 如维生素 B、维生素 C、还原型谷胱甘肽、ATP 等。

② 降酶药物 甘草酸苷类（如甘利欣等）、联苯双酯等。

③ 退黄药物 如丹参、茵陈蒿、门冬氨酸钾镁、低分子右旋糖酐等，作用机制各不同，如改善微循环、扩张外周血管、疏通肝内微小胆管等。皮质激素的应用需慎重，肝内淤胆严重，其他退黄药物无效，无禁忌证时可选用。抗纤维化药物主要有丹参、冬虫夏草、γ-干扰素等，丹参抗纤维化作用有较一致的共识。γ-干扰素还有待更多临床病例证实。

## 四、治疗药物的合理选用

**1. 急性肝炎的治疗**

急性病毒性肝炎为一种自限性疾病，早期诊断，适当休息注意营养和给予一般支持治疗，多数病例在 3~6 个月内能自愈。一般不采用抗病毒治疗，但急性丙型肝炎易转成慢性，早期应用抗病毒药可以减少转为慢性的比率。可选用干扰素或长效干扰素，疗程至少 24 周，可同时加用利巴韦林治疗。若进食过少或呕吐者，应每日静滴 10% 葡萄糖液 1000~1500ml 加入维生素 C 3g，酌情加入能量合剂及 10% 氯化钾等。黄疸深者可加用退黄药物，但不能盲目应用激素类药物（如泼尼松、地塞米松等）。

**2. 慢性肝炎的治疗**

（1）一般治疗 高蛋白饮食；适当休息，规律生活；保持精神愉快；忌酒和慎用损伤肝脏的药物；改善血浆蛋白及血浆氨基酸谱；定期复查。

（2）抗病毒治疗 主要是抑制病毒复制，降低传染性；改善肝功能，减轻肝组织病变，延缓或减少肝硬化和肝癌的发生，提高生活质量。

① 干扰素 500 万单位（成人），每周 3 次，皮下注射，共用 6 个月。

② 核苷类似物

a. 拉米夫定 可用于治疗慢性乙型肝炎患者、乙型肝炎肝移植患者或者是肝硬化失代偿期患者。所用剂量：成人 100mg/d。

b. 阿德福韦酯 目前临床应用的阿德福韦酯是阿德福韦的前体，在体内水解为阿德福韦发挥抗病毒作用。尤其适合于需长期用药或已发生拉米夫定耐药者。所用剂量为成人口服 10mg/d。

c. 恩替卡韦  环戊酰鸟苷类似物。成人每日口服 0.5mg 能有效抑制 HBV DNA 的复制，对发生 YMDD 变异（HBV DNA 聚合酶活性区核苷酸序列发生变异）者将剂量提高至每日 1mg 能有效抑制 HBV DNA 复制。

③ 免疫调节治疗  如胸腺肽 $\alpha_1$ 可增强非特异性免疫功能，不良反应小，有条件者可用胸腺肽 $\alpha_1$ 1.6mg，每周 2 次，皮下注射，疗程 6 个月。

(3) 改善和恢复肝功能  还原型谷胱甘肽每日 1.2g 静滴，甘利欣口服为每次 150mg，3 次/d。联苯双酯用法为成人每次口服片剂 25～50mg，每日 3 次，转氨酶正常后改为口服 1.5～15mg，疗程 1 年以上为宜。皮质激素需酌情使用。门冬氨酸钾镁用法为每日 20mg 溶于 10% 葡萄糖液中静滴。

(4) 抗纤维化  主要有丹参、冬虫夏草、$\gamma$-干扰素等。

**3. 重症肝炎的治疗**

(1) 一般支持疗法  每日静滴 10% 葡萄糖液 1500～2000ml，内加能量合剂和大量维生素 C。酌情每日或 2～3d 输注新鲜血浆、全血或白蛋白。新鲜血浆和全血可补充凝血因子、提高调理素水平，有利于预防出血和继发感染。

(2) 维持内环境平衡  注意纠正低血糖、低钠、低钾、缺氧及碱中毒等。

(3) 门冬氨酸钾镁  可促进肝细胞代谢，改善肝功能、降低胆红素及维持电解质平衡。用法为每日 20mg 溶于 10% 葡萄糖液中静滴。

(4) 胰高血糖素-胰岛素疗法  可降低血氨、纠正氨基酸失衡。用法是胰高血糖素 1mg、胰岛素 10U，加入 10% 葡萄糖液中静滴，滴注期间应观察有无呕吐、心悸、低血糖等不良反应，并且及时处理。

(5) 肝细胞生长因子（HGF）  通过刺激 DNA 合成而促进肝细胞再生，抑制内毒素诱导单核巨噬细胞释放 TNF。静滴 160～200mg/d，疗程 1 个月或更长。

(6) 并发症的防治

① 防治肝性脑病  避免诱发肝昏迷的一切因素。低蛋白饮食，蛋白摄入量应低于 0.5g/(kg·d)。口服诺氟沙星抑制肠道菌群繁殖，减少氨的产生。也可口服乳果糖，通过降低肠腔 pH 值而抑制肠道菌群产氨及氨的吸收。静脉应用乙酰谷酰胺、谷氨酸钠、精氨酸、门冬氨酸钾镁也有一定的降氨作用。对抗假性神经递质可用左旋多巴，左旋多巴可促进苏醒。维生素 $B_6$ 可使左旋多巴在血中脱羟加快，故禁止同用。补充富含支链氨基酸溶液不仅可以纠正氨基酸平衡，而且可以补充营养。每日用法为 250～500ml 静滴。脑水肿、脑疝是肝性脑病的直接死因。主要预防措施是限制水的输入量，可用 20% 甘露醇或呋塞米（速尿）快速静注，但需注意水电解质平衡。

② 防治消化道大出血  预防出血可使用组胺 $H_2$ 受体拮抗剂，如雷尼替丁；若有消化道溃疡者可用奥美拉唑；补充维生素 K、维生素 C；输入凝血酶原复合物、新鲜全血或血浆、浓缩血小板、纤维蛋白原等；降低门静脉压力，如普萘洛尔等。出血时可口服凝血酶原、去甲肾上腺素或云南白药，应用垂体后叶素、生长抑素、卡巴克络。必要时在内镜下直接止血。用冰盐水洗胃，去甲肾上腺素 8mg 溶于 500ml 冰盐水中持续胃管滴入，有一定止血作用；若由于肝硬化门脉高压而引起出血还可采用手术治疗。在出血抢救时消除患者紧张情绪很重要，必要时可用地西泮，并且给予吸氧。

③ 防治继发感染  重症肝炎患者极易合并感染，感染多发生于胆道、腹膜、呼吸系统、消化系统等，一旦出现，应及早合理应用抗菌药物。

④ 肝肾综合征　避免使用对肾有损伤的药物，要避免引起容量降低的各种因素。目前对肝肾综合征还没有有效治疗方法，一旦发生，应严格限制入水量，用大剂量呋塞米，可试用多巴胺、酚妥拉明。

⑤ 人工肝支持系统　非生物型人工肝支持系统已经应用于临床，主要是清除患者血中毒性物质及补充生物活性物质，治疗后胆红素明显下降，凝血酶原活动度升高，但部分病例几天后又恢复到原来的水平。

⑥ 肝移植　在我国已经取得可喜的成效。核苷类似物的应用，可以明显降低移植肝的HBV 再次感染。肝移植价格昂贵、肝源获得困难、排异反应、继发感染等阻碍其广泛应用。

**4. 淤胆型肝炎的治疗**

急性病例用一般护肝疗法多能恢复。早期治疗同急性黄疸型肝炎，黄疸持续不退时，可以加用泼尼松口服 $15\sim30mg/d$ 或静滴地塞米松 $10\sim20mg/d$，2 周后如血清胆红素显著下降，则逐步减量。苯巴比妥可诱导葡萄糖醛酸转移酶活性，促进胆红素代谢，也可选用，用法是 $30\sim60mg$，每日 3 次。

**5. 妊娠期肝炎的治疗**

妊娠期肝炎常发生于妊娠的中、晚期，大多数为急性黄疸型肝炎，妊娠末 3 个月发病者，重症肝炎较常见，病死率高。流产或分娩大出血时易诱发重症肝炎，如已发展成重症肝炎，则按重症肝炎处理。

**6. 肝炎肝硬化的治疗**

可参照慢性肝炎和重症肝炎的治疗，有脾功能亢进或门脉高压明显时可选用手术或介入治疗。

## 五、常见药物不良反应及处理

**1. 干扰素**

（1）流感样症候群　表现为发热、寒战、头痛、肌肉酸痛和乏力等，可在睡前注射或在注射时服用解热镇痛药以减轻症状。随疗程进展，症状可逐渐减轻或消失。

（2）一过性骨髓抑制　主要表现为外周血中性粒细胞和血小板减少。中性粒细胞绝对计数 $\leqslant1.0\times10^9/L$，血小板 $<50\times10^9/L$，可降低干扰素剂量；$1\sim2$ 周后复查，如恢复，则逐渐增加至原量。如中性粒细胞绝对计数 $\leqslant0.75\times10^9/L$，血小板 $<30\times10^9/L$，应停药。对明显降低者，可试用粒细胞集落刺激因子（G-CSF）或粒细胞巨噬细胞集落刺激因子（GM-CSF）治疗。

（3）精神异常　可表现为抑郁、妄想症、重度焦虑等精神病症状，应用干扰素前应评估患者的精神状况，治疗中也应密切观察。抗抑郁药可缓解此类不良反应，对症状严重者，应及时停药。

（4）干扰素可诱导产生自身抗体和自身免疫性疾病　包括抗甲状腺抗体、抗核抗体和抗胰岛素抗体。多数患者无明显临床表现，部分患者可出现甲状腺疾病（甲状腺功能减退或亢进）、糖尿病、血小板减少、银屑病、类风湿关节炎和系统性红斑狼疮样综合征等，严重者应停药。

（5）其他少见的不良反应　包括肾脏损害（如间质性肾炎）、心血管并发症（如心律失常、缺血性心脏病）、视网膜病变、听力下降和间质性肺炎等，发生上述反应时，应停止干扰素治疗。

**2. 核苷类似物**

（1）拉米夫定　患者对本药有很好的耐受性。常见的不良反应有上呼吸道感染样症状、头痛、乏力、肌肉关节酸痛、恶心、身体不适、腹痛和腹泻、周围神经病变、口干等，偶有皮疹，少数病人可有血小板减少、磷酸激酶及 ALT 增高，症状多数较轻并可自行缓解，一般不需停药。此外，儿童患者中曾有用药（在知情同意的基础上）后发生胰腺炎（15％）的报道。

（2）阿德福韦酯　常见不良反应为虚弱、头痛、腹痛、恶心、腹胀、腹泻、轻度白细胞减少、脱发等，一般不需停药。

（3）恩替卡韦　与其他的核苷类似物有交叉耐药性。动物实验表明恩替卡韦是染色体断裂的诱导剂，在小鼠试验中，至人体剂量的 3～40 倍时，小鼠肺部腺瘤的发生率增加。目前，恩替卡韦对人体的致癌性正在研究中。

### 六、常见药物相互作用

**1. 拉米夫定**

① 复方磺胺甲噁唑（SMZ-TMP）可增加本品血浓度，但通常不需调整本品剂量。

② 本品与扎西他宾可相互影响在细胞内的磷酸化，两者不宜联合应用。

**2. 阿德福韦酯**

10mg 阿德福韦酯与 100mg 拉米夫定合用，两种药物的药代动力学特性都不改变；本药通过肾小球滤过和肾小管主动分泌的方式经肾脏排泄，与经肾小管主动分泌的药物合用时应当慎重，因为两种药物竞争同一消除途径，可能会引起阿德福韦酯或合用药物的血药浓度升高。

# 第十四节　获得性免疫缺陷综合征（艾滋病）

### 一、疾病概述

获得性免疫缺陷综合征（AIDS）简称为艾滋病，是由人类免疫缺陷病毒引起的以侵犯和破坏辅助性 T 淋巴细胞为主的致命性慢性传染病，以造成机体免疫功能障碍及由此产生的各种条件性、机会性感染和某些罕见的肿瘤为基本特征。全球艾滋病的流行仍在继续，HIV 感染和死亡的数字居高不下。联合国艾滋病规划署（UNAIDS）（2004 年 11 月）报告，估计全球有 HIV 感染者 3940 万人，我国估计感染人数在 100 万以上。HIV 感染最重的全球流行中心是撒哈拉以南的非洲。我国主要在云南等边境地区，以静脉吸毒感染为主。

（一）病因和发病机制

艾滋病不分种族，男女均可感染，且以中、青年占多数。HIV 可以存在于感染者的体液如血液、精液、唾液及眼泪中。性生活是艾滋病的主要传播途径，输血及血制品和直接由感染母亲传给婴儿等也是常见传播途径。单股正链 RNA 基因组、逆转录酶和外壳结构蛋白组成了 HIV。HIV 通过各种途径进入人体后，其表面膜糖蛋白的 gp120 能和辅助性 T 淋巴细胞（$CD_4^+$T 细胞）表面的 $CD_4$ 受体结合，辅助受体（CXC 和 CC 受体）协助 $CD_4$ 受体完成感染过程。HIV 主要是通过 $CD_4^+$ T 细胞表面分化抗原受体使 $CD_4^+$ T 细胞受到感染、损伤和破坏，造成免疫抑制和缺陷，造成机体对各种机会性感染的易感和肿瘤的发生。B 细胞和自然杀伤细胞也受到损伤，造成在进展性 HIV 感染时化脓性感染的增加和对靶细胞传递的触发机制存在缺陷。

（二）临床表现

感染 HIV 到发展为艾滋病之间的潜伏期，可以是数月至数年，最长可以达 8～9 年。艾滋病的临床表现大致可分为四个时期。

（1）Ⅰ期——急性感染　由于临床症状不典型，一般很难发现。少部分患者出现类似上呼吸道感染的症状。如乏力、咽痛及全身不适、厌食、恶心等，以及短期淋巴结肿大。血液中可检出 HIV 及 p24 抗原，$CD_4/CD_8$ 的比例倒置和血小板减少。一般症状持续 3～14d 后自然消失。

（2）Ⅱ期——无症状 HIV 感染　可由原发 HIV 感染或急性感染症状消失后延伸而来。临床上可无任何症状和体征，仅 HIV 抗体阳性，多半在体检或性伴侣出现抗体阳性时检查而发现，此期具有传染性。本阶段可持续 2～10 年或更长。

（3）Ⅲ期——持续性全身淋巴结肿大综合征　此期以除腹股沟淋巴结以外的多处（颈部、腋窝、枕部、肱骨内上髁等）淋巴结轻度至中度肿大（直径在 1cm 以上，质地柔韧，无压痛，无粘连能自由活动）。一般持续肿大 3 个月至 5 年，亦有部分患者淋巴结肿大 1 年后逐渐消散，但再次增大者。

（4）Ⅳ期——艾滋病　表现为典型的 AIDS。由于免疫功能的严重破坏，患者可表现出各种机会感染和对恶性肿瘤的易感性。出现发热、慢性腹泻、体重下降，除全身淋巴结肿大外，可有肝脾肿大。常见感染有口腔念珠菌感染、卡氏肺孢子虫肺炎、巨细胞病毒性视网膜炎、弓形虫视网膜脉络膜炎、隐球菌脑膜炎或进展迅速的肺结核等；可出现皮肤黏膜的卡波济肉瘤及非霍奇金病等，少数中青年患者出现进行性痴呆症、头痛、癫痫、下肢瘫痪等。还有免疫缺陷并发的其他疾病，如慢性淋巴性间质性肺炎等。

## 二、临床治疗基本原则

目前对 AIDS 的治疗尚未找到根治的措施，多采用综合治疗：心理治疗、抗 HIV 治疗、预防和治疗机会性感染、支持疗法等，最关键的是抗病毒治疗。

## 三、药物治疗原则与方法

### 1. 药物治疗原则

抗病毒治疗能够缓解病情、减少机会性感染，又能够预防和延缓艾滋病相关疾病的发生。抗病毒药物分为核苷类逆转录酶抑制剂、非核苷类逆转录酶抑制剂、蛋白酶抑制剂三大类。当患者的 $CD_4 < 350/mm^3$，HIV RNA＞3 万～5 万 copies/ml 时是最好的治疗时机。尚可同时选用增强和调节免疫药物，改善免疫功能；继发感染时，及时选用抗菌药物。

### 2. 药物的作用和机制

核苷类逆转录酶抑制剂能选择性地与 HIV 逆转录酶结合，然后掺入正在延长的 DNA 链中，使 DNA 链终止，从而抑制 HIV 的复制和转录。非核苷类逆转录酶抑制剂，主要是作用于 HIV 逆转录酶的某个位点，从而使其失去活性抑制 HIV 的复制，虽然此类药物能够迅速发挥抗病毒作用，但也容易产生耐药株。蛋白酶抑制剂能通过阻断 HIV 复制和成熟过程中所必需蛋白质的合成，从而抑制 HIV 的复制，能够抑制病毒复制约 99%，其降低血浆中病毒作用较叠氮脱氧胸苷（AZT）强。抗病毒主要是抑制病毒在体内复制，但停药后病毒又恢复其繁殖力。如果能联合用几种抗 HIV 的药（如鸡尾酒疗法），可发挥协同作用，将病毒繁殖抑制至最低，减慢发展至 AIDS 病的速度，这样可以延长生存期。

### 四、治疗药物的合理选用

**1. 抗 HIV 药物**

（1）核苷类逆转录酶抑制剂

① 叠氮脱氧胸苷（AZT） 又名 ZDV，口服给药。成人的常用剂量：每次 200mg，每 4h 1 次；有贫血的病人，可按 1 次 100mg 给药。

② 双脱氧肌苷（DDI） 本药主要治疗 AIDS 和艾滋病相关综合征（ARC），尤其对 AZT 耐药者，口服给药。体重＞60kg 者，每日 400mg，分 2 次服用；体重＜60kg 者，每日 250mg，分 2 次服用。

③ 双脱氧胞苷（dideoxycytidine，DDC，HIVID） 又称扎西他宾，本药是目前核苷衍生物中抗 HIV 最强、最有力的药物。主要用于治疗 AIDS 和 ARC。与 AZT 合用有协同作用，可减少毒性反应和阻止耐药株的产生。口服：每日 2.25mg，分 3 次服用。

④ 其他核苷类逆转录酶抑制剂 包括司他夫定（D4T）、拉米夫定（3TC）等。

（2）非核苷类逆转录酶抑制剂

① 奈韦拉平（nevirapine） 能直接抑制 HIV 病毒 I 型的逆转录酶，但对 HIV 病毒 II 型无活性。对人 DNA 聚合酶也无活性。若单独用药 6～20 周，病毒可变异对之产生耐药性。主要用于 HIV 病毒 I 型感染和 AIDS 病人的治疗，对产生 AZT 耐药的病人也有效。口服，200mg，每日 1 次。治疗 14d 后改为 200mg，每日 2 次服用。

② 依法韦仑（efavirenz） 剂量 600mg/d。

③ 地拉韦定（delavirdine） 剂量 400mg/d。

（3）蛋白酶抑制剂 沙奎那韦 800mg/d，茚地那韦 1600mg/d，奈非那韦 2250mg/d 或利托那韦 200mg/d。

**2. 并发症的治疗**

（1）卡氏肺孢子虫肺炎 可选用复方新诺明，剂量每次 3 片，每日 2 次，口服。

（2）卡波济肉瘤 可用 ZDV 与 α-干扰素联合治疗，也可用长春新碱、博来霉素等联合化疗。

（3）弓形虫病 标准的治疗是乙胺嘧啶加磺胺嘧啶，剂量为乙胺嘧啶 100～200mg 首剂以后 50～75mg/d 加磺胺嘧啶 4～8g/d，疗程为 4～8 周。其他方法有螺旋霉素或克林霉素每日 0.6～1.2g，常与乙胺嘧啶联合或交替使用。

（4）单纯疱疹病毒（HSV）、巨细胞病毒（CMV）的感染 可用更昔洛韦或膦甲酸钠治疗。如果严重感染可用静滴阿昔洛韦 400～600mg，2～3 次/d。如有巨细胞病毒视网膜脉络膜炎应静滴更昔洛韦。

（5）隐孢子虫感染 应用螺旋霉素，每日 2g。

（6）隐球菌脑膜炎 应用两性霉素 B，逐渐增加静滴剂量，最高可用 30～35mg/d，输液器要注意用黑布包裹避光，并且要慢滴，一般需 6～8h。严重感染者可合并用氟康唑或氟胞嘧啶。

还可以应用免疫、支持对症及预防性治疗，并且要预防母婴传播。

### 五、常见药物不良反应及处理

叠氮脱氧胸苷与阿昔洛韦（无环鸟苷）联用可引起神经系统毒性，可改变味觉，引起唇、舌肿胀和口腔溃疡；有骨髓抑制作用；可引起意外感染、疾病痊愈延缓和牙龈出血等。双脱氧肌苷治疗 2～6h，1/3 患者发生外周神经痛；5%～10% 的患者发生胰腺炎及恶心、呕吐、腹泻等消化道反应；皮疹、发热；少有血液系统毒性，如白细胞和血小板减少等。双脱氧胞苷外周感觉神经病变，以双脚灼痛、刺痛为突出症状，接着向上放射；神经系统症状与剂量呈线性关系；血液系统毒性反应较轻，并且为可逆性的。奈韦拉平可出现肝功能损害，引起药物性肝炎；可有皮疹等。复方新诺明若长期服用有发热、血小板减少、血白细胞减少和肝功能异常等不良反应，严重时应减量或停药。

### 六、常见药物相互作用

叠氮脱氧胸苷与对乙酰氨基酚、阿司匹林、西咪替丁、保泰松、吗啡、磺胺药等合用，可降低自身清除率，应避免联合使用；丙磺舒抑制叠氮脱氧胸苷的葡萄糖酸化，并减少肾排泄，可引起中毒危险。在用药期间要定期进行血液检查，叶酸和维生素 $B_{12}$ 缺乏者更易引起血细胞变化。发生头痛、发热、寒战、皮肤灰白色、不正常出血、异常疲倦和衰弱的情况，应注意骨髓抑制的发生。奈韦拉平具有诱导细胞色素 P450 酶的作用，与利福平、口服避孕药、咪唑安定、蛋白酶抑制剂等药物有相互作用，同时使用时需严密监测。

# 第十五节　缺铁性贫血

## 一、疾病概述

贫血是指循环血液中红细胞数量或血红蛋白量低于正常。成年男性血红蛋白 $<120g/L$、红细胞数 $<4.5\times10^{12}/L$，成年女性血红蛋白 $<110g/L$、红细胞数 $<4.0\times10^{12}/L$，即为贫血。贫血可根据红细胞的形态特点及贫血的病因和发病机制分类，按红细胞形态学分为大细胞性贫血、正常细胞性贫血和小细胞性低色素性贫血；按病因和发病机理分为红细胞生成减少、红细胞破坏增多和失血。

缺铁性贫血是当体内贮存铁缺乏时，血红蛋白合成减少引起的小细胞低色素性贫血。缺铁性贫血是世界上最常见的贫血，全世界 6 亿～7 亿人患有缺铁性贫血，在发展中国家发病率较高。

（一）病因和发病机制

**1. 病因**

（1）铁的摄入量不足和需求增加　铁是机体必需的微量元素，人类吸收的铁可从食物中获得，用以维持正常人体内铁平衡。但在生长发育期的婴儿、青少年和孕妇，铁的需要量绝对或相对增加，则较易发生缺铁性贫血。

（2）铁吸收不良　铁吸收的主要部位为十二指肠和空肠上段。胃酸有助于二价离子铁和血红素结合铁的吸收，胃切除术后、胃酸缺乏、慢性腹泻、萎缩性胃炎等疾病均可引起铁吸收不良导致缺铁性贫血。

（3）慢性失血　长期慢性失血是缺铁性贫血较常见的病因，如消化性溃疡、胃肠道恶性肿瘤、钩虫病、痔出血等引起的消化道出血。

**2. 发病机制**

（1）严重缺铁时血红蛋白的合成减少，血液中血红蛋白携氧能力降低，导致全身组织器官的缺氧性损害。

（2）缺铁时各种重要的含铁酶或含铁蛋白质如细胞色素 C、琥珀酸脱氢酶、黄嘌呤氧化酶、髓过氧化酶和肌红蛋白等的活性明显降低，导致许多组织和器官发生细胞呼吸障碍、代谢及功能紊乱，并易发感染。

（3）红细胞内含铁酶活性降低，影响脂肪、蛋白质和糖代谢导致红细胞异常，红细胞寿命缩短。

（二）临床表现

缺铁性贫血发病缓慢，在体内储备铁未耗竭之前，临床上可以没有症状。当储备铁耗竭后，临床上主要表现为皮肤黏膜苍白、头晕、疲乏无力、食欲不振、耳鸣、记忆力衰退等，严重者出现心悸气促、活动受限。偶尔有上皮细胞、组织异常所产生的症状，如萎缩性舌炎、口角炎、皮肤毛发干燥无光泽、指甲扁平甚至反甲。此外，还可出现某些神经系统症状，如注意力不集中、兴奋、烦躁、易怒等，甚至出现嗜异物癖。

## 二、临床治疗基本原则

查明贫血病因，根据不同病因采用不同手段治疗。婴幼儿应了解喂养情况，儿童及青年女性需询问饮食习惯，有无偏食。对由于摄入不足引起的缺铁性贫血应注意补充含铁丰富的食物，如动、植物蛋白质和绿色蔬菜等。所有病例均应详细询问有无慢性失血病情，如胃肠道出血、痔疮、钩虫、胃肠道肿瘤、月经增多引起的贫血。经有效的病因治疗后，补充铁剂即可纠正贫血。

## 三、药物治疗原则与方法

**1. 药物治疗原则**

口服补充铁剂为治疗缺铁性贫血的主要措施，其目的在于恢复血红蛋白和补充储存铁，但贫血病因查明之前不用铁剂或其他补血药物治疗，以免干扰诊断。贫血患者血象恢复正常后，铁剂还需继续服用 3～6 个月，以补足铁储备量。

**2. 药物作用和机制**

铁主要在十二指肠及空肠上段以二价状态吸收。铁剂经口服或肌内注射吸收入血后，经铜蓝蛋白氧化成三价铁，与转铁蛋白结合并转送至骨髓和幼红细胞膜上，与转铁蛋白受体结合，通过内在生化过程进入细胞，用于合成血红蛋白，以供人体携氧之用。另外，铁离子也是许多酶的组成成分，参与多种生化代谢，如三羧酸循环、儿茶酚胺代谢、DNA 合成及细胞内线粒体的电子传递等。补充铁剂后可使上述代谢恢复正常，缓解由缺铁所引起的一系列症状如乏力、神经功能紊乱及含铁酶蛋白减少所致的上皮组织改变等。

维生素 C 为还原剂，可将三价铁还原为二价铁，增加铁的吸收。

## 四、治疗药物的合理选用

**1. 口服铁剂**

一般患者去除病因的同时给予口服铁剂。常用的药物有琥珀酸亚铁（ferrous succinate），0.1～0.2g，3 次/d；多糖铁复合物（polysaccharide-iron complex，力蜚能），150mg，2 次/d；硫酸亚铁（ferrous sulfate），0.3～0.6g，1～3 次/d。一般口服铁剂后 5d 网织红细胞开始增加，7～10d 网织红细胞达到高峰，1 周后血红蛋白开始上升，约 1 个月后接近正常。在贫血纠正后应继续口服 3～6 个月铁剂以补足储存铁。若服用铁剂治疗后 3 周，网织红细胞或血红蛋白无明显增加，应检查原有诊断是否准确、是否按医嘱用药、病因是否去除、是否存在胃肠道吸收障碍等。

**2. 注射铁剂**

注射铁剂主要用于胃肠道吸收障碍、不耐受口服铁剂、大量失血、长期缺铁或口服补铁不能满足机体需要等缺铁性贫血患者。常用注射铁剂有右旋糖酐铁（iron dextran）、山梨醇铁（iron sorbitex），两者均含元素铁 50mg/ml。

注射铁总剂量计算包括两项，一项为恢复正常血红蛋白所需铁量，另一项为补充组织铁储存所需铁量。用下述方法计算补铁总量：总需铁量（mg）＝（正常血红蛋白浓度－患者血红蛋白浓度）×每增加 10g/ml 所需要的注射铁剂的含量＋储存铁含量，即（150－$X$）×30＋500。

## 五、常见药物不良反应及处理

铁制剂刺激胃肠道可引起上腹不适、恶心、呕吐、腹泻等，此外还可引起便秘。注射用铁剂包括局部和全身不良反应，如局部肌内注射部位严重疼痛，全身不良反应轻者面部潮红、头痛、头晕，重者出现肌肉酸痛、腹痛、腹胀、恶心、呕吐、寒战、发热等症状，少数甚至出现过敏性休克的表现，以静脉给药不良反应多且严重。故注射用铁剂必须严格掌握应用指征及剂量，主要行深部肌内注射，通常不采用静脉给药。

## 六、常见药物相互作用

口服铁剂不宜与茶水同服，以防止铁剂和鞣酸络合形成沉淀，影响铁剂吸收，与考来烯胺、考来替泊等阴离子交换树脂也可产生络合反应，影响吸收，不宜与抗酸药、三硅酸镁和碳酸氢钠同服，以免减少吸收。

# 第十六节 白 血 病

## 一、疾病概述

白血病是累及造血干细胞的造血系统恶性肿瘤性疾病。由于多种因素的作用引起造血干细胞的异常，白血病细胞失去进一步分化成熟的能力，但具有增殖能力，因此停滞在细胞发育的某一阶段，且凋亡受到抑制，导致在骨髓和其他造血组织中白血病细胞大量克隆，异常增生。同时抑制骨髓的正常造血功能，导致贫血、出血及感染，并浸润全身组织和器官，引起肝、脾、淋巴结、睾丸肿大，皮肤、骨骼和中枢神经系统也发生相应病变。

（一）病因和发病机制

**1. 病因**

（1）病毒 成人 T 细胞白血病是由人类 T 淋巴细胞白血病/淋巴瘤病毒-1（HTLV-Ⅰ）所引起。HTLV-Ⅰ通过逆转录酶的作用，复制成 DNA 前病毒，后者插入宿主细胞的染色体 DNA 中进而诱发恶变。

（2）电离辐射 放射性核素具有致白血病作用，全身或大面积受电离辐射可造成骨髓抑制及机体免疫缺陷染色体重组，DNA 发生可逆性断裂。如日本广岛及长崎受原子弹袭击后，幸存者中白血病发病率比未受照射的人群高 17～30 倍。

（3）化学因素 多种化学物质可诱发白血病，如苯、抗癌药中的烷化剂等都有致白血病作用。

（4）遗传因素 遗传因素与白血病的发病有关，家族性白血病约占白血病的 7%，如先天愚型 21 号染色体三体改变，其白血病的发病率比正常人群高 20 倍。细胞遗传在白血病发病中具有一定作用，慢性粒细胞性白血病的发病与染色体断裂、易位使原癌基因的位置发生移动和被激活有关。

（5）其他血液病 某些血液病终末期可能发展为急性白血病，如慢性粒细胞白血病、真性红细胞增多症、骨髓纤维化、淋巴瘤、骨髓增生异常综合征、阵发性睡眠性血红蛋白尿症等。

**2. 发病机制**

确切机制目前尚不甚清楚，但造血细胞的恶性转化可能涉及多个基因的突变过程，引起造血细胞正常成熟分化受阻，而白血病细胞异常增生并浸润全身组织和器官，导致贫血、出血和感染。

**（二）临床表现**

**1. 分类**

根据白血病细胞分化成熟程度分为急性白血病和慢性白血病。急性白血病其白血病细胞分化停滞在较早阶段，骨髓中原始细胞大于 30%，起病较急，自然病程小于半年。慢性白血病的细胞分化停滞在较晚阶段，多为成熟细胞和成熟幼稚细胞，病程发展缓慢，自然病程约数年。

（1）急性白血病 急性白血病可分为急性淋巴细胞性白血病（ALL）和急性非淋巴细胞性白血病（ANLL）。

① 急性淋巴细胞性白血病 ALL 的白血病细胞体积小，颗粒少，无 Auer 小体，过氧化酶和苏丹黑 B 染色阴性，糖原染色常呈块状阳性。ALL 分为三型：$L_1$ 型白血病细胞以小原始和幼稚淋巴细胞为主（直径 $\leqslant 12 \mu m$），一般大于 75%，大原始和幼稚淋巴细胞小于 25%；$L_2$ 型以大细胞为主（直径 $> 12 \mu m$），大原始和幼稚淋巴细胞占 25%～75%；$L_3$ 型以大原始和幼稚淋巴细胞为主，一般大于 75%，小原始和幼稚淋巴细胞小于 25%。

② 急性非淋巴细胞性白血病 ANLL 的白血病细胞直径 12～20 $\mu m$，核染色质较细，具有多个核仁，胞浆常含有嗜天青颗粒，Auer 小体多见，过氧化酶和苏丹黑 B 染色阳性，骨髓中异常细胞大于 30%。

FAB（Franch-American-British）分型法将 ANLL 分为 7 种类型，我国参照 FAB 分型将 ANLL 分为 8 种类型。

a. $M_0$ 急性粒细胞白血病微分化型。

b. $M_1$ 急性粒细胞白血病未分化型。

c. $M_2$ 急性粒细胞白血病部分分化型。

d. $M_3$ 急性早幼粒细胞性白血病。

　　e. $M_4$　急性粒-单核细胞性白血病。

　　f. $M_5$　急性单核细胞性白血病。

　　g. $M_6$　急性红白血病。

　　h. $M_7$　急性巨核细胞性白血病。

　　（2）慢性白血病　主要分为慢性粒细胞性白血病（CML）、慢性淋巴细胞性白血病（CLL）和少见的毛细胞性白血病（HCL）。CML患者的外周血和骨髓中以大量较晚期粒细胞增生为主，原始和早幼粒细胞小于 $10\%$，并有嗜碱性粒细胞和嗜酸性粒细胞增多，中性粒细胞碱性磷酸酶积分减低或阴性，白血病细胞费城染色体（Ph染色体）阳性。CLL以成熟淋巴细胞增生为其主要特点，其中 $95\%$ 为B细胞。

**2. 症状体征**

　　（1）急性白血病

　　① 白血病细胞在骨髓中异常增生，抑制正常造血功能引起的表现，如贫血、中性粒细胞和血小板减少，导致各种感染和（或）出血。

　　② 白血病细胞浸润器官和组织引起的表现，如肝、脾、淋巴结肿大，胸骨压痛和骨关节疼痛、齿龈增生、皮肤损害及中枢神经系统症状等。由于白血病细胞在全身浸润的器官及程度不同，急性白血病起病方式和首发症状不尽相同。多数儿童和青年起病急，常以高热、出血、进行性贫血或骨、关节疼痛为首发症状。部分成年人和（或）老年人起病缓慢，伴有较长时间的乏力、面色苍白、体重减轻等症状，症状明显后，病情往往急转直下。少数患者以特殊部位的浸润症状发病，如脊髓浸润可以截瘫为首发临床症状。

　　（2）慢性白血病　慢性粒细胞性白血病病程不同，其临床表现不同。

　　① 慢性期　起病缓慢，早期无明显症状，逐渐出现疲乏、消瘦、食欲减退、出汗等症状。约 $95\%$ 的慢性白血病有脾肿大，左上腹不适与闷胀感，少数可发生脾周围炎、脾梗死等，约半数患者有肝肿大，部分患者有胸骨压痛。慢性期一般 $1\sim4$ 年。

　　② 加速期　体重下降、脾进行性肿大、骨疼痛、进行性贫血和出血。原来有效的药物失效，此期一般维持几个月至数年。

　　③ 急变期　临床表现类似急性白血病。高热持续不退，贫血及出血加重，出现髓外白血病浸润的表现，预后极差，一般数月内死亡。慢性淋巴细胞性白血病是一种免疫不成熟和功能不全的小淋巴细胞克隆性增生，此类细胞大多处于 $G_0$ 期，增生指数低，凋亡受抑制。慢性淋巴细胞性白血病以广泛的淋巴结肿大和中度的脾肿大为突出表现。

## 二、临床治疗基本原则

　　白血病主要治疗措施为化学治疗、放射治疗、骨髓移植及支持疗法，近年来上述方法的改进和发展，已使白血病患者的完全缓解率（CR）、生存期及五年无病存活率均有较大提高。完全缓解即白血病症状和体征消失，血象：$Hb \geqslant 100g/L$（男）或 $90g/L$（女性和儿童），中性粒细胞绝对值 $\geqslant 1.5 \times 10^9/L$，血小板 $\geqslant 100 \times 10^9/L$，外周血白细胞分类无白血病细胞。骨髓象：原粒细胞＋早幼粒细胞（原单＋幼单核细胞或原淋巴＋幼淋巴细胞）$\leqslant 5\%$，红细胞和巨核细胞系正常。

　　支持疗法是成功治疗急性白血病的重要环节，支持疗法的具体措施主要包括：感染的防治、血制品输注、造血因子的应用、维持营养、重要器官功能的保护等。

### 三、药物治疗原则与方法

（一）药物治疗原则

（1）早期 尽早化疗是由于早期白血病细胞克隆小，浸润轻，化疗效果好，且白血病初发时较少耐药性，骨髓造血功能较好，化疗后骨髓造血功能易于恢复。

（2）联合 联合用药可以提高疗效，减少副作用，延缓耐药性的产生。联合化疗方案的药物应遵循下述原则：①药物作用于细胞周期的不同阶段；②药物的作用机制不同；③药物的毒副反应不同。

（3）充分 充分的化疗时间和剂量有利于最大限度地杀灭白血病细胞。白血病细胞增殖周期约5d，通常一个疗程化疗持续7～10d，使处于各增殖期的白血病细胞都有机会被杀灭。

（4）阶段 急性白血病治疗分诱导缓解、巩固缓解和维持缓解三个阶段。治疗前体内白血病细胞数量高达 $10^{10}$～$10^{13}$ 个，达到完全缓解时体内白血病细胞数量 $10^6$～$10^8$ 个，经4～6个疗程的巩固缓解治疗，白血病细胞数量可减少到 $10^4$ 个，进入维持缓解阶段。

（5）个体化 根据患者年龄、病情、体质情况、外周血白细胞数、骨髓象、有无并发症等进行个体化治疗。

（二）药物作用和机制

**1. 干扰核酸生物合成**

叶酸拮抗剂甲氨蝶呤（methotrexate，MTX）是叶酸类似物，通过竞争性地抑制二氢叶酸还原酶，阻断二氢叶酸还原为四氢叶酸，导致合成胸腺嘧啶核苷酸等核酸的必需原料的合成受抑制，造成细胞死亡，该药是治疗急性淋巴细胞性白血病的重要药物。嘧啶拮抗剂阿糖胞苷（cytarabine，Ara-C）在细胞内转变为三磷酸胞苷，后者抑制 DNA 多聚酶进而抑制 DNA 生物合成，Ara-C 对成人急性非淋巴细胞性白血病特别有效，多种治疗方案均以该药为基础药物。嘌呤拮抗剂硫鸟嘌呤（thioguanine，6-TG）在细胞内转变为具有活性的硫鸟嘌呤核苷酸，抑制嘌呤的生物合成，也可掺入 DNA 和 RNA 分子，主要用于急性非淋巴细胞性白血病的治疗。

**2. 影响 DNA 结构和功能**

（1）烷化剂 烷化剂环磷酰胺（CTX）在肝细胞色素 P450 酶的作用下转化成活性代谢产物磷酰胺氮芥，然后与细胞中的功能基团如 DNA 或蛋白质分子中的氨基、巯基、羧基、羟基和磷酸基发生烷化反应，发挥细胞毒作用。烷化剂是细胞周期非特异性药物，对增殖细胞和非增殖细胞都有杀灭作用。CTX 可用于淋巴瘤的治疗，其他的烷化剂如白消安（马利兰）主要用于慢性粒细胞性白血病的治疗。

（2）DNA 嵌入剂 多为抗生素，如柔红霉素（DNR）、阿霉素等可嵌入 DNA 和碱基对之间，干扰转录过程，为细胞周期非特异性药物，但对处于增殖周期的细胞作用更强。DNR 主要用于急性淋巴细胞性白血病和急性粒细胞性白血病的治疗。

**3. 抑制有丝分裂**

影响微管蛋白装配的药物有长春新碱（vincristin，VCR）、长春碱（vinblastine，VLB）、依托泊苷（etoposide，VP-16）、紫杉醇（paclitaxel）等。长春新碱、长春碱、紫杉醇等药物通过干扰影响微管聚合与解聚间的平衡而抑制有丝分裂，使细胞停滞于分裂中期。VLB 主要用于儿童急性淋巴细胞性白血病的治疗，VP-16 用于急性粒细胞性白血病的治疗。

#### 4. 抑制蛋白质合成

如左旋门冬酰胺酶（L-asparaginase，L-ASP）。淋巴细胞性白血病细胞缺乏门冬酰胺合成酶，依赖于外源性门冬酰胺才能生存，L-ASP 可水解门冬酰胺，使肿瘤细胞缺乏门冬酰胺，阻止细胞蛋白质合成。L-ASP 主要用于治疗淋巴系统的恶性肿瘤。

#### 5. 诱导白血病细胞分化成熟

维 A 酸（全反式维甲酸，all-trans retinoic acid，ATRA）的作用与维 A 酸受体和 PML、RARα 融合基因有关。ATRA 可以导致 PML-RARα 蛋白降解，诱导白血病细胞分化成熟，抑制白血病细胞的增殖，用于治疗早幼粒细胞白血病。三氧化二砷是治疗急性早幼粒细胞白血病的另一理想药物，其可通过下调 bcl-2 基因表达及改变 PML-RARα 蛋白，诱导白血病细胞凋亡。

#### 6. 影响脂肪酸代谢

肾上腺皮质激素通过影响脂肪酸代谢导致淋巴细胞溶解。用于治疗急性白血病和恶性淋巴瘤。

### 四、治疗药物的合理选用

#### 1. 急性淋巴细胞性白血病的药物治疗

（1）诱导缓解　VP 方案：长春新碱 $1\sim2$mg，静脉注射，每周 1 次，泼尼松 $40\sim60$mg/d。$85\%\sim90\%$ 的儿童可在 $4\sim6$ 周内完全缓解，成人单用该方案完全缓解率低，一般需在 VP 方案的基础上加门冬酰胺酶（VLP 方案）或柔红霉素（VDP 方案）或以上四种药物同时使用（VDLP 方案）。其中 VDLP 方案不仅降低了复发率，且可使急性淋巴细胞性白血病的完全缓解率及 5 年无病生存率明显升高。VCR、L-ASP 和泼尼松一般对骨髓无明显抑制作用。

（2）巩固治疗　诱导方案巩固后，进行多药联合、交替、序贯治疗。巩固强化治疗一般分 6 个疗程：第 1、第 4 疗程采用原诱导方案；第 2、第 5 疗程用 VP-16＋Ara-C 方案；第 3、第 6 疗程用大剂量甲氨蝶呤 $1\sim1.5$g/m$^2$，静脉滴注，停药后 12h 给予四氢叶酸钙（$6\sim9$mg/m$^2$）肌内注射，每 6h 1 次，共 8 次。

（3）维持治疗　强化巩固后的患者必须维持治疗，可采用下列药物联合应用，维持治疗时间为 3 年：MTX $10\sim20$mg/m$^2$，每周 1 次，口服；6-巯基嘌呤（mercaptopurine，6-MP）$50\sim100$mg/m$^2$，每日 1 次，口服；CTX 50mg/m$^2$，每日 2 次，口服。

（4）中枢神经系统白血病的药物治疗　由于多数化疗药物不能透过血脑屏障，中枢神经系统中浸润的白血病细胞构成白血病复发的主要原因。中枢神经系统白血病通常主张在完全缓解后进行治疗，常用 MTX $8\sim12$mg/m$^2$，加地塞米松 5mg，鞘内注射，每周 2 次，直到脑脊液正常，然后每次强化治疗或每 $4\sim6$ 周重复 1 次，也可选用 Ara-C $30\sim50$mg/m$^2$，鞘内注射。大剂量 MTX（$1500\sim3000$mg/m$^2$）静脉滴注，也可治疗中枢神经系统白血病。

#### 2. 急性非淋巴细胞性白血病的药物治疗

（1）诱导缓解

① DA 方案　国内外公认的标准诱导缓解方案，其完全缓解率为 $55\%\sim80\%$。DNR 40mg/m$^2$，静脉注射，第 $1\sim3$ 天；Ara-C 100mg/m$^2$，静脉注射，第 $1\sim7$ 天。

② HA 方案　高三尖杉酯碱（HHT）$2\sim4$mg，静脉滴注，第 $1\sim7$ 天；Ara-C 100mg/m$^2$，静脉滴注，12h 1 次，第 $1\sim7$ 天。

③ 其他联合方案 Ara-C 还可选择其他药物组成联合化疗方案，用于急性非淋巴细胞性白血病的诱导缓解治疗，也取得较好疗效。

（2）巩固治疗

① 原诱导方案继续进行 4～6 个疗程；

② 单独使用中等剂量阿糖胞苷，或合用柔红霉素等药物；

③ 用与原诱导方案无交叉耐药的新方案（如 VP-16＋米托蒽醌），每 1～2 个月化疗 1 次，持续 1～2 年。长期治疗不能明显延长急性非淋巴细胞性白血病患者的生存期，故巩固治疗后一般不进行维持治疗。

（3）诱导分化 急性早幼粒细胞白血病（M₃）细胞中富含促凝血物质，在常规细胞毒药物化疗时极易发生 DIC，导致出血死亡。诱导分化药物的应用，显著提高了急性早幼粒细胞白血病的诱导缓解率，维 A 酸（ATRA）可诱导分化治疗急性早幼粒细胞白血病（M₃），完全缓解率高达 80％以上，ATRA 治疗无骨髓抑制，不引起 DIC 且复发率低。ATRA 每日 30～60mg，口服，直至完全缓解，一般为 20～60d。ATRA 对化疗缓解后复发的患者与初治同样有效，ATRA 治疗获 CR 后，应立即采取联合化疗做进一步缓解后治疗。其他具有诱导白血病细胞分化作用的药物包括阿糖胞苷、高三尖杉酯碱和三氧化二砷等。

（4）中枢神经系统白血病的药物治疗 急性非淋巴细胞性白血病累及中枢神经系统者为 5％～20％。一旦发生中枢神经系统白血病，应进行积极治疗，方法与急性淋巴细胞性白血病相同。

**3. 慢性粒细胞性白血病的药物治疗**

（1）马利兰 是一种烷化剂，对幼粒细胞有选择性抑制作用。开始剂量每天 6～12mg，分 3 次口服。用药 2～3 周外周白细胞开始减少，停药后白细胞减少持续 2～4 周，故当白细胞降到 $20×10^9$/L 时宜暂停药，待稳定后每 1～3 天 2mg，使白细胞（WBC）保持在（7～10）$×10^9$/L。

（2）羟基脲 作用于 S 期的周期特异性药物，近年被作为慢性粒细胞性白血病的首选药物。本品抑制核苷酸还原酶，选择性抑制 DNA 合成，起效快、疗效佳、副作用较小。常用剂量为每日 3g，分 2 次口服。白细胞下降后减量，直至达 CR 后改为每日 0.5～1.0g，维持治疗。

（3）阿糖胞苷 作用于 S 期的周期特异性药物，选择性抑制 DNA 的合成。小剂量静脉滴注 50～150mg，每日 1 次，可控制病情进展。

（4）α-干扰素 （3～9）$×10^6$U/d，皮下或肌内注射，每周 3～7 次，持续使用数月至 2 年。与羟基脲等药联合应用，疗效更佳。

**4. 慢性淋巴细胞性白血病的药物治疗**

早期一般不需化疗，中后期临床表现较明显时，应给予积极治疗。

（1）苯丁酸氮芥（chlorambucil，CLB） 治疗慢性淋巴细胞性白血病的首选药。用法：每日 0.08～0.1mg/kg，口服。当外周血淋巴细胞数下降一半时，剂量减半，直到淋巴细胞数到 $10×10^9$/L 给维持量。亦可间歇服用：每日 0.4～0.8mg/kg，连用 4d，间歇 4～6 周。

（2）环磷酰胺 用于对苯丁酸氮芥不敏感的患者，尤其是病情较重、幼淋巴细胞增多或血小板减少者。剂量为每日 1～3mg/kg，口服。对烷化剂有耐药或并发自身免疫性溶血性贫血时可用糖皮质激素，泼尼松 20～60mg/d，有效后渐减量。

### 五、常见药物不良反应及处理

**1. 近期毒性**

（1）共有的毒性反应　骨髓抑制、恶心、呕吐、胃炎、脱发等。

（2）特有的毒性反应　如心脏毒性以多柔米星最为常见，可引起心肌退行性病变和心肌间质水肿。长春新碱最易引起外周神经毒性。大剂量环磷酰胺可引起出血性膀胱炎。大剂量长期使用博来霉素可引起肺纤维化。L-门冬酰胺酶、放线菌素 D、环磷酰胺等可引起肝脏毒性。马利兰可引起皮肤色素沉着、女性闭经、男性睾丸萎缩及弥漫性肺间质纤维化。

**2. 远期毒性**

见于长期生存患者，主要包括第二原发肿瘤、不育和致畸。

# 第十七节　肺　　癌

## 一、疾病概述

### （一）病因

肺癌是呼吸系统疾病中的主要疾病之一。据世界卫生组织在 2001 年公布的数据，在过去的 10 年中，全球肺癌的发病率每年以 22％的速度在增长，每年全球新增肺癌患者达 120 万人，死亡 110 万人。我国肺癌发病率目前每年增长速度是 26.9％，如果不及时采取控制措施，到 2025 年，我国肺癌患者将达 100 万，成为世界第一肺癌大国。

肺癌的确切病因至今尚不完全清楚。大量研究指出：吸烟与肺癌有关。美国癌症协会估计肺癌患者中吸烟者占 83％，并且证实了吸烟的数量、吸烟史、烟中焦油和尼古丁的含量与肺癌存在量效关系。吸烟者如患有气道阻塞、慢性支气管炎，则肺癌的发病率是肺功能正常吸烟者的 3～5 倍。Mattson 等估计 35 岁者每天吸烟 25 颗以上，75 岁前死于肺癌的概率为 13％。另外，天然气、煤等燃料不全燃烧和沥青公路尘埃对环境的污染，职业生涯中与石棉、氯甲醚、各种重金属、多环芳烃、铀、镭等放射性物质长期接触也与肺癌的发病有关。

肺癌起源于多能上皮细胞，这些细胞与致癌物质接触后产生慢性炎症，最终发生基因突变发展成癌。影响致癌因素激活和灭活的遗传表型者表现出明显的易感性，如吸烟者发生肺癌的比例较大。原癌基因激活、抑癌基因突变和自主分泌生长因子的产生也与细胞增殖和恶变有关。正常人体表面由上皮细胞分泌的肽酶能降解和调节这些因子，但肺癌细胞产生这些酶的能力降低，因此而产生恶性增殖。1982 年世界卫生组织把肺癌分成四大类。

① 鳞状细胞癌。

② 小细胞癌

a. 燕麦细胞癌；

b. 间质细胞癌；

c. 混合燕麦细胞癌。

③ 腺癌

a. 毛细血管癌；

b. 支气管肺泡癌；

c. 黏液细胞癌。

④ 大细胞肺癌

a. 大细胞癌;

b. 透明细胞癌。

临床上根据治疗方法和预后不同常将鳞癌、腺癌、大细胞肺癌归类到非小细胞肺癌（NSCLC），燕麦细胞癌等归类为小细胞肺癌（SCLC）。

（二）临床表现

肺癌的症状和体征取决于肿瘤的定位和范围。肿瘤发生在支气管树的中心部位时症状出现较早。发生在肺外周部位，症状可能直到肿瘤较大或扩散到其他组织时才出现。鳞状细胞癌、腺癌、大细胞癌、小细胞癌约占肺癌的90%。最常见的症状和体征为咳嗽、呼吸困难、胸痛、咳痰和咯血，胸部 X 线检查可见到边缘呈不规则或放射状的肿块。

根据肺癌的扩散、浸润程度可将肺癌的常见症状和体征分成三大类：原发性肺癌或在胸部区域性扩散肺癌患者可表现为咳嗽，咯血，呼吸困难，铁锈色痰或脓痰，胸、肩或上肢疼痛，喘息和哮鸣，上腔静脉阻塞，胸腔积液，心包积液，肺炎。肿瘤压迫食管造成吞咽困难，侵及喉神经致声音嘶哑，侵及膈神经致膈神经麻痹，侵及颈交感神经时表现为霍纳综合征；转移至肺外时可表现为骨痛、病理性骨折、肝功能不全、神经学检查异常、脊柱压迫症状等；同时病人还表现为与肿瘤无直接关系的副癌症状，如体重减轻、库欣综合征、高血钙、抗利尿激素分泌综合征、肺性肥大性骨关节病、杵状指、贫血和伊-兰肌无力综合征等。

## 二、临床治疗基本原则

肺癌的分期和分类对于治疗方法的选择和预后影响极大。NSCLC 临床上常分为 4 期：Ⅰ期，肿瘤≤3cm，局限于肺部，无淋巴结扩散；Ⅱ期，肿瘤增大，侵犯同侧支气管周围或肺门淋巴结；Ⅲ期，肿瘤侵犯至其他淋巴结和区域；Ⅳ期，肿瘤发生远距离转移。Ⅰ、Ⅱ期首选手术切除，如因解剖学位置特殊或不宜手术者，可选用放疗、辅助化疗或试验性放化疗。ⅢA 期能手术切除者仍选用手术；不能进行新辅助化疗＋手术者，宜进行放疗，或化疗合并其他疗法。ⅢB 期可选用放疗、化疗、放化疗或放化疗后进行手术切除。Ⅳ期可选用放疗、化疗或试验性化疗。复发性肿瘤选用姑息性放疗、化疗。SCLC 一般不采用 AJCC 和临床分期法，而是将肿瘤分成局限性和转移性两期。局限性 SCLC 宜进行联合化疗合并胸部放疗，或联合化疗或手术后联合化疗、联合化疗＋胸部放疗，对于反应完全者，肺功能受损或基本情况不好者可试行头颅预防性放疗。转移性 SCLC 宜采用联合化疗、转移部位的放疗和试验性化疗。复发性 SCLC 宜进行姑息性放疗、救援性化疗、支气管镜激光治疗、近距离放疗等局部姑息性治疗和试验性治疗等。

## 三、药物治疗原则与方法

### 1. 药物治疗原则

除非常局限性肿瘤外，NSCLC 对化疗的反应一般不佳，能手术切除者应以手术为主。化疗选药的标准是病人的耐受性、药物的毒性以及是否配合放疗等。

SCLC 生长迅速，转移发生早，应进行强化性联合化疗。

### 2. 药物作用和机制

（1）长春瑞滨　单药应用对 NSCLC 的有效率达33%，平均存活时间 40 周，1 年存活率达24%～30%。随机 NSCLC Ⅲ期临床试验证明长春瑞滨＋顺铂的效果优于两药单用或长春地辛＋顺铂联用，可视作标准的联合用药方案。

（2）紫杉醇和紫杉特尔 紫杉特尔是一个半合成品，$75～100mg/m^2$，静脉滴注，1h滴完，每3周1次。对初次接受化疗的晚期 NSCLC，初步的试验结果是反应率为25%～38%。对顺铂不敏感的 NSCLC 有效率为15%～17%。

（3）吉西他滨 Ⅰ期和Ⅱ期临床试验证明吉西他滨对各种实体瘤如肺癌、乳癌、卵巢癌和胰腺癌有效，具有方案依赖性毒性。在第1、第8、第15天静滴，每3周1次，休息1周，然后改为4周1次。对于院外病人可用至最大可耐受量和可接受的毒性反应的剂量。单药低毒有效使吉西他滨成为与其他化疗药物联用的常用药物之一。

（4）伊立替康和托泊替康 Ⅰ期和Ⅱ期临床证明伊立替康单用对于晚期 NSCLC 的有效率达35%。伊立替康同顺铂或长春地辛合用的基本有效率为40%～54%。

（5）埃罗替尼（erlotinib） 为喹唑啉类似物，分子质量为393.4Da。埃罗替尼是一种表皮生长因子受体。酪氨酸激酶（EGFR-TK）拮抗剂。通过在细胞内与三磷腺苷竞争结合受体酪氨酸激酶的胞内区催化部分，抑制磷酸化反应，从而阻滞向下游传导增殖信号，抑制肿瘤细胞配体依赖或配体外依赖的 HER-1/ EG-FR 的活性，达到抑制癌细胞增殖的作用。口服吸收充分但较缓慢，动物实验证明狗的口服生物利用度为88%。单剂150mg 口服，3～4h 达峰值（$0.865～1.136\mu g/ml$），AUC 为$11.0～16.5\mu g/ml$，$t_{1/2}=9～20h$。每日$150\mu g$，持续口服24d，第7天达到峰值。峰浓度为$1.52～2.0\mu g/ml$，AUC 为$29.55～38.42\mu g/ml$，$t_{1/2}=5～18h$。蛋白结合率为92%～95%。80%都是经过细胞色素 CYP3A4 代谢，主要代谢产物（OSI-420）也能抑制 EGFR 的活性，以代谢产物形式随尿排出。

（6）马立马司他（marimastat） 为一日服广谱基质金属蛋白酶（MMP）抑制剂，对MMP-1、MMP2、MMP3、MMP7和MMP9有明显抑制作用。MMP 能作用于细胞外基质，破坏细胞外基质的正常生理作用，促进肿瘤的生长、浸润与转移。马立马司他通过有效地抑制基质金属蛋白酶而抑制肿瘤的生长、浸润与转移。

（7）替拉扎明（tirapazamine，TPZ） 是一种新型的生物还原活性物。它在肿瘤组织乏氧细胞内能够被还原产生自由基，自由基与 DNA 大分子结合，导致 DNA 损害和细胞死亡。这种代谢产物对乏氧细胞的杀伤作用显著超过它的母体化合物。人类恶性实体肿瘤中无论肿瘤的大小均存在乏氧细胞，一般占肿瘤细胞的10%～20%，也有高达50%的，当乏氧细胞氧张力低于0.5mmHg 时就会产生对放射治疗的抵抗性。替拉扎明能杀伤乏氧细胞，与放疗合用能增强抗肿瘤作用。

### 四、治疗药物的合理选用

#### 1. NSCLC 的化疗

较有效的方案是以顺铂为主构成的联合化疗方案。Ⅳ期和复发性 NSCLC 的联合化疗方案以顺铂为主体，构成与长春瑞滨、丝裂霉素、紫杉醇、紫杉特尔或吉西他滨的两药和两药以上的联合方案。NSCLC 的单药化疗药物及疗效见表9-9，NSCLC 的联合化疗及疗效见表9-10。对于原用过含铂方案者改用紫杉特尔或培美曲塞（pemetrexed），如果含铂方案和紫杉醇均无效，试改用埃罗替尼。其他新药还有马立马司他（marimastat，基质金属酶抑制药）、氨柔比星（amrubicin，合成蒽环类化合物）和替拉扎明（tirapazamine，定靶于乏氧细胞的细胞毒性药）等。

表 9-9 NSCLC 的单药化疗药物及疗效

| 药物 | 可评价人数/总人数（肿瘤分期） | 方案 | 总反应率/% | 均存活时间/周 | 均1年存活率/% |
|---|---|---|---|---|---|
| 长春瑞滨 | 199/206(Ⅲ,Ⅳ) | 30mg/(m²·w) | 14<br>16 | 31<br>32 | 30<br>(2y=5) |
| 紫杉醇 | 首次化疗25/25<br>24/24 | 200mg/m²,iv(24h),1次/3周<br>250mg/m²,iv(24h),1次/3周 | 24<br>21 | 40<br>24 | 38<br>41.7 |
| 紫杉特尔 | 29/29(Ⅲ,Ⅳ)<br>39/41(Ⅲ,Ⅳ,首次化疗)<br>42/44(Ⅲ,Ⅳ,顺铂前给予) | 100mg/m²,1次/3周 | 31<br>33<br>21 | 37<br>14<br>43 | 39<br>未报道<br>39 |
| 吉西他滨 | 76/84(Ⅲ,Ⅳ)<br><br>151/161(Ⅲ,Ⅳ,首次化疗) | 剂量递增试验从 1000mg/m² 开始至 1250mg/m²,1次/周,×3周,休息1周后重复<br>1250mg/m²,1次/周×3周,休息1周后重复 | 20<br><br>22 | 未报道<br><br>11.5 | 未报道<br><br>16 |
| 伊立替康 | 72/72(首次化疗) | 100mg/m² | 31.9 | 42 | 未报道 |

表 9-10 NSCLC 的联合化疗及疗效

| 化疗方案 | 可评价人数/总人数（肿瘤分期） | 药物、剂量、给药途径和疗程 | 总反应率/% | 均存活时间/周 | 均1年存活率/% |
|---|---|---|---|---|---|
| PC | 53/54(Ⅲ,Ⅳ) | 紫杉醇 135~215mg/m²,iv,(24h);卡铂 AUC=7.5,第2周期+G-CSF | 62(CR 9) | 53 | 54 |
| PP | 560/574(Ⅲ,Ⅳ) | 紫杉醇 135mg/m²,iv,(24h);顺铂 75mg/m²<br>紫杉醇 250mg/m²,iv,(24h);顺铂 75mg/m²+ G-CSF | 26.5<br><br>32.1 | 41<br><br>43 | 36.9<br><br>39.1 |
| PE | 560/574(Ⅲ,Ⅳ) | 顺铂 75mg/m²,d1,依托泊苷 100mg/m²,1次/周,×3周 | 12 | 33 | 31.6 |
| PP | 24(Ⅲ,Ⅳ,首次化疗) | 紫杉特尔 75mg/m²+顺铂 100mg/m²,d1、21、42,1次/6周 | 25 | 未报道 | 未报道 |
| PV | 17(Ⅲ,Ⅳ) | 长春瑞滨 15~37.5mg/m²,iv,(10min),紫杉特尔 50mg/m²,1次/2周,+G-CSF | 29 | 未报道 | 未报道 |
| GP | 50/53<br><br>48/48(Ⅲ,Ⅳ) | 吉西他滨 1000mg/m²,1次/周,×3周;顺铂 100mg/m²,d15,3周为1周期,休息1周<br>吉西他滨 1000mg/m²,1次/周,×3周;顺铂 100mg/m²,d2,3周为1周期,休息1周 | 52<br><br>54 | 52<br><br>61.5 | 61<br><br>未报道 |
| VP | 192/206(Ⅲ,Ⅳ)<br><br>208/240(Ⅲ,Ⅳ)<br><br>183/200(Ⅲ,Ⅳ) | 长春瑞滨 30mg/m²,1次/周;顺铂 120mg/m²,d1、26,然后每6周重复<br>长春瑞滨 30mg/m²,1次/周;顺铂 80mg/m²,1次/3周<br>长春地辛 3mg/m²,1次/周,×6周,然后每2周顺铂 120mg/m²,d1、29,然后每6周重复 | 30<br><br>43<br><br>19 | 40<br><br>33<br><br>32 | 35<br><br>2y=10<br><br>27 |

## 2. CLC 的化疗

局限性 CLC 可进行依托泊苷＋顺铂的联合化疗＋放疗。转移性 CLC 可用 CAV（环磷酰胺＋多柔比星＋长春新碱）、CAE（环磷酰胺＋多柔比星＋依托泊苷）、EP 或 EC（依托泊苷＋顺铂或卡铂）、ICE（异环磷酰胺＋卡铂＋依托泊苷）、CI（顺铂＋伊立替康）、CDEV（环磷酰胺＋多柔比星＋依托泊苷＋长春新碱）、CEV（环磷酰胺＋依托泊苷＋长春新碱）、PET（顺铂＋依托泊苷＋紫杉醇）、依托泊苷等。CLC 的单药化疗药物及疗效见表 9-11。

表 9-11　CLC 的单药化疗药物及疗效

| 可评价病人数/总病人数(肿瘤分期) | 方案 | 总反应率/% | 均存活时间/周 |
|---|---|---|---|
| 21/24(9LD、15ED 抗药) | 紫杉醇 175mg/m², iv(3h), q3w | 29,(7 PR)(+5 SD) | 14 |
| 32/26(36ED)(抗药＋敏感) | 紫杉醇 250mg/m², iv(24h), q3w,×4 周期,然后对非完全反应者试行救援治疗:顺铂 60mg/m², iv,d1;依托泊苷 120mg/m², iv,d1,2,3 | 34(11 PR)(+6 SD)＋救援 53<br>2 CR<br>15 PR | 43 |
| 92/101(47 抗药,45 敏感) | 托泊替苷 1.5mg/m², iv,d1~5,q3w | (抗药 6.4,1 CR,2 PR)<br>(敏感 37.8,6 CR,11 PR) | 33<br>48 |
| 28/32 抗依托泊苷和顺铂 | 托泊替苷 1.5mg/m², iv,d1~5,q3w,2 周后降至 1mg/m² | 11(3 PR,5 SD) | 20 |
| 168 敏感 | 托泊替康 1.25mg/m², iv,d1~5,q3w | 18(10 CR,20 PR) | 30 |
| 15/16(5LD,10ED,抗药＋敏感) | 伊立替康 100mg/m², iv(90min), qw,2~13 周期,平均 7 周期 | 47(7 PR,7 SD) | 27 |
| 26/29,ED 首次化疗 | 17 人吉西他滨 1000mg/m², iv,qw×3 周,28d 重复;另 9 人吉西他滨 1000mg/m², iv,qw×3 周,28d 重复 | 27(1 CR,16 PR,12 SD) | 52 |
| 30 首次化疗 | 长春瑞滨 30mg/m², iv,qw×10 周 | 26.7(8 PR,7 SD) | 未报道 |
| 24/24 敏感 | 长春瑞滨 30mg/m², iv,qw×≥4 周 | 12.5(3 PR,9 SD) | 未报道 |

注:ED, 广泛转移;LD, 局限性转移;CR, 完全反应;PR, 部分反应;SD, 肿瘤稳定。

CLC 的联合化疗的效果明显优于单药化疗,且≥3 个以上的药物联合应用效果更好(见表 9-12)。近年来发现强化疗法能产生更高的反应率、更长的存活时间以及更高的长期存活率。常用的方案有:①CAV(CTX＋多柔比星＋长春新碱);②CAE(CTX＋多柔比星＋依托泊苷);③CE(顺铂＋依托泊苷);④(V)ICE(异环磷酰胺,同时静滴或口服美司钠＋卡铂＋依托泊苷＋长春新碱)。

表 9-12　CLC 的联合化疗及疗效

| 化疗方案 | 可评价例数/总例数(病人情况) | 药物、剂量、给药途径和疗程 | 总反应率 | 平均生存时间/月 |
|---|---|---|---|---|
| EP | | 顺铂 20mg/m², iv,d1~5;依托泊苷 130mg/(m²·d), iv,d1~5,q3w×4 周期 | 61%(CR 10%) | 4.3 |
| CAV | | CTX 1000mg/(m²·d), iv,d1;多柔比星 40mg/(m²·d), d1;长春新碱 1mg/(m²·d), d1,q3w×6 周期 | 51%(CR 7%) | 4.0 |
| CAV/EP | | CAV,d1;EP,d22~26,q6w×3 周期 | 59%(CR 7%) | 5.2 |
| EP | 552(LD＋ED) | 顺铂 30mg/(m²·d), 继之以依托泊苷 130mg/(m²·d), iv,d1~3,q4w×2 周期;然后 CAV,q4w×4 周期,最后 CR/PR 接受治疗 | 84%(CR 52%) | 15(LD 20) |

续表

| 化疗方案 | 可评价例数/总例数(病人情况) | 药物、剂量、给药途径和疗程 | 总反应率 | 平均生存时间/月 |
|---|---|---|---|---|
| PE/PIE | 163/171 未治疗的/ED,(84PE)(87PIE) | 顺铂20mg/(m²·d),依托泊苷 100mg/(m²·d),iv,d1～4,q3w×4 周期 | 67%(CR 20%) | 7.3 |
| | | 顺铂20mg/(m²·d),依托泊苷 75mg/(m²·d),iv,异环磷酰胺 1.2g/(m²·d),iv,d1～4,＋美司钠,q3w×4 周期 | 73%(CR 21%) | 9.1 |
| IPE | 42/46(LD9)(ED33) | 异环磷酰胺 1.2g/(m²·d);美司钠,d1～4,顺铂20mg/(m²·d),iv,d1～4,依托泊苷 37.5mg/(m²·d),d1～21;d1～22,q21×4 周期 | 55%(CR 14%)(PR 40%) | 7.2 |
| TCE | 79 以前未接收受过治疗者(LD41)(ED79) | 紫杉醇200mg/(m²·d),iv(1h),d1;卡铂AUC=6.0,d1,依托泊苷 50～100mg/d(成人),po,d1～10,q3w×4 周期 | LD 98%(CR 71%)ED 84%(CR 21%) | LD<16 ED 10 |
| ICE | 35ED 以前未接收受过治疗者 | 异环磷酰胺 3.75～5g/(m²·d),civ(24h),d1＋美司钠,卡铂 300mg/(m²·d),iv,d1,依托泊苷50mg/d,po,d1～14 或 d1～21 | ED 83%(CR 23%)(PR 60%) | 8.3 |
| (V)ICE | 89(LD73)(ED14) | 异环磷酰胺 5g/(m²·d),d1＋美司钠,卡铂300mg/(m²·d),d1,依托泊苷 120mg/(m²·d),iv,d1～2,240mg/(m²·d),po,d3,长春新碱 1mg/d,d1 | LD 84%(CR 60%)ED 71% | LD 16.6 ED 13.4 |

注：civ,连续静脉滴注。

## 五、常见药物不良反应及处理

（1）长春瑞滨  中性粒细胞减少是长春瑞滨的剂量限制性毒性，血小板减少和 3～4 度贫血的发生率分别为 1%～10%。其他非血液系统作用包括轻、中度恶心、呕吐，外周神经症状和一过性肝功能变化。可经外周静脉或中心静脉滴注，6～10min 滴完，继之 75～100ml 的静脉冲洗。适用于非住院病人。长期应用致外周注射部位反应发生率增加。长春瑞滨同顺铂联合用药毒性低而改善生存期作用明显，可视作标准的联合用药方案。

（2）紫杉醇  其中性粒细胞减少是剂量限制性的，非血液系统反应随疗程的长短而定。过敏反应与制剂有关，宜在给予紫杉醇前给予皮质激素或 H 受体拮抗药预防。紫杉醇不溶于水，多为聚乙二醇或无水乙醇剂型，用非聚氯乙烯给药系统时需另加溶剂稀释。

BONOMI 等在 EASTERM 肿瘤合作组（ECOGP）将 560 个病人随机分配到三组，一组顺铂＋紫杉醇175mg/m²，滴注 24h，一组用顺铂＋紫杉醇250mg/m²，滴注 24h，配合以 G-CSF 支持疗法，第三组给予传统治疗紫杉醇＋依托泊苷，结果三种处理方法的 1 年存活率分别为 37%、39%和 31%。未发现高低紫杉醇剂量组在存活率上的差别，但高剂量紫杉醇组的中性粒细胞减少和外周神经毒性明显增强。

Langer 等（ECOGP）观察了 53 个ⅢB 和Ⅳ NSCLC 患者用紫杉醇（175～215mg/m²）24h 连续滴注，在第二天加卡铂（AUC=7.5）滴注，每 3 周 1 次的治疗方案，发现具有明显的骨髓抑制，57%的病人有 3～4 度的中性粒细胞减少，在第二周期和以后的周期中需要 G-CSF 支持疗法。明显的血小板减少和贫血的发生率分别为 47%和 33%。尽管开始有效率达 62%，1 年的存活率达 54%，2～3 年的存活率仍维持在 15%和 4%。Langer 等用原剂量的紫杉醇和卡铂，比较1h和24h滴注的效果，发现1h滴注的外周神经症状发生率增加而骨髓抑制发生率下降，但总有效率降低至27%。小于3h的紫杉醇滴注适用于院外病人，且不需G-CSF支持疗法配合，消费低，常用。

（3）紫杉特尔 紫杉特尔是一个半合成品，不具有紫杉醇方案依赖性效应和毒性，但有中性粒细胞减少和非血液系统不良反应。非血液系统不良反应包括过敏反应、水潴留综合征（外周水肿＋胸膜渗出）、皮疹、虚弱、黏膜炎、脱发和外周神经病。应于滴注紫杉特尔24h前口服皮质激素，连服3~5d以减少水潴留的严重性。

（4）吉西他滨 具有方案依赖性毒性，在第1、第8、第15天静滴，每3周1次，休息1周然后改为4周1次。对于院外病人可达到最大可耐受剂量和可接受的毒性反应。该方案的剂量限制性毒性是血小板减少和可逆性肝毒性。具有轻度的骨髓抑制、恶心、呕吐、皮疹、类流感、疲劳、虚弱。

（5）伊立替康和托泊替康 Ⅰ期和Ⅱ期临床试验证明伊立替康单用对于晚期NSCLC的有效率达35%。剂量限制性毒性是中性粒细胞减少和严重腹泻。伊立替康同顺铂或同长春地辛合用的基本有效率为40%~54%，但对1年存活率无影响。伊立替康联合胸部放疗的不良反应早期试验是限剂量（DLT）性食管炎、腹泻和严重的肺炎。

（6）埃罗替尼 其剂量限制性毒性是痤疮样皮疹和腹泻。可发生Ⅰ~Ⅳ度丘疹、斑疹、脓疱样皮炎，多在服药第1周出现，4周后可逐渐减轻。但少数可能非常严重需停药或减少药量。恶心、呕吐、腹泻，可见于50%患者，多为Ⅰ~Ⅱ度，多为一过性，不需减低药量，腹泻患者可加用洛哌丁胺。

### 六、常见药物相互作用

（1）药物的剂量 理论上讲单位时间所给的药量对于肿瘤细胞的杀伤是一个关键因素，即便是联合化疗亦是如此，但临床试验并未能证明剂量密集型对总生存率的改善，可能与药物的毒性如粒细胞减少、中性粒细胞减少性发热以及病人的体质有关。

（2）完全性反应病人缓解期短暂（<1年），说明抗药性细胞在接受化疗的同时仍继续保持增长的态势。可考虑交替性使用联合化疗方案以防止或延迟抗药性的产生。初步的临床试验显示：局限性SCLC对交替性抗交叉抗药方案的反应较好，如紫杉醇和拓扑异构酶抑制剂等新细胞毒药物投用可能为新型交替疗法提供新的机会。

（3）多数化疗伴有明显的毒性，特别是粒细胞减少，致使感染的机会增加。SCLC的强化化疗法和用G-CSF或GM-CSF支持疗法可以减少感染发生的机会和感染的严重性。有随机试验结果表明，接受CAE治疗的患者同时接受G-CSF，可将严重的中性粒细胞减少的时间从5.2d缩短到1.8d，中性粒细胞减少性发热的发生率、抗生素应用时间以及住院时间均减少。

（4）SCLC对放疗敏感，局限在胸腔的SCLC进行放疗＋化疗联合治疗，前者可杀灭胸腔原发性肿瘤，后者对局部和转移肿瘤均有杀灭作用，故放化疗结合可降低或延迟复发。同时进行放化疗或放疗后化疗似较化疗后放疗效果好，但不良反应发生率亦较单用化疗或化疗后放疗高。当放疗与放疗增敏性药物如多柔比星合用时，放疗性食管炎和肺炎的发生率均增加。

（5）肺癌发生CNS转移者达30%~40%，有10%的病人一开始就发生CNS转移。颅内转移者颅脑放疗（PCI）常可控制CNS疾病，同时也构成了对中枢神经的损伤。对于何时开展颅脑放疗，用多大的放射量进行颅脑放疗还存有争论。托泊替康可透过血脑屏障，在CNS内浓度达血浓度的40%以上，对颅内转移有效。此外，颅内转移病人常需给予肾上腺皮质激素以降低颅内压和给予抗惊厥药等。

（6）细胞色素CYP3A4的诱导剂或抑制剂都会影响埃罗替尼的代谢。利福平、抗癫痫药物巴比妥盐、苯妥英等能够加速埃罗替尼的代谢，降低血药浓度。酮康唑、氟康唑、伊曲康唑、红霉素、钙拮抗药如地尔硫䓬等都会抑制埃罗替尼的代谢。

多数肺癌患者接受复杂的药物疗法，如化疗药、止吐药、抗生素、镇痛药、抗凝血药、扩支气管药、皮质激素、抗惊厥药和心血管系统药物等，因此需要严格的药物监测，以避免药物相关毒性，达到最佳治疗效果。

# 第十八节　消化性溃疡

## 一、疾病概述

消化性溃疡主要指发生在胃和十二指肠的慢性溃疡，即胃溃疡和十二指肠溃疡两种。消化性溃疡是常见病，呈世界性分布，临床上十二指肠溃疡多见，两者之比约为3:1，十二指肠溃疡好发于青壮年，胃溃疡的发病年龄较迟，平均晚10年。

### （一）病因与发病机制

目前认为幽门螺杆菌（Hp）感染是消化性溃疡的主要病因。Hp致溃疡的因素主要与细菌产物、黏附性以及环境和免疫因素有关。非甾体抗炎药（NSAIDs）是引起消化性溃疡的又一重要因素，NSAIDs通过破坏黏膜屏障使黏膜防御和修复功能受损而导致消化性溃疡。消化性溃疡的最终形成与胃酸-胃蛋白酶自身消化密切相关，胃蛋白酶活性是pH值依赖性的，在无酸情况下罕有溃疡发生，抑制胃酸分泌的药物能促进溃疡愈合。胃排空增快，使十二指肠球部酸负荷量增加、增大，黏膜易遭损伤，反流液中的胆汁、胰液、溶血卵磷脂等对胃黏膜也有显著的损伤作用。另外，吸烟、饮酒、饮食、精神与遗传等因素都可能与该病的发生有不同程度的关系。

### （二）临床表现

上腹疼痛是最常见的症状，可为钝痛、灼痛或胀痛等，多位于中上腹。可伴反酸、嗳气、恶心等症状。部分患者可无症状或症状轻，或以出血、穿孔等并发症为首发症状。多数患者有以下特点：①慢性过程；②周期性发作；③发作时上腹痛呈节律性。十二指肠溃疡患者疼痛多在空腹时或夜间饥饿时明显，进食后缓解，而胃溃疡患者疼痛多发生于餐后1h左右。溃疡活动时上腹部可有局限性压痛，缓解期无明显体征。胃镜检查及胃黏膜活检是确诊消化性溃疡最可靠的方法。钡餐检查也是较常见的诊断方法，但活动性上消化道出血是禁忌证。

## 二、临床治疗基本原则

包括消除病因、解除症状、愈合溃疡、防止复发和避免并发症。患者休息是必要的，还应保持生活规律，情绪乐观，避免过分紧张和劳累，戒烟酒，忌刺激性食品，避免使用致消化性溃疡药物等。

### 三、药物治疗原则与方法

（一）药物治疗原则

缓解症状、促进溃疡愈合、根除 Hp、预防溃疡复发。

（二）药物作用和机制

**1. 抗酸剂**

抗酸剂可中和胃酸、抑制蛋白酶活力、减弱胃液消化作用。按效应分为：①吸收性抗酸药，如碳酸氢钠等；②非吸收性抗酸药，如氢氧化铝等。用片剂时需在咽下前嚼碎。目前有不少复合制剂用于临床，除中和胃酸缓解疼痛外，还对溃疡面有收敛、保护作用。

**2. 抑酸药**

（1）$H_2$ 受体拮抗剂（$H_2RA$） 可以选择性竞争结合壁细胞上的 $H_2$ 受体，使组胺不能与 $H_2$ 受体结合，从而抑制食物、咖啡因、组胺及胃泌素等因素引起的胃酸分泌。常用药物有西咪替丁、雷尼替丁、法莫替丁。雷尼替丁以呋喃环取代了西咪替丁的咪唑环，对 $H_2$ 受体具有更高的选择性，能显著抑制正常人和溃疡病患者的基础和夜间胃酸分泌，其抑制胃酸作用较西咪替丁强 $5 \sim 12$ 倍，静脉注射可使胃酸分泌降低 $90\%$，对胃蛋白酶原的分泌也有一定的抑制作用。

（2）质子泵抑制剂 作用于壁细胞胃酸分泌终末步骤中的关键酶 $H^+$-$K^+$-ATP 酶，使其不可逆地失去活性，导致壁细胞内的 $H^+$ 不能转移至胃腔中而抑制胃酸。常用药物有奥美拉唑、兰索拉唑、泮托拉唑等。兰索拉唑与奥美拉唑均为苯咪达唑类化合物，前者增加了一个三氟氧化乙烯基，使其生物利用度进一步提高。兰索拉唑并不直接作用于质子泵，而是在壁细胞微管的酸性环境中，形成活性亚磺酰胺代谢物，对质子泵有明显抑制作用。泮托拉唑为新一代的苯咪达唑类质子泵抑制剂，吸收后浓集在壁细胞微管内，在胃壁细胞的酸性环境中被激活为环次磺胺，再特异性地与质子泵亚单位的半胱氨酸上的巯基以共价键结合，使其丧失泌酸功能，能有效抑制基础胃酸分泌、夜间胃酸分泌及 24h 胃酸分泌。

（3）抗胆碱能药物 通过阻断壁细胞上的乙酰胆碱受体而减少胃酸的分泌，对基础胃酸分泌、外源性促胃泌素及胰岛素等引起的胃酸分泌均有抑制作用，并能选择性阻断控制胃酸分泌的胆碱能受体。代表药物为哌仑西平。

（4）促胃泌素受体拮抗剂 如丙谷胺，结构与促胃泌素末端相似，竞争性阻断促胃泌素受体，从而抑制胃酸分泌，还有促进胃黏膜上皮细胞再生和抗胃肠平滑肌痉挛的作用。

**3. 胃黏膜保护剂**

通过影响胃的黏液、碳酸氢盐分泌、黏膜血流而增强黏膜抵抗力。

（1）前列腺素衍生物 抑制消化道分泌组胺、五肽胃泌素及胃酸分泌；增加胃的重碳酸氢盐分泌而增加碱性微环境；对抗 $TXA_2$ 的收缩血管作用，增强黏膜血流量；增加胶质状黏液层的厚度；减少胃泌素对食物的反应。代表药物为米索前列醇，对阿司匹林等非甾体类抗炎药引起的消化性溃疡和胃出血有特效。

（2）硫糖铝 是硫酸蔗糖和氢氧化铝的复合物，具有局部抗溃疡作用，无抗酸作用，保护胃黏膜的作用机制为：与蛋白质形成大分子复合物，覆盖于溃疡面，形成一层保护屏障，阻止胃酸、胃蛋白酶和胆汁酸对溃疡的渗透；吸附胃蛋白酶和胆汁酸；促进胃黏液和碳酸氢盐的分泌；增加胃黏膜血流量；促进前列腺素的合成；激活巨噬细胞，促进上皮细胞修复。

（3）铋剂 是一种组成不定的含铋复合物，在胃酸作用下胶体铋与溃疡面或炎症部位的蛋白质形成不溶性沉淀，牢固地黏附于糜烂面上形成保护屏障，抵御胃酸与胃蛋白酶的侵蚀；并能刺激内源性前列腺素释放、促进胃黏液分泌、加速黏膜上皮修复、改善胃黏膜血流与抑制幽门螺杆菌。代表药物为次枸橼酸铋。

（4）替普瑞酮 一种萜类物质，能促进胃黏膜微粒体中糖脂质中间体的生物合成，进而加速胃黏膜及胃黏液层中主要黏膜修复因子的合成，提高黏液中磷脂质浓度、增加黏膜防御功能，不影响胃的正常生理功能。对盐酸、阿司匹林及酒精所致溃疡具有修复作用，而 $H_2$ 受体拮抗剂和抗胆碱药则无此作用。还能改善胃黏膜增殖区细胞繁殖能力，保持其稳定性，促使损伤愈合，提高胃黏膜中 $PGE_2$ 的合成能力，改善失血应激。

（5）谷氨酰胺 具有增强胃黏膜防御因子含量的作用，对抗溃疡的组织破坏作用，促进组织修复、加快溃疡愈合。

**4. 促进胃动力药物**

甲氧氯普胺和多潘立酮为外周多巴胺受体阻断药，直接作用于胃肠壁，可增加食管下部括约肌张力，防止胃-食管反流，增强胃蠕动，促进胃排空，并能有效地防止胆汁反流，不影响胃液分泌。多潘立酮不易通过血脑屏障，因此无锥体外系等不良反应。西沙必利、莫沙必利、伊托必利为全胃肠道动力药，通过兴奋胃肠道胆碱能中间神经元及肌间神经丛的 5-$HT_4$ 受体，促进乙酰胆碱的释放，从而增强胃肠道运动，改善胃肠道症状。伊托必利同时具有中度催吐作用。

**5. 治疗 Hp 感染的药物**

目前常用的抗 Hp 感染药物有阿莫西林、四环素、甲硝唑、克拉霉素、铋剂、质子泵抑制剂等。阿莫西林为 $\beta$-内酰胺类，影响细菌的细胞壁合成，是最常用的抗 Hp 感染药物，在胃内酸性环境中稳定，口服后能在局部发挥抗 Hp 作用。克拉霉素属大环内酯类，影响细菌蛋白质的合成，在酸性条件下稳定，易于吸收，是目前较强的抗 Hp 感染药物，单独应用易产生耐药性。甲硝唑为咪唑衍生物，影响细菌核酸的合成，经吸收后分泌到胃腔发挥治疗作用，活性受 pH 值影响较小，由于应用广泛，Hp 对甲硝唑的耐药发生率非常高，但与铋剂或其他抗菌药物联合应用能减少 Hp 对甲硝唑的耐药。铋剂抗 Hp 感染的机制包括破坏细菌细胞壁的完整性，阻止 Hp 黏附于胃上皮细胞和抑制尿素酶、蛋白酶和磷脂酶的活性，与抗菌药物联合应用具有杀灭 Hp 的协同效应，常用胶体枸橼酸铋。质子泵抑制剂可显著提高胃内 pH 值，以增加抗菌药物的稳定性，使之发挥最大抗菌效果，奥美拉唑等能抑制 Hp 生长，但单独应用不能治愈感染。$H_2$ 受体拮抗剂亦能起到类似效果。

## 四、治疗药物的合理选用

**1. 根除 Hp 药物治疗**

目前推荐根除 Hp 的治疗方案是以质子泵抑制剂或胶体铋剂为基础加上两种抗菌药物的三联方案。常用的三联疗法有以下几种。

（1）铋剂＋甲硝唑（替硝唑）＋四环素 铋剂 120mg，4 次/d，甲硝唑 400mg，3～4 次/d，四环素 500mg，4 次/d，疗程 1～2 周，Hp 感染治愈率为 86%～90%。

（2）质子泵抑制剂与两种抗菌药物联用 如奥美拉唑＋克拉霉素＋甲硝唑（或阿莫西林），治疗 1 周，Hp 感染治愈率 86%～91%，或奥美拉唑＋阿莫西林＋甲硝唑，疗程 1～2 周，治愈率为 77%～83%。

（3）铋剂＋甲硝唑（或克拉霉素）＋阿莫西林（500mg，4 次/d），治愈率约 85%。

（4）$H_2$ 受体拮抗剂＋抗菌药物　如雷尼替丁（每晚 300mg）＋阿莫西林＋甲硝唑，疗程 2 周，治愈率 80%～85%，或雷尼替丁＋铋剂＋克拉霉素（或阿莫西林），疗程 2 周。

治疗是否成功应在停止抗 Hp 治疗后至少 4 周复查 Hp 后才能肯定，4 周内的阴性检查结果只表示 Hp 暂时性清除，其后仍可能复发。

**2. 抗酸或抑制胃酸分泌的治疗**

（1）抗酸剂　氢氧化铝常用方法为餐后 1h 嚼碎服用 0.6～1g，3 次/d，伴有肾功能不全时应减量。碳酸氢钠抗酸作用快而短暂，口服 0.6～1g，3 次/d，饭后 1h 服用。胃仙 U 为双层片，外层主要成分为甘草酸钠、葡萄糖醛酸、干燥氢氧化铝凝胶、牛胆浸膏、薄荷脑、叶绿素等，内层为甲基蛋氨酸磺基氧化物及淀粉酶，口服 2 片，3 次/d，饭后服用。乐得胃片剂中含有碱式硝酸铋、碳酸镁、碳酸氢钠等成分，口服 2 片，3 次/d，疗程 2 个月，病情严重者可延长至 3 个月以上，疗程结束后使用维持量 1 片，3 次/d，连续 3 个月。

（2）抑制胃酸分泌治疗　西咪替丁一般口服 200mg，3～4 次/d，肾功能受损者应根据肌酐清除率决定，肌酐清除率为 0～15ml/min 者，200mg，2 次/d；15～30ml/min 者，200mg，3 次/d；30～50ml/min 者，200mg，4 次/d；超过 50ml/min 者，使用正常剂量。雷尼替丁常用方法为口服 150mg，2 次/d，或临睡前服 300mg，如肌酐清除率＜50ml/min 时，应减至半量。法莫替丁抑制胃酸分泌作用比雷尼替丁更强，为西咪替丁的 40 倍，常用剂量为口服 20mg，2 次/d，早餐和晚餐后或临睡前服用。消化性溃疡、反流性食管炎采用口服给药，上消化道出血、卓-艾综合征可采用口服或静脉给药，每次 20mg 溶于 0.9% 氯化钠或 5% 葡萄糖注射液 20ml 中缓慢静脉注射或静脉滴注。哌仑西平用法：口服 50mg，2 次/d，饭前 1h 服用，症状严重时，可增加至 50mg，3 次/d，4～6 周为一疗程，需长期治疗的患者可连续服用 3 个月，孕妇禁用。丙谷胺常用剂量 200～400mg，3～4 次/d，4～8 周为一疗程。抗胆碱能药和促胃泌素受体拮抗剂治疗溃疡疗效不理想，目前已很少单独用于溃疡治疗。质子泵抑制剂类抑制胃酸分泌作用较 $H_2$ 受体拮抗剂更强，且作用持久。奥美拉唑治疗消化性溃疡时用量 20mg，1 次/d，疗程 2 周，必要时可用至 4 周。卓-艾综合征初始剂量为 60mg，1 次/d，最大剂量不应超过 120mg/d，一般不能作为长期维持治疗。泮托拉唑对细胞色素 P450 酶的作用较弱，一般剂量肠溶片（胶囊）40mg，1 次/d，片剂于早餐前或早餐期间用水完整吞服，切勿嚼碎或碾碎服用，胶囊剂应在早餐饭后服用，疗程 2～4 周。泮托拉唑粉针剂 40mg 用 10ml 氯化钠注射液溶解后加入氯化钠注射液 100ml 中静脉滴注。

**3. 保护胃、十二指肠黏膜治疗**

胃、十二指肠黏膜保护剂主要包括前列腺素类、铋剂、硫糖铝、谷氨酰胺、替普瑞酮等，治疗 4～8 周的溃疡愈合率与 $H_2$ 受体拮抗药相似。前列腺素制剂的代表药物是米索前列醇，口服吸收快，常用剂量为口服 200$\mu$g，4 次/d，饭前或睡前服用，4～8 周一疗程。亦可选择硫糖铝 1g，4 次/d，口嚼成糊状后用温开水吞服，饭前 1h 服用，应使用数月，以免复发。铋剂应于每日早、晚餐前 30min，各 240mg 口服，或每日三餐前及睡前 30min 各 120mg 服用，疗程 4～8 周。谷氨酰胺为口服，成人 1g，3 次/d，用温开水溶解后服用，即配即用，疗程 1 周。替普瑞酮可选用胶囊剂或颗粒剂口服，胶囊剂 1 粒，3 次/d，颗粒剂 0.5g（含主药 50mg），饭后 30min 内服用。

### 4. 维持治疗

维持治疗是预防溃疡复发的主要措施。有如下情况者应给予维持治疗：①每年发作 3 次或 3 次以上；②常以出血或穿孔为发作症状的严重消化性溃疡患者；③高龄、有严重伴随病患者；④不能停用非甾体类抗炎药或抗凝药物者；⑤Hp 未被根除或 Hp 阴性的溃疡患者；⑥经外科治疗仍复发者。常用 $H_2$ 受体拮抗剂，1/2 标准剂量睡前顿服。也可口服奥美拉唑 10～20mg/d，2～3 次/周，维持治疗时间根据病情决定，短者 3～6 个月，长者 1～2 年，甚至更长时间。对于 NSAIDs 溃疡复发的预防，建议使用质子泵抑制剂或米索前列醇。

## 五、常见药物不良反应及处理

氢氧化铝长期、大剂量应用，可致严重便秘，老年人长期服用，可致骨质疏松，肾功能不全患者长期应用可能会有铝蓄积中毒症状。西咪替丁的不良反应有腹泻、腹胀、口干、血清转氨酶轻度升高等。使用奥美拉唑偶见轻度恶心、腹痛、皮疹和肌肉疼痛等。甲氧氯普胺可出现昏睡、烦躁不安、倦怠无力，大剂量长期应用可使胆碱能受体相对亢进而导致锥体外系反应，可用抗胆碱药物治疗。多潘立酮偶见轻度腹部痉挛。莫沙必利主要不良反应为腹泻、腹痛、口干、皮疹及倦怠等。米索前列醇可有腹泻、轻度恶心、呕吐、腹痛、眩晕等。次枸橼酸铋少数可见便秘、口腔不适、失眠、乏力等，一般停药后即自行消失。替普瑞酮会出现头痛、便秘、腹胀、胆固醇升高及皮疹等，停药后可消失。谷氨酰胺偶有恶心、便秘、腹泻等症状。阿莫西林的主要不良反应有腹泻、过敏反应和假膜性肠炎。克拉霉素的主要不良反应是味觉改变，患者往往不能耐受而中断治疗。

## 六、常见药物相互作用

氢氧化铝与 $H_2$ 受体拮抗剂同服，对解除十二指肠溃疡疼痛症状有效，但可减低后者的吸收，故不提倡两药在 1h 内同用。碳酸氢钠与肠溶片同服，可使肠溶片加快溶解，不应同用。由于硫糖铝需经胃酸水解后才能发挥作用，而西咪替丁抑制胃酸分泌，两者合用可能使硫糖铝疗效降低。奥美拉唑可延长地西泮、苯妥英钠及其他经肝酶代谢药物的药效，如与苯妥英钠合用，则需小心监测病情，且苯妥英钠应酌情减量。甲氧氯普胺与乙醇或中枢抑制药等同用时，镇静作用增强，与抗胆碱能药和麻醉止痛药合用有拮抗作用。多潘立酮、莫沙必利与抗胆碱能药合用可能会有拮抗作用，故不宜合用。服用米索前列醇 1 周内，避免服用 NSAIDs。枸橼酸铋钾不得与抗酸药同时服用，与抗菌药合用有协同作用。

# 第十九节　支气管哮喘

## 一、疾病概述

支气管哮喘（简称哮喘）是由多种细胞如嗜酸性粒细胞、肥大细胞、T 淋巴细胞、中性粒细胞、气道上皮细胞等细胞组分参与的气道慢性炎症性疾病。这种慢性炎症导致气道反应性增加，通常出现广泛多变的可逆性气流受限，并引起反复发作性的喘息、气急、胸闷或咳嗽等症状，常在夜间和（或）清晨发作、加剧，多数患者可自行缓解或经治疗后缓解。

哮喘不仅是呼吸系统常见病，而且已成为一个全球性的公共卫生问题。哮喘的各国患病率 1%～13%，在许多国家有上升趋势。我国成人患病率为 0.7%～1.5%，儿童患病率为 0.7%～2.03%，患病率在男女成人间差异不大，城市高于农村，儿童高于成人。

### （一）病因和发病机制

哮喘的病因还不十分清楚，与个体易感（遗传）和环境因素影响有关。调查资料显示，哮喘患者亲属患病率高于群体患病率，亲缘关系越近，患病率越高；患者病情越严重，其亲属患病率也越高。目前，哮喘的相关基因尚未完全明确，但有研究表明存在与气道高反应性、IgE 调节和特应性相关的基因，这些基因在哮喘的发病中起着重要作用。环境中的某些因素，如尘螨、花粉、真菌、动物毛屑、氨气等各种吸入物，细菌、病毒、寄生虫等感染，鱼、虾、蟹、蛋类、牛奶等食物，某些药物如普萘洛尔、阿司匹林等，气候变化、运动、妊娠等都可能是哮喘的激发因素。

哮喘的发病机制比较复杂，目前尚未完全清楚。环境因素、变态反应、气道炎症、气道反应性增高、神经等因素及其相互作用被认为与哮喘的发病关系密切。某些环境因素作用于遗传易感个体，通过 T 细胞（主要是 $CD_4^+$ T 辅助细胞）调控的免疫介质释放（细胞因子如 IL-4、IL-5、IL-10、IL-13 等，炎症介质如组胺、PAF、LTB4、LTC4、LTD4、LTE4 等）机制作用于气道产生炎症及气道高反应性；同时气道结构细胞特别是气道上皮细胞与上皮下基质及免疫细胞的相互作用，以及神经调节的异常均加重了气道高反应性，也直接或间接加重了气道炎症，在环境因素的进一步作用下，使炎症加重，气道平滑肌收缩，而出现症状性哮喘。

### （二）临床表现

**1. 症状**

典型的哮喘表现为反复发作性喘息、胸闷、呼吸困难和咳嗽。症状的出现多与接触变应原、冷空气、物理和化学性刺激、病毒性上呼吸道感染有关。发作的严重程度不等，轻者仅有胸部紧迫感，严重者被迫采取坐位或端坐呼吸。哮喘症状可在数分钟内发作，经数小时或数天，用支气管舒张药或自行缓解。有些患者发作时只有咳嗽症状，称为咳嗽变异型哮喘，有些青少年则表现为运动时出现胸闷、咳嗽和呼吸困难，称为运动性哮喘。

**2. 体征**

典型的体征是发作时双肺可闻及散在或弥漫性、以呼气相为主的哮鸣音。严重哮喘发作时，患者可出现心动过速、奇脉、口唇及四肢末端发绀，甚至哮鸣音消失，称为"沉默肺"。

肺功能检测对哮喘的诊断、病情评估、疾病进展、预后及治疗反应等均有重要意义。哮喘发作时肺功能常表现为第一秒用力呼气容积（$FEV_1$）、第一秒用力呼气容积占用力肺活量比值（$FEV_1/FVC$）（%）、最大呼气中期流速（MMEF）及呼气峰流速（PEF）降低，缓解期上述指标可逐渐好转或恢复。哮喘患者咳痰或诱导痰涂片显微镜下有时可见较多的嗜酸性粒细胞，血清特异性 IgE 可能升高。哮喘严重发作时动脉血气分析可有动脉血氧分压（$PaO_2$）降低、动脉血二氧化碳分压（$PaCO_2$）下降、pH 值上升，但病情进展时，$PaCO_2$ 亦可升高，表现为呼吸性酸中毒。

哮喘在临床上可分为 3 期。

（1）急性发作期　指气促、咳嗽、胸闷等症状突然发生或加剧，常因接触变应原等刺激物或治疗不当所致。

（2）慢性持续期　指患者即使没有急性发作，但在相当长的时间内总是不同频度和（或）不同程度地出现症状（喘息、咳嗽、胸闷）。

（3）缓解期　指经过治疗或未经治疗症状、体征消失，肺功能恢复到急性发作前水平并维持4周以上。

哮喘急性发作期病情严重程度分为4级，见表9-13。

表 9-13　哮喘急性发作的病情严重度分级

| 临床特点 | 轻度 | 中度 | 重度 | 危重 |
|---|---|---|---|---|
| 气短 | 步行、上楼时 | 稍事活动 | 休息时 | |
| 体位 | 可平卧 | 喜坐位 | 端坐呼吸 | |
| 讲话方式 | 连续成句 | 常有中断 | 单字 | 不能讲话 |
| 精神状态 | 可有焦虑、尚安静 | 时有焦虑或烦躁 | 常有焦虑、烦躁 | 嗜睡、意识模糊 |
| 出汗 | 无 | 有 | 大汗淋漓 | |
| 呼吸频率 | 轻度增加 | 增加 | 常>30 次/min | |
| 辅助呼吸肌活动及三凹征 | 常无 | 可有 | 常有 | 胸腹矛盾运动 |
| 哮鸣音 | 散在,呼吸末期 | 响亮、弥漫 | 响亮、弥漫 | 减弱、乃至无 |
| 脉率 | <100 次/min | 100～120 次/min | >120 次/min | >120/min 或脉率变慢或不规则 |
| 奇脉(收缩压下降) | 无(10mmHg) | 可有(10～25mmHg) | 常有(>25mmHg) | 无 |
| 使用 $\beta_2$ 受体激动剂后 PEF 预计值或个人最佳值% | >80% | 60%～80% | <60%或<100L/min 或作用时间<2h | |
| $PaO_2$(吸空气) | 正常 | 60～80mmHg | <60mmHg | |
| $PaCO_2$ | <45mmHg | ≤45mmHg | >45mmHg | |
| $SaO_2$(吸空气) | >95% | 91%～95% | ≤90% | |
| pH 值 | — | | 降低 | 降低 |

注：$SaO_2$ 为动脉血氧饱和度。

## 二、临床治疗基本原则

哮喘的治疗原则主要是按照我国哮喘防治指南和全球哮喘防治建议（GINA）提出的要求，对患者的病情进行评估，根据不同病情严重程度和分级制定个体化的长期管理和治疗方案，控制和预防发作，最终达到消除气道慢性炎症和气道高反应性，没有哮喘的急性发作和哮喘的日夜间症状，能够和健康人一样生活的目的。

## 三、药物治疗原则与方法

### 1. 药物治疗原则

药物是治疗哮喘的主要手段。目前临床常用治疗哮喘的药物有糖皮质激素、支气管舒张药物、抗白三烯和抗过敏等药物。糖皮质激素是目前控制哮喘气道炎症和控制发作最有效的一线药物，对于哮喘急性发作期、慢性持续期和尚未达到完全控制的缓解期患者应根据病情选用糖皮质激素治疗。对于急性发作或有症状的患者可根据病情选用 $\beta_2$ 受体激动剂、抗胆碱药、茶碱类等支气管舒张药物缓解症状。对于以下几种情况的哮喘，如吸入高剂量糖皮质激素不能控制哮喘病情者；阿司匹林哮喘或有上气道疾病（过敏性鼻炎、鼻息肉等）的哮喘患者；糖皮质激素依赖型哮喘或拒绝使用糖皮质激素治疗的哮喘患者；需要逐步减少糖皮质激素用量的哮喘患者，可用白三烯受体拮抗药物（如扎鲁司特、孟鲁司特）。预防各型哮喘的发作，尤其是预防季节性哮喘、运动性哮喘、儿童哮喘的发作可选用炎症细胞膜稳定药物（如色甘酸钠、奈多罗米钠）和（或）组胺受体阻断药物（如酮替芬、阿司咪唑、氯雷他定等）。白三烯受体拮抗药、炎症细胞膜稳定药物与糖皮质激素合用可增强激素疗效，减少激素的用量。

**2. 药物作用和机制**

（1）糖皮质激素通过干扰花生四烯酸代谢、减少白三烯和前列腺素的合成、抑制炎性介质释放等发挥抗炎作用。

（2）支气管舒张药物有松弛支气管平滑肌、扩张支气管、减轻或缓解气流受限的作用。$\beta_2$ 受体激动剂如沙丁胺醇（salbutamol）、福莫特罗（formoterol）等，主要是通过作用于支气管平滑肌细胞膜上肾上腺素 $\beta_2$ 受体发挥舒张支气管平滑肌的作用。抗胆碱药如异丙托溴铵（ipratropium bromide）、噻托溴铵（tiotropium bromide）为胆碱能 M 受体拮抗剂，通过阻断节后迷走神经通路，降低迷走神经兴奋性使支气管平滑肌舒张。茶碱类药物如氨茶碱、缓释茶碱等，主要是通过抑制磷酸二酯酶，提高气道平滑肌细胞内的 cAMP 水平使气道平滑肌舒张，茶碱除了具有支气管舒张作用外，还有兴奋呼吸中枢、增强呼吸肌收缩、增强气道纤毛清除功能和抗炎等作用。

（3）扎鲁司特（zafirlukast）、孟鲁司特（montelukast）等白三烯受体拮抗药通过抑制白三烯生物活性而发挥抗炎作用。

（4）色甘酸钠（sodium cromoglicate）、奈多罗米钠（nedocromil sodium）等为非皮质激素类抗炎药，可以抑制 IgE 介导的肥大细胞释放介质，对其他炎性细胞介质的释放亦有选择性抑制作用。

（5）酮替芬（ketotifen）、阿司咪唑（astemizole）、氯雷他定（loratadine）等组胺受体阻断药物具有抗变态反应作用，对预防哮喘（尤其是季节性哮喘）发作有一定效果。

## 四、治疗药物的合理选用

控制气道炎症和哮喘发作首选糖皮质激素，其次为白三烯受体拮抗药，两者合用有协同作用。缓解哮喘发作症状可选用支气管舒张药，常用的支气管舒张药物有 $\beta_2$ 受体激动剂、抗胆碱药、茶碱类，其中短效 $\beta_2$ 受体激动剂可作为急性发作时的急救药物。预防哮喘发作可选用白三烯受体拮抗药、色甘酸钠、酮替芬等。

**1. 糖皮质激素**

糖皮质激素有吸入（定量气雾剂吸入、干粉吸入、雾化吸入等）、口服和静脉用法。吸入治疗是目前长期治疗哮喘的首选方法，常用吸入激素有丙酸倍氯米松（beclomethaone dipropionate）、布地奈德（budesonide）、氟替卡松（fluticasone）等，后两种药物生物活性更强，作用更持久。激素通常需规律吸入 1 周以上方能生效。根据哮喘病情，吸入剂量（丙酸倍氯米松或等效量其他糖皮质激素）在轻度持续者一般成人为 $200\sim500\mu g/d$，中度持续者一般成人为 $500\sim1000\mu g/d$，重度持续者一般成人 $>1000\mu g/d$（不宜超过 $2000\mu g/d$，氟替卡松剂量减半）。口服治疗适用于吸入糖皮质激素无效或短期加强（如急性发作病情较重）

的患者，常用的药物有泼尼松（prednisone）和泼尼松龙（prednisolone），一般泼尼松起始剂量成人 30～60mg/d，症状缓解后逐渐减量至≤10mg/d，然后停用或改用吸入剂型。重度或严重哮喘发作时应及早静脉应用糖皮质激素，如琥珀酸氢化可的松（hydrocortisone succinate）成人 400～1000mg/d，或甲泼尼龙（methylprednisolone）成人 80～160mg/d，症状缓解后逐渐减量，然后改为口服和吸入剂型维持。

**2. 支气管舒张剂**

（1）$\beta_2$ 受体激动剂　$\beta_2$ 受体激动剂能缓解哮喘发作症状，是控制哮喘急性发作的首选药物。$\beta_2$ 受体激动剂有吸入（定量气雾剂吸入、干粉吸入、持续雾化吸入等）、口服和静脉三种用法。吸入法为首选，因药物吸入后直接作用于呼吸道，局部浓度高且作用迅速，所用剂量小，全身不良反应少。常用的短效 $\beta_2$ 受体激动剂有沙丁胺醇定量气雾剂（成人 100～200$\mu$g，每日 3～4 次）和特布他林（terbutaline）定量气雾剂（成人 250～500$\mu$g，每日 3～4 次），通常吸入后 5～10min 即可见效，疗效维持 4～6h，必要时也可每 20min 重复吸入 1次。长效 $\beta_2$ 受体激动剂有福莫特罗（成人 4.5～9.0$\mu$g，每日 2 次）和沙美特罗（salmeterol）（成人 25～50$\mu$g，每日 2 次）定量雾化或干粉吸入剂，作用时间可维持 8～12h。持续雾化吸入 $\beta_2$ 受体激动剂多用于重症或儿童患者，使用方法简单易于配合，如沙丁胺醇2.5～5mg，稀释后，每日 2～4 次雾化吸入。口服短效 $\beta_2$ 受体激动剂因不良反应多，目前用得较少。$\beta_2$ 受体激动剂的缓释型及控释型口服制剂疗效维持时间较长，可用于防治反复发作性哮喘和夜间哮喘，常用的口服制剂有丙卡特罗（procaterol）（成人 50$\mu$g，每日 1～2 次）和福莫特罗（成人 40～80$\mu$g，每日 2 次）。注射用 $\beta_2$ 受体激动剂虽然平喘作用较为迅速，但因全身不良反应的发生率较高，已较少使用。

（2）抗胆碱药　有短效的异丙托溴铵和长效的噻托溴铵两种吸入剂型。异丙托溴铵舒张支气管作用较 $\beta_2$ 受体激动剂弱，起效也比较缓慢，但不良反应少，与 $\beta_2$ 受体激动剂联合吸入支气管舒张作用增强并持久。某些患者应用较大剂量 $\beta_2$ 受体激动剂不良反应明显，可换用此类药物，尤其适用于夜间哮喘及多痰的患者。一般异丙托溴铵成人 40～80$\mu$g，每日 3～4 次吸入，或 250～500$\mu$g，每日 2～4 次雾化吸入。噻托溴铵是一种新型长效抗胆碱药，对 $M_1$ 和 $M_3$ 受体有较强的选择性，成人 18$\mu$g，每日 1 次吸入，疗效持续时间可达 24h，不良反应少。前列腺增生、闭角性青光眼以及膀胱颈梗阻者慎用。

（3）茶碱类药物　茶碱有口服和静脉剂型。口服茶碱常用的有氨茶碱、控（缓）释茶碱和多索茶碱（doxofylline）等，可用于轻至中度哮喘发作。通常氨茶碱为成人每日 6～8mg/kg，控（缓）释茶碱口服后血药浓度稳定，作用持久，尤其适用于控制夜间哮喘发作，一般缓释茶碱成人 0.1～0.2g，每日 2 次，或多索茶碱 0.2～0.4g，每日 2 次。重症哮喘急性发作时，可用茶碱静脉注射，一般静脉注射氨茶碱首次成人剂量为 4～6mg/kg，注射速度不超过0.25mg/（kg·min），静脉滴注维持量为 0.6～0.8mg/（kg·h），日用量一般不超过 1.0g，也可用多索茶碱，每日成人为 0.2～0.4g 静脉滴注。由于茶碱类药物血浆浓度个体差异较大，治疗窗较窄，有条件的应监测茶碱血药浓度。

**3. 其他抗炎药物**

（1）白三烯受体拮抗药　对于吸入高剂量糖皮质激素不能控制哮喘病情者；阿司匹林哮喘或有上气道疾病（过敏性鼻炎、鼻息肉等）的哮喘患者；糖皮质激素依赖型哮喘或拒绝使用糖皮质激素治疗的哮喘患者；需要逐步减少糖皮质激素用量的哮喘患者均可服用扎鲁司特

20mg，每日 2 次，或孟鲁司特 10mg，每日 1 次，睡前口服。扎鲁司特用于预防哮喘时，应持续服用。白三烯受体拮抗药与吸入糖皮质激素合用可提高糖皮质激素疗效。

（2）炎症细胞膜稳定药物　对与季节、运动、过敏因素有关的哮喘的预防，可用色甘酸钠或奈多罗米钠。色甘酸钠气雾吸入 3.5～7mg，每日 3～4 次，每日最大剂量 32mg；干粉吸入 20mg，每日 3～4 次，症状减轻后，每日 40～60mg，维持量每日 20mg。奈多罗米钠气雾吸入 4mg（2 喷），每日 2 次，必要时可增加到每日 4mg，预防运动性哮喘可于运动前吸入 2～4mg。

（3）组胺受体阻断药　慢性轻症哮喘、运动性哮喘、季节性哮喘的预防可选用酮替芬、阿司咪唑、氯雷他定等。一般酮替芬成人 1mg，每日 2 次口服，疗程 6～12 周或更长。阿司咪唑 10mg，每日 1 次口服。氯雷他定 10mg，每日 1 次口服。驾车、操作机械及高空作业者工作时禁用。

### 五、常见药物不良反应及处理

（1）吸入糖皮质激素如丙酸倍氯米松、布地奈德、氟替卡松常见的局部不良反应有口咽部念珠菌感染、上呼吸道刺激导致的咳嗽、声音嘶哑，局部不良反应可通过使用储雾罐、用药后以清水漱口而减轻。大剂量（$>1000\mu g/d$）长期吸入或全身应用糖皮质激素可导致骨质疏松、高血压、糖尿病、白内障、青光眼、肾上腺皮质功能抑制等。

（2）$\beta_2$ 受体激动剂沙丁胺醇、特布他林、丙卡特罗、福莫特罗、沙美特罗常见的不良反应有心悸、骨骼肌震颤、头痛、失眠和激动，吸入剂型的发生率较少。

（3）抗胆碱药异丙托溴铵和噻托溴铵的不良反应主要是口干。

（4）氨茶碱、控（缓）释茶碱和多索茶碱的主要不良反应有胃肠道症状（如恶心、呕吐、腹痛、腹泻）、心血管症状（如心动过速、心律失常、血压下降）、中枢神经系统反应（如头痛、焦虑、震颤）及多尿。

（5）白三烯受体拮抗药如扎鲁司特、孟鲁司特可引起头痛、嗜睡、烦躁不安、失眠、胃肠道症状（如腹痛、恶心、呕吐、消化不良）、转氨酶升高、皮疹等。

（6）色甘酸钠、奈多罗米钠吸入剂的常见不良反应有咽喉部刺激、咳嗽、恶心和头痛。

（7）组胺受体阻断药如酮替芬、阿司咪唑、氯雷他定可引起嗜睡、疲倦、头晕、头痛及胃肠道反应（如口干、食欲和体重增加）。

用药后出现不良反应时，应根据病情和不良反应严重程度，对治疗用药进行及时减量或停药，并积极给予相应的治疗。

### 六、常见药物相互作用

（1）丙酸倍氯米松与胰岛素有拮抗作用，糖尿病患者应注意调整丙酸倍氯米松的应用剂量。酮康唑能提高布地奈德、氟替卡松的血药浓度，从而增加不良反应。

（2）$\beta_2$ 受体激动剂丙卡特罗、沙美特罗、福莫特罗与单胺氧化酶抑制剂合用时可增加心悸、激动或躁狂发生的危险性，应避免合用。$\beta_2$ 受体激动剂与茶碱类药物合用时，支气管舒张作用增强，但心律失常等不良反应也可能增加。

（3）异丙托溴铵、噻托溴铵与 $\beta_2$ 受体激动剂及茶碱合用时支气管舒张作用增强。

（4）西咪替丁、大环内酯类抗菌药、氟喹诺酮类抗菌药、美西律、氟康唑、阿糖腺苷、抗甲状腺药和口服避孕药等可使茶碱血药浓度增加，茶碱与上述药物合用时应适当减量。

（5）扎鲁司特与华法林合用时，可导致凝血酶原时间延长，应密切监测。扎鲁司特、孟鲁司特、色甘酸钠、酮替芬与糖皮质激素长期合用有协同作用，应注意减少激素用量。阿司匹林可使扎鲁司特的血药浓度增加约 45%，红霉素、茶碱可降低扎鲁司特的血药浓度。

（6）酮替芬、阿司咪唑、氯雷他定与镇静催眠药合用时，可增加困倦、乏力等症状，应当避免。

# 第十章

# 常见药物过量及毒物急性中毒

## 第一节 镇静催眠药过量中毒

### 一、巴比妥类药物中毒

#### （一）概述

巴比妥类药物为巴比妥酸的衍生物，包括长效类的苯巴比妥、中效类的戊巴比妥及异戊巴比妥，短效类的司可巴比妥，超短效类的硫喷妥钠。巴比妥类药物具镇静催眠、抗惊厥、抗癫痫等药理作用。因其治疗指数较低，安全范围较窄，有耐受性和成瘾性，其镇静催眠作用在临床上已逐渐被苯二氮䓬类药物替代，但其抗惊厥和抗癫痫作用仍在临床上应用。此外，硫喷妥钠常用于静脉麻醉和诱导麻醉，其他药物可用于麻醉前给药。

**1. 中毒原因**

一次误服或自服大量巴比妥类药物，可致急性中毒，静脉注射速度太快亦可引起中枢过度抑制的急性中毒症状。

**2. 中毒机制**

巴比妥类药物通过抑制大脑皮质及下丘脑，大剂量抑制延髓呼吸中枢和血管运动中枢，并可直接损害毛细血管，引起呼吸和循环衰竭，部分患者可致肝、肾损害。中毒剂量可致昏迷，甚至麻痹延脑呼吸中枢而死亡。一般应用 5～10 倍催眠量时可引起中度中毒，10～15倍则重度中毒。

**3. 主要临床症状**

其中毒主要表现为中枢神经系统抑制症状，如嗜睡、语言障碍等，中毒早期可见视力模糊、复视、瞳孔缩小，严重中毒表现为低血压、心动过速、呼吸抑制、反射消失，以致休克、深度昏迷，患者多死于呼吸、循环衰竭。

#### （二）临床治疗基本原则

巴比妥类中毒目前无特效解毒剂，对长、中效药物中毒，可采取一般支持疗法，对短效药物中毒，则要特别注意呼吸、循环衰竭的抢救。

（1）尽快排除毒物　包括洗胃、导泻、利尿、大量补液；碱化血液和尿液，以促使药物迅速从脑组织向血液转移及加速药物肾脏排泄；必要时行血液透析。

（2）深度昏迷、明显呼吸抑制时可用呼吸兴奋剂，必要时行气管插管并予机械通气，维持呼吸及循环功能。

（3）维持水、电解质及酸碱平衡；加强护理，注意保温；对昏迷患者，使用抗生素预防和控制感染。

（三）药物治疗原则与方法

（1）清除毒物　口服中毒者，如在4h以内者，应先用1∶（2000～5000）高锰酸钾溶液或用生理盐水洗胃，然后用50％硫酸钠溶液20～30ml导泻。

（2）静脉输液　静脉滴注碳酸氢钠碱化尿液，加速其清除，同时快速静脉滴注甘露醇或使用呋塞米等利尿剂以增加尿量，加速药物的清除。如血压过低，可静滴低分子右旋糖酐或羟乙基淀粉代血浆维持血容量，给予间羟胺等升压药物维持血压。

（3）应用呼吸中枢兴奋剂　中毒严重，出现深度昏迷或有呼吸抑制，或吸氧后病情无明显改善者，应使用尼可刹米等呼吸中枢兴奋剂，使用时应严格掌握适应证及剂量，以免使已衰竭的呼吸中枢过度兴奋转为抑制，加重呼吸衰竭。

（四）治疗药物的合理选用

**1. 尼可刹米**（nikethamide，可拉明，coramine）

**【作用与用途】**

主要直接兴奋延髓呼吸中枢，同时也有颈动脉体和主动脉体化学感受器的反射作用。并能提高呼吸中枢对二氧化碳的敏感性，对于呼吸处于抑制状态者，作用特别明显。对大脑皮质、血管运动中枢和脊髓也有较弱的兴奋作用。本品作用温和，毒性小，安全范围宽。用于中枢性呼吸功能不全，多种原因引起的呼吸抑制，对肺心病引起的呼吸衰竭和吗啡引起的呼吸抑制效果较好，对吸入麻醉药中毒和巴比妥类中毒效果较差。

**【给药方案】**

采用静脉注射0.25～0.5g/次，必要时，每1～2h重复一次，或与其他中枢兴奋药交替使用，直到患者无肌颤或抽搐。

**【不良反应及注意事项】**

本品毒性小，常用剂量不良反应少，大剂量可出现血压升高、心悸、心律失常、咳嗽、肌肉震颤、出汗等，此时应避免继续给药，以防惊厥发生，用量过大，可出现癫痫样惊厥大发作。

**【剂型与规格】**

注射液：0.375g∶1.5ml；0.5g∶2ml。

**2. 贝美格**（bemegride，美解眠，megimide）

**【作用与用途】**

主要兴奋脑干，对呼吸中枢及血管运动中枢的作用明显、迅速，使呼吸增快，血压微升，但维持时间短。用于解除巴比妥类及其他催眠药中毒。亦可加速硫喷妥钠麻醉后的恢复。

**【给药方案】**

本品多采用静滴，常用量0.5％ 10ml（50mg）用5％葡萄糖注射液稀释静滴，3～5min滴完。亦可静注，每3～5min注射50mg，至病情改善或出现中毒症状为止。

**【不良反应及注意事项】**

由于本品安全范围较窄，如剂量过大或注射速度过快，可引起呕吐、腱反射增强、肌肉抽搐、惊厥等。并有迟发毒性反应，表现为情绪不安、幻视、精神紊乱等反应。注射时需准备短时巴比妥类药，以便惊厥时解救。

**【剂型与规格】**

注射液：50mg：10ml/20ml。

**3. 甘露醇**

**【作用与用途】**

甘露醇注射液通过高渗性脱水产生直接的组织脱水及渗透性利尿作用。临床用于以下几方面。

（1）组织脱水　用于治疗各种原因引起的脑水肿，降低颅内压，防止脑疝。

（2）降低眼内压　可有效降低眼内压，应用于其他降眼内压药无效时或眼内手术前准备。

（3）渗透性利尿　用于鉴别肾前性因素或急性肾功能衰竭引起的少尿。亦可用于预防各种原因引起的急性肾小管坏死。

（4）对某些药物逾量或毒物中毒（如巴比妥类药物、锂、水杨酸盐和溴化物等），本药可促进上述物质的排泄，并防止肾毒性。

**【给药方案】**

成人常用量如下。

（1）利尿　常用量为 1～2g/kg，一般用 20％溶液 250ml 静脉滴注，并调整剂量使尿量维持在每小时 30～50ml。

（2）治疗脑水肿、颅内高压和青光眼　按 0.25～2g/kg，配制为 15％～25％浓度于 30～60min 内静脉滴注。当病人衰弱时，剂量应减小至 0.5g/kg。严密监测肾功能。

（3）鉴别肾前性少尿和肾性少尿　按 0.2g/kg，以 20％浓度于 3～5min 内静脉滴注，如用药后 2～3h 以后每小时尿量仍低于 30～50ml，最多再试用一次，如仍无反应则应停药。已有心功能减退或心力衰竭者慎用或不宜使用。

（4）预防急性肾小管坏死　先给予 12.5～25g，10min 内静脉滴注，若无特殊情况，再给 50g，1h 内静脉滴注，若尿量能维持在每小时 50ml 以上，则可继续应用 5％溶液静滴；若无效则立即停药。

（5）治疗药物、毒物中毒　50g 以 20％溶液静滴，调整剂量使尿量维持在每小时 100～500ml。

**【不良反应及注意事项】**

水和电解质紊乱是最为常见的不良反应，此外，可出现寒战、发热、过敏、口渴、排尿困难、血栓性静脉炎、头晕、视力模糊等。使用时滴注速度不宜过快，以 5～10ml/min 为宜，以免出现局部坏死；若出现少尿、无尿等肾功能损伤的表现，应复查 $K^+$、$Na^+$、$Cl^-$、BUN、$Cr^{2+}$ 等，并采取相应措施，以免造成肾衰；使用 12h 后无尿者，应停用；心功能不全者，应慎用。

**【剂型与规格】**

注射液：50g：250ml。

（五）常见处方分析

张某，女，52 岁，因误服过量苯巴比妥钠片致中毒，症状：嗜睡、低血压、心动过速、呼吸抑制。

**处方：**

① 1∶5000 高锰酸钾液　10000～20000ml 洗胃，即刻

② 尼可刹米　0.375g　　　　　静注　必要时重复应用

③ 低分子右旋糖酐　500ml　静滴　1 次/d

④ 10%葡萄糖溶液　500ml

　　三磷酸腺苷　40mg

　　辅酶 A　100U　　　　静滴　1 次/d

　　10%氯化钾　10ml

⑤ 20%甘露醇　250ml 静滴　2 次/d（10ml/min）

**分析**　此患者为过量服用巴比妥类药物导致严重中毒，可采取支持疗法及对症处理。

① 为洗胃剂，可尽快排除毒物，洗胃也可用温清水清洗，直至洗净为止。洗胃后可用 25% 硫酸钠导泻，但忌用硫酸镁，因镁离子吸收后可抑制中枢神经系统。

② 为呼吸兴奋剂，必要时气管插管并予机械通气。

③ 可扩充血容量，治疗低血压，如无效给予多巴胺。

④ 补充液体与能量，维持水、电解质平衡，加快毒物排出。

⑤ 起利尿作用，可加快毒物排出。

## 二、苯二氮䓬类药物中毒

### （一）概述

苯二氮䓬类药物具抗焦虑、镇静催眠的药理作用，能产生近似生理性睡眠，安全范围较大，是临床常用的一类镇静催眠及抗焦虑药。临床常用药物有安定、硝基安定、羟基安定、舒乐安定以及氯氮䓬等。苯二氮䓬类药物是最常见的中毒药物之一，占药物中毒所致昏迷的 50% 以上。

**1. 中毒原因**

苯二氮䓬类药物口服安全范围较大，但如长期服用或一次大剂量服用或静脉注射速度过快，则可引起中枢神经抑制、心血管抑制及呼吸系统抑制等的急性中毒。

**2. 中毒机制**

苯二氮䓬类药物口服及注射吸收较快，一般口服后 1～4h 达血药域浓度，部分与血浆蛋白结合，进入大脑而发生效应，部分经肝脏转化，然后由肾脏缓慢排出。主要是对中枢神经系统产生抑制作用。尚有中枢性松弛作用，故可引起肌无力、昏迷和呼吸抑制。

**3. 主要临床症状**

急性中毒时可出现头痛、头昏、皮疹、乏力、共济失调、语言不清、昏睡、精神错乱、反射消失，胃烧灼感及恶心、呕吐、腹泻等胃肠刺激症状。严重者可发生休克及昏迷。

### （二）临床治疗基本原则

（1）尽快排除毒物　意识清醒者可催吐，昏迷者应立即插管洗胃，并用硫酸钠导泻。

（2）快速适量补液，促进药物从肾脏排出。

（3）血压下降时可选用多巴胺、间羟胺等升压药。

（4）呼吸抑制时可酌用尼可刹米等呼吸中枢兴奋药，给予吸氧，必要时行气管插管和人工呼吸。

（5）尽早使用特效解毒剂。

（三）药物治疗原则与方法

（1）洗胃　立即用微温盐水或1：5000高锰酸钾液反复洗胃。

（2）导泻　用硫酸钠导泻（忌用硫酸镁）。

（3）应用特异性解毒剂——氟马西尼。

（4）对症治疗　如中毒，宜及早进行对症处理。昏迷者可用美解眠等药（参见"巴比妥类药物中毒"），但量不宜过大，以免引起抽搐，加重脑缺氧。烦躁不安及惊厥者，不宜用巴比妥类药物，以免加重抑制。

（四）治疗药物的合理选用

氟马西尼（安易醒，氟马泽尼）

【作用与用途】

本品为苯二氮䓬类药物的选择性拮抗剂，能竞争性抑制安定类药物与受体的结合，从而消除其对中枢的抑制作用，还部分拮抗丙戊酸钠的抗惊厥作用，尚可减轻手术后恶心、呕吐的程度或减少对镇痛药的需要。本品用于逆转苯二氮䓬类药物的中枢镇静作用，可用于手术后，清除地西泮类麻醉药物的残余作用，也可用于地西泮类药物中毒后的诊断与解救。

【给药方案】

本品可用0.9％氯化钠注射液或5％葡萄糖注射液稀释后静脉滴注。用于苯二氮䓬类药物中毒的急救时，静注的初剂量为0.3mg，如在60s内未达到要求的清醒程度，可重复注射本品，直到患者清醒或总剂量达到2mg；如又出现倦睡，可静滴0.1～0.4mg/h，直到达到要求的清醒程度。如在麻醉后使用，建议初剂量为0.2mg；如在60s内未达到要求的清醒程度，可再注射0.1mg；必要时，每隔60s重复注射1次，直到总剂量达到1mg。

【剂型与规格】

注射液：0.2mg：2ml。

（五）常见药物不良反应及处理

最常见的药物不良反应为激动（6.5％）、不安（4.6％）、流泪（4.2％），焦虑（4.2％）、发冷（3.3％），少数病人在应用时，会出现恶心或呕吐，这些副作用与氟马西尼用量过大有关，减小剂量可以避免。对于非苯二氮䓬类（BZ）药物中毒或者BZ合并三环类抗抑郁药中毒者，使用氟马西尼需谨慎，以免用药后出现心律失常、惊厥，有些甚至死亡。

（六）常见药物相互作用

氟马西尼可阻滞佐匹克隆的镇静催眠作用。

（七）常见处方分析

刘某，女，22岁，因轻生服用过量安定片致中毒，症状：皮疹、昏睡。

处方：

① 温水　10000ml 洗胃 即刻

② 10％葡萄糖溶液　20ml ⎤
　　氟马西尼　0.3mg ⎦ 静注 慢！必要时重复应用

③ 10％葡萄糖溶液　500ml
　　三磷酸腺苷　40mg
　　辅酶A　100U　　　　　　静滴，1次/d
　　10％氯化钾　10ml

**分析**　此患者为口服过量苯二氮䓬类药物导致急性中毒。

① 为洗胃剂，可尽快排除毒物。

② 氟马西尼是苯二氮䓬类受体特异性拮抗剂，能逆转或减轻其中枢抑制作用。

③ 补液体及能量，维持水、电解质平衡，促进药物排泄。

# 第二节　麻醉性镇痛药中毒

## 一、概述

麻醉性镇痛药分为阿片生物碱类镇痛药及人工合成镇痛药，其特点是大部分药物具有强大镇痛作用，主要用于镇痛、止咳、止泻、麻醉及治疗心源性哮喘等，反复应用易成瘾。常用的药物有吗啡、哌替啶、芬太尼、美沙酮、可待因、喷他佐辛等。

### 1. 中毒原因

过量或频繁应用本类药物可致中毒，小儿、老人或心、肝、肾功能不全者易中毒，可通过胎盘屏障或哺乳引起胎儿或乳儿中毒。

### 2. 中毒机制

麻醉性镇痛药中毒时，可因过度激动中枢神经系统的阿片受体，产生对中枢神经系统的兴奋或抑制作用，其中阿片、吗啡等中毒先呈现兴奋状态，继则抑制大脑皮质和延髓的呼吸中枢及血管运动中枢，最后兴奋脊髓。可待因、哌替啶等则对大脑皮质中枢和延髓的抑制作用较弱，兴奋脊髓作用较强。

### 3. 主要临床症状

（1）轻度中毒　头痛、头晕、恶心、呕吐、便秘、颜面潮红、出汗、皮肤发痒、心动过速、瞳孔缩小等。

（2）重度中毒　面色苍白、发绀、肌肉松弛无力、昏睡、呼吸变深而慢，进一步出现针尖样瞳孔、呼吸高度抑制和深度昏迷，继而可发生休克现象及瞳孔扩大，最后可因呼吸、循环衰竭而死亡。

## 二、临床治疗基本原则

（1）迅速排除毒物　口服中毒者可催吐，催吐失败或无法催吐者应立即洗胃及导泻，如系皮下注射过量时，应尽快用橡皮带或布带扎紧注射部位的上方，同时冷敷注射部位，以延缓毒物吸收。

（2）尽快应用特效拮抗剂。

（3）对症支持疗法　包括：①呼吸困难缺氧者应持续人工呼吸并给氧，必要时行气管插管；②快速输液，以促进药物排泄，可据病情应用利尿剂和肾上腺皮质激素，保持足够尿量，维护循环功能的稳定，对抗休克。

### 三、药物治疗原则与方法

（1）洗胃及导泻　以高锰酸钾液或药用炭混悬液洗胃，用硫酸铜溶液催吐。再用硫酸钠或甘露醇导泻。

（2）纳洛酮为特效拮抗剂，如无纳洛酮，盐酸烯丙吗啡亦可对抗吗啡的作用（方法见"治疗药物的合理选用"）。

（3）缓解呼吸抑制症状　苯甲酸咖啡因 0.5g 肌注，每 2～4h 1 次；尼可刹米（可拉明）0.25～0.5g 或洛贝林 3～10mg 肌内或静脉注射；必要时用二甲弗林（回苏灵）8mg，肌注或静注。

### 四、治疗药物的合理选用

**1. 纳洛酮**（naloxone）

【作用与用途】

本品为纯粹的阿片受体拮抗药，本身无内在活性。但能竞争性拮抗各类阿片受体，对 $\mu$ 受体有很强的亲和力。纳洛酮生效迅速，拮抗作用强，纳洛酮可同时逆转阿片激动剂所有作用，包括镇痛。另外，其还具有与拮抗阿片受体不相关的回苏作用，可迅速逆转阿片镇痛药引起的呼吸抑制，可引起高度兴奋，使心血管功能亢进。本品尚有抗休克作用，不产生吗啡样的依赖性、戒断症状和呼吸抑制。主要用于以下几方面。

（1）解救麻醉性镇痛药急性中毒，拮抗这类药的呼吸抑制，并使病人苏醒。

（2）拮抗麻醉性镇痛药的残余作用。新生儿受其母体中麻醉性镇痛药影响而致呼吸抑制，可用本品拮抗。

（3）解救急性乙醇中毒　静注纳洛酮 0.4～0.6mg，可使患者清醒。

（4）对疑为麻醉性镇痛药成瘾者，静注 0.2～0.4mg 可激发戒断症状，有诊断价值。

（5）促醒作用，可能通过胆碱能作用而激活生理性觉醒系统使病人清醒，用于全麻催醒及抗休克和某些昏迷病化，产物随尿排出。

【给药方案】

0.4～0.8mg/次（儿童 0.01mg/kg）静注或肌内注射。单次注射维持时间短，病人自主呼吸恢复后，可再次出现呼吸抑制和昏睡状态。根据病情，可每 10～15min 重复给药 1 次，直至病人清醒，后改为每 1～3h 1 次，维持 1d 或更久。

【剂型与规格】

注射液：0.4mg：1ml。

【药物不良反应及处理】

偶可出现嗜睡、恶心、呕吐、心动过速、高血压。纳洛酮过量可引起心律失常、高血压、诱发呕吐、戒断综合征。静注纳洛酮不能过快，否则意识恢复过快，会使病人出现躁动不安和激惹，如出现这种情况，要保护病人直至平静。

**2. 盐酸烯丙吗啡**

【作用与用途】

本品化学结构与吗啡很相似，但具有相反的药理作用，能迅速对抗吗啡和其他与吗啡结构相类似镇痛药的许多作用，如欣快症、镇静、镇痛、催眠、呼吸抑制、催吐、缩瞳以及胃肠道平滑肌痉挛等作用，用后 3～4min 呼吸可恢复正常，发绀消失，反射恢复。同时能使镇痛药物成瘾者迅速出现戒断现象。其对抗作用具有专属性，对巴比妥类及麻醉药所致的呼吸抑制无效，本品无成瘾性。用于吗啡类及合成镇痛药如度冷丁、安依痛等中毒的解救，以及分娩前以防止由于度冷丁而致的新生儿呼吸抑制。

**【给药方案】**

静注（肌注、皮下注射亦可）：每次 5～10mg。必要时隔 10～15min 再注，总量不超过 40mg。对新生儿，注射 0.2mg，必要时可加至 0.5mg。

**【剂型与规格】**

注射液：5mg∶1ml、10mg∶1ml。

**【药物不良反应及处理】**

盐酸烯丙吗啡的不良反应可见眩晕、嗜睡、无力、出汗、感觉异常、幻视等不良反应。无需特别处理。

### 五、常见处方分析

患者，张某，男，46 岁，因服用过量盐酸吗啡片，症状：头痛、头晕、恶心、呕吐、颜面潮红、瞳孔缩小。

**处方：**

① 1∶2000 高锰酸钾液洗胃 即刻

② 0.5%～1%硫酸铜溶液　100～200ml　催吐 即刻

③ 0.9%生理盐水注射液　100ml ⎫
　　　　　　　　　　　　　　　⎬ 静滴　1 次/d
　纳洛酮注射液　0.4mg　　　 ⎭

④ 10%葡萄糖溶液　500ml ⎫
　三磷酸腺苷　40mg　　　　 ⎪
　　　　　　　　　　　　　　⎬ 静滴　1 次/d
　辅酶 A　100U　　　　　　 ⎪
　10%氯化钾　10ml　　　　　⎭

**分析**　此病人为轻度吗啡中毒。

① 为洗胃剂，可尽快排除毒物。

② 为催吐剂。

③ 为阿片受体特效拮抗药，能对抗吗啡的中毒症状。

④ 补液体及能量，维持水、电解质平衡，促进药物排泄。

# 第三节　强心苷类药物中毒

### 一、概述

强心苷类药物是一类选择性地作用于心脏、加强心肌收缩力的药物。其药理作用包括：①加强心肌收缩力（正性肌力作用）；②减慢窦性频率（负性频率作用）；③减慢传导速度（负性传导作用）。根据强心苷类药物作用时间分为三类。①长效类：以洋地黄毒苷为主；②中效类：以地高辛常用；③短效类：去乙酰毛花丙苷、毒毛花苷 K 等。强心苷类药物临床主治心功能不全，但是其安全范围窄，治疗量与中毒量之间差距小，一般治疗剂量约相当于中毒量的 60%；用量稍大即可中毒。

**1. 中毒原因**

一般由于误服、使用过量、身体状况异常或药物相互作用导致，主要情况如下。

（1）单次剂量使用过大或用药疗程过长是强心苷类药物中毒的主要原因。

（2）药物相互作用可导致强心苷类药物中毒，如肾上腺素、麻黄碱、钙及某些抗高血压剂如利血平等可使机体对洋地黄的敏感性增加；某些药物如钙拮抗药、奎尼丁、胺碘酮、西咪替丁等与洋地黄类药物同用，可增高洋地黄类药物的浓度，易致中毒。

（3）由于各种原因引起的体内缺钾，以致病人对洋地黄的敏感性增加，常可导致中毒。

此外，心、肝、肾功能不全者，对洋地黄耐受性差，比较容易中毒。

**2. 中毒机制**

（1）心律失常及心肌损害　直接抑制房室传导系统，引起房室传导阻滞；过度抑制 $Na^+$-$K^+$-ATP 酶的活性使钠泵失灵，心肌细胞严重缺钾，静止膜电位进行性下降，心肌细胞的兴奋性增高，异位起搏点的自律性增高；直接刺激窦房结或心肌细胞，导致心肌传导阻滞、心律失常。此外，大剂量的洋地黄可直接损害心肌细胞，使之发生变化、坏死。

（2）消化系统损害　刺激延脑呕吐中枢，引起胃肠功能紊乱。

（3）少尿　肾小动脉收缩、减少肾流血量，心功能不全引起肾淤血，同时迷走神经受到高度抑制，从而引起少尿。

（4）神经系统及视觉障碍　直接作用于中枢神经系统，引起惊厥；暂时性脑皮质性失明或视神经乳头斑状纤维受累，并产生球后视神经炎导致视觉障碍。

**3. 主要临床症状**

（1）消化系统症状　常见恶心、呕吐、食欲不振、腹痛、腹泻等，心衰时强心苷用量不足时亦可出现以上症状，需与之区别。

（2）心脏反应　可出现各种心律失常，常见的有室性早搏、二联律、三联律、心动过速及室颤；各型房室传导阻滞；窦性心动过缓。

（3）中枢神经系统症状和视觉障碍　主要表现有眩晕、头痛、失眠、疲倦、面部神经痛、肌痛、共济失调、嗜睡等；精神症状有谵妄、精神错乱、抽搐，甚至出现昏迷；视觉障碍以视物不清、黄绿视等常见。

## 二、临床治疗基本原则

（1）立即停用强心苷，并停用排钾利尿剂及糖皮质激素。

（2）意外口服中毒者应尽快洗胃、导泻。

（3）快速型心律失常的处理。

## 三、药物治疗原则与方法

（1）短期大剂量口服者，立即停用洋地黄类制剂及排钾利尿剂，用 1：2000 高锰酸钾溶液洗胃，同时给予 30g 硫酸镁导泻。

（2）纠正电解质紊乱　低钾血症可给予氯化钾口服或 1～2g 溶于 5％葡萄糖液 500ml 内静脉滴注。

（3）控制心律失常　见"治疗药物的合理选用"。

## 四、治疗药物的合理选用

**1. 纠正快速心律失常**

（1）钾盐　适应证：低钾血症或快速心律失常而无传导阻滞者（阵发性房性心动过速伴

房室传导阻滞例外）。钾能使心肌的静息电位水平降低，舒张期除极速度减慢，故能抑制异位起搏点的自律性，从而纠正心律失常。另外，钾可与洋地黄竞争心肌上的结合点，阻止洋地黄与心肌的进一步结合，因此补钾可以防止中毒进一步加重。

（2）苯妥英钠　该药物是治疗洋地黄中毒引起的各种快速心律失常最安全和最有效的药物之一，还可用于伴有传导阻滞的室上性和室性心律失常。用法：开始用 5mg/kg 缓慢静脉滴注 ［<0.5mg/（kg·min）］ 根据需要可重复使用，极量为 15mg/kg。

（3）利多卡因　适用于室性心律失常。首剂 1～2mg/kg 溶于 20ml 10%～25% 葡萄糖中缓慢静脉注射，必要时可重复注射，总量不宜超过 250～300mg，继之以 1～4mg/min 静脉滴注。

（4）普萘洛尔（心得安）　适用于洋地黄中毒所致的各种室上性及室性快速心律失常，尤其对室性早搏效果较好。该药有负性肌力作用，心力衰竭时应慎用。

（5）慢心律　适用于洋地黄引起的各种室性心律失常，每日 600～1000mg，分次口服。窦房结病变及二度、三度房室传导阻滞患者禁用。

**2. 纠正缓慢性心律失常**

（1）阿托品　适用于洋地黄中毒所致的窦性心动过缓、窦房阻滞、窦性停搏、房室传导阻滞、室率缓慢的房颤及交界性逸搏心律等。用法：每次 0.5～10mg 皮下或静脉注射，每3h 1 次。

（2）异丙肾上腺素　适用于房室传导阻滞所致的缓慢性心律失常。用法：1mg 溶于 5%～10% 葡萄糖 500ml 内静脉滴注。

### 五、常见处方分析

患者，李某，女，58 岁，因一次性服用过量地高辛片，导致中毒。症状：眩晕、头痛、黄视、恶心、呕吐、食欲不振、腹痛、腹泻、室性心动过速，有尿，血钾水平低下。

**处方：**

① 1：2000 高锰酸钾液洗胃　即刻

② 30% 硫酸镁　100ml　洗胃后由胃管注入即刻

③ 5% 葡萄糖溶液　500ml

　　10% 氯化钾　10ml ｜ 静滴　1 次/d

④ 5% 葡萄糖溶液　40ml ｜

苯妥英钠注射剂　250mg ｜ 缓慢静脉注射

**分析**　此病人为轻度吗啡中毒。

① 为洗胃剂，可尽快排除毒物。

② 为导泻剂。

③ 补钾，治疗血钾水平低下。

④ 治疗室性心动过速。

# 第四节　有机磷酸酯类农药急性中毒

## 一、概述

有机磷农药，大多数品种是指有机磷酸酯类化合物，多具有毒力大、杀虫谱广的特点，大多数此类品种带有大蒜样特殊臭气。根据其毒性大小，可分为高毒、中毒、低毒三大类。

① 高毒类　有甲拌磷、内吸磷（1059）、对硫磷（1605）、磷胺等。

② 中毒类　有乙硫磷、敌敌畏、乐果等。

③ 低毒类　有敌百虫、马拉硫磷等。

目前已普遍将有机磷农药混配、混用，多数情况下毒性相加。

**1. 中毒原因**

有机磷农药中毒可在生产过程中中毒或使用时中毒。在生产、运输、储存过程中，由于防护不当，药液污染皮肤，或含药蒸汽、粉尘通过呼吸道吸入中毒。使用过程中，往往由于误食喷药后不久的粮食、蔬菜，或者误服自服有机磷农药，经消化道进入体内而引起中毒。通过皮肤吸收者，在接触农药 12h 左右发病，经口或呼吸道吸入者，多于接触后 30min 内出现症状，病情进展快，病死率较高。

**2. 中毒机制**

有机磷进入体内后，很易与胆碱酯酶（ChE）牢固地结合，成为磷酰化 ChE，使酶的活性丧失，从而失去水解乙酰胆碱（ACh）的能力，致使体内 ACh 不能迅速破坏而大量堆积。过多的 ACh 对胆碱能神经突触的冲动传递产生先兴奋后抑制、继而麻痹的效应，导致神经系统，尤其是中枢神经系统功能紊乱。

**3. 主要临床症状**

（1）轻度中毒者以毒蕈碱（M）样作用为主，有恶心、呕吐、腹痛、腹泻、大小便失禁、头晕、流涎、多汗、瞳孔缩小、心率减慢等。

（2）中度中毒者除 M 样作用外，同时出现烟碱（N）样作用，表现为血压升高、骨骼肌震颤，并可出现呼吸困难。

（3）重度中毒者出现中枢神经系统症状，并有嗜睡、昏迷、抽搐、血压下降、双肺大量湿啰音及哮鸣音、脑水肿、呼吸衰竭。支气管痉挛、肺水肿及呼吸麻痹是中毒死亡的原因。

## 二、临床治疗基本原则

（1）立即给予足量的特效解毒剂。

（2）尽早充分洗除毒物，防止继续中毒。

（3）对症治疗。

## 三、药物治疗原则与方法

（1）碘解磷定等肟类重活化剂是有机磷农药中毒的特效解毒剂，能有效地对抗 N 样作用，对 M 样作用疗效较差。阿托品对 M 样作用较强，因此两药常同时应用。

（2）如为吸入及接触中毒者，应使患者立即脱离现场，并脱去污染的衣物，用肥皂水或 2%～3% 碳酸氢钠液冲洗（敌百虫中毒，禁用碱性溶液，因能形成毒性更强的敌敌畏）。

（3）经消化道中毒者洗胃，首选胃管法。应先尽量抽空胃内容物，然后灌入 2%～3% 碳酸氢钠溶液（敌百虫中毒选用 1：5000 高锰酸钾液）。每次注入量 300～500ml，然后抽出，反复进行，直至无农药臭味为止。

（4）洗胃毕，可经胃管注入 50% 硫酸钠溶液导泻。

### 四、治疗药物的合理选用

**1. 肟类重活化剂**

（1）碘解磷定（pralidoxime iodide，解磷定）

**【作用与用途】**

解磷定能与磷酰化胆碱酯酶中的有机磷酰基结合，形成磷酰化解磷定，使 ChE 游离出来，恢复酶的活性，促使体内蓄积的 ACh 水解破坏。此外，解磷定还可直接与游离的有机磷结合，成为无毒物质由尿排出。

被有机磷杀虫剂抑制超过 36h 已老化的 ChE 的复活作用效果甚差，故对中毒患者用药越早效果越好。急性中毒如拖延 2d 以上或慢性中毒时，磷酰化胆碱酯酶已老化，则不易为复活剂解毒。

酶复活剂不能直接对抗体内蓄积的 ACh 作用，必须与阿托品联合应用。

本品对 1605、1059、乙硫磷等急性中毒有良好解毒作用，对敌百虫、敌敌畏、乐果、马拉硫磷等中毒及慢性有机磷中毒疗效较差。

**【给药方案】**

首次剂量，一般中毒患者用 0.8g，严重患者用 1.6g，以后按临床症状和血 ChE 水平，每 2～6h 重复注射一次，或静滴每分钟 0.1～0.3g，共 2～3 次。严重和口服中毒者治疗需要持续数天。

待症状基本消失，全血 ChE 活力上升至正常值的 60% 以上后，可停药观察。

**【不良反应及注意事项】**

① 不良反应　注射后可引起恶心、呕吐、心率增快，有时头痛、视力模糊、复视。剂量过大，可抑制 ChE，抑制呼吸。

② 注意事项

a. 对碘过敏者，禁用本品，应改用氯磷定；

b. 老年人的心、肾代偿功能减退，应适当减量，缓慢静注；

c. 用药过程中要随时测定血 ChE 作为用药监护指标，要求 ChE 维持在 50%～60%。

**【药物相互作用】**

① 本品与阿托品联合应用，效果显著，本品可增强阿托品的生物效应，故同时应用要减少阿托品剂量。

② 本品在碱性溶液中易分解，禁与碱性药物配伍。

**【剂型与规格】**

注射液：0.5g：20ml，0.4g：10ml。

（2）氯解磷定（pyralidoxime chloride）

**【作用与用途】**

本品为有机磷农药中毒的首选药物，其作用、用途与解磷定相似。因毒性较低，不良反应少，不易变质，可肌注及静注，使用方便。肌注 1～2min 即生效，特别适用于农村基层初步急救处理。

主要用于 1059、1605、敌百虫、敌敌畏等中毒，宜及早应用，中毒 48～72h 后应用则无效。对乐果、马拉硫磷中毒疗效差。

**【给药方案】**

通常开始剂量 1g，缓慢静脉注射，以后根据病情可每 2～4h 重复注射，全血 ChE 活力上升至正常值的 60％以上后，可停药观察。

**【不良反应及注意事项】**

① 不良反应有头晕、倦睡、视力模糊、恶心、心动过速、头痛。静注用量过大（50～100ml/kg）可引起癫痫样发作、昏迷、呼吸抑制。

② 应用时勿与碱性药物混合或同时注射。

**【剂型与规格】**

注射液：0.25g：2ml；0.5g：5ml。

**2. 解磷注射液**

**【作用与用途】**

用于急救、治疗 1605、1059、3911、甲胺磷、敌百虫、敌敌畏、乐果等有机磷农药中毒。

**【给药方案】**

本品供肌内注射，必要时可静注。轻度中毒，1～2ml；中度中毒，2～4ml，必要时 0.5～1h 后重复注射 2ml；重度中毒，4～6ml，如同时伍用氯解磷定 600～900mg，其效果甚佳，0.5～1h 后可酌情重复注射 2～4ml。

**【剂型与规格】**

2ml/支。

**3. 抗胆碱药——阿托品**（atropine）

**【作用与用途】**

（1）解救有机磷酸酯类农药中毒　阿托品可拮抗体内 ACh 蓄积所致的 M 样症状，也可拮抗部分中枢神经系统症状，对各种有机磷农药中毒都有效。对严重中毒用者，应同时用 ChE 复活剂。本品用于有机磷中毒及急性毒蕈中毒。

（2）解除平滑肌痉挛　阿托品对胆碱能神经支配的内脏平滑肌均有松弛作用，在平滑肌处于痉挛状态时，松弛作用更明显。对胃肠道平滑肌的强烈蠕动或痉挛所致的胃肠道绞痛，效果最好，对输尿管及膀胱逼尿肌痉挛引起的肾绞痛疗效次之。适用于各种内脏绞痛，包括胃肠痉挛引起的疼痛，以及肾绞痛、胆绞痛等。

（3）抑制腺体分泌　阿托品阻断 M 胆碱受体，使腺体分泌减少，对唾液腺和汗腺作用最明显，泪腺及呼吸道分泌也减少，常用作麻醉前给药，减少呼吸道腺体分泌，防止分泌物阻塞呼吸道而引起吸入性肺炎。还可用以治疗流涎症、盗汗。

（4）用于眼科

① 用于虹膜睫状体炎　用阿托品液滴眼，可阻断胆碱能神经支配的瞳孔括约肌和睫状肌上的 M 胆碱受体，产生扩瞳和调节麻痹作用，有利于消退炎症，达到消炎止痛的效果。

② 散瞳以检查眼底　本品滴眼引起的扩瞳作用可维持 1～2 周，调节麻痹作用可维持 2～3d，因视力恢复较慢，现已被后马托品、新福林代替。

③ 验光配眼镜　阿托品可使睫状肌松弛，调节机能麻痹，晶体固定，便于准确测定晶体的屈光度，用于验光。

（5）阿托品能解除迷走神经对心脏的抑制作用，临床上常用以治疗由于迷走神经过度亢进引起的窦性心动过缓、轻度房室传导阻滞及继发于窦房结功能低下的异位节律。

（6）抗休克　大剂量阿托品能解除血管痉挛，舒张外周血管，改善微循环及组织缺氧状态，增加心血量及有效循环血量，使血压升高，用于抢救中毒性菌痢、暴发性流脑、中毒性肺炎所引起的感染中毒性休克，有良好疗效。休克伴有心动过速或高热时，一般不用。

**【给药方案】**

（1）口服，成人常用量 0.3～0.6mg，3 次/d。

（2）皮下、肌内或静脉注射，成人常用量 0.3～0.5mg/次，0.5～0.8mg/d。

（3）用于有机磷中毒，本品能迅速缓解中毒的危急症状，起到挽救生命的疗效，应及早、足量、反复给药。其剂量按病情轻重而定。一般用法 0.5～2h 一次，待病情好转后，再酌情减量；对重度中毒昏迷者，一般静注 1～3mg/次，15～30min 一次，病人出现轻度"阿托品化"（可有散瞳、颜面潮红、心率加快、口干、轻度躁动不安等表现）后，改为每 30～50min 肌注 1mg，待病人开始苏醒。

有机磷中毒救治的成败，用药剂量是关键，要足量又不过量，剂量不足时，影响疗效而导致治疗失败，剂量过大时可因阿托品中毒甚至死亡。剂量是否充足的标志是阿托品化，达到阿托品化才能奏效。对亚急性与慢性有机磷农药中毒的治疗，静脉缓慢滴注阿托品 0.3～0.5mg，可以缓解肌纤颤、多汗及头晕等，但 ChE 的恢复需 3 个月左右。

**【不良反应及注意事项】**

（1）不良反应

① 常见有便秘、出汗减少、口鼻咽喉干燥、视力模糊、皮肤潮红；

② 少见的不良反应有眼压升高、过敏性皮疹；

③ 用药过量表现为神志不清、抽搐、幻觉、呼吸短促与困难、心跳异常加快、易激动等；

④ 在炎热天气，由于抑制汗腺分泌使体温上升，易中暑，严重中毒者可由兴奋转入抑制，出现昏迷和呼吸麻痹。在治疗感染中毒性休克及有机磷酸酯类农药中毒时，需大剂量才能奏效。如用药过量，可引起严重中毒，甚至发生危险。

（2）注意事项

① 交叉过敏，对其他颠茄生物碱不耐受者，对本品也不耐受。

② 本品可分泌入乳汁，并有抑制泌乳作用。

**【药物相互作用】**

（1）与尿碱化药包括含镁、钙的制酸药、碳酸氢钠、枸橼酸盐等伍用时，阿托品排泄延迟，疗效和毒性增加。

（2）与金刚烷胺、吩噻嗪类药、其他抗胆碱药、三环类抗抑郁药伍用，阿托品的毒副反应加剧。

（3）与单胺氧化酶抑制剂伍用时，可增加抗毒蕈碱作用的不良反应。

（4）与胃复安并用时，后者的促进胃肠运动作用可被拮抗。

**【剂型与规格】**

注射液：0.5mg∶1ml，1mg∶2ml，5mg∶1ml。片剂：0.3mg/片。滴眼剂：0.5%～3%溶液。

## 五、常见处方分析

（1）张某，女，45 岁，因误食含有机磷农药的空心菜中毒，症状：头晕、头痛、恶心、呕吐、多汗、胸闷、视力模糊、无力、瞳孔缩小。

**处方：**

① 2％碳酸氢钠溶液 10000～20000ml 洗胃至无蒜臭味，即刻

② 25％硫酸钠 50ml 洗胃后由胃管注入

③ 阿托品 1～2mg 每1h一次 皮下注射

阿托品化后，0.5mg 每6h1次 皮下注射

④ 碘解磷定 0.4g

 0.9％氯化钠溶液 20ml ｜ **缓慢静脉注射**

**分析** 此病人为轻度有机磷中毒患者。

① 为洗胃剂；

② 为导泻剂；

③ 处方中应用阿托品能拮抗乙酰胆碱对副交感神经和中枢神经系统毒蕈碱受体的作用，对抗毒蕈碱样症状及呼吸中枢抑制症状；

④ 碘解磷定为复能剂，在体内能与磷酰化胆碱酯酶中的磷酰基结合，而将其中胆碱酯酶游离，恢复其水解乙酰胆碱的活性，两药合用，可缓解中毒症状。

（2）王某，男，30岁，因误食含有机磷农药的蔬菜中毒，症状：头晕、头痛、恶心、呕吐、多汗、胸闷、视力模糊、无力、肌颤、瞳孔明显缩小、轻度呼吸困难、流涎、腹泻、步态不稳。全血胆碱酯酶活力50％～30％。

**处方：**

① 1∶5000 高锰酸钾溶液 10000～20000ml 洗胃至无蒜臭味

② 5％葡萄糖注射液 20ml

阿托品 2～4mg 每0.5h一次 静脉注射

阿托品化后 1mg 每4h1次 皮下注射

③ 0.9％氯化钠溶液 40ml ｜

氯解磷定 0.75g ｜ **缓慢静注 即刻（首次）**

④ 氯解磷定 0.5g 肌注 每2h一次（于首剂静注后连用3次）

**分析** 此病人为中度有机磷中毒患者，宜静脉推注阿托品以迅速达到阿托品化，同时，洗胃剂、阿托品及复能剂的用量也需恰当增加，以迅速缓解中毒症状。

（3）陈某，男，52岁，因误食含有机磷农药的蔬菜中毒，症状：瞳孔明显缩小、昏迷、肺水肿、呼吸麻痹、脑水肿。全血胆碱酯酶活力10％。

**处方：**

① 1∶5000 高锰酸钾溶液 30000～40000ml 洗胃至无蒜臭味

② 5％葡萄糖注射液 20ml ｜ **静脉注射（首次）**

 阿托品 3～10mg ｜

③ 5％葡萄糖注射液 20ml

阿托品 2～5mg 静脉注射 每0.5h一次

阿托品化后 1mg 每4h1次 皮下注射

④ 0.9％氯化钠溶液 40ml ｜ **缓慢静注（首次）**

碘解磷定 1.0～1.2g ｜

⑤ 0.9%氯化钠溶液　500ml ｜ 静注　每日1次（6h滴完）
　　碘解磷定　2.4g

⑥ 0.9%氯化钠溶液　250ml ｜ 静滴　2次/d　皮试（　）
　　青霉素　400万单位

⑦ 20%甘露醇　250ml ｜ 静滴　2次/d（必要时）
　　地塞米松　10mg

⑧ 10%葡萄糖注射液　500ml
　　三磷酸腺苷　40mg
　　辅酶A　100U ｜ 静滴　1次/d
　　10%氯化钾　10ml

**分析**　此病人为重度有机磷中毒患者，除大剂量使用洗胃剂、阿托品及复能剂外，同时，要使用抗生素、激素、利尿剂等防治昏迷、肺水肿、脑水肿、肺部感染等症状。

# 第五节　氨基甲酸酯类农药急性中毒

## 一、概述

氨基甲酸酯类农药主要用于防治居室昆虫及家畜体外寄生虫。其特点是选择性强、作用迅速、对人畜毒性低、易分解、体内无蓄积。目前常用的氨基甲酸酯类杀虫剂主要有萘基氨基甲酸酯类（西维因）、苯基氨基甲酸酯类（叶蝉散）、杂环二甲基氨基甲酸酯类（异索威）、杂环甲基氨基甲酸酯类（呋喃丹）、速灭威、涕灭威、巴沙等，常用的除草剂有禾大壮、除草丹、灭草灵等。急性氨基甲酸酯类杀虫剂中毒，又称为氨基甲酸酯类农药中毒，是短时间密切接触氨基甲酸酯类杀虫剂后，因体内胆碱酯酶活性下降而引起的以毒蕈碱样、烟碱样和中枢神经系统症状为主的全身性疾病。

**1. 中毒原因**

多为自服或误服中毒，也可能在生产、运输、储存和使用中，如管理、使用不当可引起中毒。

**2. 中毒机制**

氨基甲酸酯类农药中毒的中毒机理与有机磷农药中毒类似，具有抑制胆碱酯酶活性的作用。氨基甲酸酯类杀虫剂可与乙酰胆碱酯酶的阴离子部位和酯解部位结合，形成氨基甲酰化胆碱酯酶，从而失去水解乙酰胆碱的能力，导致胆碱酯酶蓄积并出现相应的临床表现。但氨基甲酰化胆碱酯酶易水解，胆碱酯酶活力恢复较快，故这类农药的毒性比有机磷农药小得多。

**3. 主要临床症状**

经呼吸道或皮肤吸收者一般在2～6h内发病。口服中毒者可在10～30min内出现中毒症状。轻度中毒者，以M样症状为主，出现头痛、头晕、乏力、视物模糊、恶心、呕吐、流涎、多汗、食欲不振、瞳孔缩小等；中度中毒者，除上述症状加重外，还出现肌纤维颤动；重度中毒者，除上述症状加重外，可出现呼吸困难、意识障碍、抽搐、惊厥、发绀、大小便失禁等，并有肺水肿、脑水肿或昏迷任何一项。

## 二、临床治疗基本原则

（1）清除毒物，迅速脱离中毒环境，除去染毒衣物。用肥皂水或 2％碳酸氢钠溶液清洗染毒部位。

（2）经口中毒者，立即用 2％碳酸氢钠溶液洗胃。

（3）注入 50％硫酸钠溶液 50ml 导泻。

（4）使用解毒剂。

## 三、药物治疗原则与方法

（1）解毒剂主要有硫酸阿托品及东莨菪碱。应及早使用阿托品类药物，重症者应达到阿托品化。

（2）禁止使用肟类复能剂。因为肟类化合物对不同品种氨基甲酸酯类中毒的疗效不同，有些无效，反能增加其毒性。

## 四、治疗药物的合理选用

### 1. 阿托品

【给药方案】

阿托品 0.5～1.0mg 肌注或静注，每 1～2h 一次，直至阿托品化，然后减量，维持时间不宜太久，以免阿托品过量。

### 2. 东莨菪碱

【作用与用途】

东莨菪碱外周作用与阿托品相似，仅在作用强度上有所不同。中枢镇静、抑制腺体分泌及散瞳作用均较阿托品强，且小剂量可兴奋呼吸中枢，防止呼吸衰竭，对氨基甲酸酯类农药中毒的治疗效果优于阿托品，平滑肌解痉及心血管作用又较阿托品弱，适用于麻醉前给药。治疗量就有明显的镇静作用，较大剂量产生催眠作用。也能解除小血管痉挛，改善微循环，有抗休克作用，适用于急需手术的休克病人的麻醉。

此外，还有防晕止吐作用，与苯海拉明合用能增加效果，用于晕船晕车，也用于妊娠或放射病所致的呕吐。用于治疗震颤麻痹，有缓解流涎、震颤和肌肉强直等作用。

【给药方案】

（1）治疗氨基甲酸酯类农药中毒 首选东莨菪碱 0.01～0.05mg/kg，肌注或静注，20～30min 一次。

（2）麻醉前给药 用于麻醉前 0.5～1h，肌注 0.3～0.6mg。

（3）晕动症 对晕车、船、飞机等晕动病有良好的防治效果。口服 0.2～0.3mg/次，每 6h 一次。如将本品（0.3mg）与苯海拉明（25mg）合用，可增强疗效。

（4）帕金森病（震颤麻痹病） 一般口服小剂量开始，逐渐加大剂量到最合适的有效剂量。

（5）抗休克 成人每次用 0.6～1.2mg，直接或加入葡萄糖注射液 10～20ml 内用静注，每 10～20min 一次，达到阿托品化，以后逐渐延长用药间隔时间，待血压稳定停药。

（6）抢救极重型流行性乙脑 用 0.3mg/ml 本品稀释于葡萄糖注射液中静滴，常用量 0.02～0.04mg/kg，间隔 20～30min，多数病例有效剂量在 4mg 左右。

（7）支气管哮喘和哮喘性支气管炎　每次用 0.3～0.5mg，直接或加入葡萄糖注射液 20ml 静注，数小时后可重复用药。

**【不良反应及注意事项】**

（1）可出现类似阿托品的不良反应如口干、面红、散瞳、视力模糊、心率加快、排尿困难等不良反应。过量中毒时，可出现猩红热样皮疹、谵妄、发热、昏迷、呼吸衰竭乃至死亡。可用拟胆碱药和其他对症处理。

（2）慎用于心脏病和年龄超过 40 岁以上的患者，禁用于青光眼和前列腺肥大患者。

## 五、常见处方分析

（1）李某，男，44 岁，因误食含氨基甲酸酯类农药的蔬菜中毒，症状：头晕、视力模糊、恶心呕吐、腹痛、流涎等。

处方：

① 2% 碳酸氢钠溶液　5000～10000ml　洗胃　即刻

② 25% 硫酸钠 50ml　洗胃后由胃管注入

③ 阿托品　1mg　每 0.5h 一次　肌注

**分析**　此病人为轻度氨基甲酸酯类农药中毒患者。

① 为洗胃剂；

② 为导泻剂；

③ 应用阿托品能拮抗乙酰胆碱对副交感神经和中枢神经系统毒蕈碱受体的作用，对抗毒蕈碱样症状。

（2）廖某，男，47 岁，因误食含氨基甲酸酯类农药的蔬菜中毒，症状：头晕、视力模糊、恶心呕吐、腹痛、流涎、大汗、面色苍白、轻度呼吸困难、瞳孔缩小、肌束震颤。

处方：

① 2% 碳酸氢钠溶液　10000～20000ml　洗胃　即刻

② 25% 硫酸钠　75ml　洗胃后由胃管注入

③ 阿托品　2mg　每 0.5h 一次　肌注

10% 葡萄糖　500ml

三磷酸腺苷　40mg　　　静脉滴注

辅酶 A　100U

**分析**　此病人为中度氨基甲酸酯类农药中毒患者，应加大洗胃剂、导泻剂、阿托品的用量，并补液及能量，以迅速缓解中毒症状。

（3）刘某，女，34 岁，因误食含氨基甲酸酯类农药的蔬菜中毒，症状：瞳孔缩小、肺水肿、脑水肿、呼吸衰竭和昏迷。

处方：

① 2% 碳酸氢钠溶液　20000～30000ml　洗胃　即刻

② 50% 硫酸钠　50ml　洗胃后由胃管注入

③ 阿托品　3mg　每 15min 一次　肌注

④ 10% 葡萄糖　500ml

三磷酸腺苷　40mg

10% 氯化钾注射液　10ml　　　静脉滴注　1 次/d

辅酶 A　100U

⑤ 0.9%氯化钠注射液 250ml ┐
　 青霉素　400 万单位　　┘ 　静滴　2 次/d　皮试（ ）

⑥ 20%甘露醇 250ml ┐
　 地塞米松　20mg ┘ 　静滴　2 次/d　10ml/min

**分析**　此病人为重度氨基甲酸酯类农药中毒患者，除大剂量使用洗胃剂、导泻剂、阿托品外，同时，要使用抗生素、激素、利尿剂等防治昏迷、肺水肿、脑水肿、肺部感染等症状。

# 第六节　拟除虫菊酯类农药急性中毒

## 一、概述

拟除虫菊酯类杀虫剂是新型杀虫剂。其杀虫效果明显优于天然除虫菊，其特点广谱、高效、低残留、兼具触杀、胃毒和驱避作用，击倒速度快，不污染环境，是防治卫生害虫的理想用药。该类药物的毒性比有机磷类毒性低，属中等毒性范畴。目前，国内外常用的有高毒、中毒的溴氰菊酯（敌杀死）、杀灭菊酯等，低毒的胺菊酯、苄呋菊酯、氯氰菊酯等。

### （一）中毒原因

在生产、运输、储存、使用等过程中因吸入过量中毒，也可因误服或自服导致中毒。

### （二）中毒机制

拟除虫菊酯对机体的作用部位主要在神经系统，尤其是中枢神经系统，先是使神经细胞膜对 $Na^+$ 的通透性增加，$Na^+$ 持续内流，引起重复兴奋，后由于 $Na^+$ 失活减慢，造成传导阻滞。

### （三）主要临床症状

拟除虫菊酯类杀虫剂，可通过皮肤、呼吸道及消化道等途径进入体内，中毒后主要表现有以下几方面。

（1）局部刺激症状　接触部位出现潮红、烧灼、疼痛、刺痒或紧麻感、并可出现接触性皮炎或过敏性皮炎。眼黏膜症状有流泪、刺痛。这一感觉以眼睑及颊部比较突出，对称分布，常于出汗与热水洗脸后加重，脱离接触 24h 内自行减退。

（2）呼吸道症状　流涕、喷嚏，口、鼻分泌物增多。

（3）消化道症状　经口中毒者，有流涎、恶心、呕吐、上腹部烧灼感、腹痛、腹泻、消化道出血等。

（4）神经系统症状　轻度急性中毒表现为头昏、头痛、乏力、恶心、食欲不振，伴有精神委靡、嗜睡或烦躁不安、流涎、呕吐、低热，少数可见瞳孔缩小、肢端发麻、视物模糊、多汗及肌束震颤，后者特点为四肢大块肌肉出现粗大的肌束震颤。重度急性中毒除上述临床表现外，还可表现为抽搐、意识丧失，表现不同程度的昏迷、大小便失禁、呼吸循环衰竭、呼吸困难、口鼻分泌物增多、发绀、肺内满布水泡音等肺水肿表现。

## 二、临床治疗基本原则

拟除菊酯杀虫剂中毒，目前尚无特效解毒剂，彻底清除毒物和对症治疗是其主要措施。

（1）清除毒物　接触性中毒病人要迅速脱离中毒环境，及时脱去受污染的衣物，用肥皂水或2%~3%碳酸氢钠溶液彻底清洗受污染部位。

（2）洗胃　口服中毒的病人，立即用清水或2%~3%碳酸氢钠溶液反复洗胃。

（3）导泻　可用硫酸镁导泻。

（4）吸入中毒者　可给予半胱氨酸衍生物（如甲基脱氨酸）雾化吸入。

（5）对症、支持治疗　吸氧保持呼吸畅通，用药物对症、支持治疗。

（6）禁用肟类胆碱酯酶复能剂和肾上腺素。

（7）重症患者可考虑血液透析或血液灌流治疗。

## 三、药物治疗原则与方法

（1）支持疗法　迅速静脉补液，呋塞米（速尿）20mg静注，以促进毒物排泄。静滴维生素C、ATP、辅酶A及细胞色素C，必要时可给予地塞米松10~30mg静注。

（2）抽搐者可应用10%水合氯醛10~20ml保留灌肠或肌注地西泮10mg。病人出现神经和精神系统症状时，可给予镇静剂，如苯巴比妥、地西泮等。

（3）流涎者可用阿托品，但不能阿托品化。

（4）有脑水肿者，以脱水疗法降低颅内压。可应用抗生素防止感染。

## 四、常见处方分析

王某，男，42岁，由于误服溴氰菊酯（敌杀死）致中毒，症状：流涎、恶心呕吐、烦躁、肌颤。

处方：

① 3%碳酸氢钠溶液　10000ml　反复洗胃，即刻

② 25%硫酸钠溶液　50ml　洗胃后由胃管注入

③ 阿托品　0.5~1mg　肌注（必要时）

④ 安定　10mg肌注

⑤ 5%葡萄糖　500ml ⎤
　　三磷酸腺苷　40mg ⎟　皮试
　　细胞色素C　30mg ⎟　静脉滴注　1次/d
　　维生素C　3g ⎟
　　辅酶A　100U ⎦

分析　患者为拟除菊酯杀虫剂轻度中毒患者，出现消化系统及神经系统的症状。

① 为洗胃剂；

② 为导泻剂，加速毒物排出；

③ 治疗流涎等中毒症状，切不可过量，以免加重抽搐，不能阿托品化；

④ 治疗运动性症状，但需使用及时，一旦抽搐症状出现，则效果差；

⑤ 为支持疗法，可维持细胞代谢，加速毒物排泄。

# 第七节　亚硝酸盐急性中毒

## 一、概述

亚硝酸盐主要指亚硝酸钠。外观及滋味都与食盐相似，并在工业、建筑业中广为使用，并可保持肉制品的亮红色泽，抑菌和增强风味，而被允许限量使用，但如食用过量，则可导致急性中毒。

### 1. 中毒原因

亚硝酸盐急性中毒多由进食含较多硝酸盐的食物如新鲜腌制的咸菜、变质的蔬菜或饮用含亚硝酸盐较多的苦井水或蒸锅水，或将其误作食盐所致。食入 0.3～0.5g 的亚硝酸盐即可引起中毒甚至死亡。

### 2. 中毒机制

亚硝酸盐是一种氧化剂，进入血循环后，使血红蛋白中的二价铁氧化为三价铁，产生大量高铁血红蛋白。高铁血红蛋白无携氧功能，使血液中的氧含量降低，导致组织缺氧；同时，血液中的高铁血红蛋白增高还使氧离曲线左移，影响氧的释放，更加重组织缺氧。此外，亚硝酸盐还有松弛小血管平滑肌的作用，使血管扩张，如摄入量过大可致血压下降。

### 3. 主要临床症状

亚硝酸盐中毒的主要临床表现为缺氧和发绀。由于缺氧，患者常有头痛、头晕、乏力、恶心、呕吐、心悸、呼吸困难，严重者可出现血压下降、惊厥、昏迷。测定血液中的高铁血红蛋白含量明显增高。

## 二、临床治疗基本原则

（1）口服中毒者应催吐、洗胃及导泻。

（2）尽快给予特效解毒药，必要时输新鲜血或红细胞置换治疗。

（3）给氧。

（4）对症支持治疗　血压下降较剧烈或休克时可用间羟胺等缩血管药物，呼吸衰竭者给予尼可刹米等呼吸兴奋剂，惊厥时给予镇静治疗。

## 三、药物治疗原则与方法

轻度中毒患者缺氧不严重可不治疗，只需休息及饮用含糖饮料即可，机体红细胞有很强的抗氧化和还原能力，经 24～72h 后血液中的高铁血红蛋白逐渐降至正常范围。中毒较重，缺氧及发绀明显者，血液中的高铁血红蛋白量超过 40%，应立即给予亚甲蓝 1～2mg/kg，用 25% 葡萄糖液 20～40ml 稀释后缓慢注射，1h 后青紫未退可重复上述剂量，并予高渗葡萄糖、维生素 C 静滴。

## 四、治疗药物的合理选用

低浓度亚甲蓝（1～2mg/kg）可使高铁血红蛋白还原为血红蛋白，恢复其携氧功能，因而是治疗亚硝酸盐中毒的特效药。维生素 C 也有类似作用，但较缓慢，仅用于轻症患者。此外，可使用催吐、导泻及补充体液等的方法加速毒物的排出。

### 五、用药注意事项

亚甲蓝为氧化还原剂，只有在低浓度（1~2mg/kg）时才使高铁血红蛋白还原为血红蛋白，而高浓度时则使血红蛋白氧化为高铁血红蛋白。因此，治疗时应严格控制亚甲蓝的剂量及注射速度，否则会使病情加重。

### 六、常见处方分析

**处方：**

① 1%硫酸铜 100ml 口服

② 温水 20000ml 洗胃

③ 25%硫酸钠 50ml 洗胃后由胃管注入

④ 1%亚甲蓝溶液 5~10ml（1~2mg/kg） 缓慢静脉注射（首次）

⑤ 10%葡萄糖注射液 500ml ┐

　三磷酸腺苷 40mg

　辅酶A 100U　　　　　　静滴 1次/d

　维生素C 3g

　10%氯化钾 10ml ┘

**处方分析：**

① 为催吐剂。

② 为洗胃剂。

③ 为导泻剂，可尽快排出毒物。

④ 为特效解毒药，重症患者可重复给药，最好在首次给药后1h，先检测高铁血红蛋白浓度，以免剂量过大，静脉注射过快或剂量过大（500mg）后，可引起头痛、大汗、恶心、心率增加和意识障碍。治疗亚硝酸盐等中毒时，总剂量不超过7mg/kg，否则形成高铁血红蛋白，使症状加重，严重肾功能不良者慎用。

⑤为支持疗法，补充体液与能量，加速毒物排出，且维生素C具有一定还原高铁血红蛋白的能力。

# 第八节　CO急性中毒

## 一、概述

一氧化碳（CO）是含碳物质燃烧不完全时的产物，即煤气，为无色、无臭的气体，是工业生产及日常生活中最常使用的燃料，使用不当易致中毒。

**1. 中毒原因**

CO急性中毒多因生活或工作中误吸所致。

**2. 发病机制**

CO经呼吸道吸入后，立即与血红蛋白（Hb）结合形成碳氧血红蛋白（HbCO）。CO与Hb的亲和力比氧与Hb的亲和力大200倍，而HbCO的解离又比氧合血红蛋白（$HbO_2$）慢3600倍。HbCO不仅不能携带氧，而且还使氧离曲线左移，阻碍氧的释放和传递，导致低氧血症，引起组织缺氧。中枢神经系统和心脏对缺氧最敏感，故首先受累，脑部小血管迅速麻痹扩张，渗透性增加，形成肺水肿，脑内神经细胞 ATP 很快耗尽，钠泵不能运转，钠离子积累过多，结果导致严重的细胞内水肿，出现颅内高压症候群。继发脑血管病变、血栓形成。

**3. 主要临床症状**

急性一氧化碳中毒的症状按中毒程度可分为三级。

（1）轻度中毒　HbCO 含量在 10%～20%。患者出现剧烈头痛、眩晕、无力、恶心、呕吐、心悸、耳鸣、意识模糊、嗜睡等症状。

（2）中度中毒　HbCO 含量在 30%～40%。除上述症状加重外，表现无力、意识模糊、大小便失禁，甚至昏迷，皮肤黏膜呈樱桃红色，呼吸、脉搏增快，血压下降，心律失常，抽搐等。

（3）重度中毒　HbCO 含量在 50% 以上。病人迅速进入昏迷状态，反射消失。

## 二、临床治疗基本原则

（1）立即脱离中毒现场，移至空气新鲜处，保持呼吸道通畅。

（2）氧疗是治疗 CO 中毒最有效的措施。轻度中毒患者可予鼻导管吸入高浓度的氧，中重度中毒患者需予高压氧治疗。高压氧治疗可以增加血液中的物理溶解氧，供组织、细胞利用，加速 HbCO 解离，促进 CO 清除。

（3）防治脑水肿。

（4）防治并发症。

## 三、药物治疗原则与方法

（1）使用脑细胞活化剂及改善组织新陈代谢　应用胞二磷胆碱 500mg 静脉滴注，每日 1 次。使用补充脑细胞代谢药物如 B 族维生素、ATP、细胞色素 C、辅助酶 A 等改善组织的新陈代谢。

（2）防治脑水肿　使用适量的甘露醇或皮质类固醇激素静脉注射，也可使用呋塞米（速尿）或利尿酸脱水治疗。可使用 20% 甘露醇 100～250ml 快速静脉滴注，8～12h 1 次，或呋塞米 20～40mg 静推，8～12h 1 次，并加用肾上腺皮质激素如甲泼尼松龙、氢化可的松或地塞米松等，均可减轻脑水肿。一般用 3～5d。如因脑缺氧、脑水肿导致抽搐，可用地西泮（安定）等镇静剂。

（3）保护脑组织　昏迷不久的患者以 0.1% 普鲁卡因溶液 500ml 静脉滴注，每日 1 次，以解除脑血管痉挛，改善脑部的血液循环；昏迷超过 10～12h，出现高热和频繁抽搐者，可使用人工冬眠或物理降温，也可使用地西泮（安定）或水合氯醛控制抽搐。

（4）防治感染　中重度 CO 中毒患者有意识障碍时，除加强护理外应予抗生素防治肺部感染。

## 四、常见处方分析

患者王某，女，53 岁，因使用煤气热水器不当致煤气中毒，症状：患者皮肤黏膜呈樱桃红色，呼吸脉搏增快，昏迷。

**处方：**

① 10％葡萄糖注射液　500ml
　胞二磷胆碱　0.5g
　维生素C　3g
　维生素B$_6$　100mg　　　静滴　1次/d
　三磷酸腺苷　40mg
　辅酶A　100U
　10％氯化钾　10ml

② 20％甘露醇　250ml　静滴　1～2次/d（10ml/min）

③ 5％葡萄糖注射液　500ml
　地塞米松　20mg　　　静滴　2次/d　连用3～5d
　呋塞米　40mg　（入壶）

**分析**　患者为一氧化碳中度中毒。

① 胞二磷胆碱可改善脑组织代谢，促进大脑功能恢复，促进苏醒。维生素C、维生素B$_6$、三磷酸腺苷、辅酶A改善组织的新陈代谢。

②、③ 甘露醇、糖皮质激素可防治脑水肿。

# 第九节　酒精急性中毒

## 一、概述

酒精（乙醇）为无色、透明，具有特殊香味的液体。常用作消毒剂、饮料、有机化工原料等。酒精对中枢神经系统、心血管系统、消化系统等均有多方面的药理作用，过量饮用可致中毒。

**1. 中毒原因**

短时间大量饮酒是造成酒精急性中毒的主要原因。

**2. 中毒机制**

酒精进入人体内1h左右，约90％被吸收入血，其中90％～98％由门静脉入肝氧化，故短时间内大量饮酒常致酒精中毒，可造成严重的肝毒性。乙醇具有脂溶性，可迅速通过脑中神经细胞膜，作用于膜上的某些酶而影响其功能，使大脑皮质功能受抑制，患者表现为兴奋，随着血中浓度的增加，随即影响延髓、脊髓，可麻痹中枢神经系统。重度中毒诱发心血管系统疾患或呼吸中枢麻痹而死亡。

**3. 主要临床症状**

急性乙醇中毒可分三期。

（1）兴奋期　体内乙醇量达20～40ml时表现为头痛、头晕、欣快感、面色潮红或黄白、眼部充血、健谈、情绪不稳定、易激怒，有时可沉默、孤僻或入睡。

（2）共济失调期　体内乙醇量达50～100ml时表现为言语不清、视物模糊，复视、眼球震颤、步态不稳、行动笨拙。

（3）昏睡期　体内乙醇量达200ml以上时出现昏睡、瞳孔散大、体温降低、心率增快、血压降低、烦躁、呕吐、呼吸减慢伴有鼾音，严重者因呼吸、循环衰竭而死亡。

## 二、临床治疗基本原则

（1）一般治疗　对一般较轻的酒醉者无需特殊治疗，静卧、保暖、保持呼吸道通畅，必要时吸氧和应用呼吸兴奋剂。

（2）急救措施　催吐、洗胃、导泻。禁用阿朴吗啡催吐，该药在短期兴奋后能加重乙醇的抑制作用。

（3）对症治疗　低血压时应用血管活性药。低血糖时用50％葡萄糖液40～60ml静脉注射。昏迷病人可用纳洛酮肌内注射或静脉注射以催醒。

（4）加速乙醇在体内氧化　维生素 $B_1$、维生素 $B_6$、叶酸各100mg肌内注射或静脉滴注。

## 三、药物治疗原则与方法

（1）对烦躁不安、过度兴奋者可肌注地西泮（安定）5～10mg。

（2）对较重的昏睡者，用胃管抽空胃内容物，以1％碳酸氢钠或生理盐水洗胃。

（3）对昏迷者，可静脉注射纳洛酮0.4mg/次，每5～10min一次，直至苏醒、呼吸平稳。

（4）重度中毒者，可静脉注射50％葡萄糖液100ml，同时皮下注射普通胰岛素20U，肌注维生素 $B_6$ 和烟酸各100mg。

（5）呼吸表浅缓慢而呈呼吸衰竭现象者，以含5％二氧化碳的氧吸入，并肌注尼可刹米或山梗菜碱，必要时进行人工呼吸。

（6）应用抗菌药物预防感染。

## 四、治疗药物的合理选用

纳洛酮可以拮抗急性酒精中毒时增高的β-内啡肽对中枢神经系统的抑制作用，可以防止和逆转乙醇中毒，从而催醒与解除乙醇中毒而达到治疗作用。纳洛酮本身无明显药理效应及毒性，给人注射12mg后，不产生任何症状，注射24mg，只产生轻微困倦，具有使用价值。此药长期应用，不产生依赖性，可缩短病程，促进患者意识清醒，降低死亡率。

## 五、常见处方分析

患者，男，45岁，因大量饮酒导致酒精中毒，症状：昏睡、体温降低、心率增快、低血糖。

**处方：**

① 1％碳酸氢钠溶液　5000ml　洗胃

② 50％葡萄糖注射液　60ml　静推　立即

③ 50％葡萄糖注射液　20ml ⎫
　　纳洛酮　0.4mg ⎭ 缓慢静注　立即

④ 维生素 $B_6$　2mg　肌注　立即

⑤ 叶酸　100mg　肌注　立即

**分析**　患者为酒精中度中毒。

① 为洗胃剂，使乙醇尽快从胃中排出；

② 对抗低血糖症状；

③ 纳洛酮对抗中毒引起的意识障碍、呼吸抑制；

④、⑤ 加速乙醇在体内氧化。

# 第十节　甲醇急性中毒

## 一、概述

甲醇为无色易挥发的液体，气味与乙醇相似，易溶于水。在工业上作为甲醛、塑料等的生产原料，并用于防冻剂及溶剂等。甲醇可经呼吸道、消化道及皮肤吸收。

**1. 中毒原因**

工业上可因呼吸道吸入甲醇蒸气造成中毒。生活中则因大量饮用含甲醇较多的酒类所致。

**2. 中毒机制**

（1）对神经系统有麻醉作用。

（2）甲醇经脱氢酶作用，代谢转化为甲醛、甲酸，抑制某些氧化酶系统。致需氧代谢障碍，体内乳酸及其他有机酸积聚，引起酸中毒。

（3）甲醇及其代谢物甲醛、甲酸在眼组织尤其房水中含量较高，可致视网膜代谢障碍，引起视网膜细胞及视神经损害。

**3. 主要临床症状**

中毒早期呈酒醉状态，可伴有恶心、呕吐等胃肠道刺激症状，潜伏期后中枢神经系统症状明显，出现头痛、头晕、乏力、视力模糊和失眠，严重时意识模糊、谵妄、昏迷甚至死亡。眼底检查视网膜充血、出血、视神经乳头苍白、水肿等。个别可有肝、肾损害。

## 二、临床治疗基本原则

（1）清除毒物　吸入中毒者立即脱离中毒现场，用清水冲洗污染皮肤。口服中毒者应用洗胃剂充分洗胃，并充分饮水。

（2）以无菌纱布敷料或眼罩覆盖双眼，以避免光线直接刺激。

（3）纠正酸中毒。

（4）对症及支持治疗，加强营养、合理膳食，注意水、电解质及酸碱平衡，防治脑水肿，保护心、肝、肾等重要脏器功能。

（5）严重者行血液透析或腹膜透析治疗。

## 三、药物治疗原则与方法

（1）口服中毒者用3%～5%碳酸氢钠充分洗胃，减少毒物吸收。

（2）甲醇中毒无特效解毒药物治疗，可据中毒情况使用乙醇、4-甲基吡唑等进行解毒治疗。

（3）根据血气分析结果适当给予5%碳酸氢钠注射液治疗酸中毒。

（4）全身支持及对症治疗　补充水、电解质、热量等维持生命体征的稳定，加速机体对毒物的代谢。使用急救药物对惊厥、肺水肿、急性肾功能衰竭等症状进行处理。呼吸抑制者给予呼吸兴奋剂，谵妄惊厥者适当给予地西泮等镇静剂，并给保肝药物。

### 四、治疗药物的合理选用

（1）乙醇　可使用 10％乙醇溶液 100ml～200ml 静脉滴注，每日 1～2 次，连用 3d，严重者可延长治疗时间。其间应当经常测定血液乙醇浓度，宜维持在 21.7～32.6mmol/L。当血液甲醇浓度低于 6.24mmol/L 时，可以停止乙醇疗法。

（2）4-甲基吡唑（4-MP）　4-甲基吡唑首次剂量一般为 10～15mg/kg，缓慢静脉注射，以后可根据病情每 12h 重复使用 10mg/kg 缓慢静脉注射，直至血液甲醇浓度低于 6.24mmol/L 时停用。

（3）可考虑用 10％葡萄糖液 500ml 和胰岛素 20 U 静滴，以促进甲醇、甲醛、甲酸代谢。20％甘露醇 250ml 加地塞米松 5～10mg 静滴防治脑水肿。给予地巴唑、烟酸等扩血管药物及维生素 $B_1$ 等神经营养药。

### 五、常见处方分析

患者，男，38 岁。因饮用含甲醇的酒致中毒，症状：头痛、头晕、乏力、视力模糊。

处方：

① 3％碳酸氢钠溶液　5000ml　洗胃

② 10％乙醇溶液　100～200ml　静脉滴注　1～2 次/d　连用 3d

③ 20％甘露醇　250ml ｜
　地塞米松 10mg 　　　静滴　1～2 次/d　10ml/min

④ 5％碳酸氢钠注射液　500ml　静滴　1 次/d

⑤ 10％葡萄糖溶液　500ml ｜
　三磷酸腺苷　40mg
　辅酶 A　100U 　　　静滴　1 次/d
　10％氯化钾 10ml

**分析**　患者为甲醇中毒，出现中枢神经系统症状。

① 洗胃剂，可尽快排出口服甲醇。

② 为解毒治疗，乙醇对醇脱氢酶的亲和力比甲醇大 20 倍，因此可阻断甲醇代谢增毒，并促进排出。用乙醇治疗一般需 4～7d，用至停止使用乙醇后不再发生酸中毒为止。如果患者已有明显抑制症状禁用乙醇。

③ 防治脑水肿。

④ 纠正酸中毒。

⑤ 维持水、电解质平衡及提供能量供应，加速机体对甲醇的代谢。

# 第十一节　毒蛇咬伤

### 一、概述

世界上毒蛇约 650 种，我国近 50 种，造成蛇伤的主要蛇种有：属眼镜蛇种的眼镜蛇、银环蛇、金环蛇、眼镜王蛇；属蝰蛇种的蝰蛇；属蝮蛇科的蝮蛇、竹叶青、五步蛇、烙铁头等。我国毒蛇分布范围以淮河以南及沿海地区较多。

**1. 中毒原因**

毒蛇咬伤主要发生在野外作业者和从事毒蛇养殖和研究人员中，由于意外被毒蛇咬伤所致。

**2. 中毒机制**

毒蛇毒液成分主要分为神经毒、血液毒及混合毒。神经毒主要通过影响突触后膜上的乙酰胆碱受体或抑制突触前乙酰胆碱释放，阻断神经与神经、神经与肌肉间的传导，引起肌肉、呼吸肌的麻痹，常因呼吸肌麻痹致呼吸衰竭死亡。血液毒包括凝血毒、抗凝血毒、纤维蛋白溶解毒、溶血毒、出血毒、心脏毒等。混合毒具有神经毒和血液毒，对人的影响比较复杂。当毒蛇咬入时，头部肌肉压迫毒腺，毒液沿毒管进入毒牙鞘内，再经毒牙的沟或管流出，进入人体引起中毒。毒液主要通过淋巴循环吸收，若在伤处直接进入血循环，毒性最大，可迅速致死。蛇毒主要由蛋白质、多肽类和多种酶组成。吸收后主要分布于肾，脑最少，在肝内分解，通过肾脏排泄。

**3. 主要临床症状**

早期出现的全身症状多由应激反应所致，如头痛、头昏、恶心、呕吐、出汗和感觉异常等。接着可出现神经毒、血液毒或混合毒表现。

（1）神经毒表现　主要由金环蛇、银环蛇和海蛇引起。临床表现为局部出现麻痒感、知觉丧失，红肿并不是很明显，出血不多，但是病人在伤后半小时可能就会出现全身中毒症状，如头晕、流涎、乏力、眼睑下垂、复视、言语不清、听力障碍、共济失调、发热或寒战、抽搐、嗜睡、恶心、呕吐等，重者出现呼吸困难、吞咽困难、休克、缺血缺氧，如果不及时救治，可以出现循环衰竭，病人迅速死亡。

（2）血液毒表现　主要由竹叶青蛇、烙铁头、蝰蛇、五步蛇等咬伤引起，主要侵袭患者的血液和心血管系统，引起溶血、出血，以及凝血及心脏衰竭。局部表现明显：肿胀严重、剧痛，伴有出血、水疱和组织坏死，迅速向近心端扩展；全身表现为发热、广泛出血、溶血、心肾功能衰竭。

（3）混合毒表现　主要由眼镜王蛇、眼镜蛇、蝮蛇等咬伤引起，对神经、血液循环均有不同程度的损害，按临床表现各有主次。

## 二、临床治疗基本原则

（1）防止毒液扩散和吸收　立刻在伤口近心端2～3cm处结扎，结扎紧度以阻断淋巴和静脉回流为宜，每15min放松1～2min，急救处理后可解除结扎。用冷水、碱水或肥皂水冲洗伤口。沿牙痕作"十"字形切开伤口，进行冲洗和吸毒。用胰蛋白酶2000～5000U加0.25%～0.5%普鲁卡因或蒸馏水稀释，作局部环封。

（2）尽早应用特效解毒药。

（3）应用破伤风抗毒素，并予抗生素防治伤口感染。

（4）对症及支持治疗　防治休克、肾功能衰竭、呼吸衰竭等。

## 三、药物治疗原则与方法

药物治疗主要是经急救处理后的解毒治疗，主要包括以下几点。

（1）抗蛇毒血清　抗蛇毒血清是中和蛇毒的特效解毒药，若能确定毒蛇种类和毒素性质，则用单价血清，否则用多价血清，用前做皮肤过敏试验。

（2）蛇药

① 上海蛇药　具有解蛇毒、消炎、强心、利尿、止血、抗溶血等功效，对各种毒蛇咬伤均有作用。

② 湛江蛇药　用于银环蛇和眼镜蛇咬伤。

③ 南通蛇药　适用于各种毒蛇咬伤，对蝮蛇咬伤效果较好。

④ 红卫蛇药　适用于五步蛇咬伤。

⑤ 群山蛇药：适用于短蛇、银环蛇、五步蛇、竹叶青、眼镜蛇等咬伤。

（3）胰蛋白酶　能迅速破坏蛇毒中的毒性蛋白质，使其失去毒性效力，方法：2000U加 0.5％普鲁卡因 40ml 局部浸润注射。

（4）新斯的明　能阻断眼镜蛇等的筒箭毒碱样作用。

## 四、治疗药物的合理选用

抗蛇毒血清

（1）治疗药物作用机制　抗蛇毒血清是用蛇毒免疫动物（一般为马）后，以动物血清中提纯的蛇毒抗体，有单价和多价两种。单价抗蛇毒血清是对同类毒蛇咬伤有效，疗效好，多价则抗毒谱广，但疗效稍差。

（2）治疗用药　应用抗蛇毒血清前要做皮肤过敏试验，阴性者才可应用。单价抗蛇毒血清 1 次用量为抗蝮蛇毒血清 8000U，抗蝰蛇毒血清 5000U，抗五步蛇毒血清 10000U，抗眼镜蛇、银环蛇毒血清 10000U，抗金环蛇毒血清 5000U，溶于 5％葡萄糖盐水中，缓慢静注或静滴。病情严重者可重复一剂量。对皮试阳性者，必要时可采用脱敏注射，具体方法见各抗蛇毒血清使用说明书。

## 五、常见处方分析

处方：

① 25％葡萄糖注射液　20ml
　　抗蛇毒血清　1～4支　　　缓慢静推　皮试（　）

② 上海蛇药 1 号　2ml　肌注　每 4h 一次（连用 24h）

③ 上海蛇药 2 号　2ml　肌注　每 4～6h 一次（连用 3～5h）

④ 50％葡萄糖注射液 20ml
　　地塞米松　10～20mg　　静注　2～3 次/d

⑤ 破伤风抗毒素　1500U　肌注实效 皮试（　）

⑥ 低分子右旋糖酐　500ml
　　丹参　40ml　　　　静滴　1 次/d

⑦ 10％葡萄糖注射液　500ml
　　三磷酸腺苷　40mg
　　辅酶 A　100U
　　维生素 C　2g　　　静滴　1 次/d
　　10％氯化钾　10ml

**分析**

① 抗蛇毒血清为特效解毒药，可中和蛇毒；

②、③ 上海蛇药由多种中草药配制，具有解蛇毒以及消炎、抗炎、利尿、止血、抗溶血等作用，适用于蝮蛇、竹叶青蛇、眼镜蛇、银环蛇、五步蛇等咬伤；

④ 糖皮质激素可提高机体对蛇毒的应激，对出血、溶血、细胞坏死有一定的治疗作用，应大剂量、短疗程应用；

⑤ 预防破伤风杆菌感染，如伤口存在坏死适合细菌生长，尚需使用抗生素预防感染；

⑥ 低分子右旋糖酐与丹参可早期防治 DIC，常用低分子右旋糖酐 $500\sim1000$ml，丹参 $20\sim40$ml，疗程 $5\sim7$d；

⑦ 维持水、电解质平衡及提供能量供应。

# 第十二节　蜂类蜇伤

## 一、概述

蜂类包括蜜蜂、黄蜂、大黄蜂及土蜂。雄蜂不伤人，雌蜂尾部的毒腺及螯针可注毒液到人体，且毒刺上有倒钩，刺入人体后，部分残留于伤口内。黄蜂的刺不留于伤口内，但较蜜蜂蜇伤严重。蜂毒成分复杂，蜜蜂毒汁含有蚁酸、盐酸、正磷酸、蜂毒多肽、胆碱、透明质酸酶、磷脂酶 $A_2$、硫酸镁等；黄蜂含有 5-羟色胺、组胺、磷脂酶 $A_2$、磷脂酶 $B_1$、透明质酸酶等。

### 1. 中毒原因

多因野外被蜂类所蜇，因蜂毒注入体内而中毒。

### 2. 中毒机制

蜂毒进入机体后，多引起局部严重的炎性反应，如群蜂蜇伤大量毒素吸收，可引起全身炎性反应，严重者可引起中毒性肝炎、溶血、出血、肾功能衰竭。

### 3. 主要临床症状

（1）局部表现　蜂类蜇伤后，主要表现为蜇伤部位剧痛、灼热感、红肿、瘙痒，有时有水疱或坏死。

（2）过敏反应　少数病人出现荨麻疹、过敏性鼻炎、喉头水肿、口唇和眼睑水疱肿。

（3）全身表现　群蜂蜇伤可出现发热、寒战、恶心、呕吐、头痛、全身剧痛等中毒症状。严重者可出现呼吸困难、黄疸、出血、溶血、急性肾功能衰竭及神经系统受累表现，如抽搐、昏迷。部分病人可发生荨麻疹、支气管痉挛、过敏性休克、脑炎、脑梗死等。

## 二、临床治疗基本原则

（1）局部处理　结扎被刺肢体的近心端，如有毒刺和毒囊遗留，拔出毒刺，随后吸出毒汁，局部用虫咬皮炎药水、氧化锌油或弱酸或弱碱溶液冲洗和冷敷。

（2）过敏者行抗过敏治疗。

（3）全身中毒症状明显者，按"毒蛇咬伤"处理。

（4）对症及支持处理。

### 三、药物治疗原则与方法

药物治疗主要是针对伤口的局部治疗及全身中毒症状的治疗，局部可用虫咬皮炎药水、氧化锌油或弱酸或弱碱溶液冲洗和冷敷；全身过敏尤其是过敏性休克者，可予 0.1％肾上腺素 0.5ml 皮下注射，或非那根 10～25mg 肌内注射。并给予氢化可的松 200mg 或地塞米松 10mg 静脉滴注，口服氯苯那敏、苯海拉明等抗组胺药物；严重中毒者，可给予蛇药片或注射针剂治疗，如季德胜蛇药片、上海蛇药片及针剂等，方法与毒蛇咬伤相同；其他对症治疗，如使用止痛剂、镇静剂，肌肉痉挛可予 10％葡萄糖酸钙 10ml 加入 25％葡萄糖液 20ml 中缓慢静注，支气管痉挛致严重呼吸困难者吸入支气管扩张剂（如爱喘乐、沙丁胺醇气雾剂），并静脉给予氨茶碱。

### 四、常见处方分析

处方：

① 50％葡萄糖注射液　20ml ⎫
　　地塞米松　10mg ⎭ 静注

② 非那根　25mg　必要时 2h 后重复

③ 50％葡萄糖注射液　20ml ⎫
　　10％葡萄糖酸钙 10ml ⎭ 缓慢静注

分析

①、② 对抗过敏症状；③ 治疗肌肉痉挛症状。

说明：全身中毒症状严重者，可按毒蛇咬伤中毒治疗，口服蛇药片或注射针剂；其他对症及支持疗法，如止痛剂、镇静剂、止痉剂的应用和适当补液等。

# 参 考 文 献

[1] 江明性主编. 新编实用药物学. 北京：科学技术出版社，2000.

[2] 杨藻晨主编. 药理学和药物治疗学. 北京：人民卫生出版社，2000.

[3] Goodman & Gilman's. The Pharmacological basis of therapeutics 10th ed. New York，McGraw-Hill Co. 2000.

[4] 金有豫主编. 药理学. 第 5 版. 北京：人民卫生出版社，2001.

[5] 陈修，陈维洲，曾贵元主编. 心血管药理学. 第 3 版. 北京：人民卫生出版社，2002.

[6] 徐叔云主编. 临床药理学. 第 3 版. 北京：人民卫生出版社，2003.

[7] 杨宝峰主编. 药理学. 第 6 版. 北京：人民卫生出版社，2003.

[8] 陈一岳主编. 药物治疗学. 北京：中国医药科技出版社，2003.

[9] 周宏灏主编. 药理学. 北京：科学出版社，2004.

[10] 陈文彬主编，罗德诚. 临床药物治疗学. 第 3 版. 北京：人民卫生出版社，2004.

[11] 库宝善主编. 药理学. 北京：北京大学医学出版社，2004.

[12] 古德曼·吉尔曼. 治疗学的药理学基础. 第 10 版. 金有豫主译. 北京：人民卫生出版社，2004.

[13] 翟所迪主编. 药物治疗学. 北京：中央广播电视大学出版社，2005.

[14] 杨世杰主编. 药理学. 北京：人民卫生出版社，2005.

[15] 李端主编. 药理学. 上海：复旦大学出版社，2005.

[16] 王广基主编. 药物代谢动力学. 北京：化学工业出版社，2005.

[17] 陈新谦，金有豫，汤光主编. 新编药物学. 第 16 版. 北京：人民卫生出版社，2007.

[18] 李俊主编. 临床药物治疗学. 北京：人民卫生出版社，2007.

[19] 姜远英主编. 临床药物治疗学. 第 2 版. 北京：人民卫生出版社，2007.

[20] 王秀兰，张淑文主编. 临床药物治疗学. 第 8 版. 北京：人民卫生出版社，2007.

[21] 王宝恩主编. 临床药物治疗学. 第 8 版. 北京：人民卫生出版社，2007.

[22] 陆再英，钟南山主编. 内科学. 第 2 版. 北京：人民卫生出版社，2008.

[23] 杨宝峰主编. 药理学. 第 7 版. 北京：人民卫生出版社，2008.

[24] 徐江平主编. 基础神经精神药理学. 武汉：湖北科学技术出版社，2008.